牙齒的故事

圖說牙醫學史

Dentistry : An Illustrated History

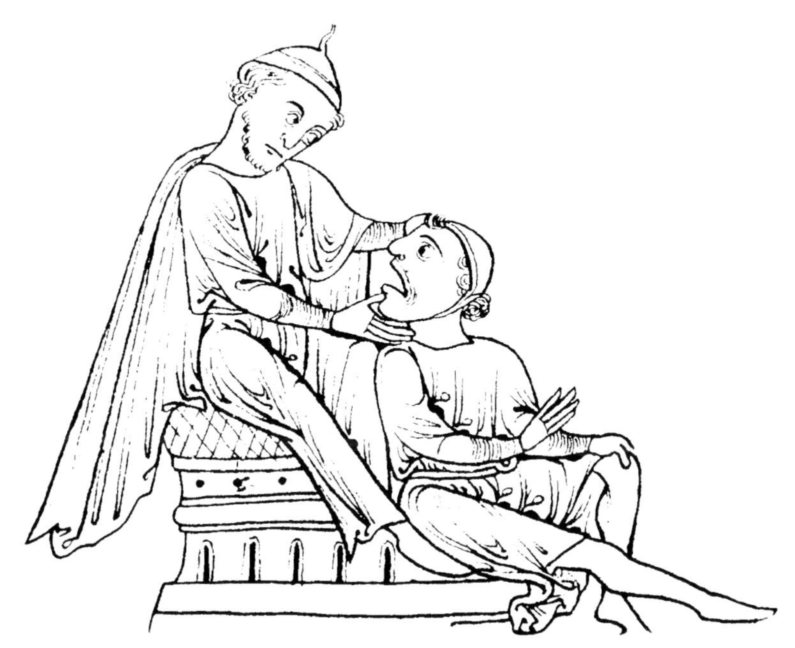

✦馬文・林格（Malvin E. Ring）著 ✦陳銘助 譯

國家圖書館出版品預行編目資料

牙齒的故事：圖說牙醫史／馬文・林格（MALVIN E. RING）作；陳銘助譯. －－初版－－臺北市：邊城出版：家庭傳媒城邦分公司發行, 2005[民94]
面； 公分
含參考書目及索引
譯自：Dentistry: an illustrated history
ISBN 986-81379-1-8（平裝）
1. 牙科－歷史

416.909 94013192

牙齒的故事——圖說牙醫學史
作　　者　馬文・林格（MALVIN E. RING）
譯　　者　陳銘助
總 編 輯　李亞南
責任編輯　莊雪珠、張貝雯
美術設計　葉佳潾

發 行 人　涂玉雲
出　　版　邊城出版 城邦文化事業股份有限公司
台北市信義路二段213號11樓
電話：(02)2356-0933 傳眞：(02)2356-0914
發　　行　英屬蓋曼群島商家庭傳媒股份有限公司城邦分公司
台北市中山區民生東路二段141號2樓
讀者服務專線：0800-020-299
24小時傳眞服務：02-2517-0999
讀者服務信箱E-mail：cs@cite.com.tw
劃撥帳號：19833503
戶　　名　英屬蓋曼群島商家庭傳媒股份有限公司城邦分公司
香港發行　城邦（香港）出版集團
香港灣仔軒尼詩道235號3樓
電話：852-2508-6231　傳眞：852-2578-9337
馬新發行　城邦（馬新）出版集團
Cite(M)Sdn.Bhd.(458372U)
11, Jalan 30D/146, Desa Tasik, Sungai Besi,
57000 Kuala Lumpur, Malaysia
電話：(603)90563833 傳眞：(603)90562833

初版一刷　2005年7月29日

ISBN 986-81379-1-8
定價：650元

*本書部分編輯體例與翻譯，經與譯者討論後，基於尊重醫學專業，決定主要依照譯者之建議，特此說明。

知性與感性的牙醫學史

今春一場餐敘，得知陳銘助醫師譯作的《圖說牙醫學史》即將出版，我感受特深。

首先，有許多感動和興奮。今年一連串的紀念活動，喚起了二○○五年濃郁的歷史感：

＊一百年前，愛因斯坦發表了著名的相對論理論。

＊文學兩顆巨星——安徒生（Christian Andersen）於兩百年前誕生，塞萬提斯（Cervantes）則在四百年前寫出唐吉訶德的故事。

＊「海權政治」和「海權文化」再度成為熱門話題，因為兩百年前，英國海軍上將納爾遜在特拉法爾加（Trafalgar）海戰，擊潰法國和西班牙艦隊。鄭和率領大船隊下西洋六百年前啟航。

此時，能夠讀到銘助醫師譯著林格醫師（Dr. Malvin E. Ring）的《圖說牙醫學史》（*Dentistry: An Illustrated History*），怎不令人興奮？

一本書的內容述說一個或多個故事，書的寫作、譯作以及出版也是個故事。這本牙醫學史原版書，在書櫃裡等了二十年，如今，它的主人銘助醫師用心、不眠不休地奉獻了近一年的時間，譯成中文。我們可以想像他這份執著，忙碌的臨床工作之餘，燈下筆耕，成就令人敬佩。銘助醫師是傑出的臨床牙醫師，熱心地方公益，在執業十五年後重返校園，在台北醫學大學口腔醫學研究所深造。

銘助醫師精心譯著此書，並語重心長地指出：「牙醫學史是一部人類文明的發展史，也是一部求生存的歷史。」我十分認同這個看法。讀此書，知道了源遠流長的牙醫學發展軌跡，也觸類旁通，寬廣了視野。歷史真有其迷人之處。將牙醫學的歷史以圖說展現，更增加了它的可讀性和可親性。

這是一本充滿了「知性與感性」的書，書櫃裡有其位置，在咖啡桌上、在候診室中都可放上一本，牙醫學的歷史是如此豐富感人！特書此文，為這本好書補白。

台北醫學大學
校長（1990-2002）
醫學人文研究所創所所長
皮膚學科主任教授
史丹福大學醫學院臨床教授

胡俊弘

推薦序

牙醫史學的盛事

從事牙醫教學、研究及診療工作將近四十年，我現在已經被台北醫學大學的教學同仁視為最有資格教授「牙醫倫理學」與「牙醫發展史」的人，也被同學們稱為「最老的在校校友」。這是不是尊稱呢？捫心自問，年過花甲，馬齒徒增，時感汗顏。孔子說：「老而不死是為賊」；莊子說：「命長則恥多」；西洋諺語也說：「年長則智消」(Age in , Wit out.)。由此看來，年長並不是一件值得驕傲的事。不過，年長者比較適合教授歷史，這大概是沒有大錯的說法。因此，為我的「老學生」兼老朋友陳銘助所翻譯的這本牙醫學史說幾句話，也就順理成章、義不容辭了。

這不是說我想倚老賣老；而是，以我在牙醫學界與業界多年的經驗，確實有些話不吐不快。有不少牙醫前輩與我閒聊時感嘆說，現在台灣牙醫界充斥著汲汲營營於收入、斤斤計較於健保給付、草草率率處理醫病關係而巧取豪奪醫療資源、內門內行外門外行而不求醫術長進的牙醫師。這些話常常刺痛我的心，讓我時時反省牙醫學界教學的得失，也讓我越來越感到在牙醫學系教授「牙醫倫理學」與「牙醫發展史」等課程的必要性。換句話說，台灣的牙醫研究與教學，不論在社會的寬廣面或歷史的縱深度，都還有很大的拓展空間。美國馬里蘭大學牙醫學院院長李斯博士（Dr. Reese）曾說：「台灣的牙醫學落後歐美二百年」。這個令人感到羞辱的論斷顯然過於武斷；但是，如果我們能夠虛心反省，對台灣牙醫學界與業界的發展，未嘗不是一件好事。

就研究與實用的寬廣面而言，現代牙醫的進展，與現代醫學一樣，一日千里。牙醫學的研究，不再限於與牙齒直接相關的病症，而與口腔外科、神經內科、細胞生長及骨骼發育等學科相結合，成為人體健康的一門綜合性學科。牙醫術的運用，不再限於人類牙病的治療，而已拓展到顏面整型、犯罪偵查、遺體鑑定、考古學研究以及動物學研究等領域，成為一門與人類社會、歷史及動物醫療息息相關的重要技術與學問。

然而，在歷史的縱深度方面，牙醫學則尚在起步階段。現代牙醫的突飛猛進，讓人們忽略了牙醫發展史，甚至認為那是「老掉牙」的東西，不值得一顧。的確，站在現代的高度，回首觀看過去，進步與落後對比鮮明。然而，這不能成為不學歷史的理由。因為，歷史是人類發展的軌跡，是人類不斷摸索、嘗試、犯錯及發現的過程。現代的進步是建築在過去的落後之上的；沒有比較，就分不出好壞、分不出進步與落後。而且，過去的許多嘗試與錯誤，不僅可以作為戒鑑，也往往具有無窮的啟發性。牙醫學界忽視歷史，代表牙醫學還不能稱為一門獨立而成熟的學科。試想，具有深厚傳統的哲學、歷史學、化學、物理學、植物學、醫學以及藝術等學科，哪一個沒有自己的歷史呢？這些學科的大學部與研究所，學科史大多列為必修科。最重要的是，閱讀歷史有如穿越時空一般，是我們感受人類集體經驗最有趣和最有意義的心路歷程；閱讀歷史，可以培養宏觀的視野，跳脫當下的忙亂與迷惘，靜心思索未來的大方向。愛因斯坦在其林邊小屋與三倆好友把酒談心時曾說：

近看，遠眺，漫步在孤寂的時光隧道中；
相對的寧靜，這是一處天堂

這句話可以作為閱讀歷史的一個佳註。時下流行一句話說：「活在當下！」對沉緬過去和活在幻想的人，這話固然是很好的教訓；但如將這話奉為至理名言，則不免使人目光短淺，心靈空虛。治療這種病症的最好藥方，就是閱讀歷史。

由美國紐約州立大學水牛城分校牙醫學院教授馬文・林格所編著的這本《圖說牙醫學史》，是全人類牙醫歷史的圖像與文字的紀錄，堪稱為牙醫史學的盛事。回想四十年前初學牙醫時，我總是隨手提著醫療相機，深怕瞬間但寶貴的醫療經驗隨風而逝，在往後的研究與教學時懊惱不已。到現在，我仍有臨床拍照的習慣，心中所惦記的是建立個人的醫療史。然而，如今閱讀了馬文教授這本書，不免感到自慚形穢；因為，此書縱貫古今數千年，橫跨東西全人類，窮蒐盡羅珍貴圖片數百張，而且深入淺出，圖文並茂，不論是專業人員或一般人，閱讀後必定不會失望。舉例而言，書中提及，中國人早在兩千年前已經進行口腔外科手術和使用砷來治療蛀牙。這是令我們感到既驕傲又慚愧的；驕傲的是我們祖先的智慧，慚愧的是我們自己的無知。

幸好，我的得意門生陳銘助將此書翻譯成中文出版，彌補了這個缺憾。銘助在就讀牙醫學系時，即已展現非凡的文史才華；經歷多年的學習與歷練，他的牙醫專業與人文素養更加深厚圓熟。此書由他翻譯，有如千里馬遇上伯樂，實為難得之美事。但願此書的中文版能為「台灣牙醫學史」開啟一扇大門、開闢一片燦爛的天地。

前中華民國口腔顎面外科學會理事長
現任台北醫學大學口腔顎面外科學科主任

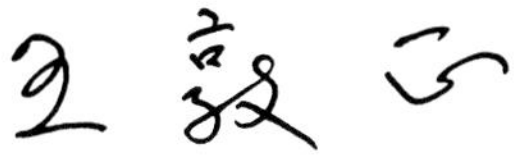

推薦序

回顧牙醫學的歷史發展

口腔營養的概念在牙醫學與營養學逐漸發達進步之後，世人對它的了解日漸鮮明，兩者的關係也益形密切。古語有云：「民以食為天」，世人每天最重要的一件事之一就是「吃東西」，為的是要維持生命所需，然而吃進肚子裡的食物要轉化為維持生命基本功能的營養素，卻需經過重重關卡，而第一個關卡就是口腔。我們都知道由消化學的觀點而言，要將食物咬碎的是我們堅固的牙齒，而口腔咀嚼的動作更是促進消化酵素分泌的原動力，由此可見口腔與營養的關係是多麼密切。

在我二十多年的好友陳銘助醫師所翻譯的《圖說牙醫學史》一書當中，我們發現在數千年以前，人類發揮了追求生存的本能，即已知道在日常生活中如何來維持牙齒的健康，當牙齒疼痛時又要如何來解除疼痛，當牙齒喪失時要如何來修補缺牙。這些行為無非是為了一個目的，那就是為了能夠吃東西，維持每天的活力，讓生活品質好一些，讓生命能夠延續下去。

今天在牙醫學與營養學極度發達之際，回顧這些歷史更顯得意義非凡。尤其今天在面對「傷口癒合」與「口腔癌治療」的問題上，營養學亦扮演了極為重要的角色，缺乏營養學的生化基礎時，則手術的預後和病症的治療結果或將大打折扣。因此，本人認為此書的問世，不僅牙醫師們應該了解這一段歷史，一般讀者也可藉著書中深入淺出、生動有趣的描述，來了解人類發展歷史中的牙醫學，藉著書中的啟示讓我們更加珍惜我們的牙齒，更加愛惜我們口腔的健康，使我們的生活品質更提升，因此本人以公共衛生暨保健營養學院院長的身分，鄭重予以推薦。

台北醫學大學
公共衛生暨保健營養學院院長

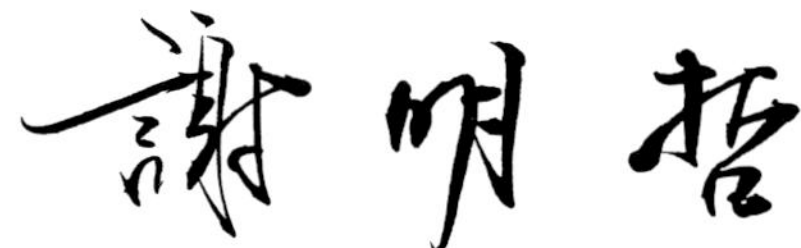

從歷史中尋找定位

藉由賢達敏銳心靈所察：我們的教育只能培養有用之人，而不能造就幸福之人。我也深深感受到：今日台灣的牙醫學教育似乎也只多數栽培了具專業的牙醫師而已，卻不易塑造擁有完整人文素養的牙醫師。有用之人或具專業的牙醫師可以在社會上謀職安身，但是面對生命歷程中的重重考驗，往往就會陷於束手無策之窘境，而感嘆人生只有充滿苦難，活著只是無奈。

人文是人與人之間的文化，是大愛與感恩，是尊重與關懷，也是人類生存極致的表現；而歷史則是貫穿其中、彌足珍貴的文化軌跡。先人們任何偉大的功績都是世人偉大的遺產，後代將從中受益無窮，其中並無種族與文化的區別。透過了解牙醫前輩們的所做所為，或許能夠了解我們這一輩牙醫師在未來的牙醫旅程中能夠扮演著什麼樣的角色，因為歷史始終是人類的一面鏡子。

牙醫學史的傳授仍是現今台灣牙醫學教育中極為貧瘠的科目，亦缺乏豐碩的教材，然而卻是牙醫人文教育中極為重要的一環。缺乏對整個世界牙醫歷史的深刻認知以及從中獲得薰陶與學習，亦將無法被支撐走向更具創意與現代的牙醫職場。每一階段偉大的職場儘管會隨著生命或任務的結束而終結，但是它將永遠是展現人類專業完整力量的里程碑。

我可敬的北醫六八二同學陳銘助醫師在執業與研習之餘，相當精彩地編譯了林格醫師（Dr. Malvin E. Ring）在美國暢銷近二十年的《圖說牙醫學史》（*Dentistry: An Illustrated History*）一書，珍貴的圖文並茂，內容深入淺出，提供了難能可貴的牙醫學史的研習史料與教材，本人不敏，以一從事牙醫教育者的立場，除了表示感激，亦予以鄭重推薦。

台北醫學大學

牙醫學系系主任兼所長

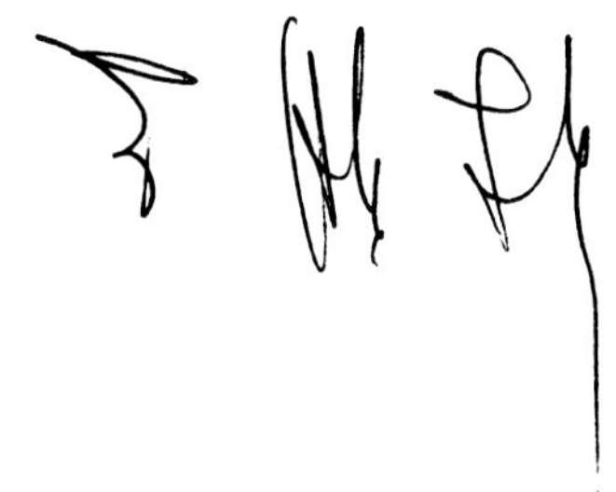

譯者序

我自幼喜好歷史，又當以牙科為一生的志業時，對於牙醫學的歷史更是情有獨鍾。回想二十一年前，當我在北醫附設醫院牙科門診部實習時，有位書商推薦了我購買這一本牙醫學史的書，之後塵封在我的書櫃中長達二十年。直到前年，受到我的同班同學李勝揚所長的鼓勵，進入了北醫口研所攻讀牙醫學史後，即決心要將此書翻成中文譯本，歷經十一個月不眠不休的努力，終於了結了一個二十年來的心願。

臺灣牙醫學早先源自日本，繼受歐美，尤其是美國的影響最深，而美國的牙醫學又是來自於歐洲。因此我認為要了解台灣的牙醫史，必先了解世界牙醫史。源遠流長的牙醫學是如何由無知迷信進展到理性科學，在何種因緣際會下被建立成為一門專業的科學，這是漫長且有趣的過程。中世紀以前，牙醫學的發展大多脫離不了宗教與迷信；中世紀時期，教會醫學主導了一切，嚴禁僧侶執行外科，理性的科學遂陷入了無知與黑暗。在回教世界裡，可蘭經嚴禁解剖屍體，視血液為穢物，因此回教的醫學相當依賴藥物並且非常重視口腔衛生，回教徒將之納入於宗教儀式中。中世紀法國牙科醫療的執行幾乎落入所謂的髮匠外科醫生（barber-surgeon）之手，巴黎大學（Paris University）的外科醫生與聖康梅學院（St. Côme College）的髮匠外科醫生歷經一番折衝之後，各司其職，而成為了現代牙醫學的發源地；在英國亦復如此。直到文藝復興時期，達文西（Leonardo da Vinci，一四五二年至一五一九年）為解剖學而研究解剖學，進行了最勤勉的解剖學研究；維薩流斯（Andreas Vesalius，一五一四年至一五六四年）在解剖學大放異彩之際，為外科學扎下深厚的科學根基，也直接促進了現代外科學的一日千里。牙醫學的發展也是奠基於牙科解剖學的誕生，第一位牙科解剖學家歐斯塔修斯（Eustachius，卒於一五七四年）對於牙齒的解剖學與組織學貢獻極大。至十八世紀時，約翰．亨特（John Hunter，一七二八年至一七九三年）對屍體的口腔及顎部做了最深入的研究，以其《人類牙齒的自然史》（*The Natural History of Human Teeth*）一書奠定了現代牙醫學的基礎。現代牙醫學之父——法國的皮耶．費查（Pierre Fauchard，一六七八年至一七六一年）捨外科而就牙科，其專書論著《外科——牙科醫或有關牙齒之論著》（*The Surgeon- Dentist, or, Treatise On The Teeth*）方將牙科由外科中獨立而出，成為專業的科學。荷蘭的天才布商雷文霍克（Anton van Leeuwenhoek，一六二八年至一七二三年）發明了顯微鏡，開闊了牙醫學的研究領域，美國牙醫師維洛比．米勒（Willoughby D. Miller）的齲齒研究打破了自巴比倫（Babylonia）帝國以來深植於人心的「牙蟲」迷思，緊接著芝加哥大學的法蘭克．歐蘭德（Frank J. Orland）更找出了齲齒的元凶，由此衍生了牙科預防醫學和牙科公共衛生學。以往人類在面對齲齒的處理上雜亂無章，十九世紀科學牙醫學之父格林．布雷克（G. V. Black）發明了一套迄今仍適用的窩洞製備（cavity preparation）方法和器械，並精心改進銀汞膌（silver amalgam）的成分，使其穩定性大大提升，解決長久以來齲齒填補的問題。怕痛是人類有史以來長存心中的恐懼，然而是牙醫師威爾斯（Horace Wells，一八一五年至一八四八年）發明了外科麻醉，「病人註定不再與疼痛、恐懼與血泊為伍」，也使得許多不可能的外科手術日漸成真，當然包括拔牙在內的口腔顎面外科。牙科的醫療首重在診斷，而診斷的最重要依據是放射線的攝影，是凱爾斯（C. Edmund Kells）犧牲了性命，將倫琴（Wilhelm Conrag Röentgen）所發明的X射線引進牙科診所中，恐怕是身為牙醫師的我們所不知的呢？牙醫師看診時，病人的姿勢是如何由原先坐在地板上而後椅子上，以及當佛烈格（Josiah Flagg）設計了牙科史上第一張牙科診療椅後，診療椅是如何演變成為今天集原始構想、科技與人性化於一身的現代牙科診療椅呢？牙醫師們應該了解。自腓尼基人（Phoenician）和埃及人（Egyptian）即知道要以黃金繩（gold wire）綁住鬆動的牙齒以維持牙齒的壽命與功能，至外科學之父帕雷（Ambroise Paré，一五七二年至一五九〇年）和費查集其大成，當塔加特（William H. Taggart）發明了鑄造機，方使得精密鑄造牙冠與嵌體向前邁開了一步。所以說牙醫學史是一部人類文明的發展史，也是一部求生存的歷史。而這歷史帶給我們的是什麼呢？我認為有兩個意義，第一是不要重蹈歷史，第二就是創造歷史。

在翻譯的過程中，臺灣牙醫學的歷史付諸闕如，是否正如馬里蘭大學牙醫學院院長李斯博士（Dr. Reese）所言：「台灣的牙醫學落後歐美兩百年」或是台灣的牙醫學歷史太短，在整個世界的牙醫史中難有一席之地呢？實是足以令台灣的牙醫師們汗顏與感嘆，因此讓我有更堅定的使命感和決心將此書譯成中文出版，期使我們能更加謙卑地面對牙醫學的歷史，更加珍惜及尊重我們牙科醫療與牙醫學的專業。

本書得以付梓，我要衷心感謝台北醫學大學口腔復健醫學研究所所長李勝揚教授的支持，淡江大學中文系馬銘浩教授對文字內容的潤飾，感謝北醫醫學人文研究所劉世奇博士的校稿及彭雙俊老師的大力奔走，更感謝邊城出版社總編輯李亞南小姐及編輯張貝雯小姐的熱心協助，商購美國版權，使得夢想得以成真。

我有今天除了感恩父母的養育，也要感激恩師好友的提攜。感謝台北醫學大學醫學人文研究所胡俊弘所長、牙醫學系口腔顏面外科學科主任王敦正教授、公共衛生暨營養學院院長謝明哲教授以及我的同窗好友牙醫學系系主任兼所長李勝揚教授為本書撰寫序文。期望此書的出版是肇始台灣牙醫學史的緒端，往後綿延不斷會有更多的專書與史料陸續問世，豐富台灣牙醫學史的園地。願我牙醫師們共勉之！

陳銘助

謹誌於淡水

2005. 6. 24

目　次

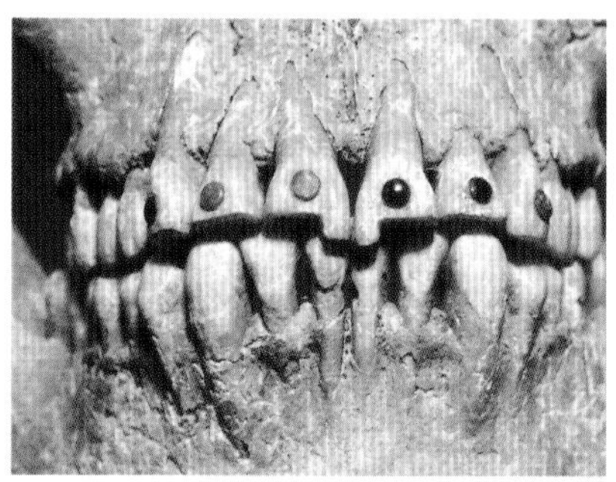

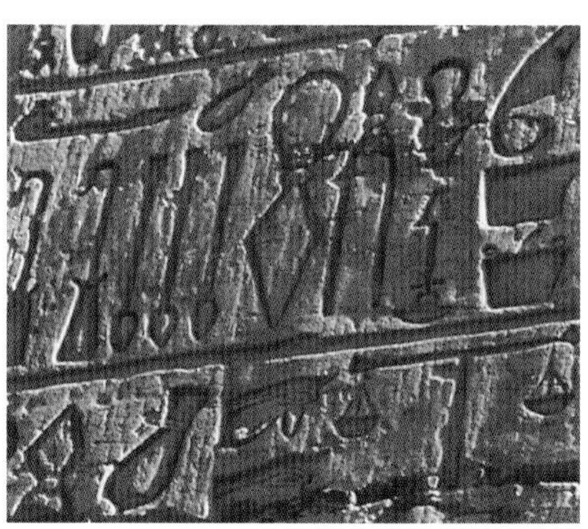

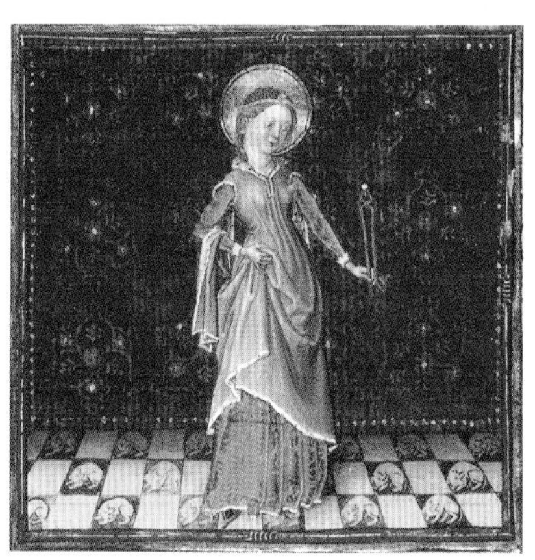

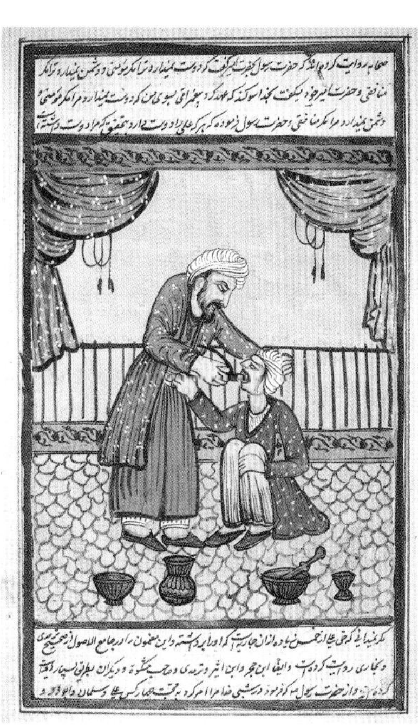

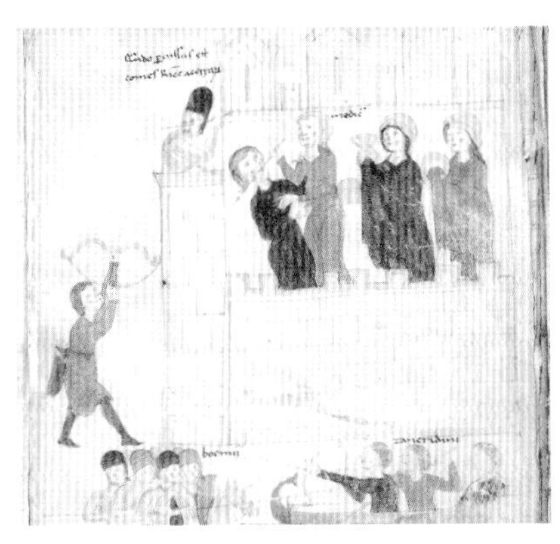

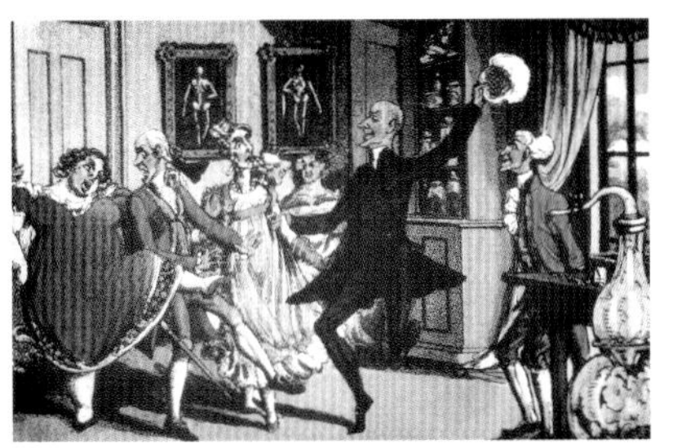

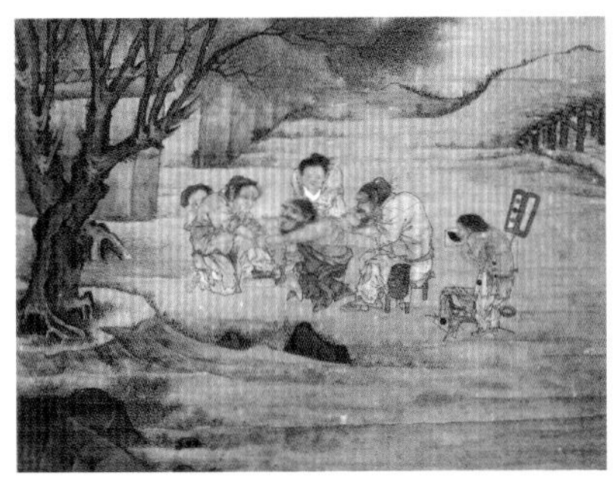

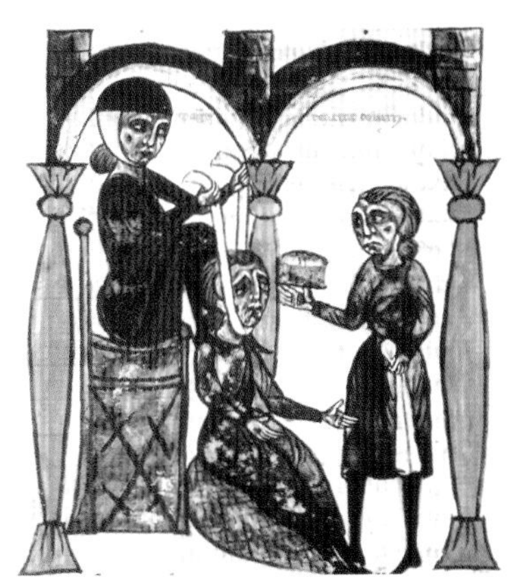

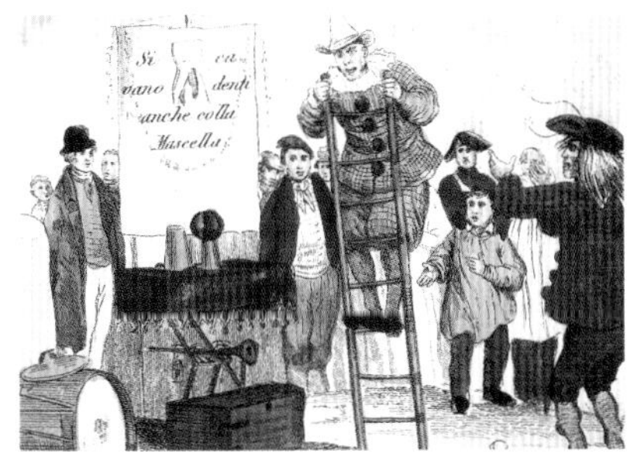

前言與致謝

自古以來，人類即為牙疾所苦，並積極尋求解決之道。歷史上第一位牙科治療者是內科醫生，直到中世紀，歐洲的「髮匠－外科醫生」(barber-surgeon) 特別專職於牙齒的照顧，這些醫療執行者 (practitioner) 乃依嘗試錯誤的法則與觀察而學習。直到十五世紀，在冗長歲月的醫療中，他們比前人在新生的領域中，有了更長足的進步。十八世紀，曠世不朽的皮耶・費查 (Pierre Fauchard) 依其偉大著作《外科－牙科醫生》(*Le chirurgien dentiste*) 的問世，堅實地將牙科建立成為真正的專業，使得成就的腳步一日千里，擺脫了迷信與無知，最終將牙科領域奠基於完美理性與科學的原理之上。

今日牙科專業為世人所尊敬與讚賞，但是有些牙科專科醫師和許多門外漢對於有關促進牙科進步的努力與奮鬥，或是許多牙醫師對造福人類所做的偉大貢獻，都一無所知。在諸多貢獻中，最有意義的當屬外科麻醉。

受雇於政府部門的牙醫師和牙醫研究者，以及為了專業需求而努力不懈的個別醫療執業者應仔細檢視牙科歷史，並奉此知識為明燈。擺在眼前唯一的指引就是研究過去。羅馬偉大的雄辯家西塞羅 (Cicero) 深諳此道，並說：「不去認知過去所發生的種種，則將持續如一小孩。倘對往昔的努力未能善加利用，則世界必將淪於嬰兒之智。」今天，去了解我們的歷史前輩是多麼重要！當變化如此快速，唯有穩健地凝視著過往，我們方得以智慧與信心向前邁進。美國最傑出的牙醫師之一，也是「美國牙科歷史學會」(American Academy of the History of Dentistry) 的締造者羅賓森醫師 (Dr. J. Ben Robinson)， 他說：「只要牙醫師們對於其歷史的背景缺乏有理性的認知，那麼牙科專業將持續面臨掙扎，障礙重重，而喪失了其真正的目的。」

因此，牙醫學歷史的研究有其真實的價值，甚至令人著迷，心神愉悅。換言之，就是樂趣無窮。帶給讀者知識的同時，作者也冀望帶給讀者無窮的樂趣！

《圖說牙醫學史》(*Dentistry: An Illustrated History*) 的出版象徵著美國與海外多年以來的寫作與研究已臻於顛峰。我想對於那些曾經幫助過我的人，不管是給我忠告，或是協助我尋找文件資料，或是提供裝飾本書的珍貴照片，我想致上我最深沉的謝意！

許多牙醫界中的同僚，我要特別記述於下：紐澤西櫻桃山 (Cherry Hill) 的阿斯貝爾 (Milton B. Asbell)；巴西聖保羅的巴比歐 (Amadeo Bobbio)；法國里昂的布隆內爾 (François Brunner)；英格蘭利明頓礦泉療養地 (Leamington Spa) 的戈漢 (R.A.Cohen)；伊利諾州勒那 (Lena) 的達曼 (Gordon E. Dammann)；海牙的迪瑪 (F.E.R. DeMaar)；英格蘭東摩里西 (East Molesey) 的道納森 (J. A. Donaldson)；洛杉磯的鄧梅特 (Clifton O. Dummett)；巴黎的愛德華茲 (Are C. Edwards)；墨西哥市的已故法斯特里奇特 (Samuel Fastlicht)；以色列拉馬特甘 (Ramat Gan) 的費雪 (Rafi Fisher)；卡拉卡斯 (Caracas) 的寇德洛 (Focion Febres-Cordero)；巴黎的霍雷 (Jacques Foure)；斯德哥爾摩的法蘭克 (Otto Francke)；瑞士愛德利斯威爾 (Adliswil) 的格塞 (Erich Geiser)；芝加哥的格蘭納 (Richard A. Glenner)；安阿伯 (Ann Arbor) 的哈里斯 (James E. Harris)；德國佛萊堡 (Freiburg) 的霍夫曼－阿克斯塞蒙 (Walter Hoffmann-Axthelm)；日本新潟的Kuninori Homma；日本福井的Yasuo Ishii；薩克拉門托 (Sacramento) 的李曼 (Gary D.Lemen)；瑞典哥德堡 (Goteborg) 的洛夫葛林 (Ake B. Lofgren)；巴爾的摩的麥克卡雷 (H. Berton McCauley)；法國阿維尼翁新城 (Villeneuve-les-Avignon) 的馬利 (Louis B. Marry)；哥本哈根的馬維茲 (Leif Marvitz)；東京的Norinaga Moriyama；紐澤西州里奇伍德

（Ridgewood）的莫斯科（Bernard S. Moskow）；東京的Sataro Motoyama；紐約州巴達維亞（Batavia）的穆卡席（Lawrence L. Mulcahy, Jr.）；伊利諾州芝加哥的歐蘭德（Frank J. Orland）；法國歐爾查姆斯（Orchamps）的昆諾伊耳（Jean-Jacques Quenouille）；科隆（Cologne）的舒茲（Peter Schulz）；倫敦的史瓦松（Ben Z. Swanson）；德州蒙哥馬利（Montgomery）的伏希斯（Ralph S. Voorhees）；以及日本松戶的Mitsuo Yatsu。

同樣地，對於幫助我成功的許多非牙醫界的人士，我在此也深表謝忱：伯克（Janet Brady Berk）——羅徹斯特大學（University of Rochester）醫學暨牙科學院，醫學史圖書館員；卡巴列諾（Isabell Caballero）——邁阿密大學醫學院醫學史圖書館員；查爾斯（Allan D. Charles）——南卡羅來納州聯合大學（University of South Carolina, Union）歷史學教授；佛利（Gardner P.H. Foley）——巴爾的摩馬里蘭大學（University of Maryland）牙醫學院，巴爾的摩牙科外科學院名譽教授；關納（David L. Gunner）——麻州劍橋哈佛醫學院（Harvard Medical School）解剖學教授；已故賈克森（Everett Jackson）——華盛頓特區，史密森學會（Smithsonian Institution）博物館專家；柯爾派翠克（Brett A. Kirkpatrick）——紐約醫學會（Academy of Medicine）圖書館主任；努桑（Patricia C. Knudson）——巴爾的摩馬里蘭大學衛生科學圖書館副主任；寇特（Samuel Kottek）——耶路撒冷希伯來大學－哈達沙（Hadassah）醫學院醫學史教授；柯維茲（Aletha Kowitz）——芝加哥美國牙醫協會（ADA）圖書館服務部主任；諾威爾－史密斯（Felicity Nowell-Smith）——多倫多醫學會醫學史博物館館長；歐凡諾斯（Minnie Orfanos）——芝加哥西北大學牙科圖書館館員；彼得斯（Egon Peters）——科隆德國牙醫聯邦協會（Bundesverband der Deutschen Zahnarzte），公共關係主任；拉比爾（Sameul X. Radbill）——費城醫師；斯塞潘斯基（Philip Szczepanski）——巴爾的摩馬里蘭大學攝影師；施梅塞（Menaehem Schmelzer）——紐約美國猶太教神學院（Jewish Theological Seminary of America）圖書館員；仙茲（Lilli Sentz）——紐約州立大學水牛城分校健康科學圖書館醫學史圖書館員；烏立齊（James Ulrich）——紐約州立大學水牛城分校教育交流中心攝影師；威麥史克齊（Philip Weimerskirch）——諾瓦克（Norwalk）伯恩地（Burndy）圖書館主任；沃爾夫（Richard J. Wolfe）——波士頓法蘭西斯・特威（Francis A. Countway）醫學圖書館珍本書暨手抄稿管理員；威爾克（David Wilk）——耶路撒冷以色列醫學史學會圖書館員；已故亞丁（Yigael Yadin）——耶路撒冷希伯來大學考古學教授；辛克漢（Helena Zinkham）——紐約歷史協會出版管理員（Curator of Prints）。

催生本書的所有出版人員我衷心感激他們：沃菲爾（Darlene Barela Warfel）——他為本書規劃了整個構思，並全程參與。奧本海默（Myrna Oppenheim）——她隨時待命，包括對莫士比（Mosby）公司；也感激亞伯拉罕斯公司（Harry N. Abrams Inc.）過去與現在的所有優秀員工，他們使美夢成真；里昂斯（Barbara Lyons）——她的指導與判斷價值連城；亞利森（Ellyn Allison）——他的編輯貫穿了本書，展現出完成的風貌。杜貝爾（Cindy Deubel）——負責蒐集來自世界各處的圖片，以及羅勃森（Carol Roboson）——負責漂亮的設計。另外還有許多人參與本書製作，他們讓本書成為一本無論擁有與閱讀都令人感到愉悅的書，我謹獻謝忱。

同時感謝我摯愛的太太希爾達（Hilda），沒有她堅定不移的支持與奉獻，以及慷慨的協助，此書將永遠無法寫成。

馬文・林格（Malvin E. Ring）

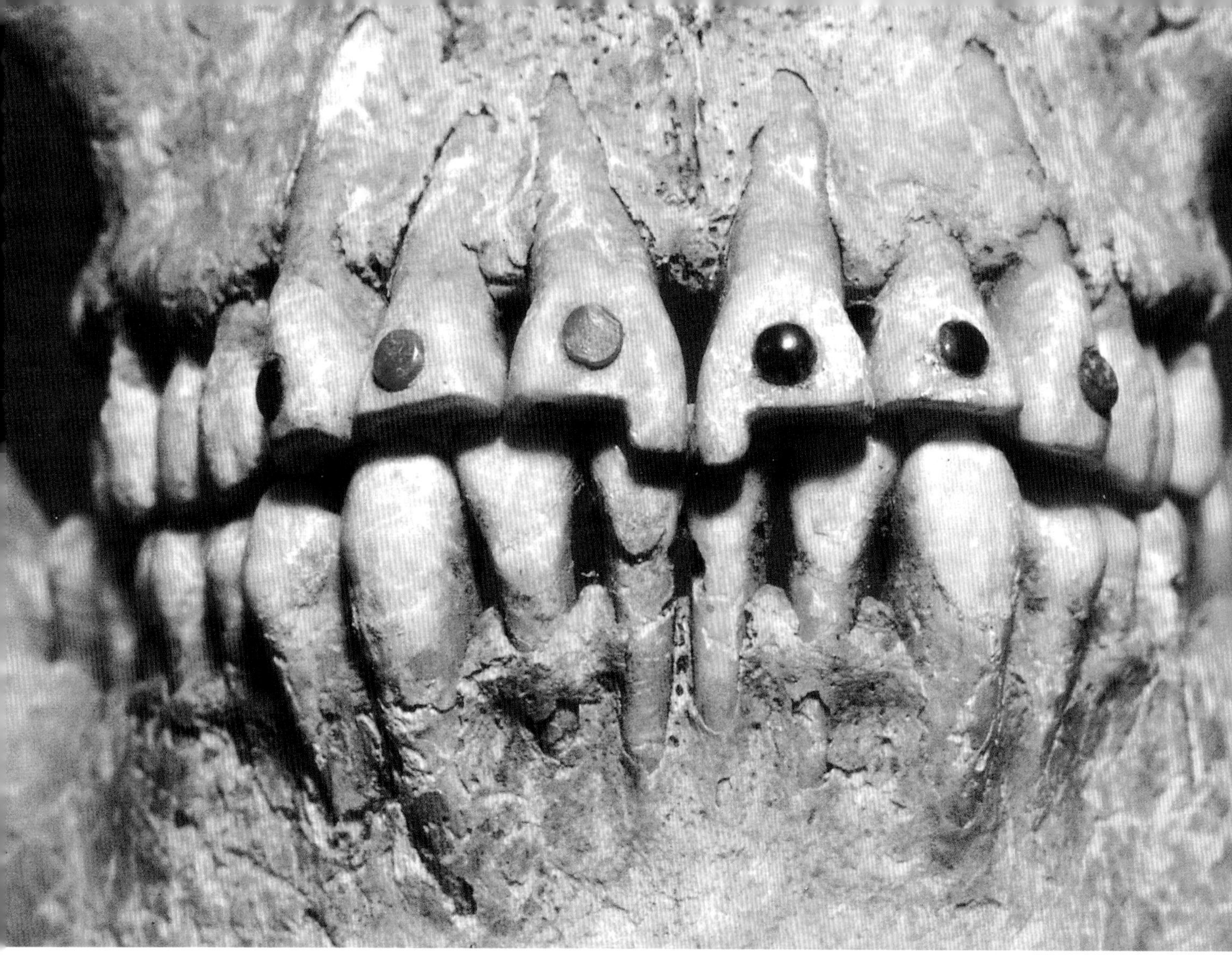

圖1　西元九世紀的馬雅人頭顱骨，牙齒鑲著由翡翠和綠松石製成的鑲體。
墨西哥市，國立人類學博物館

1

2

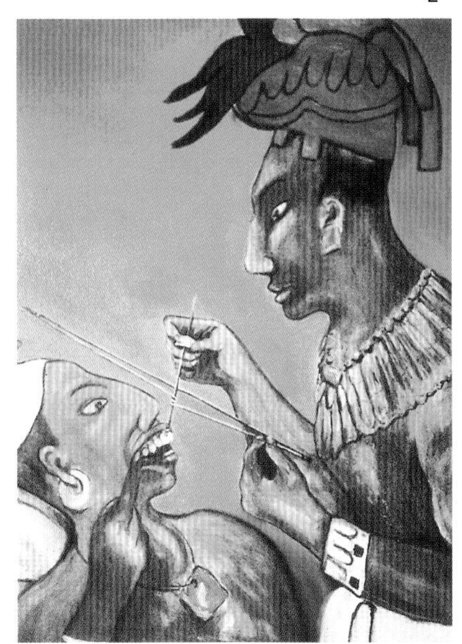

圖2　皮卓．貝爾蘭尼納（Pedro Beltranena）醫師展示馬雅人如何以弓型鑽孔器（bow drill）製備窩洞。

圖3　山繆．法斯塔利奇（Samuel Fastalich）醫師認為馬雅人使用管狀及弓型鑽孔器製備牙科嵌體（inlay）的窩洞。

3

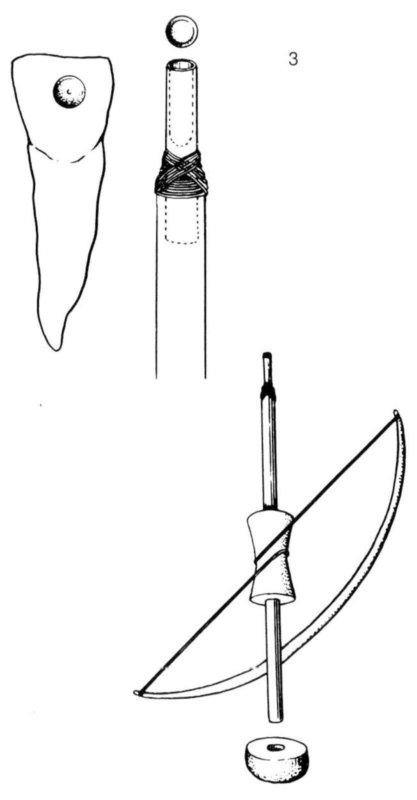

第一章 遠古的世界

前哥倫比亞的美洲

馬雅人

我們相信西半球的印度人大約在一萬五千年前，從亞洲取道曾經存在的陸橋，越過白令海峽，抵達彼岸。他們向東進入了北美洲的森林之地，繼而南移至中美洲與南美洲，於此建立了一些在文化本質上頗為類似的國家。其中主要有阿茲特克人（Aztecs），他們居住在今天的中墨西哥地區，是個凶狠好戰的民族；其次是愛好和平的民族馬雅人（Mayas），他們發展出高度文明，屯居在猶加敦半島（Yucatán Peninsula）以及今天的瓜地馬拉和宏都拉斯。最後是印加人（Incas），同樣也是相當進步的民族，居住在現今祕魯的安地斯山脈。

當西班牙人征服了偉大的馬雅後，即決心要徹底摧毀他們的文化。馬雅人發展了一套書寫文字，他們在羊皮紙上用難懂的象形文字以編年史方式，記載著他們豐富的的歷史與傳統。在猶加敦，西班牙人的精神領袖之一是狂熱的大祭司蘭達（Diego de Landa），他視這些文獻為異端，是魔鬼的文字，認為應該都要銷毀殆盡。因此，在曼尼（Maní）鎮的廣場上，升起了一團熊熊烈火，將這些無價之寶的手稿付之一炬。一位記載西班牙人漂洋過海之啟示錄的編年史家，天真寫道：當那些手稿投火之際，馬雅人發出「一片哀號之聲」。在當地從事拓荒工作的考古學家湯普森（Edward Thompson）說：「馬雅人所目睹的不僅是神聖的文獻在炙熱之中化為灰燼，而且馬雅民族所累積的寶貴知識也隨之灰飛煙滅。」

因為這些無可取代的珍貴手稿盡毀，也形同剝奪了後世學者探究這個勤勉民族的希望。儘管多年來歷經過無數次的探索、精細的挖掘以及徹底的研究，相較於埃及和美索不達米亞的古老文化，只離我們幾世紀之久的馬雅文明卻面目模糊，目前所知仍然有限，感覺甚至比古代的巴比倫還要遙遠不可知。我們已知道馬雅人農業發達，成功選育了許多優良作物。他們先進的建築物，包括建築在大金字塔上的宏偉廟宇、無數的公共建築以及壯觀的宮殿，都裝飾著精心雕製的帶狀浮雕、淺浮雕及壁畫。

馬雅人的歷史可以上溯自西元前二五〇〇年，文化發展的巔峰，約形成於西元三〇〇年到九〇〇年間。但是從那之後，令人費解的是（可能是大範圍開墾的結果，造成地力耗弱）馬雅文化卻呈現出緩慢且穩定的衰退現象。因此，比阿茲特克人早一步抵達墨西哥谷地的塔爾迪克族（Toltecs），西元一〇〇〇年左右征服了馬雅人，但他們的榮耀也只是馬雅人的影子而已。

馬雅人有一套完善的數學系統。除了在建築方面表現出色之外，他們對時間也有精確的認知與了解，並成功發展出一套曆法。在本質上，他們是屬於石器時代的民族，因為他們使用燧石工具，而且木製武器也用銳利的黑曜石鑲邊。然而，他們已經能夠嫻熟的煉製及鑄造黃金、銀及部分青銅器；雕琢寶石

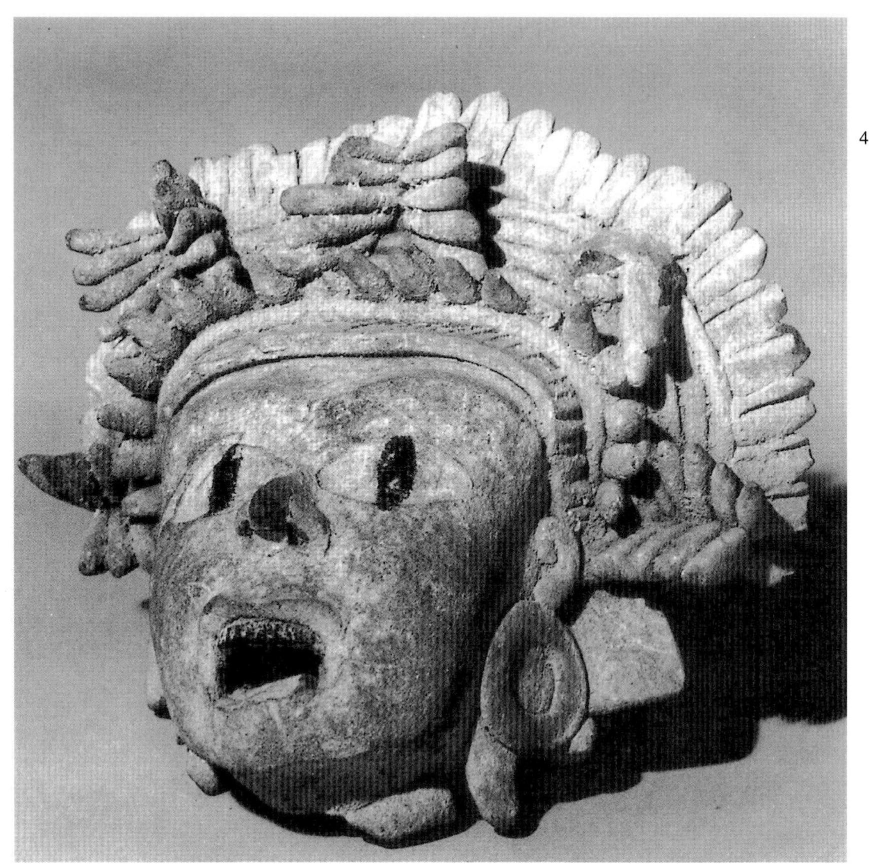

4

圖4　墨西哥維拉克魯茲（Veracruz）之赤陶土（terra-cotta）頭像的牙齒被塗上漆黑的樹脂，與淡棕色的黏土（clay）形成強烈的對比。許多美洲的原住民為了美觀的目的將牙齒染色。
水牛城，奧爾布賴特・諾克斯藝術館（Albright-Knox Art Gallery）。小湯瑪遜・羅賓斯（Thomas Robins Jr.）的禮物。

的技術也非常精良，可以利用硬玉、赤鐵礦、縞瑪瑙、綠松石及其他準寶石雕出瑰麗的珠寶。

雖然馬雅人在礦石及金屬方面成就卓越，但與維持或改善口腔健康有關的牙科復健卻付諸闕如。他們在牙齒上面發展出來的花樣，完全是為了宗教或儀式目的。有些研究人員認為，個人的裝飾是主要的動機。我們了解，馬雅人的宗教儀式複雜，將牙齒染黑以及臉部或軀幹的犧牲，只是其中的一部分。因此我們有理由認為，切割牙齒和裝飾牙齒其實是為了宗教祭儀的目的。

馬雅人善於將精雕的石頭鑲嵌在上、下門牙小心製備的窩洞中，偶爾也鑲嵌在小小臼齒上。這些鑲嵌物是由各種礦物雕成，包括硬玉（一種矽化物，外觀上類似東方翡翠）、黃鐵礦、赤鐵礦（馬雅人稱為血石）、綠松石、石英、蛇紋石（由白雲石、磁鐵礦或方解石組成的混合物，外觀類似玉），以及可以萃取水銀的辰砂。

無疑的，這些窩洞都是在活牙上挖鑿而成。使用的工具包括一根形似吸管的圓形堅硬管子（起初由硬玉製成，後來材質換成銅），藉由手或繩子的轉動，搭配石英粉加水調成的研磨劑，直接從琺瑯質鑽入牙本質，切出漂亮的圓孔。X光顯示如果牙髓不小心被刺穿，而鑲嵌物仍然留置於該處，就可能會因牙髓壞死，而導致根尖膿腫。

由於石頭鑲嵌物完美的嵌緊在窩洞中，因此即使經過千年仍不會移位。為了增加摩擦固持力，鑲嵌物與窩洞之間還要以黏著劑封閉。以現代光譜檢驗得知，這些殘存的黏著劑是由多種礦物組成，主要成分為磷酸鈣，另外還發現了矽顆粒。至今仍不清楚矽顆粒混入黏著劑中是為了增加結合力，還是切削窩洞時使用的研磨劑的一部分。

馬雅人也用各種方式來磨銼牙齒。目前確認的圖案已有五十種以上，每一種圖案可能都各有含意，也許是代表某個特定的部族或宗教象徵。有些牙齒的切端採單側切削，有些則是雙側切削，還有一些切端的遠心處被移除，近心保留完整，有些則削成尖頭狀。

大祭司蘭達對馬雅文化留有多方面的記載，讓我們得以了解馬雅人的風俗習慣，包括牙齒的磨銼等。他談到猶加敦的馬雅人時表示，「他們有將牙齒磨成鋸齒狀的習慣，理由是虛榮矯飾。這項技術通常是由年長的婦人操刀，使用的材料是石頭及水。」

馬雅地區位於厄瓜多的艾斯美拉達斯（Esmeraldas）境內，在南部發現的頭骨碎片（現收藏於紐約市美國印第安博物館），引發了一項有趣的爭議。一九一三年，沙威爾（Mashall H. Saville）首先描述說這是上顎骨的一部分，除了智齒外，所有後牙都存在。有兩顆門牙的唇面鑲有圓形黃金鑲嵌物。顯而易見的，這兩顆門牙是被硬塞入齒槽窩內，因此造成齒槽骨骨折。其中一顆門牙的牙冠近心被磨削，以便能嵌進窩槽內。許多專家，尤其是美國偉大的牙醫史學家溫柏格（Bernhard Weinberger），一致認為這是不同個體之間牙齒移植的的最早例子。然而，墨西哥市的法斯利齊特（Samuel Fastlicht）卻另有見解，他是研究前哥倫比亞牙齒史的權威。他認為骨折處沒有骨頭再生的跡象，因此牙齒移植是死後才進行的。這可能是宗教的信仰習俗，在處置屍體的同時才植入，就與古埃及人的處理方式類似。

另一方面，還有強烈的證據顯示，馬雅人在活人身上施行他體（無機物）種植。一九三一年，在宏都拉斯烏魯亞河谷（Ulúa Valley）的一次考古挖掘中，波潘諾（Wilson Popenoe）夫婦發現了一個約為西元六〇〇年時的馬雅人下顎骨碎片（見圖5），現藏於哈佛大學皮博迪（Peaboby）考古學暨人類學博物館。巴西聖保羅的巴比歐（Amadeo Bobbio）在植體方面深有研究，他針對此碎片進行的研究發現，在下三顆門牙的缺牙處，置入了三片形狀像牙齒的貝殼。不同於稍早認為他們是死後才植入的論點，根據巴比歐攝於一九七〇年的X光片顯示，在兩顆植體的周圍有緻密骨形成，在放射線學上，其骨頭與今日圍繞於刀

圖5　此由威爾遜・波潘諾（Wilson Popenoe）醫師夫婦於一九三一年所發現的下顎骨，有三片貝殼取代了自然的下顎門牙。此屬西元六〇〇年代的碎片，是我們所知在活體上被認為是成功的骨內他體植體的最古老的標本。
麻薩諸塞州，劍橋，哈佛大學，皮博迪人類考古學博物館（Peabody Museum of Archaeology and Ethanology）

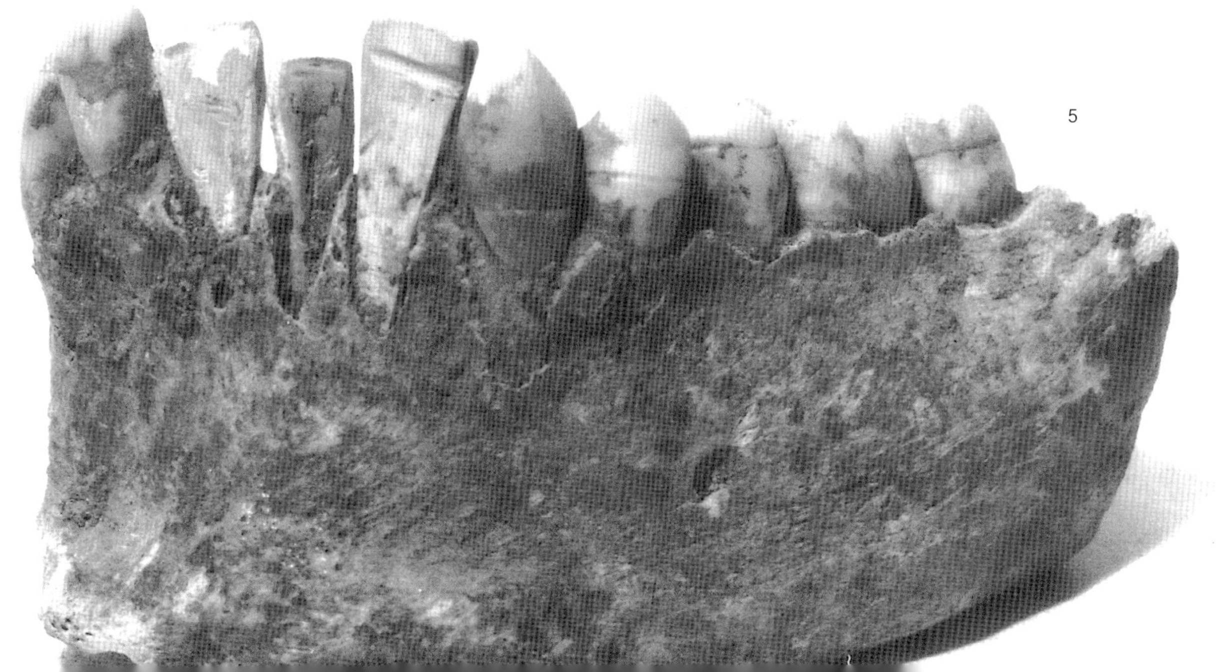

6

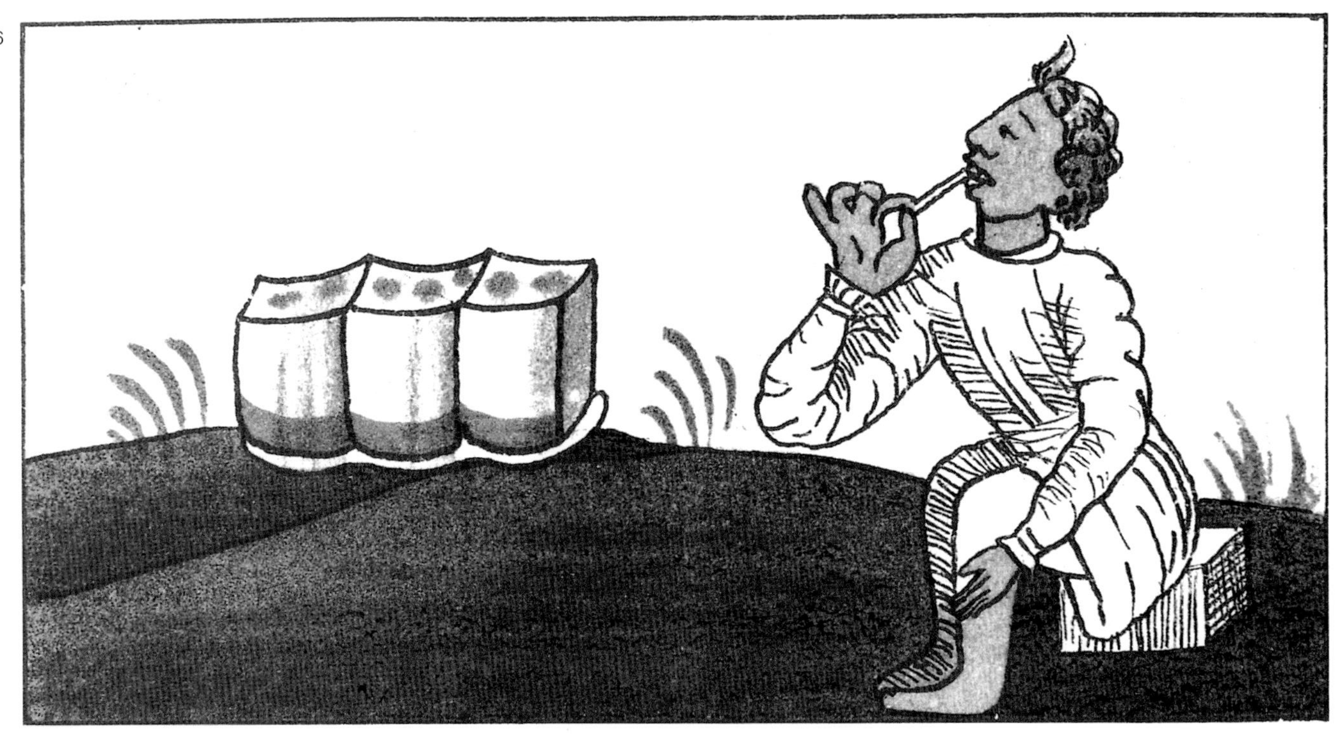

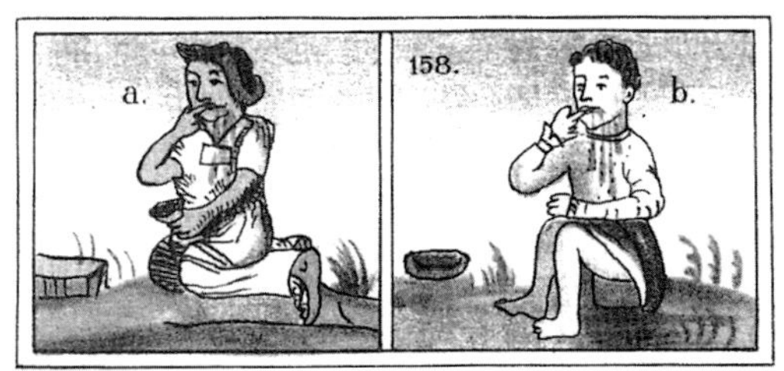

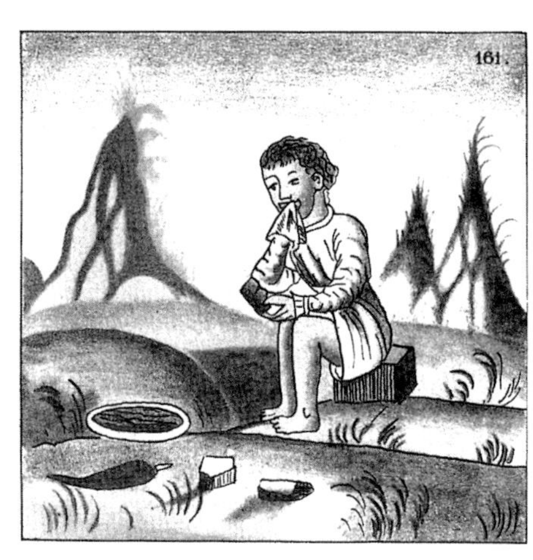

形植體（blade implant）的骨頭類似。因此可知，上述的考古發現是已知最早期的骨內他體植體（alloplastic implant）。

墨西哥谷地

古老的提潘蒂特拉神廟（Tepantitla）坐落在墨西哥中部的特奧蒂瓦坎（Teotihuacán）禮儀中心內，保有最完整的前哥倫比亞濕壁畫，壁畫描繪的是「雨神」特拉洛克（Tlaloc）樂園的景象。一位土生土長的編年史學家描述說，在此樂園中充滿著快樂與欣喜，生活就是遊戲、娛樂、歌聲與舞蹈。壁畫中，有人在歌唱，有人在捕捉蝴蝶，也有人享受著以細小尖利的燧石磨銼他人牙齒的樂趣（見圖7）。早期墨西哥人磨銼牙齒的目的，也許是希望能在「塵世樂園」中達到極樂境界。

約莫三五〇年後，特奧蒂瓦坎被棄置，野蠻的阿茲特克人就定居在現今墨西哥市附近的墨西哥高地上。止如古典時期的羅馬人一樣，他們在一一征服鄰近的部落後，也沿用了被征服者的習俗。

阿茲特克人也有磨銼牙齒致殘（mutilation）的習慣，而且也鑲嵌寶石。今天，我們對於阿茲特克人早期如何處置牙齒的知識，主要都根據西班牙僧侶薩哈貢（Fray Bernardino de Sahagún）的紀錄。他在西班牙征服印第安人不久就到了新世界，當時他赴任時還是個年輕小伙子。他對於以編年方式記載印第安人

圖6　上圖均摘錄自薩哈貢（Fray Bernardino de Sahagún）十六世紀著作。圖示為墨西哥阿茲特克人如何治療口腔疾病。
柏林，拉丁美洲（西葡）研究學院之普魯士文化收藏品（Ibero-Amerikanisches Institut, Preussischer Kulturbesitz）

7

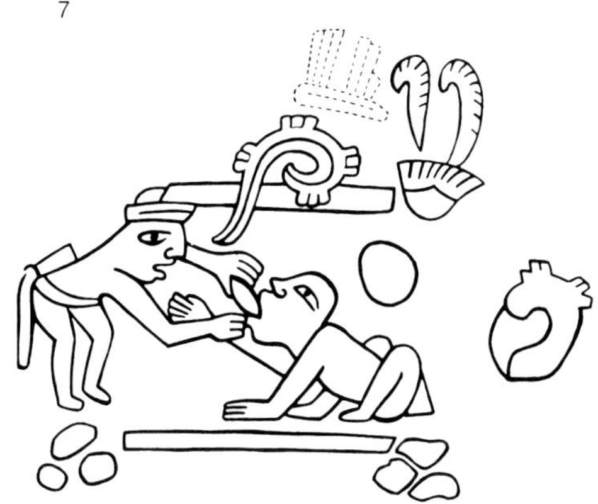

圖7　民族學家考瓦路比亞（Miguel Covarrubias）的現代複製品，原件為提潘蒂特拉（Tepantitla）神廟的濕壁畫，位於墨西哥市附近的儀式中心特奧蒂瓦坎（Teotihuacán）。畫的是一位一五〇〇年前的印第安人正在為朋友磨銼牙齒，一般認為是出於宗教目的。
墨西哥市，國立人類學博物館

的習俗非常熱衷且樂此不疲，他還潛心學習了道地的方言，並以諾瓦特（Nahuatl）方言，撰寫其著作的《新西班牙的事物之通史》（*Historia general de las cosas de Nueva España*）的絕大部分。

薩哈貢將他的大半生都投注在檢視及紀錄新征服之地的每個文化層面上。除此之外，他也研究口腔疾病，並採用藥草及植物性藥物來治療。他將牙齒的各個名稱都譯成了諾瓦特語，還提到了破裂及鬆動的牙齒、牙結石的形成與齲齒（阿茲特克人深信蛀牙是由蛀蟲引起，並以咀嚼紅辣椒來緩解牙痛）。薩哈貢記載說，原始的信仰認為，只有那些在滿月時出生的小孩才會有兔唇的毛病（對墨西哥人來說，月球上的人可能是一隻兔子吧！）。他的報告還提到，「牙齒的蛀洞是用一種由蛇殼、海鹽與一種稱為 *tlalcacaoatl* 的藥草所調成的粉末來填補。但是對此填充物的考古學證據卻一直沒能發現。

在薩哈貢的所有記載中，對阿茲特克人的牙齒資訊僅提到了拔牙。他說當有人牙痛，處置方式就是將牙蟲磨碎，再混以松脂塗在臉頰上。同時，還要在窩洞放上一些鹽巴，並以熱胡椒粉覆蓋牙齒。接著在牙床上畫一刀，然後將上面提到的藥草置於切開處。如果牙痛和感染依然沒有好轉的話，就要將牙齒拔掉。

阿茲特克人好戰成性，身上經常會出現傷口，所以他們對於用絞髮來縫合也頗有一套。薩哈貢也提到了唇與頰部的傷口縫合。

薩哈貢的大作於一五四七年開始動筆，完成於一五七七年。並在國王的命令下，將所有稿件上繳（表面是放在皇家檔案館內，但更可能是為了要銷毀），薩哈貢後來藉由他事先藏起來的筆記重新撰寫，而且直到一八二九年才正式出版。一個半世紀以來，薩哈貢的大作一直被視為是無價的珍貴資料。

印加人

印加同樣也是一個高度發展的文明國家，在十五世紀初期統治了祕魯高地，並沿著海岸逐漸擴展。他們陸續征服了其他民族，也和阿茲特克人一樣，不吝吸收被征服民族的風俗習慣。一五三三年當皮薩羅（Francisco Pizarro）帶軍兵臨城下時，印加帝國覆亡，印加文化有泰半遭摧毀。

印加人的疾病治療與宗教信仰緊密結合，其中還攙雜魔法巫術，當然也不乏有理論根據的治療。雖然印加人視疾病為一種罪惡，並認為透過向指定祭司懺悔就能消災解厄，消除病痛，不過他們也使用了許多藥草來治病。

就像馬雅文化一樣，我們對印加文明的了解也要歸功於一位編年史家的著作。維加（Sebastiān Garcilaso de le Vega）是印加人後裔，對於祖先的一切他也記載得很詳細。他提到印加人對於牙齒和口腔疾病的治療方式，那就是使用燃燒的小樹枝來除去牙齒的蛀牙部位。祕魯芳香樹脂（Balsam of Peru）是取自常綠喬木祕魯香（*Myroxylon pereirae*）的樹脂，印加人用來治療牙齦疾病。若情況嚴重，就要採用燒灼術。維加寫道，將植物的根加熱，然後從中間劈開。接著「當熱得發燙時，就將之壓擠於蛀牙上面，置於牙床兩側，直到冷卻為止。」如此一來，發炎及增生的牙齦組織都會被燒光，就能重新長出健康的肉芽組織。明顯的證據顯示，印加人在動手術時，會讓病患咀嚼古柯葉來麻醉。對於非拔不可的牙齒，還會在牙齒周圍和已分離的牙齦底下，放入一些苛性樹脂，使牙齒鬆動。鬆動的牙齒，再用枝條敏捷準確一擊，就會應聲掉落。

印加人沒有裝飾牙齒的習俗，不過在印加人分布地區的極北地帶（厄瓜多境內）曾發現數個頭顱骨，都有磨銼牙齒、鑲嵌黃金以及在門牙的唇齦側製備窩洞並塞入錘打加工過的黃金等致殘情形。

北美洲

當哥倫布踏上北美洲大陸海岸時，他發現此地的印第安人基本上還過著與石器時代無異的生活。北美洲的印第安人透過一套錯綜複雜的巫術，與土地相互依存，並仰賴巫術治療疾病。

雖然部落眾多且各個不同，他們的醫療行為卻十分類似。他們的制度中，以巫師或醫人為主。他是酋長或是在權勢及重要性上僅次於酋長的人，他的族人相信他的權力是神所授予，不僅能治療疾病，也能藉助於神來助長個人威望，或是增進部落團結。此外，他不僅能將病人體內讓他痛苦的幽靈哄誘出來，還能將「疾病幽靈」送去感染他所選擇的人。結果巫師越來越讓人懼怕，而且更具影響力。荷杰（Frederick W. Hodge）一九〇七年所著的《北墨西哥之美洲印第安人指南》（*Handbook of American Indians North of Mexico*）中，清楚描述巫師的法術。他寫道：「他開始詢問求診病人的病痛症狀、所做的夢以及對戒律的觸犯情形，然後發表對於病痛的看法。接著祈禱、告誡、唱歌，最後伴隨著手中傳出的喀啦喀啦之聲（rattle），有時用唾液塗濕患部，最後將嘴巴放在最痛處用力吸，以去除病痛。」

8

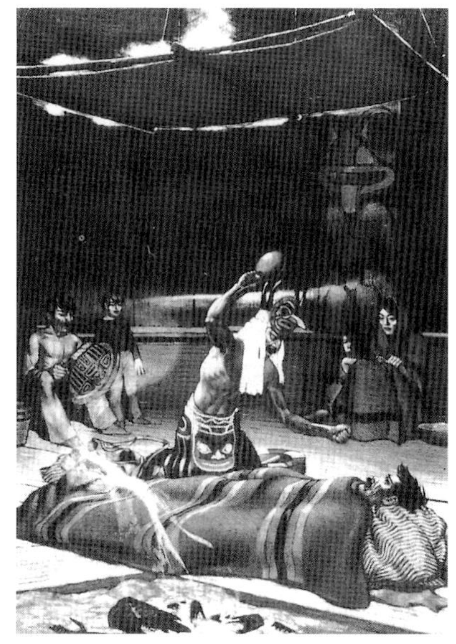

圖 8　學徒擊鼓，一位北美洲西岸特拉吉特（Tlingit）部落的僧人正從一位病人身上驅除惡靈。當代之畫，蘭頓．金恩（W. Langdon Kihn）所作，一九四五年國家地理協會（National Geographic Society）。

今天在納瓦荷族（Navajos）中，有位女性治療者被稱為「顫手震媒」（hand trembler），她的專業反映了古代巫師的醫療行為。她只能診斷而不治療，並藉著催眠開始進行診療工作。她的手無意識的移動著，以此獲得有關病人疾病的直覺線索。剛開始時，保留區上的白人醫生對她的能力都抱持著懷疑的態度，但後來卻慢慢接受了，因為她的方法顯然有效。當病人必須在醫療診所治療時，她也會立即前往協助。事實上，所有保留區上的牙科病人都前往牙醫診所看病。

一八五五年，利奇牧師（Reverend William Leach）在美國內布拉斯加州奧馬哈（Omaha）寫到了一位波尼族（Pawnee）醫人治療因發炎的智齒引起牙疼的情形。「他在病人旁邊，以轉半圈的方式跳舞，葫蘆發出喀啦喀啦響聲，然後他拿起一把小小的石刀，在鼓脹的臉頰上直接對準悸動的牙齒，切一個「X」字。他輕吮切處……，並作勢要拔牙齒……接著投入火中，邪靈不能再犯它，然後他勝利歡呼！」病人誤以為他的牙齒已經拔除，但事實上，最後通常還是以拔牙作結。有問題的牙齒通常是被敲下，而非拔除。一位十九世紀初期來到北卡羅來納州的旅人曾生動描述這種手術：「他們對牙痛有幾種治療方法，而且經常可以見效。倘若失敗了，就會在牙齒上墊一小塊皮革，再用棍棒硬生生敲掉。接著再穿入蘆葦將牙齒拔出，無論如何對一個歐洲人來講，我還是喜歡

9

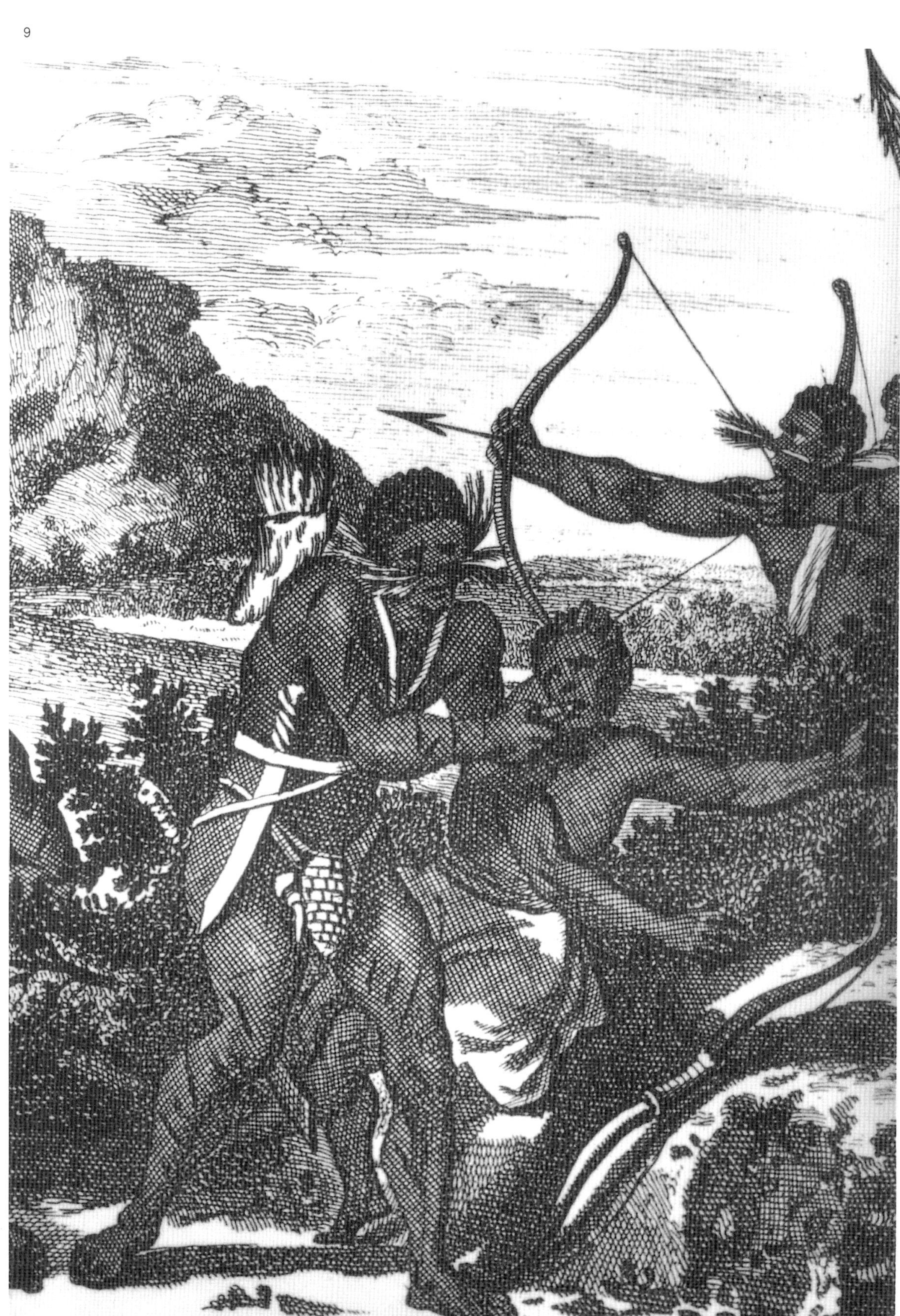

圖9　一六七〇年奧立弗．達柏（Oliver Dapper）提出了一份他於非洲莫諾耶姆吉王國（Kingdom of Monoemugi），今之剛果（Congo）的旅行報告書。摘自其書的圖畫中顯示一個人正將另一個人的上顎正中門牙敲下，此乃該民族之風俗習慣。

用那些會弄傷下顎的器具以尋常方式來拔牙，再說敲擊後血流如注他們也放任不管，也不試著減輕疼痛。」

另一種拔牙方法是使用鹿皮條，一端綁在患病的牙齒上，另一端繫在固定的物體上，然後再將病人猛然一拉。病人也可以躺下，皮條一端同樣綁在牙齒上，另一端則繫在堅固的木棒上，乾淨俐落的拉動木棒，將牙齒拔出。

在白人進駐以前，印第安人的牙齒顯然健康許多。一九三五年，亞利桑那州霍皮族（Hopi）的酋長告訴一位研究人員說，他族人的牙齒需要裝戴黃金冠，因為他們食用了「白人的咖啡和其他的奢侈物品」，而且似乎不少證據都可證明他所言不虛。知名的法國旅行家蒙田（Michel de Montaigne）在一七〇〇年代末期，寫下他造訪這個國度的旅途見聞：「證據顯示，他們之中鮮有生病者，他們更向我保證從來沒有見過沒有牙齒的人。」著名的殖民地內科醫生拉什（Benjamin Rush）也提到這些東方部落「似乎與牙齒疾病與疼痛絕緣」。因為只有少數地區與歐洲文明有接觸，直到二十世紀，牙疾依然不常見。一九三〇年代，普來斯（Weston Price）檢查了居住在育空地區（Yukon Territory）偏遠處的八十七位印第安人的牙齒時，發現在總數二四六四顆牙齒中僅有四顆有蛀牙情形（0.16%），而那些居住在鄰近白人殖民地的部落，蛀牙發生率則從25%到40%不等。

雖然那些與白人沒有接觸的印第安人，因為飲食而讓他們遠離蛀牙毛病，但也導致了某些牙齒問題。大多數的牙疼都是因為牙齒咬合面嚴重耗損，造成牙髓暴露所致，而這一切都是因為含有砂礫的印第安食物惹的禍。原來他們用來研磨玉蜀黍的缽與杵是用石頭製成，無可避免的，砂礫會混入其中。

除了因為磨損而破壞牙齒結構之外，牙周病也是常見的問題，甚至年輕人也難以倖免。從印第安人土塚中所掘出的頭骨發現了嚴重的齒槽骨吸收及掉牙齒的證據。我們無從了解印第安人是以何種方式清潔牙齒，但我們知道他們極注重口腔清潔，而且還試著使用多種調製品清潔牙齒。

印第安人發明的菸草，不僅可以享受到類似抽菸的愉悅感，還具有清潔口腔的作用。為了讓菸捲有適當的硬度，他們就在菸葉中混入磨碎的河蚌殼和石灰。不幸的是，這也讓他們在咀嚼菸草的同時，造成牙齒快速磨耗，。

更流行的樹膠、樹脂和樹根，咀嚼後不僅可以防牙疼或牙齦疾病，也可清潔口腔。一七八八年，教友派（Quaker）植物學家巴特拉姆（William Bartram）造訪南方的查拉幾族（Cherokee）時，他就提到了當地的印第安人從一種稱為 *Silphium* 的植物中採集樹膠，並將樹膠乾燥成灰白且帶點黃褐色的堅硬半透明滴狀物，具有怡人的香味和微苦味，用以清潔牙齒及保持口氣芳香。

如果預防措施失敗，牙齒還是出現了毛病，在拔牙前，他們也會試著使用幾種治療方式。有些部落，會使用一種皮革柄的鑽子加熱燒紅後戳入蛀洞內，而且幾乎每個地方都會用藥草、樹根及青草來緩解疼痛及治療牙疾。印第安人普遍用於治療牙疾的美洲花椒（*Zanthoxylum americanum*）樹皮，後來白人墾戶也採用，歐洲人則稱之為「牙痛樹」。早期居住在賓夕法尼亞州的德國人，曾向當地的印第安人學習煎熬白楊樹樹根的外皮，用這種熱湯汁來治療牙疼。

10

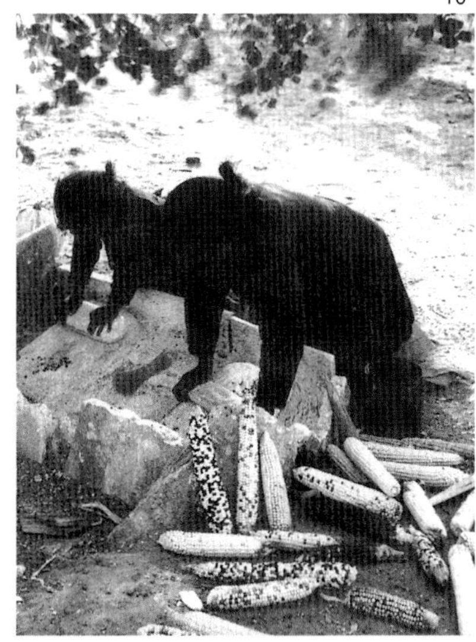

圖10　納瓦荷（Navajo）婦女在石頭容器中研磨玉米製麵包。食物中的砂礫磨耗了甚至於最健康的牙齒。
華盛頓特區，國家檔案館（National Archives）

一樣盛行但效果卻比較不明顯的是巫術和形形色色的迷信療法。有些印第安人「治療」牙疼的方法是，趁著太陽升起前，剪下一片草皮，吹三口氣後再放回原處。在某些部落中還有一個奇特的習俗，那就是從來不把已經咬過的任何東西擲入火中（即使是一口菸草或是一小片蘋果皮），以避免被火「咬上」自己的牙齒！還有個重要的習俗是，看見流星時要立刻吐痰，以免掉牙。在查拉幾部落裡，確保終生都有牙齒的做法是，抓條綠蛇，將其頭尾平放，然後在自己的上下兩排牙齒之間前後擺盪七次，然後再鬆開蛇。儀式後，連續吃四天沒有加鹽巴的料理就大功告成了。

當代非工業化的社會

當今少數原始的部落對於平常較不重視的牙疾也各自發展出了一套保健系統。美洲印第安人在被征服前，對於牙疾的治療通常會求助於巫醫，或族中被認為可以提供「醫藥」治療的人。

11

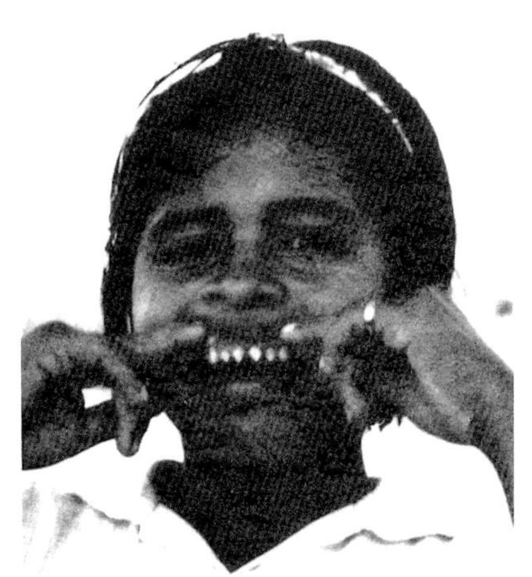

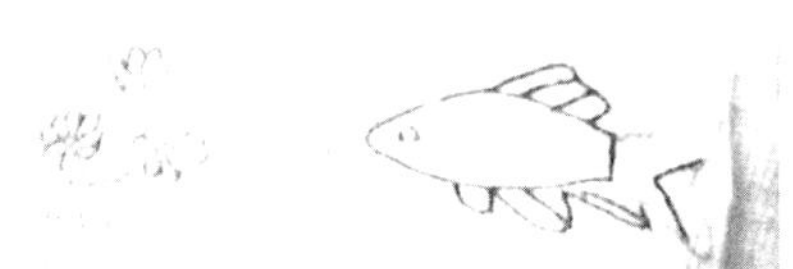

圖11　此巴西提庫安納（Ticuana）部落的女孩正得意展示她的牙齒，當她九歲時，磨銼（file）牙齒做為美麗的標記。

雖然他們也像我們一樣珍惜健康的牙齒，但是這些原始部落有時還是會為了宗教因素而毀壞自己的牙齒，或者故意弄壞一或數顆牙齒作為部落標記。甚至有些部族會特地將前牙磨尖，讓面貌看起來更凶惡（例如亞馬遜河谷的南美洲印第安人就將前牙磨尖，以模仿可怕的食人魚）。粗糙的食物，同樣也讓非洲的原始民族罹患了牙齒毛病。情形就像格陵蘭島北方的愛斯基摩婦女，她們要嚼軟海豹皮製作鞋底。這些粗糙皮革，讓她們的牙齒很快就磨耗至牙齦線。

由於缺乏令人滿意的牙科醫療照顧，所以大多數原始民族的掉牙情形都比當代進步地區的人民嚴重也來得早。值得注意的是，還是有些人的牙齒特別健康。一九六〇年代早期，作家阿達姆森（Joy Adamson）曾造訪過肯亞境內的一個灌木鄉村，他描述當時看見的一個治病儀式，當中有副真牙扮演了重要角色。「那個醫人用他的牙齒咬起了一只三十四磅重、長度超過二呎由樹幹雕鑿的大木缽，他用尖利的牙齒咬著木缽。但如何能咬起這麼重的東西呢？他告訴我說，這全是舌上藥物的功勞。」他在頭頂上擺著重物，身體向後傾，使研缽能保持平衡，並開始在平躺在地上的病人身旁來回繞了數圈（那位巫醫告訴阿達姆森說他也精於治療蛇吻，甚至還有讓獅子不得近身的功力）。

這樣的醫人是多數非洲部落的族人解除牙病的求助對象；世界其他地區的原始民族也有類似的專家。在基督紀元早期，中國的漢人以武力進佔了西南地區原住民的土地，原住民被迫遷往山區，形成今天所謂的雲南高山族。雖然現今的當政者努力要將他們帶入二十世紀，但他們仍頑固的墨守著古老的方式。他們也有巫醫，人們相信他有驅除邪靈治病的神秘力量，當然也能藉由宗教儀式，施行法力趕走牙痛病魔。

在原始部落中有一項最普遍的行為是齒列致殘，也就是拔除一顆或數顆牙齒。西元一六〇〇年代前往非洲旅行的人都提到當地土人有這種行為，至今仍然普遍存在。

珊瑚海（Coral Sea）距澳洲東北方約一〇〇〇英里處，海中有一座馬萊庫

12

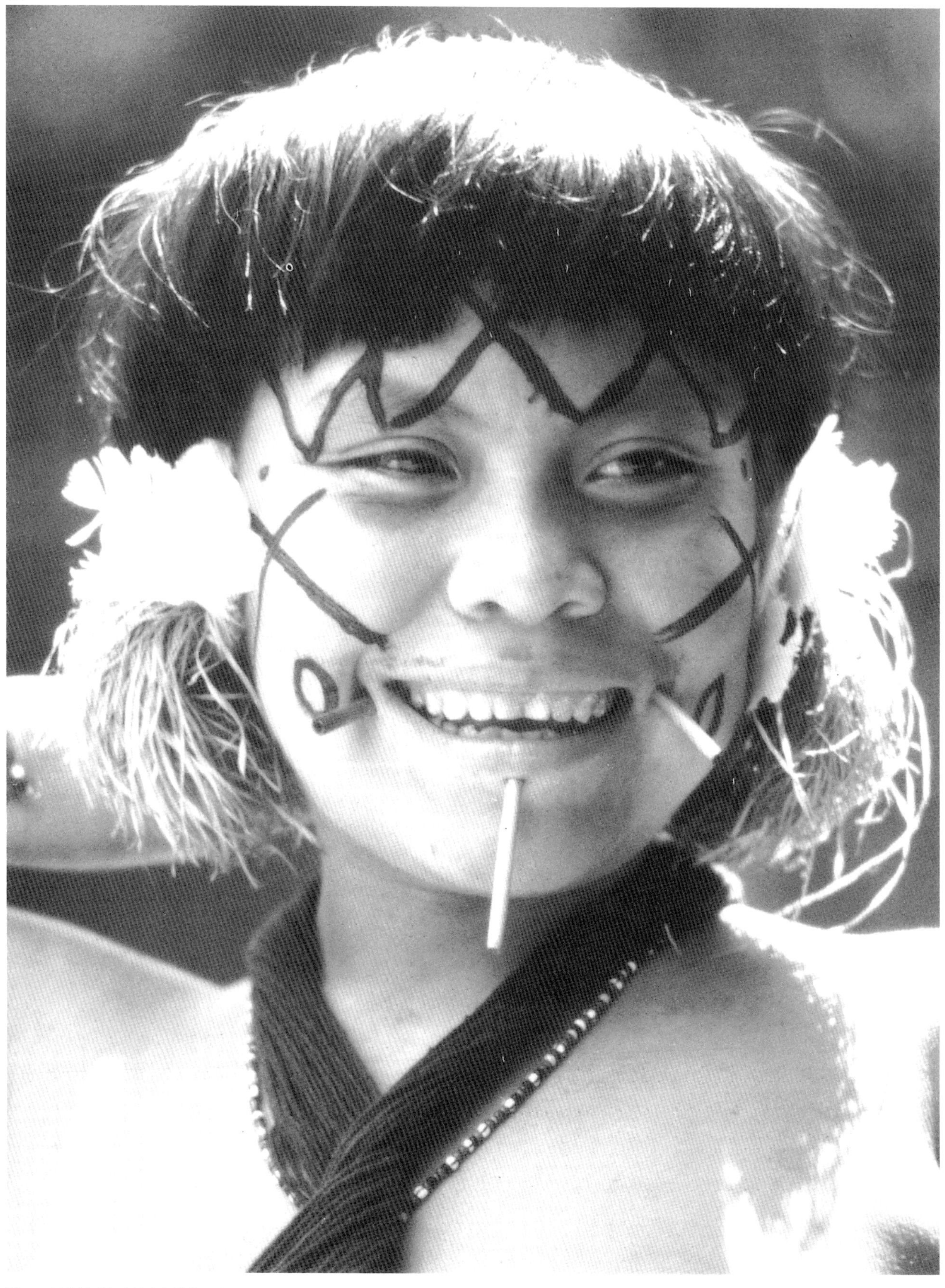

圖12　居住於委內瑞拉奧里諾科河（Orinoco River）上游的雅諾曼米（Yanomami）部落的女孩，自孩童時期，開始即用尖銳的硬木和竹片插入唇部和臉頰，以增加美麗。

13

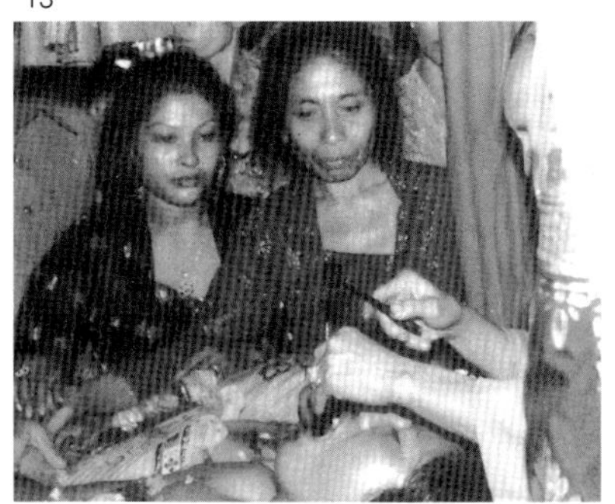

圖13　巴里（Bali）的年輕人，到了青春期時必須要敲掉上顎六顆門牙做為免於六種罪惡的象徵。

14

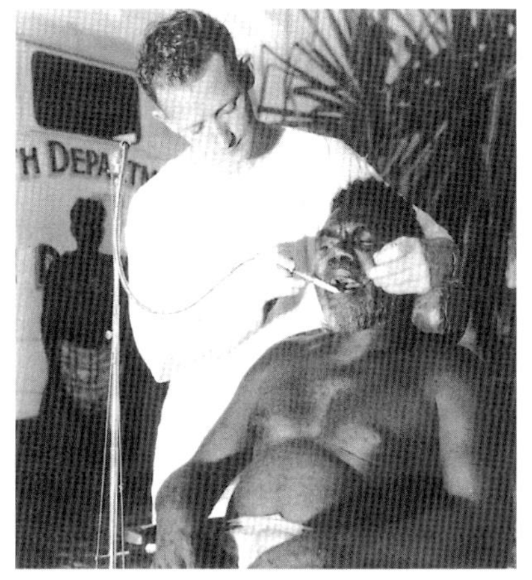

圖14　約一九五五年一位旅行的公共衛生牙醫師，檢查並治療一位澳州原住民的牙齒。

拉島（Malekula），居住在島上森林的姆巴特哥特人（Mbotgote）還保留著古老的生活方式，全年河水高漲的的數條河流切斷了來自東岸地區文明世界的影響。現今僅存的一五〇名族人分布於三個村莊，他們堅信祖靈的力量，這也讓他們的日常活動變得多彩多姿，其中宗教儀式就是最重要的部分。身為尼曼吉（Nimangi）的婦女在加入這個社團之前有個必要的儀式，每個婦女都要將中間門牙的右上角敲掉。儀式後，她有十天不必工作，只吃糊狀的流質食物。她的牙齦會因此感染發炎，接著她會躺平，咬緊一片木頭，由親人按住她的四肢，並由一名家屬跨立在她身上，在要拔除的牙齒上放一根小樹枝，然後用石頭敲打另一端，幾次敲擊後，牙齒就會開始鬆動，只要用手指就可輕鬆拔除。拔完牙後，他們還會使用一些據信有止血作用的植物莖部，用餘火加熱後，敷蓋在傷口止血。

越南山區的蒙塔格納德人（Montagnards），通常會將門牙修成「像狗牙一樣」。因此在青春期時，他們就要敲掉上門牙，或是將門牙磨銼至牙齦位置；下門齒則一律修整成尖形。這種行為是原成年儀式的一部分，不過到了今天，純粹只是因為「審美觀」而已。

在越南的小村莊中，巫師都扮演著治療者的角色，並主導著一些祈求有益之神和控制邪惡之神的宗教儀式。巫師的打扮特殊，耳垂上還裝飾著大木塞子。為了確定他的外表無礙於唸咒和儀式，還要將上顎門牙磨銼至牙齦處。

就像我們所提過的，牙齒致殘（mutilation）的目的通常是因為特殊的審美觀。台灣的原住民泰雅族，因為「愛漂亮」而將後牙拔除。這麼一來，就會導致咬合崩潰及前牙外突，而這可能正是他們所要追求的目標。

有時，牙齒的致殘行為只侷限在口腔附近的軟組織，這顯然也是因為宗教因素。非洲查得的撒拉族（Sara）女人訂過婚後，未婚夫就要在她的嘴唇上穿洞，剛開始先用小的木釘穿入切口處，然後再逐漸汰換到較大的木釘，直到開口可以放入一個扁平的盤狀物為止。

今天原始民族所使用的裝飾方法，與古代的印加人及阿茲特克人也沒有多大差別。比方說，現今生活在馬來西亞偏遠地區的土著，還是以黃銅線和準寶石來鑲嵌牙齒，他們相信這樣可以為美麗加分。

相反的，蘇丹的富拉尼人（Fulani），則欣賞潔白整齊的牙齒。為了凸顯黑白對比，他們還把嘴唇與眼眶染黑！當然，效果的確驚人！

世界上還有更多在嘴巴內外動手腳的例子，有趣的是，這些不同的民族散居世界各地，文化背景迥異，彼此素未謀面，但風俗習慣的相似程度卻往往讓人稱奇。

15

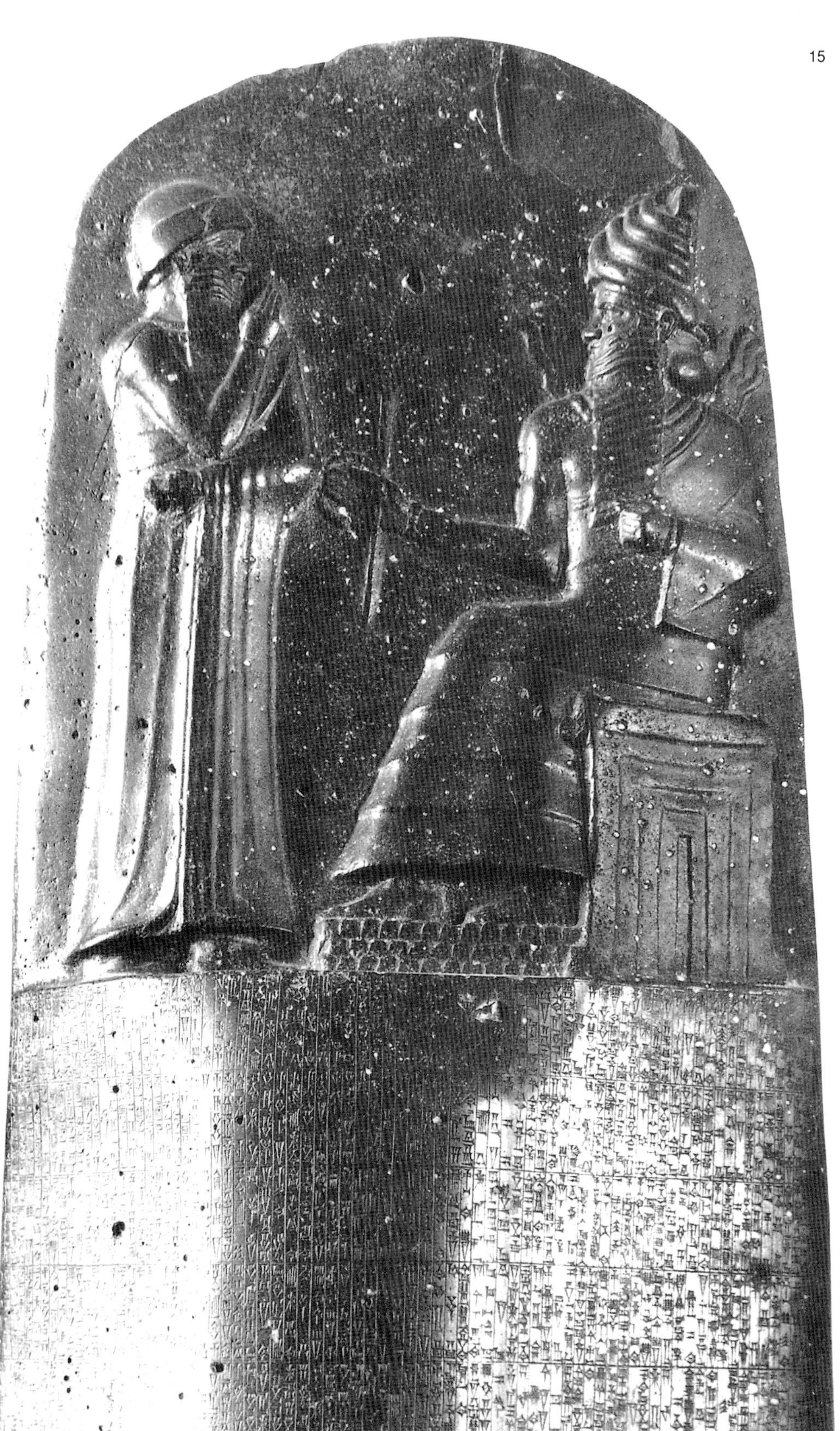

圖15　西元前十八世紀，高達七呎的漢摩拉比石碑，上面刻有二八二條管理巴比倫帝國醫療的法條。石碑上有個高達二呎的浮雕，描繪的是國王（畫面左邊）站在太陽神沙瑪什（Shamash）的面前，沙瑪什手持權杖，象徵權力。
巴黎，羅浮宮博物館

第二章 古代的近東

美索不達美亞

16

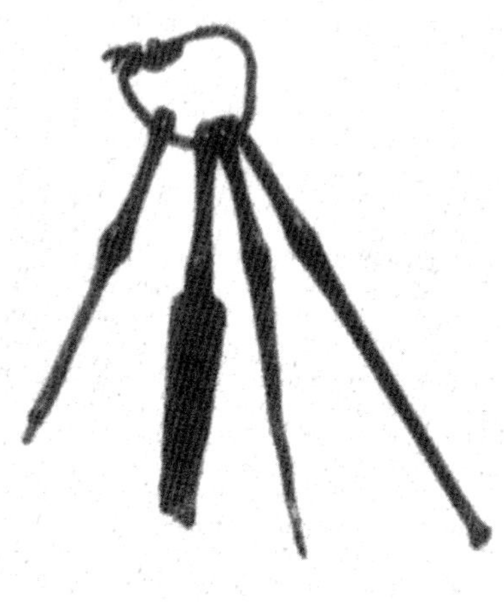

圖16　在離古代尼尼微（Nineveh）約二十哩處的高拉土丘（Tepe Gawra），考古學家們發現了此套四千年前的梳妝物品，其中包含了化妝塗抹器（makeup applicator）、耳匙及製作精巧的牙籤。
費城賓州大學大學博物館（The University Museum）

西元前三五〇〇年到前三〇〇〇年間，在底格里斯河和幼發拉底河之間的肥沃平原上，蘇美人（Sumerians）建立了高度發展的文明。許多書寫著楔形文字的泥板在西元前七世紀亞述國王亞述巴尼拔（Ashurbanipal）皇家圖書館的廢墟中被發現，從這些泥板中，我們獲得了有關美索不達米亞的醫學和牙醫學的許多資訊。在這個古老的文明古國中，美索不達米亞的醫學，本質上還是以神秘或宗教性質的療法為主。他們強調占卜，特別是檢視作為犧牲獻祭的羊的肝臟。當時的人相信，惡魔附身在人體上會使人生病，而以蠕蟲及昆蟲混合調製成令人作嘔的不潔配方則可以讓病魔生病，並驅除之。

在巴比倫帝國時代，醫學和外科手術的發展臻於巔峰，史上頭一遭，醫生以藥物及簡單的手術來治療疾病。假如成功，將可風風光光接受表揚，萬一悲劇發生，則要接受嚴厲的懲罰。這些全清楚明白的規定在漢摩拉比（西元前一七九二～前一七五〇年）在位期間所制定的法典中，就寫在一塊黑色的閃長石石碑上流傳迄今。這塊現在藏於巴黎羅浮宮博物館的石碑（見圖15），詳細記載了對於醫療執行者應有的懲罰與獎賞：

第196條：有人若傷害了地位相等者的眼睛，他的眼睛同樣要被毀。

第198條：有人若傷害了一個地位較低者的眼睛，則罰銀一米納。

第200條：有人若打掉了一個地位相等者的牙齒，他的牙齒也要被打掉。

第201條：有人若打掉地位較低者的牙齒，則罰銀三分之一米納。

有趣且值得一提的是，從法典內容來看，雙眼的珍貴自然可以預期，不過牙齒的地位也不遑多讓。

在亞述巴尼拔圖書館的泥板中，有許多專門記載著診斷與預後的文字，牙齒的狀態則被用來判定疾病的進程及病源。

如果他磨牙，那麼疾病將會持續一段時間。

如果他持續磨牙，而且臉是冰冷的，那麼就是經由伊絲塔（Ishtar）之神的手得病。

既然磨牙被視為是危險的病徵，當然就有對應的治療方法。那就是取一副人類頭骨放在椅子上，靜置三天三夜後再擺上祭品，開始對著頭骨唸咒語七次及親吻七次，病人在退下前，也要親吻頭骨七次，如此就可痊癒！

皇家圖書館中還找到一封亞述王伊薩爾哈頓（Essarhaddon）（西元前六八一～前六六九在位）的宮廷御醫所寫的一封信，內容也相當有趣。信中提到：「關於國王寫信問我有關牙疼治療的問題，我（現在）要開始處理，有許多「痛」牙的治療方法。」可惜的是，信中並沒有告訴我們有哪些治療方法。另一封回應國王詢問王子病情的信中則寫道：「頭部、手及腳的發炎全都由牙齒所引起，他的牙齒必須拔除……然後他就會好起來了。」

相信牙蟲造成齲齒的觀念首先出現於巴比倫（Babylonia）的文獻中（此堅定的信仰直到十八世紀才被打破），同樣是發現於皇家圖書館的一塊泥板上，以質樸無華的詩句重現了那則神話。

在安努創造了天空之後，
地球創造了河流，
河流創造了水渠，
水渠蘊育了沼澤，
沼澤蘊育了蟲蟲。
在沙馬什的面前，蟲蟲哭泣了，
在埃阿的面前，潸然淚下。
「你將給我什麼當食物？」
「你將給我什麼去啜吮？」
「我將給你成熟的無花果和杏子。」
「成熟的無花果和杏子對我有何用處呢？」
將我舉於唇齒之間，
牙床任我流連，
牙齒的血液我將吸吮，
牙床的齒根我將啃噬。

17

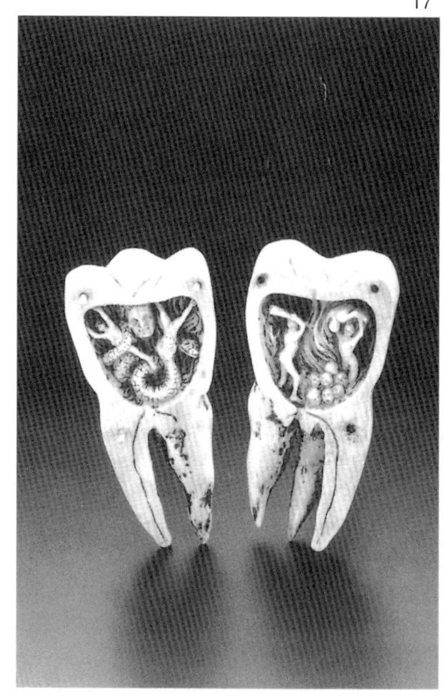

圖17　年代約一七八〇年，法國南部的某位藝術家所雕刻的人類大臼齒象牙複製品，高約四吋，可以打開。左邊臼齒的牙蟲正在啃蝕人類，右側則描寫牙痛的感覺不輸地獄的嚴刑拷打。
印格爾斯塔市（Ingolstadt），德意志醫學歷史博物館（Deutsches Medizinhistorisches Museum）

腓尼基人

與古埃及和希伯來人同時代的腓尼基人就定居在現今的黎巴嫩境內，他們與地中海盆地的其他國家貿易頻繁。比方說，所羅門王為了建造耶路撒冷（Jerusalem）的神廟，就曾從腓尼基的主要城市提爾（Tyre）及希蘭（Hiram）購買著名的黎巴嫩西洋杉。除了西洋杉外，腓尼基人也從提爾及貝比魯斯（Byblos）兩個港口輸出高價的紫亞麻，還由西頓港（Sidon）輸出刺繡品、玻璃、陶器及酒。他們輸出的金屬製品和珠寶，大多仿自希臘、埃及和巴比倫，即使到了今天，在希臘或北非發現的金屬製品都難以斷定是出自希臘或腓尼基？雖然缺乏獨創性，但因為腓尼基的工匠手藝特別巧，所以在地中海地區都頗獲好評。

雖然考古挖掘出土的材料有限，不過卻已經足以證明這個民族中，有許多手藝精巧的醫療從事人員及匠師專門製作精緻的牙科復健物。

一八六二年蓋拉德（Charles Gaillardot）在挖掘西頓古城旁的一座古墓時，發現了一套屬於西元前四〇〇年左右的假牙裝置，其中包括了四顆自然牙齒以及用以取代兩顆位於中間缺牙的雕製象牙。這兩顆人工假牙用黃金線絞綁固定在鄰牙上（見圖19）。

18

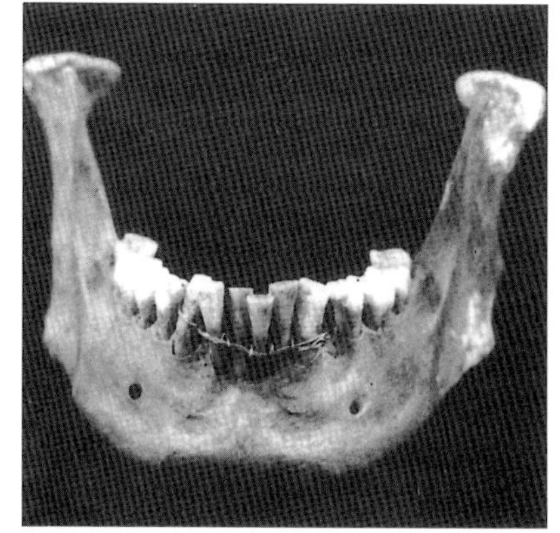

圖18　古代西頓（黎巴嫩）人留下的下顎骨，約二五〇〇年前。其主人罹患了現代常見的牙科疾病，且其治療也與今無異。牙齦和齒槽骨已萎縮到牙齦底部，門牙以黃金線綑綁固定。
貝魯特（(Beirut)美洲大學，考古學博物館

19

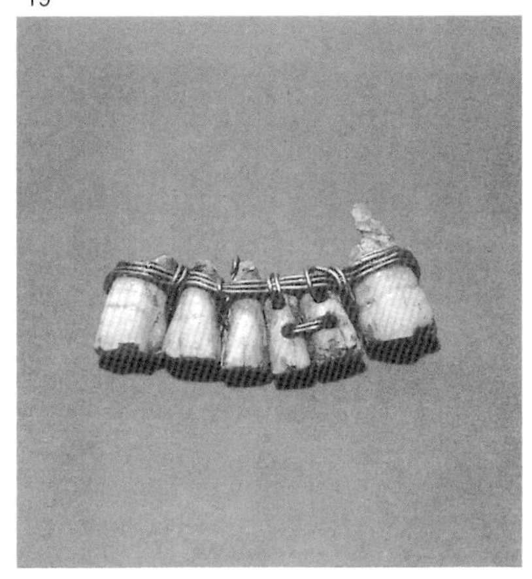

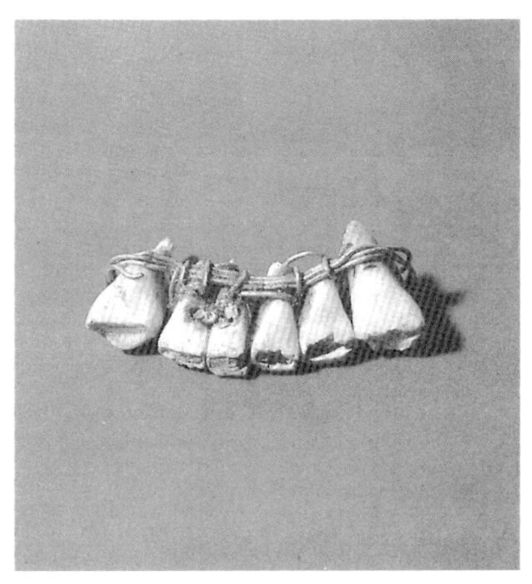

圖19　此為下顎固定牙橋的正面與後面：四顆人類自然牙和兩顆用象牙雕成的牙齒，以黃金線綁住，發現於古代腓尼基（Phoenicia）的主要城市西頓（Sidon）。此假牙年代大約屬於西元前四至五世紀。
巴黎，羅浮宮博物館

一九〇一年，又在西頓古城發現了一個奇特的下顎骨，年代大約是西元前五〇〇年，前牙由於嚴重的牙周病導致鬆動，所以用金線精巧的綁在一起（見圖18）。同時代的埃及古墓中也發現了綁著金線的牙齒，兩者十分類似。這意味著，這兩個國家之間應該有文化及醫療人員的交流。埃及在西元前六世紀一度擁有腓尼基的宗主權，不過在十四世紀的一場政治大變動中，埃及喪失了對腓尼基的控制權。然而，埃及的文化影響早已深深烙印在腓尼基工匠的作品中。

希伯來人

早期的希伯來人非常重視牙齒的健康。舊約聖經中記載了許多關於健康牙齒的重要性，這些資料大多可上溯自西元前一〇〇〇年。健康的牙齒被認為是美麗的事物，舊約〈雅歌〉（Song of Solomon）中，新郎說：「妳的牙齒就像一群新剪毛的羊群，個個洗淨，成雙成對，每顆都有用處。」此外，牙齒也是身體強壯的象徵，掉牙就代表身虛體弱。這個身體上的要求也是擔任大祭司的條件之一，舊約〈利末記〉（Leviticus）說，要避免讓一個非完整的人從事聖職，拉比（rabbis，猶太教祭司）將此闡釋為連一顆牙齒都不能失去。

在〈耶利米哀歌〉（Lamentations）中，耶利米（Jermiah）哭道：「上帝用碎石打斷我的牙齒。」猶太教的故事中則提到以掃（Esau）在二十年後遇到雅各（Jacob）時老淚縱橫，因為他的牙齒鬆動了且疼痛不已。〈大衛的詩篇〉（Psalms of David）中經常將健康的牙齒與力量劃上等號。在「詩篇」三中，大衛暗示他的敵人掉牙後，變得軟弱無力。「求你起來！主啊！救我吧！我的神啊！因為你打了我一切仇敵的腮骨！敲碎了惡人的牙齒。」在〈所羅門箴言〉（Proverbs of Solomon）中，也以壞的牙齒象徵虛弱，「相信吧，一個不忠實的人遭遇麻煩時，就像一顆破碎的牙齒。」（在早期的拉丁文譯本中，這顆壞牙被形容為「腐敗」或是「腐朽」而非破碎）聖經中甚至對於那些造成別人牙齒鬆動的人，給予懲罰，〈埃及記〉（Exodus）：「你將以命償命，以眼還眼，以牙還牙，以手還手，以腳還腳⋯⋯人若打壞了他奴僕或婢女的一個眼睛，就要因為他的眼睛放他去得以自由。若打掉了他的奴僕或婢女的一個牙齒，就要因為他的牙齒放他去得以自由。」顯然的，早期希伯來人認為牙齒受損的確是相當嚴重的事。如〈埃及記〉所說，凡是主人犯了上述任一條罪行，奴僕都可獲得自由作為補償。不過令人訝異的是，希伯來人並沒有施行任何形式的手術或復健的牙科。相反的，我們從塔木德（Talmud）經文中得知，他們卻善於利用腓尼基或希臘的醫療人員所發展出來的出色牙科醫療照顧，來為他們服務。

先前所引述的明文律法散見於摩西五書（Torah, Five Books of Moses）及聖經各章節中。至於大部分猶太教的律法則大多記載在塔木德經文中，此經包括了經口聖傳的律法——密什那（Mishna）及對於經口聖傳的律法所做的解釋和評論——吉馬拉（Gemara）。這些資料是在西元前五八六年巴比倫被征服後，才開始整理，並收編於耶路撒冷塔木德經（Jerusalem Talmud，西元三七〇～三九〇年）及巴比倫塔木德經（Babylonian Talmud，西元三五二～四二七年）。後者後來成為基督紀元之第二和第三世紀時期巴比倫人對於正統猶太小學或學術的標準參考來源，地位非常崇高。猶太教拉比的宣言就等同於律法。塔木德經有許多醫學參考文獻，其中多數是為了闡明宗教觀點或是解決宗教紛爭。不過，我們可以從這些書籍中洞悉當時的牙科醫療情形，並了解到提供醫療照護的是哪些人。

一項最有趣的爭論是關於女人可以在安息日「外出」而不觸犯禁令的問題，因為猶太教徒認為在安息日，任何的工作形式都應該要禁止。結果是，只要婦女在口中含著乾胡椒（作為口氣清新劑）離家，而不是含著金冠出去就沒問題。耶路撒冷塔木德經說：「很明顯的，金牙是貴重之物，她不應該外出。如果金牙掉落，她將（可能）置回。」此外，該小冊子也嚴禁攜帶比較不貴重的假牙外出。不過這個引起爭議的事件中，所持的理由是如果假牙掉落，女人會因為太尷尬，而不會找工匠再為她重做一個。

研究小冊子及其他性質相似的文件，可以獲致某些推論。第一、因為在塔木德經中只提到女人有黃金牙冠或人工（單顆）假牙的置換，所以這些假牙可能只是為了美觀的原因才製作。巴比倫塔木德經中曾經記載了一個發生在一世紀的故事，有個處女因為露出了令人難看的假牙，而被男子拒絕。伊實瑪爾拉比（Rabbi Ishmael）為她安排另做金牙，才改善了她的外貌，並與男子順利成親。第二、既然金冠與假牙都有可能脫落，我們就可以推論說這些假牙並沒有黏著固定。第三、製作假牙及黃金牙冠的特別工匠稱為*nagra*，由各行各業的工匠所組成。

塔木德經中還提到一些被認為有效處置或改善口腔問題的治療。當時的人被告誡不可攝取太多的醋，因為「有害牙齒，如同抽菸有害眼睛一樣。」然而，如果是牙齦受傷，則建議使用醋和酒；酸果汁則是「有助於緩解牙疼且不傷害健康牙齒」的飲品；長時間暴露在浴室蒸氣下，牙齒會變黑，時間越久，速度就越快；猶太拉比認為咀嚼脾臟，然後吐出，對牙齒有益；韭蔥對牙齒有害；未成熟的葡萄會使牙齒變鈍。

在胡納（Bar Rab Huna）拉比的一篇評論中還提到了一個非比尋常的療法，他建議牙疼時：「將大蒜、丁香磨碎，混合油鹽，置於左或右側拇指指甲上（要看牙疼在哪一側），然後旁邊再放上一圈生麵糰，小心不可碰到肌肉，否則會引起痲瘋病！」塔木德經中還有一長串的牙疼療法，包括叨叨絮絮吵鬧的老婦人故事以及令人厭惡至極的「藥劑」，不管真假或效果如何，提供療法的人應該都是立意良善。誠如某個猶查南（Yochanan）拉比所說的：「使鄰居的牙齒變白，好過拿牛奶給他喝。」

古代的猶太教徒非常害怕拔牙，這點跟異教徒沒有兩樣。塔木德經中有一段勸人不應「養成吃藥的習慣，不要大步走路，才能避免拔牙。」查納諾（Chananel）拉比更信誓旦旦說避免拔牙是對的，他說：「當犬齒疼痛時切勿拔除，因為這會傷及眼睛。」據此推測，當時的拔牙動作可能對眼睛真的會構成危險。塔木德經中有個有趣的爭議是討論治病日是否可以選在安息日。為了要讓猶太教的信仰與人類生命的神聖性一致，當某人生命受到威脅時應該可以觸

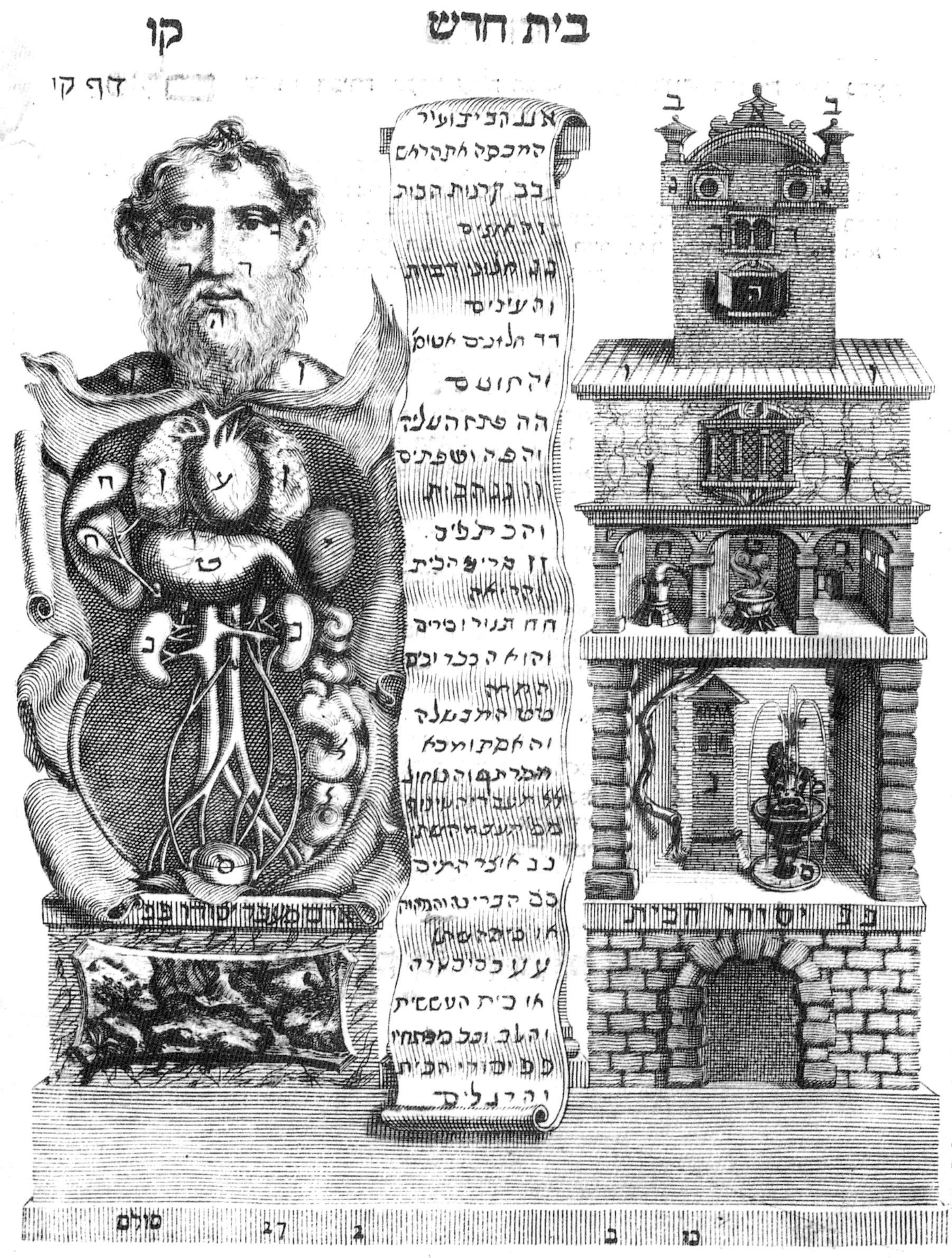

圖20　摘自柯恩（Tobias Kohn）於一七一七年在威尼斯出版的*Sefer Haolsmot o Maaseb Tovia*的希伯來文書籍，在此將人類的身體比喻成房子。請注意門口（嘴巴）必須完全保持乾淨，以防任何進入的東西遭污染。
紐約，美國猶太教神學院

21

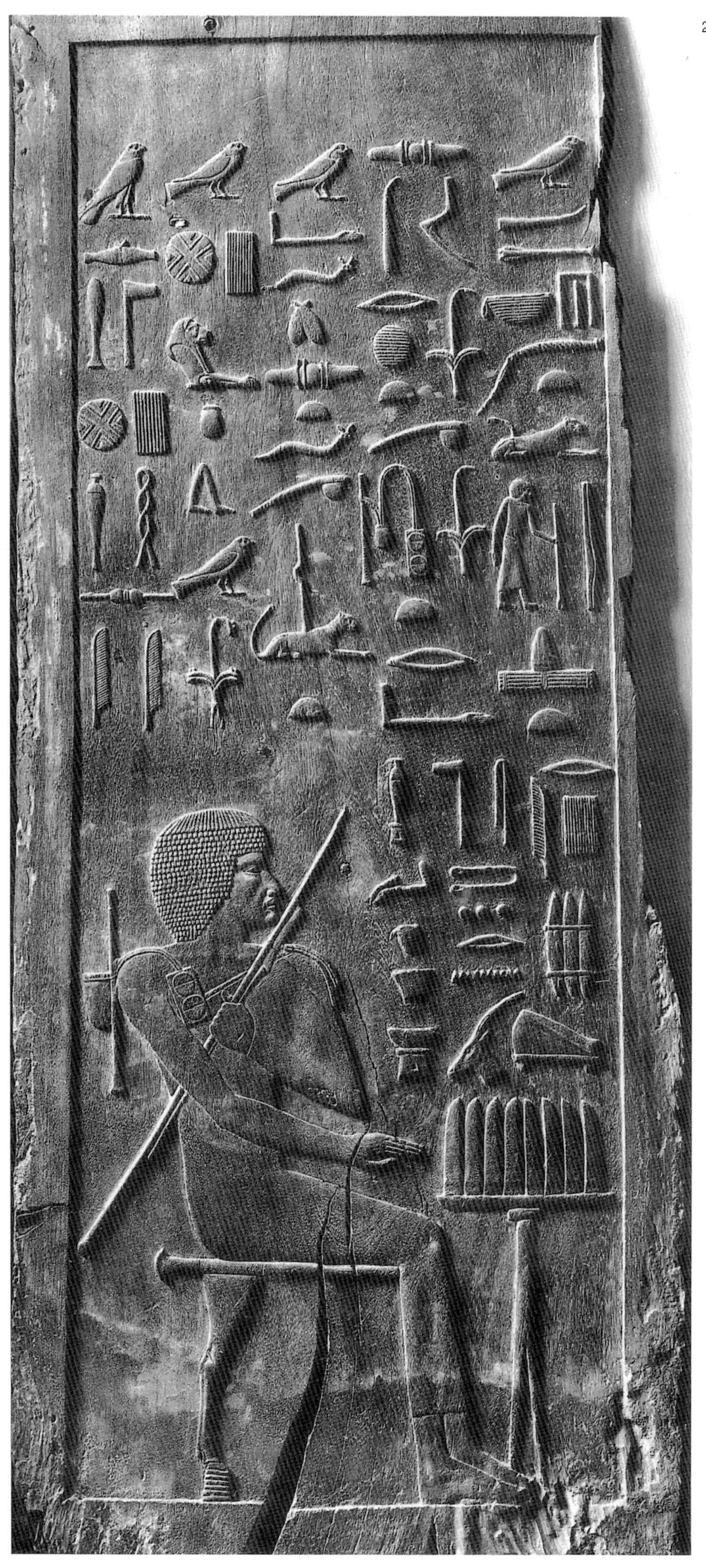

圖21 赫塞－雷（Hesi-Re），「齒者及醫生之主」，他是西元前三千年左右的埃及醫生，專精牙科。

22

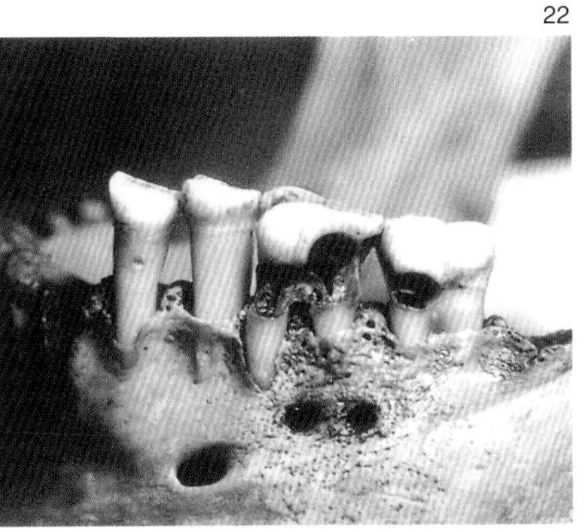

圖22　發現於塞加拉（Saqqara）之下顎骨的特寫頭，約屬於西元前一五七〇～前一〇八五年。在頦孔（mental forman）的右側，可見有兩個同樣直徑和深度的圓柱狀孔。據推測鑽孔是為了紓解聚集於患有嚴重齲齒的第一大臼齒遠心牙根的膿汁。
巴黎，人類學博物館（Musée de l'Homme）

犯安息日。他們將疾病區分為內在及外在兩種，並依此判斷哪些情況會威脅生命，哪些不會，而一般來說「外在」的疾病較不會構成威脅。依照上述分法，牙痛通常不會要人命，所以應該要歸入「外在」疾病；那麼牙痛要在什麼情況下才算「內在」疾病呢？答案是，看治療者是誰。如果是「專家級」的醫療人員（即內科醫生，經常大都是異教徒），那情況顯然是很嚴重。有些猶太拉比，會在安息日求助於異教的女醫師治療嚴重的牙痛，塔木德經中稱這些人為專家，她所施行的治療複雜精細且難以理解，所以這位拉比可以免去褻瀆之罪。相反的，如果你在安息日求助的是那些只會拔牙、四處巡迴的操刀者就逃不掉犯錯的處置。

埃及人

約在西元前三一〇〇年，美尼斯王（King Menes）統一了南、北埃及。接著由法老王左塞（Zoser）的古王國（西元前三一〇〇年～前二一八一年）繼位，大約西元前二六〇〇年，他下令在薩加拉（Saqqara）建造一座最持久的大型建築物——偉大的階梯式金字塔（Step Pyramid），並將此重責大任委託給多才多藝的建築師伊姆霍特普（Imhotep）。伊姆霍特普是個博學多聞的學者，精通天文學、文學、藝術及醫學。伊姆霍特普妙手回春，埃及人尊他為「醫神」，希臘人也對他推崇備至，與他們自己的醫神阿斯克勒庇俄斯（Asclepius）相提並論。事實上，連法老王都對他的知識讚佩有加，因此特准他葬在孟菲斯（Memphis）墓地自己的陵墓旁。

埃及的醫學早在四六〇〇年前就已確立。很快的，醫生開始針對人體特定部位及器官進行專科診療。大約二〇〇〇年後，即西元前五世紀，希臘的歷史學家希羅多德（Herodotus）由他自己的觀察描述相同的專業化情形：「在他們之中，醫療行為被區分，某位醫生僅主治某種疾病。整個國家都是醫生，有治眼睛的，有治牙齒的，有些則主治肚子和隱疾。」

目前所知最早的牙醫是赫塞一雷（Hesi-Re，見圖21），生存年代在左塞在位時期，他是一個「治療牙齒的偉大醫生」。薩呼拉（Sahura）法老王賜給他最喜愛的醫生尼安克西克梅（Ny-Ankh-Sekhmet）的一塊石碑，進一步證實了牙科從其他醫學層面獨立出來的事實。在石碑底部刻著難解的碑文，還有一個小小的人物圖騰「齒者」（Men-Kaoure-Ankh, a man of the tooth）。

許多埃及人深為各種牙疾所苦，即便是法老王也不例外。拔牙是當時治療牙痛的主要方式。早期的牙醫或許從顎骨的緻密骨鑽孔，以緩解化膿牙齒所引起的壓力。目前所發現的眾多鑽過孔的頭骨中，最早的年代是古王國時期，現在收藏於哈佛大學的皮博迪博物館中。

在薩加拉附近的大墓地中也找到了新王國時期的相似發現，這是一個下顎第一大臼齒患有嚴重齲齒的頭骨。在大約與牙根根尖同一高度的地方，留有兩個朝向牙根尖端的完整柱形孔，深五公釐、直徑約二公釐（見圖22）。這兩個柱形孔完美搭配，不像是自然形成的瘻管。此頭骨現正安息於巴黎的人類學博物

23

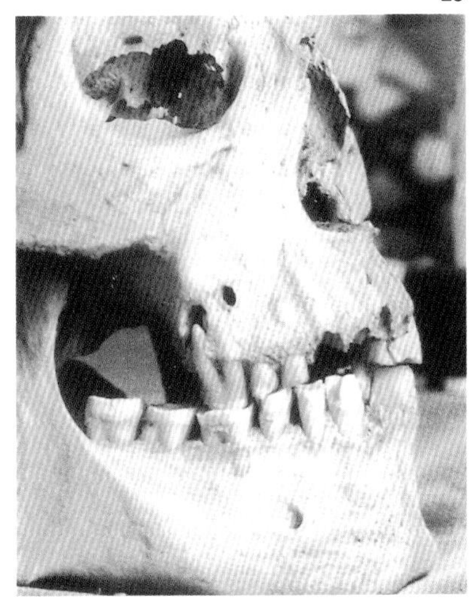

圖23　發現於巴哈魯伊（Deir el Bahari），為「新王國」時期的頭骨，牙齒咬合面有嚴重磨耗現象。古埃及以粗糙的磨石來研磨食物，大量砂粒會混進所吃的麵粉中，可能是因為長期食用這類食物，所以牙齒才會磨損得這麼厲害。

24

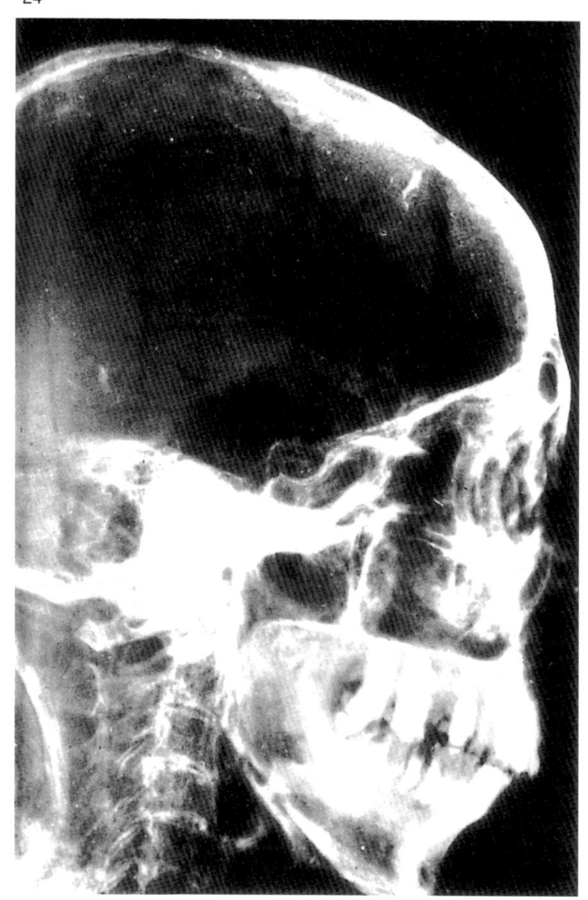

25

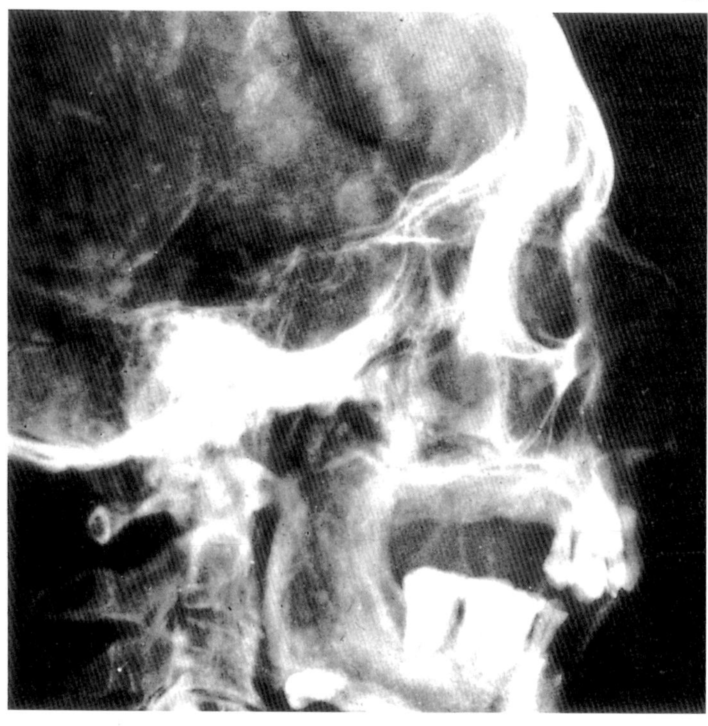

圖24、圖25
左側頭骨的X光片顯示，法老阿勉霍特普三世（Pharaoh Amenhotep III）的岳母修雅（Thuya）罹患了牙周病，齒列也嚴重崩潰。大約晚修雅二百年的法老美倫普塔哈（Merenptah，西元前十三世紀），由他的頭骨X光片（圖25）可以看出下顎大部分已被牙周病破壞，而當牙床萎縮時，他也掉光了上顎的所有後牙。

館（Musée de l'Homme）中。顯然的，古代的埃及人已經能熟練使用鑽孔器，這在古代墳墓的壁畫中也處處可見。

造成古代埃及人牙疾的主要原因之一，同樣也是不分貧富都要吃的粗糙食物。用來製作麵包的穀物是主食，全都在粗糙的石頭上研磨，過程中難免會混進許多砂粒。此外，因為早期埃及人的飲食中大多為菜蔬，他們的土壤屬沙地，所以在菜餚中也會夾帶沙粒。這些都會導致咬合面的嚴重磨耗，然後牙髓暴露、膿腫或囊腫都會接踵而至。英國學者理克（F. Filce Leek）對於古埃及人在飲食與牙疾的關聯上深有研究，發表了許多相關文章。

許多古老的頭骨上都可看到牙齒上有明顯的外傷，部分原因應該是當時生活的不確定性，以及持續不斷的戰爭衝突。外傷所造成的牙齒脫臼非常普遍；咬合不正的現象也很平常，法老王的頭骨更可看出上顎前牙嚴重外凸的情形。

關於古埃及牙科真正的性質是什麼一直爭議不斷。口腔醫療行為的確有在施行，但是似乎並沒有在牙齒上操作。即使是在法老的木乃伊中，也找不到明顯的證據，因為多數的牙齒都有嚴重毀壞情形。幸運的是，古代埃及人會在莎紙草上記事，而埃及的乾燥氣候也讓這些文獻得以保存數千年以上。與醫學相關的文獻主要是記載在赫斯特（Hearst）、埃德溫・史密斯（Edwin Smith）和喬治・埃伯斯（George Ebers）等紙草文稿上。其中又以喬治・埃伯斯紙草文稿數量最多且保存最完整，成書年代是西元前一五五〇年，這些並非原始文件，只

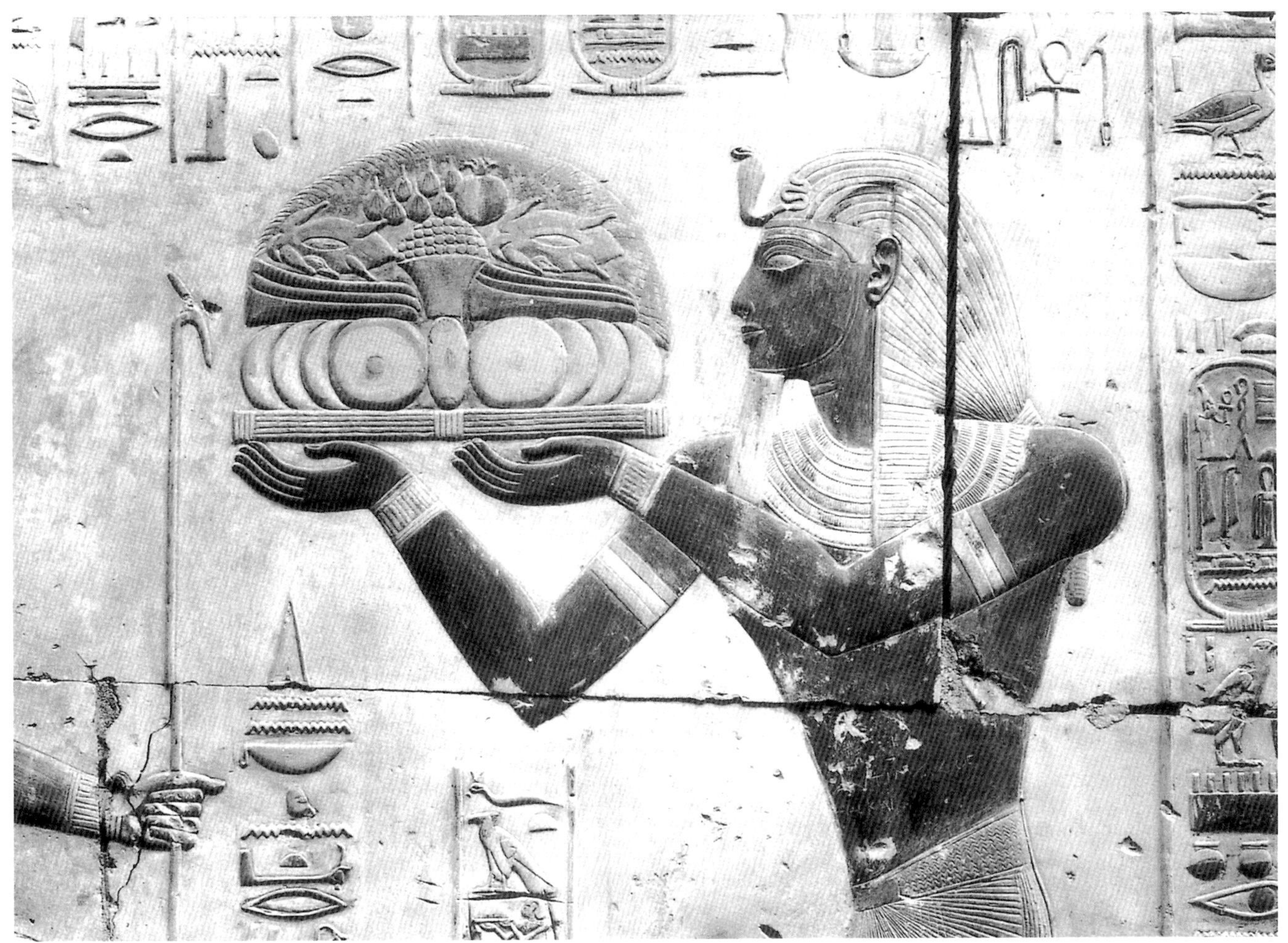

圖26　這個石灰石的浮雕中，法老仙帝一士（Sety I）呈獻食物給愛西斯（Isis）女神。盤中最醒目的是埃及人的主食，粗糙的圓形麵包。女神食之無恙，但王族及平民則因咀嚼含砂量高的埃及麵包而深受其害。如圖23所見。

是將西元前三五〇〇年的許多醫學教科書做了匯集而已，現藏於萊比錫大學（Leipzig University）圖書館。埃伯斯紙草文稿包括許多牙科疾病的參考文獻，包括牙齦炎、腐蝕、牙髓炎及牙痛等。在所引述的治療中，記載著有個人「以水楊梅發泡青（bennet blister）醫治牙齒抽痛」，可能是某種形式的牙齦腫脹。為了「治療啃蝕上方牙肉的牙齒」，採用的處方則是「以一份小茴香、一份香灰、一份洋蔥配製成藥膏，置於牙齒之上。」

雖然，埃伯斯紙草文稿對於牙疾的外科處置隻字未提，然而成書於西元前七世紀的埃德溫・史密斯紙草文稿中則對於骨折、下顎脫臼、上顎骨的復合性、連通骨折、顱骨穿孔及唇撕裂傷等提出了許多手術方法。由於在許多石碑和壁畫上都曾見到拔牙鉗這種器具，因此我們可以推斷當時確實有拔牙的醫療行為。

古埃及人並無口腔衛生的觀念與思想，雖然在墳墓中，挖掘或發現了許多梳妝和化妝的物品，但沒有見到類似牙刷等的牙齒清潔用品。許多頭骨都可看到牙齒上有嚴重的牙垢堆積，還有牙周崩潰及骨喪失的情形。然而，似乎沒有人想要清除牙齒周圍的有害堆積物。

歷史學家的兩項發現也引發了更多推測與爭論。其一是西元前二五〇〇年左右以金線絞綁在一起的一對大臼齒（見圖28），有些學者認為綁線是病人生前為了鞏固罹患牙周病的脆弱牙齒所做的。西元一九一四年，朱恩克（Hermann

27

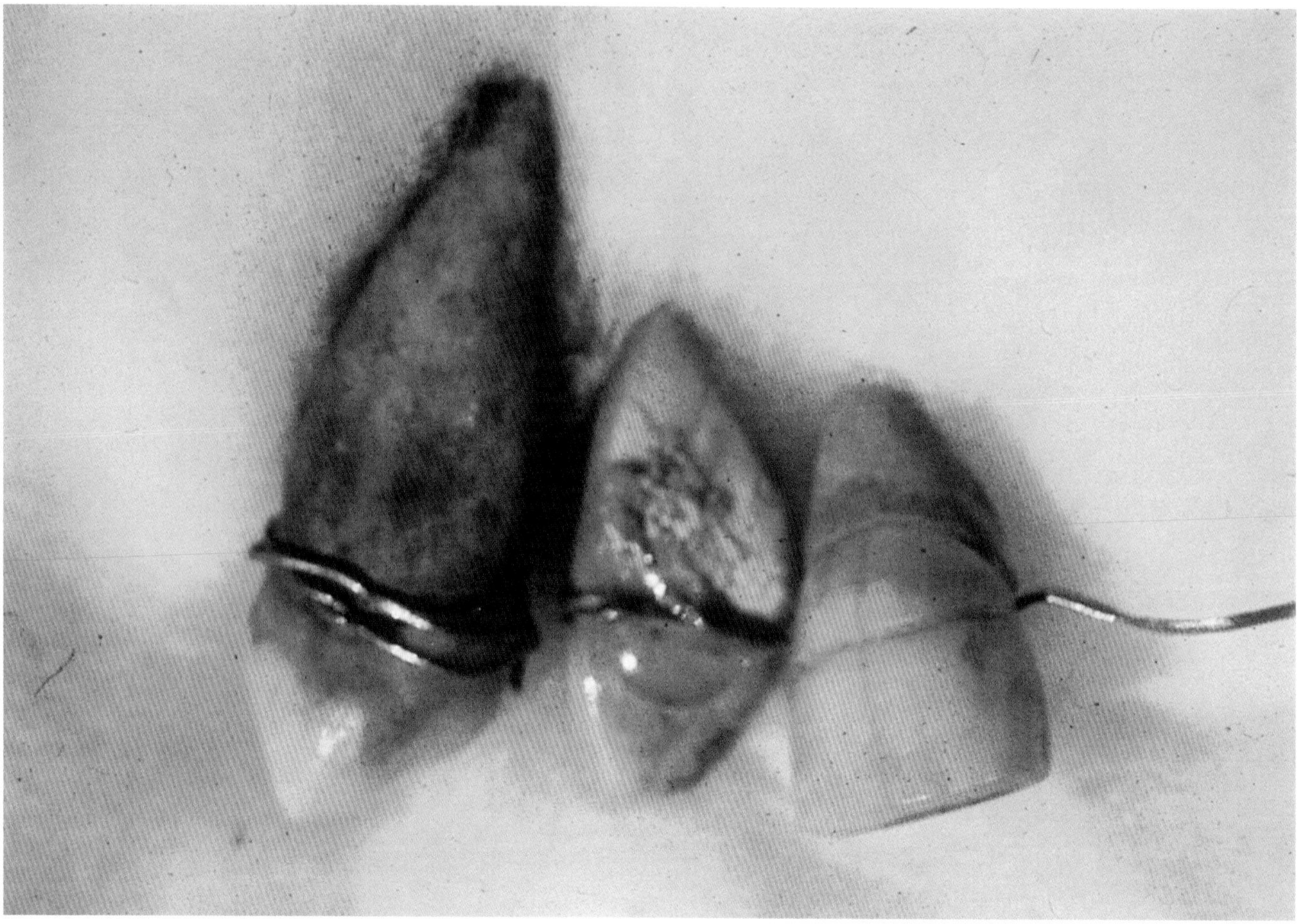

圖27　一九五二年法力德（Shafik Farid）在開羅附近的夸塔（El Qatta）所發現的牙齒，右上犬齒以金線繞兩圈，兩顆門牙則以金線綁在一起，先以交織方式穿過正中門牙，再纏繞於側門牙上。這是舊王國時代的固定牙橋，可能是在死後才放入口中，但有些學者堅稱這是活人的假牙。

Junker）在吉葉（Gizeh）陵寢發現了這對大臼齒，當時金線上就有牙結石附著，因此上述學者的看法似乎沒錯。然而，也有另一種可能，那就是在用香油塗抹屍體防腐或埋葬屍體時，才用金線將鬆動的牙齒綁牢，以防止脫落。

更令人困惑的是，一九五二年由法力德（Shafic Farid）所發現的用金線綁在一起的三顆牙齒（見圖27）。雖然牙醫史學家已對該假牙做過研究，但仍無法同意這是牙齒治療的一種形式。有些人認為，這是一種早期的牙齒置換，以右正中門牙做橋體，以兩側牙作支台齒。但因為發現的門牙有完整的牙根，因此令人費解的是，此門牙何以能在不傷及喪牙區牙齦的情況下，被置於口中？一種比較說得通的解釋是，此門牙是在死後才放入口中置換。埃及人在埋葬屍體時，會傾全力盡量保持屍身的完整性，因為他們相信屍體保持完整，死後靈魂才得以安息。不論真實情形為何，可以確認的是，古埃及人已經有精良的鑽孔器（drill），可以在人類的牙齒上穿孔。

28

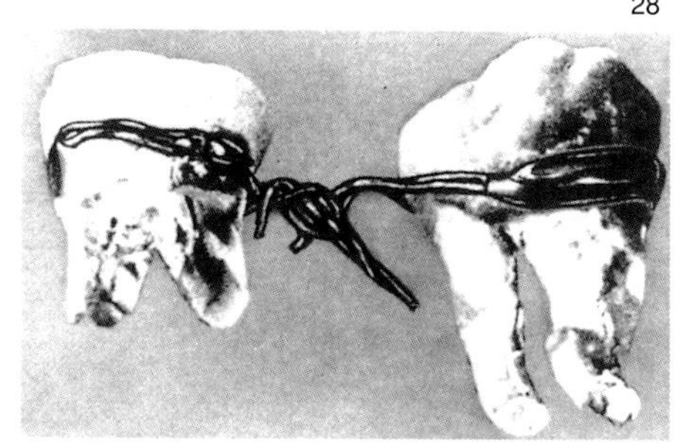

圖28　一九一四年朱恩克（Hermann Junker）在吉葉（Gizeh）發現的大臼齒，約西元前兩千五百年～前三千年。金線綑綁處理可能在生前或死後處置屍體時才進行。

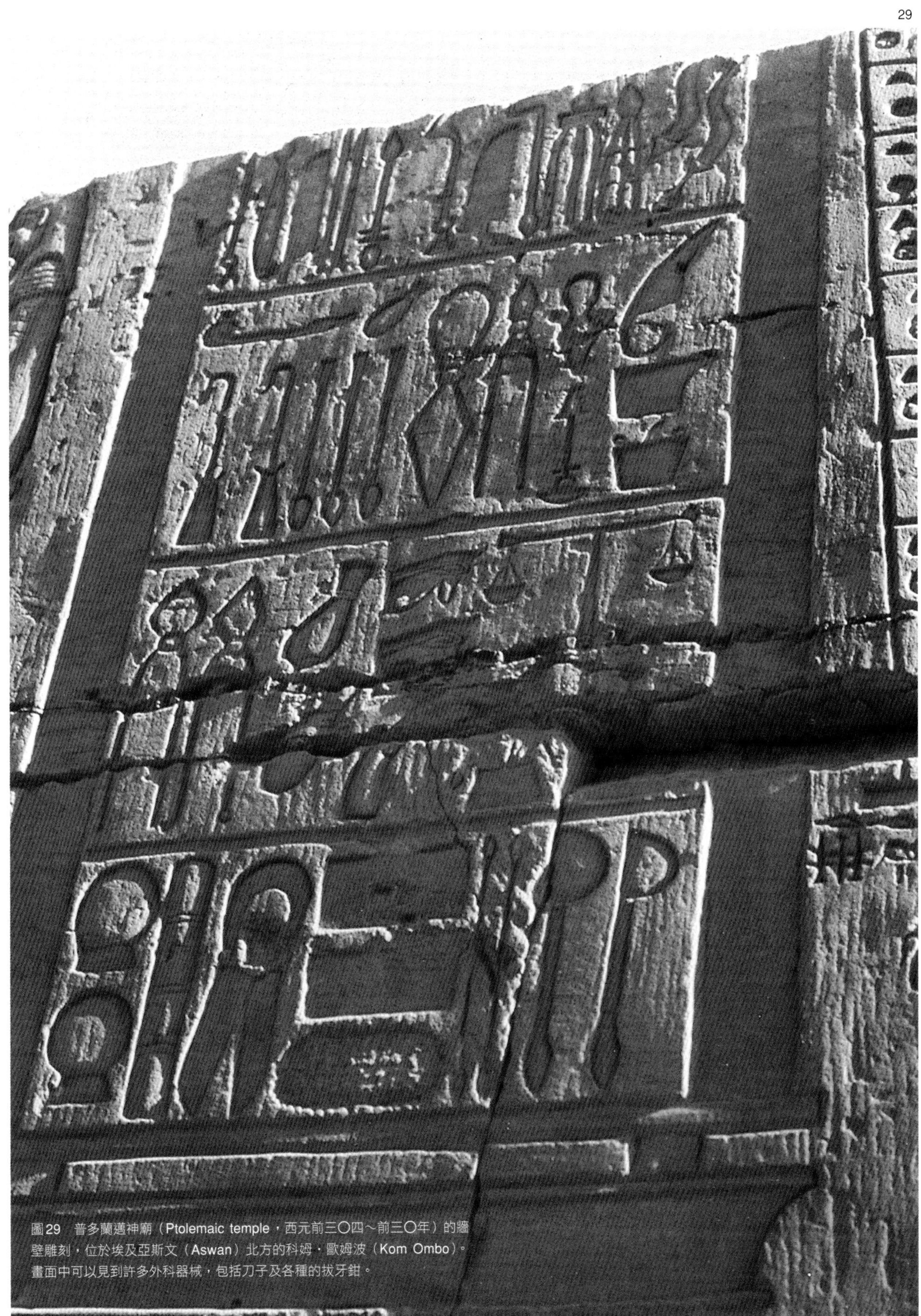

圖29　普多蘭邁神廟（Ptolemaic temple，西元前三〇四～前三〇年）的牆壁雕刻，位於埃及亞斯文（Aswan）北方的科姆．歐姆波（Kom Ombo）。畫面中可以見到許多外科器械，包括刀子及各種的拔牙鉗。

30

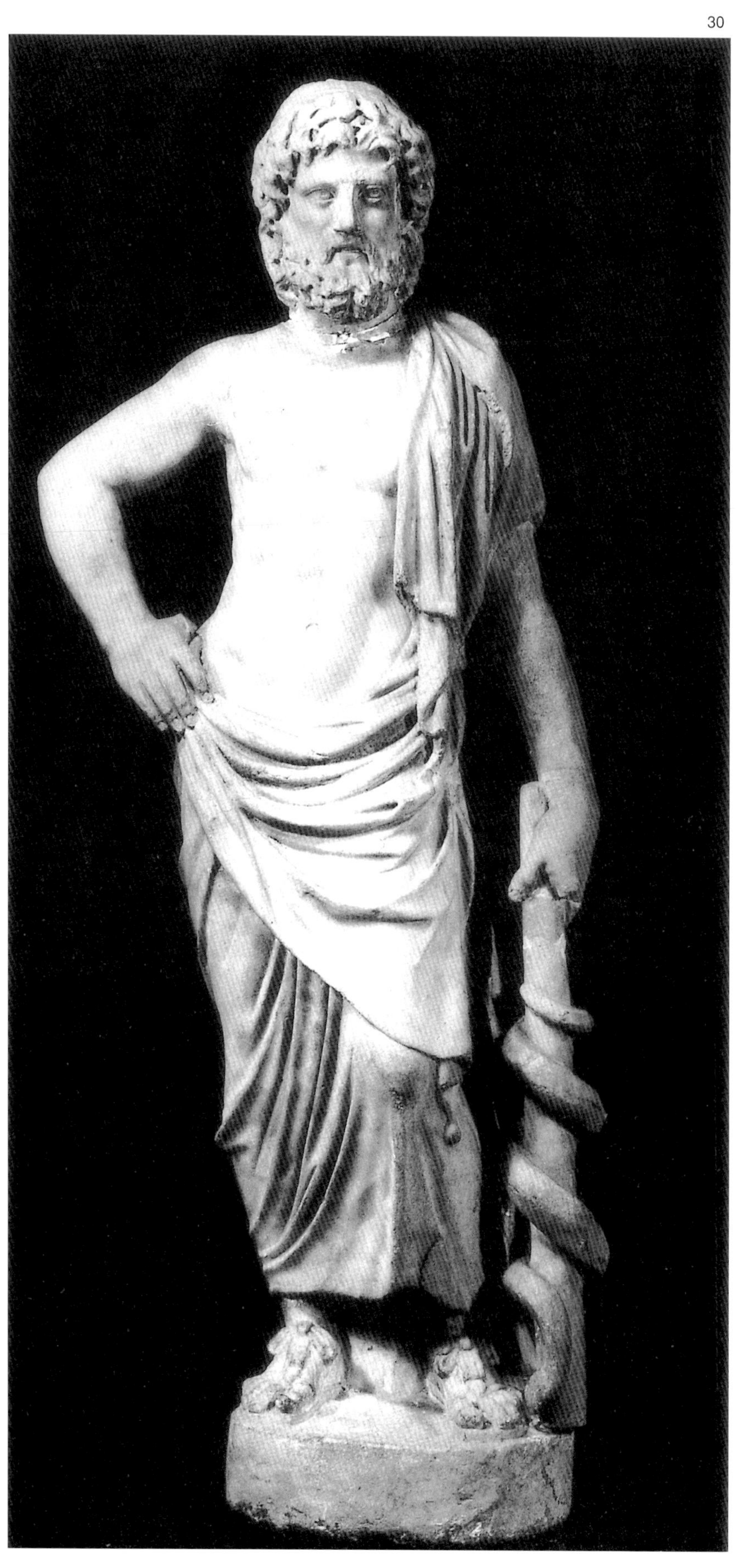

圖30　希臘及羅馬的醫神阿斯克勒庇俄斯（Asclepius）通常手持蛇杖，作為醫學的圖騰。另外，波爾格罕希博物館（Borghese Museum）一尊極為相似的羅馬雕像，包含著在神的左側，有一女神叫提勒斯弗羅斯（Telesphoros），伴隨著生命死亡和睡眠較小的圖像，表示對阿斯克勒庇俄斯的膜拜與神廟睡眠（temple-sleep）之間的密切關係。

第三章 古典的世界

希臘

古典希臘文化的起源始於多利安人（Dorian）侵犯亞該亞人（Achaeans）並取而代之時。亞該亞人為希臘的第一個民族，先後在希臘及克里特（Crete）建立了偉大的青銅器時代文明。當時克里特是歐洲擁有最先進文明之處，但同時也是神秘宗教的發源地，以崇拜大地為主要特徵。基本的崇拜是象徵性的蛇，此動物最後還成為代表希臘醫神阿斯克勒庇俄斯的圖騰，醫者透過此圖騰乞神協助。大約在西元前一二〇〇年，亞該亞人被多利安人逼至南方的大陸要塞，並在西元前一一〇〇年左右遷移至附近的海中小島和小亞細亞的海岸。多利安人窮追不捨，佔領了大陸的大部分土地，最後定居在克里特、科斯（Cos）和尼多斯（Cnidus）諸島上。

31

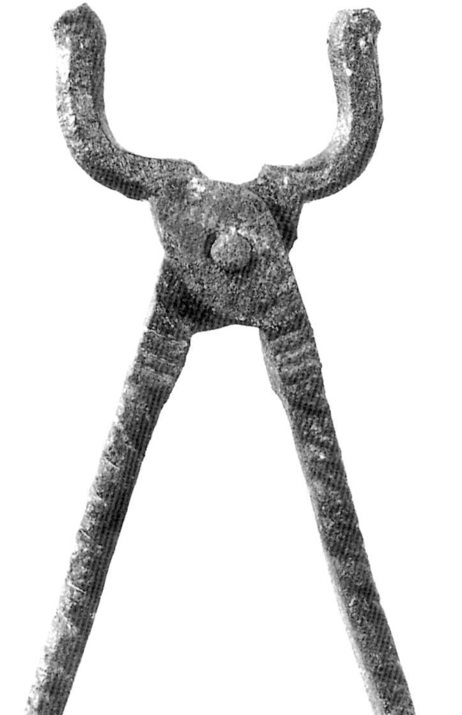

圖31　希臘的拔牙鉗叫做*odontagra*。雅典，國家人類學博物館

逐漸地，希臘、愛奧尼亞（Ionia）及愛琴（Aegean）島上的居民開始思索，並成為文化的共同體。西元前六世紀之初，他們發展了一套無所不包的哲學思想系統，其中自然科學和醫學是這套系統的產物。科斯島和尼多斯島上建起了醫學院，一路蓬勃發展至西元前五世紀中葉。希波克拉底（Hippocrates）最早期的著作可以回溯至西元前五世紀。希波克拉底的學校提倡「理性醫學」（rational medicine），與基於阿斯克勒庇俄斯崇拜的「祭司醫學」（sacerdotal medicine）同時並存。稱為「阿斯克勒比昂」（asklepions）的膜拜中心也紛紛成立，其中最著名的是埃皮達魯斯（Epidaurus）。

在阿斯克勒比昂的一般治療方法十分規格化，病人首先在神聖的寺院旁放鬆自己，讓自己融入環境之美中，並藉由欣賞戲劇來豐富靈魂。然後，病人將自己呈現給祭司，祭司會給他一包服睡劑，然後帶他到地板的草席或床鋪上，病人會在此沉沉睡去。祭司手持聖蛇在病人半睡半醒之間探視（見圖32），在此情況下，病人極有可能誤將祭司當成神。祭司會告誡處於半催眠狀態的病人，作為治療過程的一部分。倘若病人幸運治癒，依照慣例，要奉獻給廟方一塊刻有身體患病部位的石塊，上面還有一篇感謝神靈賜其康復的銘文。埃皮達魯斯等地區都發現不少這類石碑，其中也包括刻有牙齒及顎部雕像者，顯示當時已在治療牙疾。

另行其道的是希波克拉底的方法。科斯及尼多斯有許多早期醫療人員留下的紀錄，後來全被收入《希波克拉底全集》（*Hippocratic Corpus*）中。身為醫學之父的希波克拉底，生平不詳，目前只知他大約在西元前四六〇年出生在科斯島，逝於西元前三七七年到前三五九年間。他不僅在科斯島行醫教學，足跡也遍布薩索斯（Thasos）、雅典、色雷斯（Thrace）及其他地區。希波克拉底的教學宗旨是對疾病做出理性的探索，並根據對病人的仔細觀察來治療，儘管原始，仍試著以理性的態度來治療可以觀察得到的毛病。

希波克拉底試著要解釋疾病與健康的狀態，他假設人體存在著四種主要液

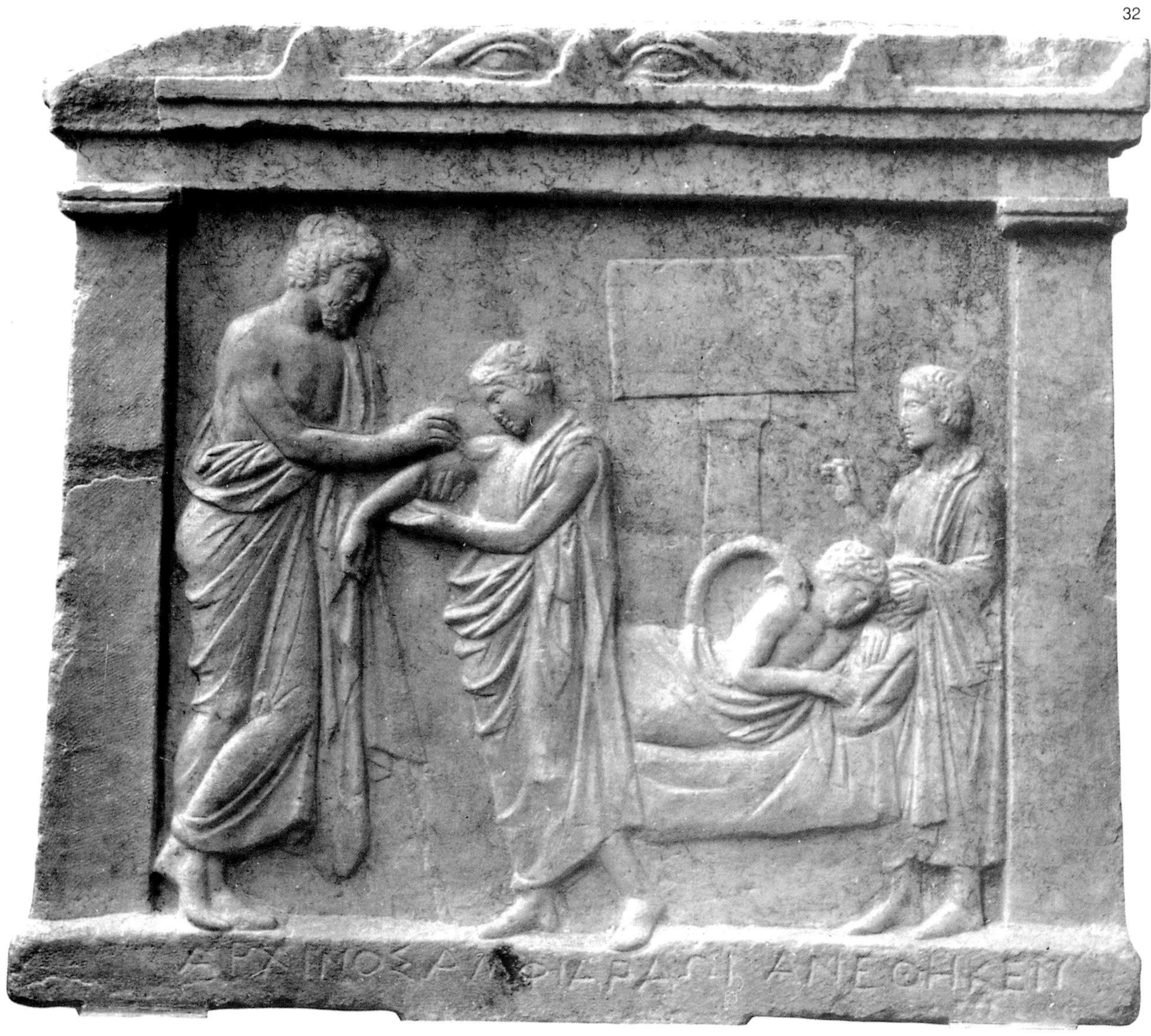

圖32　此古希臘的石碑展示了一個以崇拜阿斯克勒庇俄斯（Asclepius）為基礎的治療中心叫做「阿斯克勒庇昂」（asklepion）。在前面，一位醫神的崇拜者正在治療一位懇求者；一位祭司探視著另一位躺在床上，全身繞著一條聖蛇的病者。雅典，國家人類學博物館

體，即血液、痰、黑膽汁及黃膽汁，同時也提出冷、熱、乾及濕等四種基本狀態，當這些體液及其質量達到平衡時，人體就會處於健康狀態。當自然平衡瓦解時，就會產生疾病。比方說，痰過多時，就會使身體變冷變濕。因此當病人罹患感冒時，就會有「過多」的痰自鼻子流出。

關於牙齒的形成和萌發、牙齒和口腔疾病以及治療方法等許多資料散見於希波克拉底的著作中，其中他描述了牙齒發育的方式：「胚胎於子宮中吸收營養，使第一顆牙齒形成，出生之後，營養即由母乳供給。當這些牙齒脫落後，再出現的牙齒則來自於食物和飲水。第一顆牙齒的脫落約發生於七歲時，此後長出的牙齒將隨人成長至終老，除非有疾病破壞。」以短句或格言寫成的《論齒列》（*On Dentition*）一書包含了許多關於牙齒萌發的通俗信仰，比如，「其他情況相同時，在冬天切斷牙齒的小孩，最能克服萌牙期的種種困難。」以及「人在萌牙時，不會變瘦，而困倦的人將會有抽搐的危險。」

希波克拉底有個基本且錯誤的假設，那是他認為冷將會導致血管痙攣，進而造成血管阻塞，引起化膿。人體的某些特殊部位被認為對冷特別敏感，因此，我們讀到「骨、牙齒及肌腱視冷如仇敵，視熱為摯友；因為痙攣來自於這

些部位，……也就是說冷會引起痙攣，而熱除卻之。」

希波克拉底將發炎處體液的積聚，以及之後的水腫與造成發炎的原因混為一談。在他的《論疾病》（*On Affections*）一書中，他觀察到：「在牙痛的病例中，如果牙齒有蛀牙且鬆動，則需拔除。若無，但仍疼痛，則需以燒灼治療。當疼痛是來自於牙根底下滲入的黏液時，咀嚼物亦有幫助。當牙齒天生是虛弱的，而且在口內固定不良時，黏液和食物將造成牙齒的腐蝕和蛀牙。」

在《流行病》（*Epidemics*）第七冊中引述了許多病例，大多解釋了希波克拉底所提及關於牙痛和牙疾的重要性。「卡笛亞斯（Cardias）的梅徹多拉斯（Metrodoros）之子，在牙痛後，顎部發生壞疽，牙床長出可怕的肉，並有大量膿汁及大臼齒和顎部脫落。」希波克拉底相信，牙齒的疾病源於天生易染病之體質或遺傳之衰弱。拔牙只在牙齒鬆動時方予考慮，因為該手術充滿危險。但是他說，至於拔牙所用的鉗子，任何人都可操作，因為使用方法非常簡單。

稱為*odontagra*的鐵製拔牙鉗，在希臘許多考古遺址上都有發現。一種據說是祭司保存在德爾菲（Delphi）醫神阿波羅神廟內的鉛製拔牙鉗，由於質地太軟，無法用來拔除堅固的牙根。這意味著，除非當牙齒足夠鬆動，否則不要使用鉛製的拔牙鉗拔牙。

希波克拉底關於牙齒、顎部及口腔構造的更多參考資料散見於他的許多著作中。由此可知，牙科醫療是由一般內科醫生執行。偉大的哲學家亞里斯多德，在這點上有更清楚的闡述。亞里斯多德生於比希波克拉底晚一世紀的西元前三八四年，逝於西元前三二二年。他的論著廣泛，被稱為「比較解剖學之父」。在其著作《動物歷史》（*History of Animals*）中，比較了不同動物的齒列，也提到了人類的牙齒及其病痛。雖然他認為理論需有事實佐證，但他也做了許多錯誤的假設。例如，他認為男人的齒數比女人多，以及牙齒終其一生都會不斷成長。下面摘自《力學》（*Mechanics*）一書中的片段，可為當時的牙科狀態提供了一些線索。在討論到拔牙時，亞里斯多德說：

> 為何醫生藉著*odontagra*之力比只用手更容易拔牙呢？或許可以這麼說，和拔牙鉗比起來，牙齒比較容易從手中滑掉吧！並非鐵器比手指較不易從牙齒滑開，而是鐵器柔軟的尖端比較能放在牙齒周圍。牙科的拔牙鉗含有兩個槓桿……藉由此雙槓桿的作用，使得拔牙更為容易。但當牙齒被鬆動後，用手反而更容易拔除牙齒。

因此我們更可下結論說，不同於希波克拉底的教誨，被拔除的牙齒已不再僅限於鬆動的牙齒，而執行拔牙的人則特別稱為「醫生」。

希臘文化於亞歷山大大帝崛起之後發揚光大。當時有個主要的研究中心就以大帝之名來命名，稱為亞力山卓（Alexandria）。藝術與科學在此蓬勃發展，並於西元前三世紀誕生了著名的醫生埃拉西斯特拉圖斯（Erasistratus）與希羅菲盧斯（Herophilus）。他們是第一個解剖屍體及死囚軀體的人，雖然他們留下來的著作很少，但在往後的世紀中，只要討論到牙齒的血流供應以及有人因拔牙

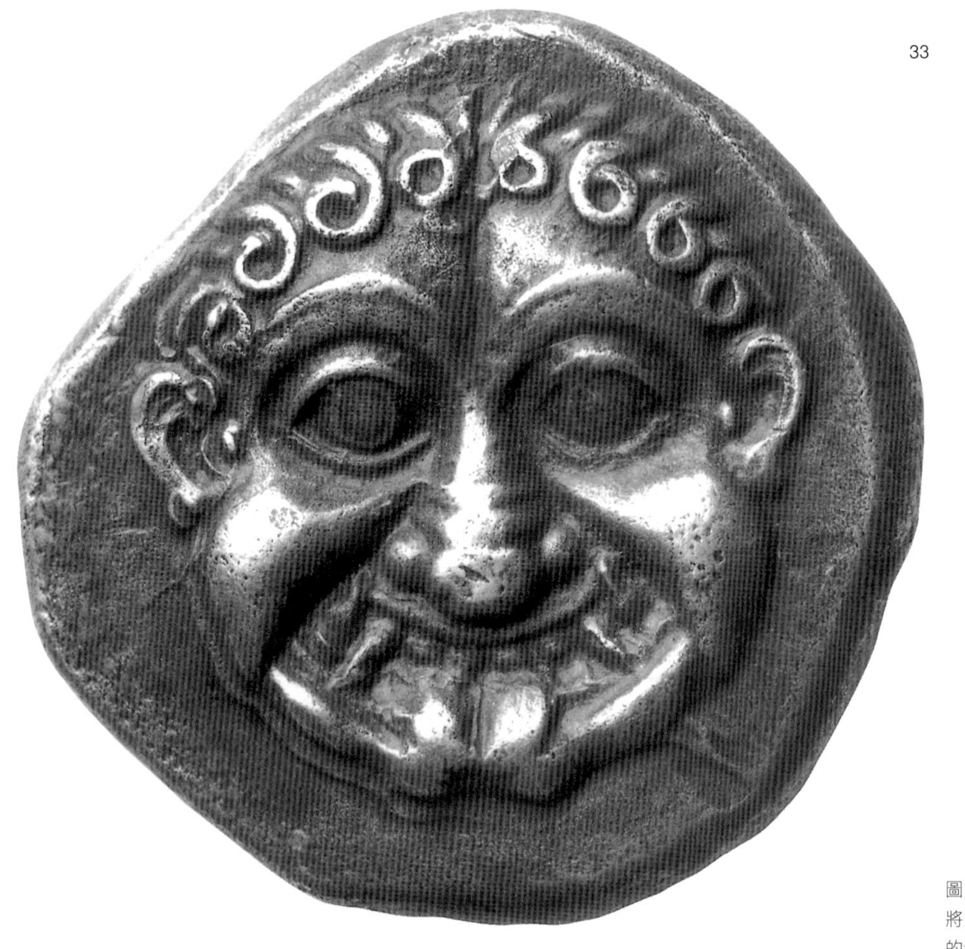

33

圖33　動物裸露牙齒以嚇唬敵人，原始部落的人將牙齒磨尖仿效凶惡的掠食者。此西元前六世紀的希臘錢幣中，神秘的戈耳貢（Gorgon）的怪誕牙齒是他驅除惡魔的重要象徵。

而喪命時，通常都會提到這兩個人。

口腔衛生在希臘進展緩慢，亞里斯多德的信徒狄奧弗拉斯特斯（Theophrastus，卒於西元前二八七年）寫道：「經常刮鬍鬚及擁有潔白的牙齒是一種美德。」但直到希臘成為羅馬的一省時，經常性的牙齒照顧方才普及。在羅馬的影響下，希臘人學會了利用多種材料作為牙齒清潔劑，例如浮石、滑石、金剛砂、雪花石膏、珊瑚粉和鐵銹等。在亞里斯多德的年代，雅典醫生狄奧克萊斯（Diocles of Carystus）曾告誡世人說：「每天清晨，你應該用手指沾上薄荷粉，磨擦牙齦和牙齒裡裡外外，如此將可清除附著在牙齒上的食物殘渣。」

雖然希臘人認為強壯的牙齒代表健康情況良好，但巨大的牙齒對他們而言，形同殘暴的象徵。荷馬（Homer）筆下的神話怪物戈耳貢（Gorgon），被描寫為「冥王哈得斯之可怕幽魂」（frightful phantoms of Hades），各方面都顯得恐怖且不自然，他們頭部經常纏繞著毒蛇，雙手是青銅製成，身體則被覆著不可穿刺的鱗片，牙齒據說也是青銅製成，如同野豬的獠牙一樣長。種種可怕的描述塑造成怪獸的外形，但西元前四五〇年的一位藝術家，在設計古希臘錢幣時，在表現該生物的可怕力量時，只有特別強調長牙（見圖33）。

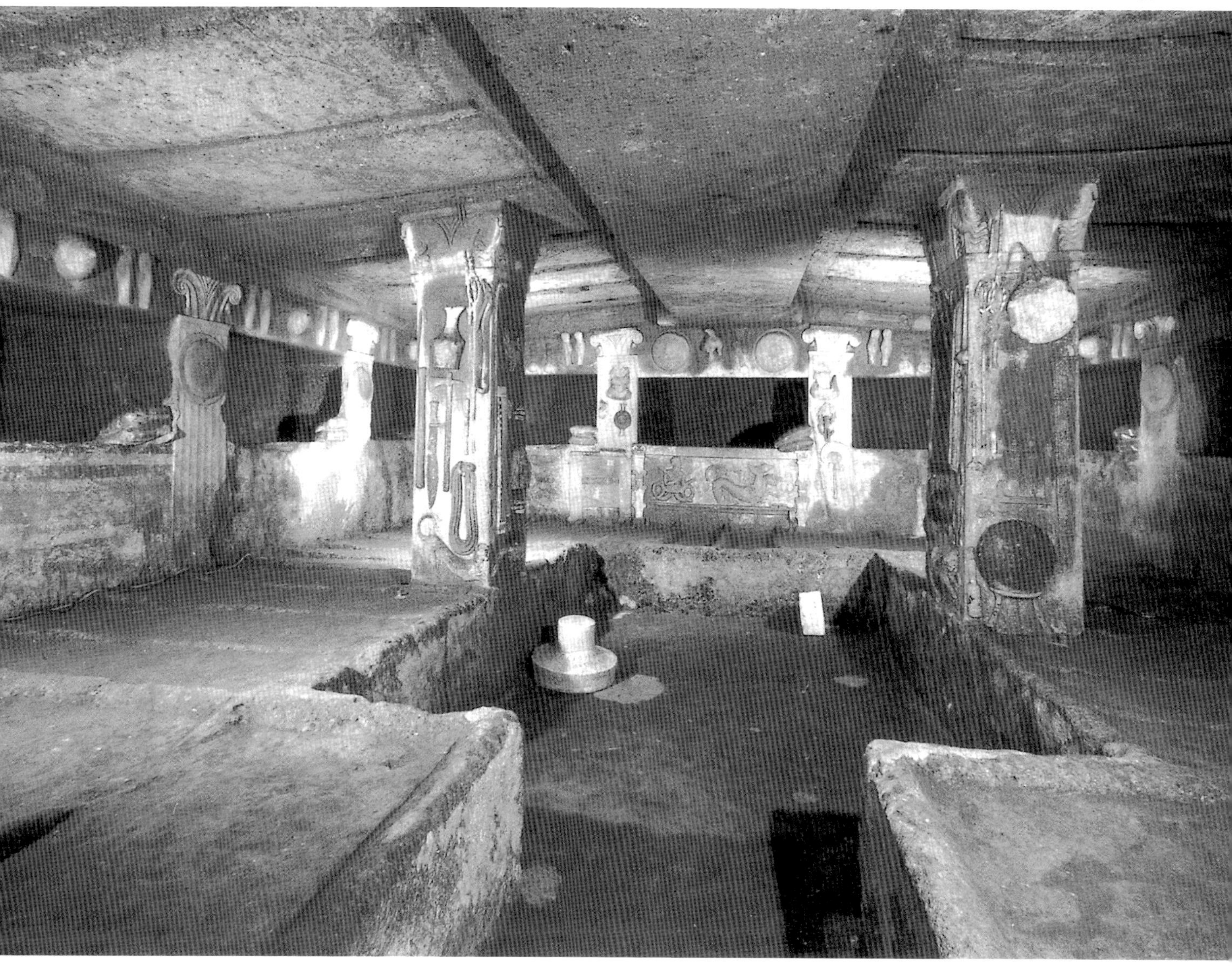

圖34　位於羅馬北方約廿哩處之塞佛特利（Cerveteri），浮雕式的伊特利亞墳墓如同西元前四世紀之作。像是伊特利亞房子內的房間，裝飾著家用器具和外科器械的灰泥複製品。

伊特利亞

伊特利亞人（Etruscans）可能是在史前時代由小亞細亞移入義大利半島，並定居於此。他們首先佔領了位處北部的阿諾（Arno）與南部的臺伯（Tiber）之間的中部區域，隨後往北擴展到波河谷地（Po Valley）。西元前七世紀，伊特利亞人征服了羅馬蕞爾小國。西元前六世紀，羅馬人反叛，推翻了他們的伊特利亞君主，並進而征服了他們。依循慣例，他們也吸收了伊特利亞高度進步的文化及許多技藝，並將之發揚光大，當然也包括先進的牙科醫學。

實際上，我們對於神秘的伊特利亞人所知甚少。因為他們幾乎完全融入了羅馬人的生活之中，以至於他們文明的蛛絲馬跡幾乎已消失無蹤，僅存的線索只剩下墓地。我們可以確定的是，在伊特利亞人抵達義大利之時，他們也像中東的其他國家一般實施火葬（羅馬至西元前二○○年才有火葬）。大約在西元前五○○年，隨著土葬的引入才兩者並行。他們的墳墓對牙科歷史學家而言，就

35

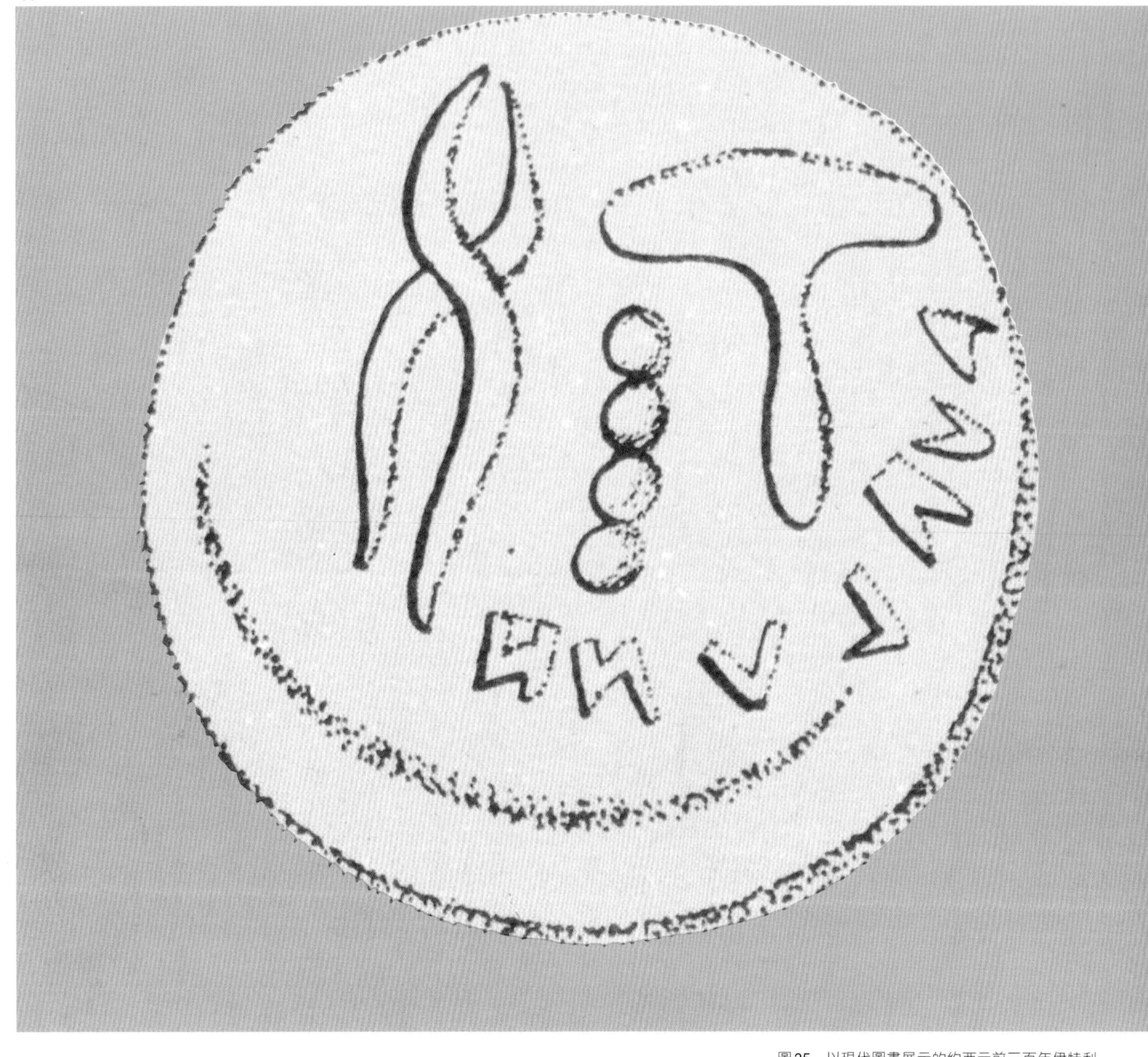

圖35　以現代圖畫展示的約西元前三百年伊特利亞錢幣上拔牙鉗圖樣。

像豐富的寶藏。即使當屍體化為灰燼，牙齒依然保存著，其中最主要的發現就是一些取代一顆或數顆缺牙的牙橋。最常見的是纏繞在鄰牙上的柔軟純金箍帶設計。此箍帶也用以固持人工假牙，而且這些箍帶常被焊在一起。在有些例子中，自齒頸部被切斷的人類牙齒，以鉚釘或樞軸固定在純金箍帶上。在大部分的例子中，則用小牛或公牛的牙齒來置換缺失的人類牙齒。有些例子，會在寬闊的公牛牙齒的中央處刻鑿出一條深溝，使具外觀看起來就像兩顆並列的人牙。由於多數獸牙都是從年幼動物的顎部取出，因此這些獸牙的咬脊上鮮少有磨損或咬耗的痕跡。

有些墳墓還保存著刻有整套牙齒的黏土畫版（clay tablet），這些敬獻物是做為向祈求具有神力可以治療口腔疾病和疼痛顎部或牙齒的神明的感恩與還願。

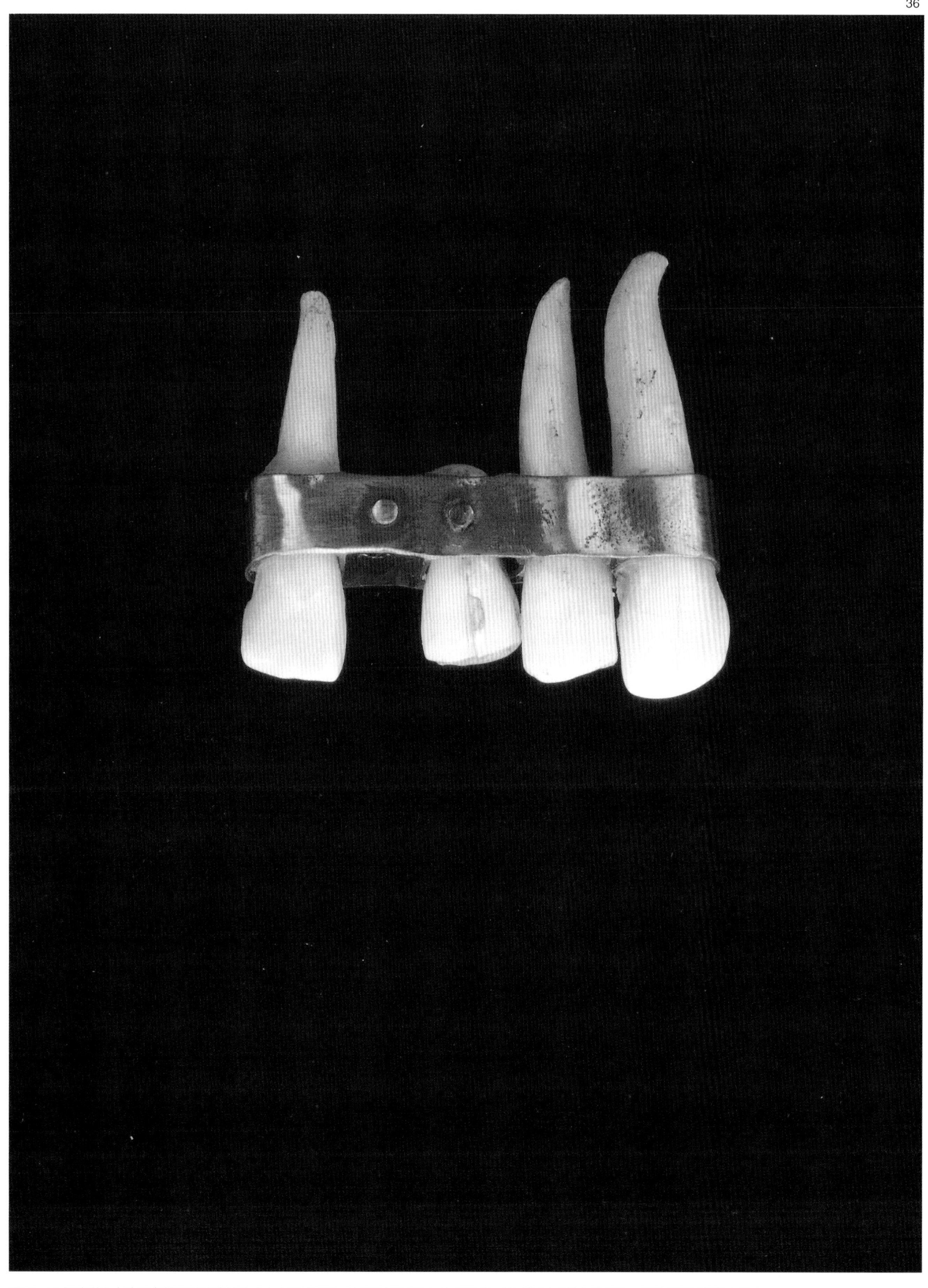

圖36　此伊特利亞人的固定部分假牙的橋體或人工牙齒取代了已經脫落的右上正中門牙。此可能是由公牛的牙齒，以鉚釘釘住於黃金帶上。

羅馬

在羅馬，當醫學專業還在襁褓期時，牙科就已經開始開張營業了。西元前四五○年左右，一群地方法官被委以草擬一部國家法律，即我們所知的「十二銅表法」(the Laws of the Twelve Tables)。那時富有人家習慣對火葬或土葬的親人飾以黃金以榮耀死者，由於黃金稀少，年長者擔心此風俗將會削弱國家的經濟，因此有一條新律法嚴禁以黃金陪葬，唯獨牙科裝置例外。「土葬或火葬的屍體上，若有將牙齒串綁在一起的金線並不違法。」

那麼到底誰利用金線將牙齒綁在一起？要回答這個問題，我們必須先扼要討論羅馬的高等教育，包括專業教育。羅馬的高等教育只對社會中生而自由且負擔得起學費的少數人開放，即使與希臘密切接觸之後，哲學和科學的訓練都已普及化，但羅馬人對於自由受教育者的理想，依然停留在塑造一個完美的演說家階段。嫻熟公共事務是生而自由的公民的理想。教育之始就是閱讀與寫作，奠定好基礎後，孩童們才有希望成為未來的雄辯家。西塞羅（Cicero）表示：「除了雄辯之外，所有的知識都應追求。」但對羅馬人來說，這並不包括醫學知識的追求。富有如西塞羅者，理所當然的認為自由的研究不應以賺錢為目的。應要求對自由研究的觀念作澄清時，斯多噶學派的著名哲學家塞涅卡(Seneca）說：「在美好的事物中，不包括研究賺錢這種事……智慧的研究是崇高的、勇敢的以及具有偉大心靈的。所有其他研究都是渺小且愚蠢的。」

但是羅馬人也會生病，也需要具有治療藝術的醫療執行人員。而這些醫療人員主要來自以下三個團體：外國人（特別是希臘人）、奴隸以及自由民(freedmen)。西塞羅在他的著作《論義務》(*On Duties*）中提到，對社會某些階層的人，也就是奴隸或自由民（非本地的羅馬人）而言，醫學倒是個令人尊敬的專業。

我們知道，羅馬的第一位外國醫生是希臘人，大約在西元前二一九年在羅馬執業；但是第一位在羅馬以醫生專業累聚名聲及財富的希臘人則是阿斯克勒庇爾迪斯（Asclepiades)。他生於小亞細亞的比希尼亞（Bithynia)，於西元前九一年抵達羅馬。雖然他沒有受過正規的醫學教育，但他在所選擇的領域中卻獲致了卓越的成就，並建立了據說是古羅馬有史以來的第一所醫學校，也為創立於西元一四年左右第一所真正的「醫學校」(Schola Medicorum）奠定基礎。在羅馬皇帝韋斯巴薌（Vespasian）任內，老師變成了市民公僕。

醫療執行人員中也有女性（她們少有理由去追求「專業的」學習，因為修辭學校是訓練演說家和辯論家的場所，古羅馬婦女尚未被賦予執行法律的權利)。最早期的女醫生是希臘人，她們將助產學與巫術（可能還包括美的治療）結合在一起。到了西元二世紀時，著名的醫生索拉努斯（Soranus of Ephesus）宣稱，想要進入醫業的女性應該具有「寫作能力、良好的記憶力、健康平穩的脾氣、判斷力、飲食知識、藥理學以及某種程度的外科學知識。」真是令人印象深刻的資格要求。不過，最後女性醫療人員終於能與男性醫生平起平坐了，六世紀頒布的查士丁尼法典（the Code of Justinian）就提及「兩性都可為醫生」。

37

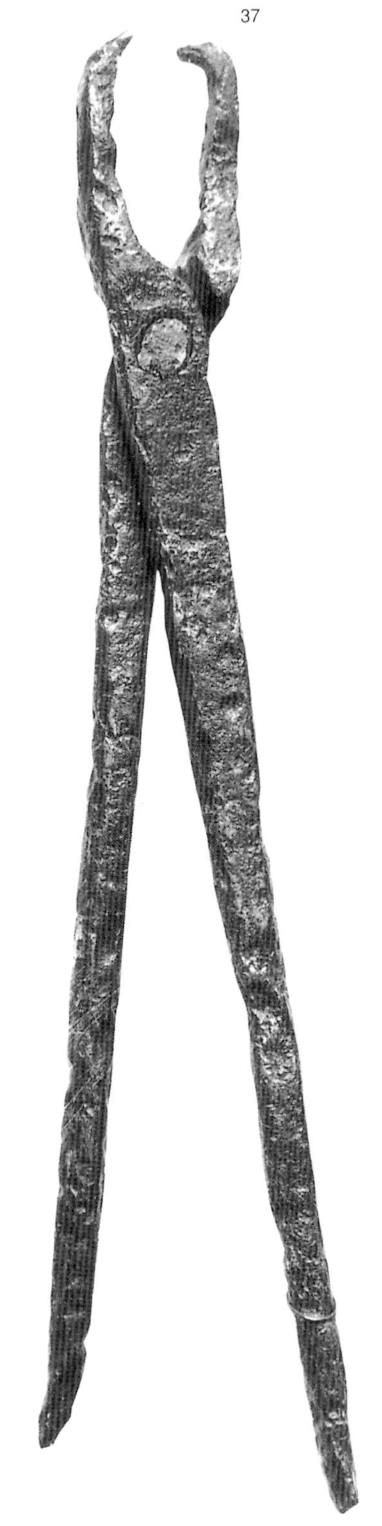

圖37　此羅馬銅製的鉗子是圖38中，刻在墓碑右側的一種型式。

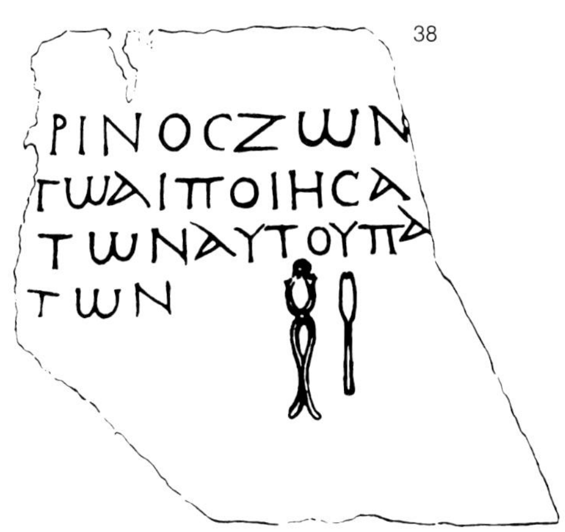

圖38　一位叫契勒里諾（Chelerino）於羅馬的希臘外科醫生，死於約西元四年。他執行外科醫學的證據，可由雕刻於聖羅倫佐教堂牆外墓地墓碑上的拔牙鉗和已拔下的牙齒推論而得。

在早期的拉丁語中並沒有「牙醫師」一詞，因為在羅馬，牙科非獨立專科，而是被視為醫學的一部分。此外，羅馬的醫生也無法區分發生於口腔和牙齒的疾病與發生在身體其他部位的疾病，也沒有非專業人士精通牙科。我們對羅馬髮匠所做的多種服務都已調查清楚，文獻中並沒有提及拔牙這一項。不過，撰述羅馬皇帝提比略（Tiberius）時代的百科全書專家塞爾蘇斯（Celsus，西元前二五～西元五〇年）曾仔細描述了那時候醫生使用的外科器械，其中也有拔牙鉗和一種稱為*tenaculum*，用來拔除牙根的特殊器械。

塞爾蘇斯是精明的觀察者，雖然我們不認為他是個醫生，但他卻撰寫了一本古代最具權威的醫學知識摘要《論醫學》（*On Medicine*），直到近代以前都還一直被奉為基本教科書。他在書中討論了牙科的許多方面，在有關簡單的口腔衛生及萌牙困難等問題的基本治療方法，散見於不同章節之中——第三冊第廿五章包括十種可讓罹患牙痛的人產生睡意的方法；第六冊第九章整章討論牙痛。塞爾蘇斯形容牙痛「是肉體與精神折磨中最痛苦的」，治療方式有許多種，包括使用各種熱膏藥、漱口、使用蒸氣、瀉劑和緩瀉藥以及其他多種療法。他建議罹患蛀牙的人，不要急著拔牙；如果前述療法都沒有效果，他還提議可以試試其他更有效的方法。假如牙齒最後還是難逃拔除的命運，他建議先以亞麻線或鉛來填塞蛀洞，當拔牙鉗的喙狀端施力在牙齒上時，牙冠才不會破裂。

塞爾蘇斯的著作中還有許多其他的主題：例如使用銼刀來整平破裂的牙冠、新萌異位恆牙的再定位、顎骨骨折的治療、固定鬆動牙齒的結紮等。他也認為口腔衛生是必須的：牙齒上的黑色素應予刮除，再以搗碎的玫瑰葉、沒食子和沒藥塗抹，最後再以純酒漱口。

還有一位廣泛撰述牙科治療的著名羅馬醫生，即羅馬皇帝克勞狄烏斯（Claudius，約西元四七年）的御醫拉格斯（Scribonius Largus）。他對治療牙疼的建議，使我們更堅信古人真的認為牙蟲是造成齲齒的元凶。他說：「適合治療牙痛的方式是煙薰法，就是將天仙子（hyoscyamus）的種子（可能是莨菪或天仙子）撒在燒炭中，然後再以熱水漱口，按照上述做法，牙蟲就會排出。」

雖然塞爾蘇斯等人，試著要把疾病的治療建立在他們所相信的理性基礎上，但是要將驅除牙蟲等無稽的民俗療法全部根除也確實困難重重。事實上，早期在羅馬大行其道的醫學，就是義大利原始的巫術加上伊特利亞人的祭司傳統以及發源自希臘的迷信。在古代的斷簡殘篇中仍可見到以巫術信仰治病的記載，例如有個治療「腳痛」的巫術咒語，要配合「三九法」（一次吐口水及三次踏地板）：

大地將害人精給了你
健康在此與我停留

偉大的博物學家老普林尼（Pliny the Elder，西元七九年的維蘇威火山爆發時喪命），也提到了治療牙痛的方法：在滿月之夜，找一隻青蛙，張開其口，吐入口水，並唸道：「青蛙！去吧！請你帶走我的牙痛！」他也提到了一種更為奇特的牙痛預防方法：在一個月內，咬斷活老鼠的頭兩次，不過他也小心翼翼地加上但書，說他不敢擔保此療法有效。

羅馬時代有醫生開始執行牙科醫療行為的最具體證據見於蓋倫（Galen）的著作中，蓋倫從西元一六六年至二〇一年逝世為止都住在首都，他頗有名聲，同時也是羅馬皇帝塞維魯斯（Septimius Severus）的御醫，更是一位多產作家。他搜集了當代所有的醫學知識編輯成書，其著作到文藝復興時期以前，一直都是醫學權威。

起初，蓋倫遵循著希波克拉底的建議，先觀察、研究，再做出診斷及訂下治療計畫。不過當他聲望日隆之際，他卻捨棄此途，將理論和醫療植基於信仰和假設之上。他停止了解剖屍體，改以研究動物取代，也因此他導出的推論錯誤百出。中世紀的醫生一直盲從蓋倫的論調，一直要到文藝復興解剖學大放異彩之後，才有人開始質疑蓋倫的觀點。

蓋倫的病理學理論建立在希波克拉底的四種體液觀念上，亦即干擾了體液的平衡就會產生疾病。下文摘錄自《論衛生》（*On Hygiene*），雖然蓋倫對於造成齲齒、齒槽膿漏及口腔其他疾病的致病因素錯誤連連，但他對於誰處理了這些症狀，以及這些症狀的治療方法卻相當清楚。

> 頭部生病時，受損的下部器官會分泌許多分泌物，因為這些分泌物流經於此，其中大部分會流向口腔。……很明顯的，懸雍垂炎、扁桃腺炎、牙齦炎、頸部淋巴腺炎、齲齒、潰瘍、口內齒槽膿漏等都是因為鼻黏膜炎的膿水從頭部向下流經這些部位。絕大多數的醫生不是切開懸雍垂，就是給予藥物，以便能夠促進從氣管流向肺部的痰排出。但有些醫生會治療胃部，有些則治療牙齒和口腔，甚至鼻子……但我認為最好的方法是強化頭部，根除病灶。

除了治療口腔疾病和拔牙之外，羅馬人也擅長使用黃金冠來復健患有齲齒的牙齒，以及使用固定的牙橋來替代缺失的牙齒。關於金線的使用，在〈十二銅表法〉中清楚記載，早在共和國的初期就有了贋復牙科的施行。直到基督紀元時，牙科復健才有了高度發展，全口和部分活動假牙已相當常見。

帝國的諷刺作家提及了因供應人工假牙及其他贋復裝置而致富的醫療人員，以及在相同背景中也大量累積財富的所謂醫生們。因此，我們可以合理地推論贋復裝置是由金匠或其他技工製作，然後交給醫生（例如牙科醫生）裝置在口腔內，正如同今日實驗室的技工所負責的一般。

我們對於羅馬的牙科認知（事實上，是許多羅馬生活的層面）大都來自諷刺作家的作品，尤其是馬歇爾（Martial）和朱凡諾（Juvenal）。馬歇爾（卒於西元一〇三年左右）的作品中不乏對牙科裝置的描述：

> 露坎尼爾有雪白的牙齒，泰斯有棕色牙齒。理由安在？
> 一個是假牙，一個是他自己的牙齒。

39

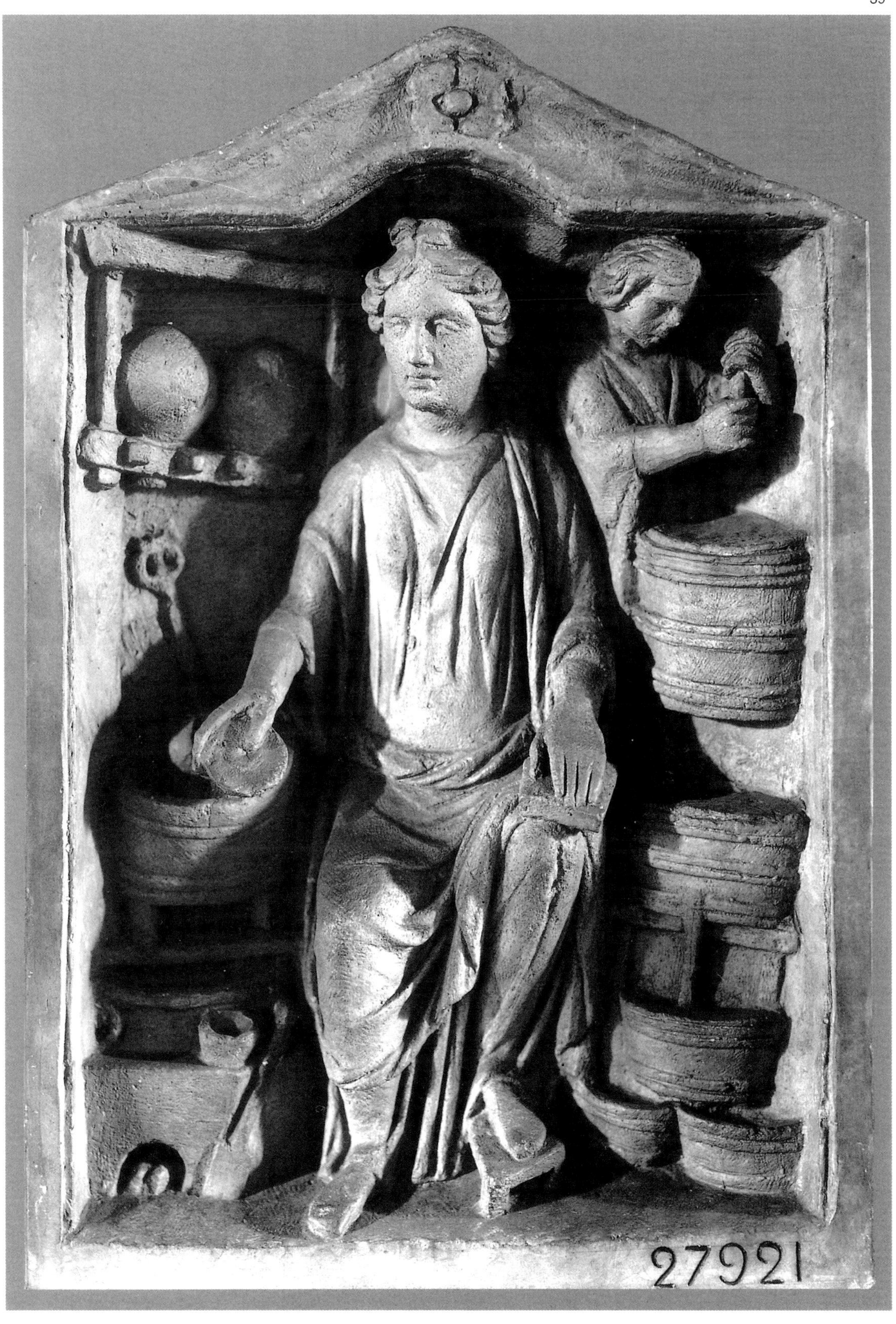

圖39　羅馬淺浮雕作品，圖中人物是女藥師，身旁散置著她要用到的器具。西元二世紀，索拉努斯（Soranus of Ephesus）說一位女醫師必須具備飲食學，配藥學及外科學的知識，而且古代醫生也要兼具拔牙的技術。
聖日耳曼萊昂城（St. Germain-en-Laye），國立文物博物館

而你，加拉，入夜後將你的牙齒擱置一旁，
如同你綢製的盛裝！

在馬歇爾另一篇諷刺短詩中，則描述牙粉對裝有假牙的老婦說話。「妳將如何處置我呢？讓女孩使用我。我不是用來清潔假牙的。」另一段則為我們留下了羅馬著名牙醫的名字。

加勒斯，我整天待命為你服務。
一天三回，踱步於阿凡丁。
凱薩里奧斯拔除了壞牙或修補它們；
海琴納斯燃眉，恐傷及其髮；
手無寸鐵的凡尼爾斯剪短了鬆散的懸雍垂；
伊羅斯自奴隸的身上，去除令人喪失體面的疤痕；
就像波達里奧斯，赫米斯破壞了治療。
加勒斯，是誰治療了像我們一樣的損傷？

在另一部著作中，馬歇爾再次提及凱薩里奧斯（Cascellius）：「他日益致富，猶如一位元老院議員置身在貴婦美女群中。他治療牙疾，而且還會拔牙。」

羅馬人非常注重口腔衛生。雖然他們沒有肥皂，但是用水無虞。波爾多的奧桑尼奧斯（Ausonius）將西元四世紀的一場日常沐浴以詩歌形式記載於〈日記：一天的日常事務〉（Ephemeris：The Occupations of a Day）中：「奴隸們起來！給我拖鞋和披風，給我你為我準備好的衣服，因為我要外出，並放好水，我要洗手、洗嘴巴及洗眼睛⋯⋯」

羅馬人普遍都有使用牙齒清潔粉的習慣，調製的成分越多，他們就越喜愛。許多物質都成了牙粉的材料，包括骨頭、蛋殼和牡蠣殼。將這些東西燃燒後，調以蜂蜜再磨成細粉。雖然個人偏好與迷信是左右羅馬人選擇牙粉的重要因素，但有些牙粉還是添加沒藥或硝酸鈉一類的收斂劑，這意味著羅馬人不僅有清潔牙齒的概念，也想到要利用藥劑來強化已經鬆動牙齒。有一種羅馬人稱做*nitrum*的物質，成分可能就含有磷酸鉀或磷酸鈉，將之燃燒後塗抹在牙齒上，據說可以恢復牙齒的本來顏色。

就某個觀點來看，上流社會的羅馬人對於口腔衛生的重視還勝過現代人：受邀出席晚宴的客人用餐時，桌上不僅有湯匙及刀叉，還有以金屬（通常是黃金）精飾的牙籤，用完餐後，還可將牙籤帶回家。

聖阿波羅尼婭：牙醫師的守護神

在羅馬帝國早期，新成立的基督教派享受了許多特權及豁免權，但暴君尼祿（Nero）一繼位，基督教徒卻面臨了一連串的鎮壓迫害。西元二二五年，羅馬公教教派迅速成長，由於他們拒絕承認帝國的宗教及皇帝的神威，因此讓當政者有如芒刺在背。他們的行徑和態度也招來非基督教徒的質疑。西元三世紀時，在羅馬帝國的許多城市中，基督教徒起而反抗。

早期教會的神父會彼此以書信聯繫，編年史學家歐沙比奧斯（Eusebius，二六五～三三九？年）在《教會的歷史》（*Church History*）一書中記載：亞歷山卓的主教狄奧尼希奧斯（Dionysius）在給安地加（Antioch）主教菲比奧斯（Fabius）的一封信中，提到了阿波羅尼婭（Apollonia）的故事。阿波羅尼婭是亞歷山卓一位著名文官的女兒，她被逮捕後要在拒絕承認基督教義及綁在木樁上被燒死之中選擇一個。狄奧尼希奧斯說：「當她拒絕時，有位暴民立刻抓住了這位了不起的處女阿波羅尼婭，打斷了她的牙齒，並威脅要燒死她。」眼見柴堆已升起，深知死亡已近，阿波羅尼婭要求縛緊，以便能夠下跪，訴出禱文。當一切就緒，她就縱身跳入火中，表示她是依自由意志而死，為了信仰而犧牲。相傳她逐漸被火吞噬之際，還吶喊著要那些為牙痛所苦的人以她的名字祈求，將會獲得緩解。西元二四九年，阿波羅尼婭被封為聖徒，祭日是二月九日。

對聖阿波羅尼婭的崇拜，迅速在歐洲蔓延，或許是與到處都有的牙病有關。在歐洲大陸的教堂中，幾乎處處都可見到阿波羅尼婭的肖像、雕像、彩繪玻璃、壁畫或刺繡。她的殉教成為許多藝術家、著名大師，以至於通俗畫家的題材。雖然狄奧尼希奧斯特別提及她是一名有點年紀的婦人，但藝術家筆下的她一律都是漂亮又年輕的女孩。

研究阿波羅尼婭的肖像，也讓我們獲得有關早期牙科醫療的豐富訊息。她始終被描繪成手持拔牙鉗（鉗嘴經常夾著一顆牙齒）的形象，這些牙科器械有許多款式，有些與今日使用的大同小異；有些拔牙鉗有著一支長腳，酷似鐵匠的鉗子。

對聖阿波羅尼婭的崇拜，也意外地豐富了我們對中古世紀戲劇的知識。描寫阿波羅尼婭生活的神蹟戲劇在當時非常流行，表演通常在客棧中的庭院演出，觀眾就坐在圍繞舞台的一排排樓座上觀看表演。西元一四〇〇年代中期，有個名叫雪佛利爾（Etienne Chevalier）的有錢人委託當時歐洲的大畫家福格（Jean Fouquet）製作一本祈禱用的書籍（提供每天、每小時或每月適用的禱詞）。福格在每個書頁底下都放了一小幅宗教插圖，其中一幅就是描述觀眾正在欣賞演員演出聖阿波羅尼婭殉教的畫面（見圖40，52頁），這是中世紀戲劇唯一流傳至今的代表作品。

40

MAISTRE ESTIENNE CHLR
MAISTRE ESTIENNE CHLR
MAISTRE ESTIENNE CHLR

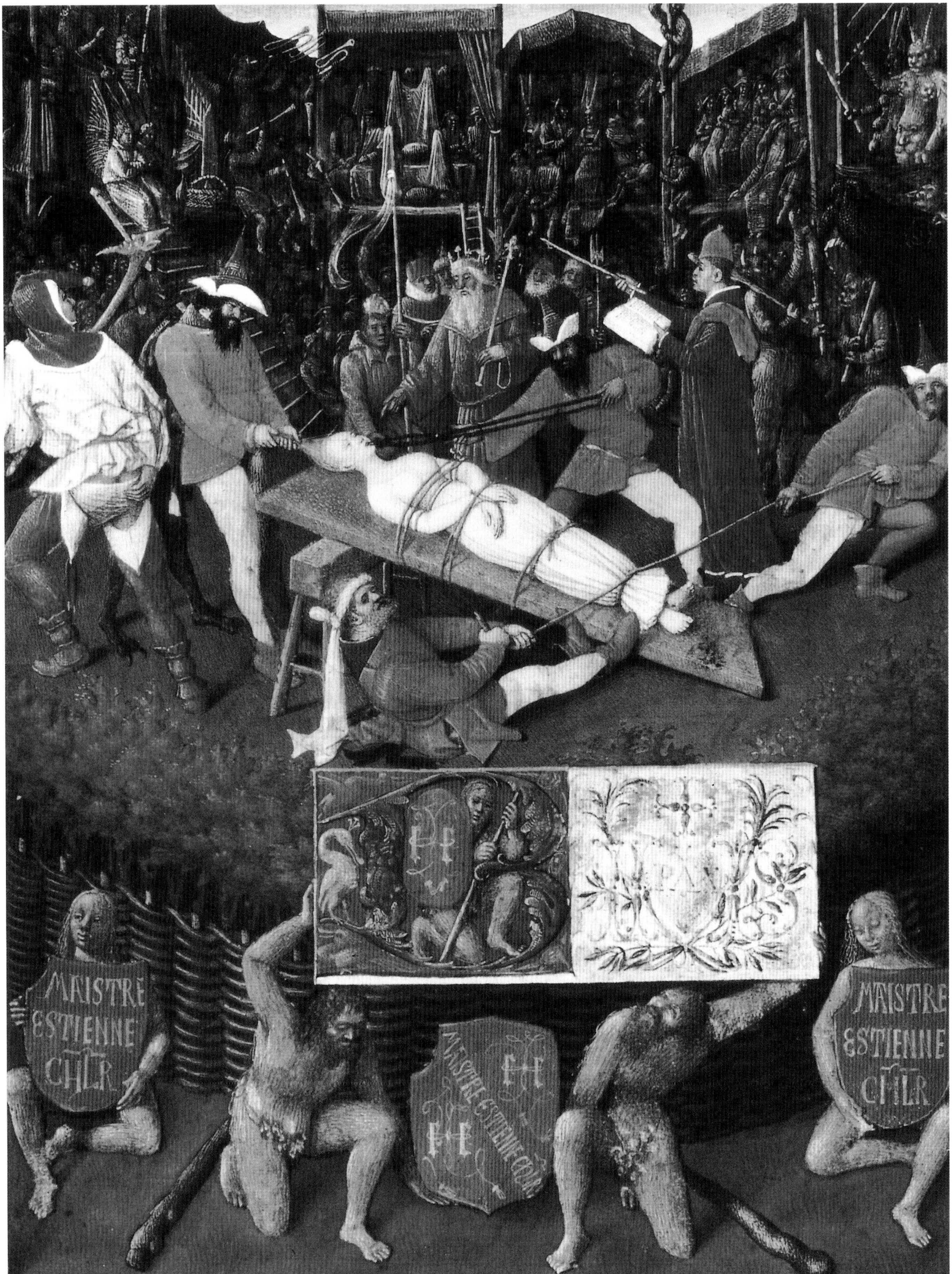

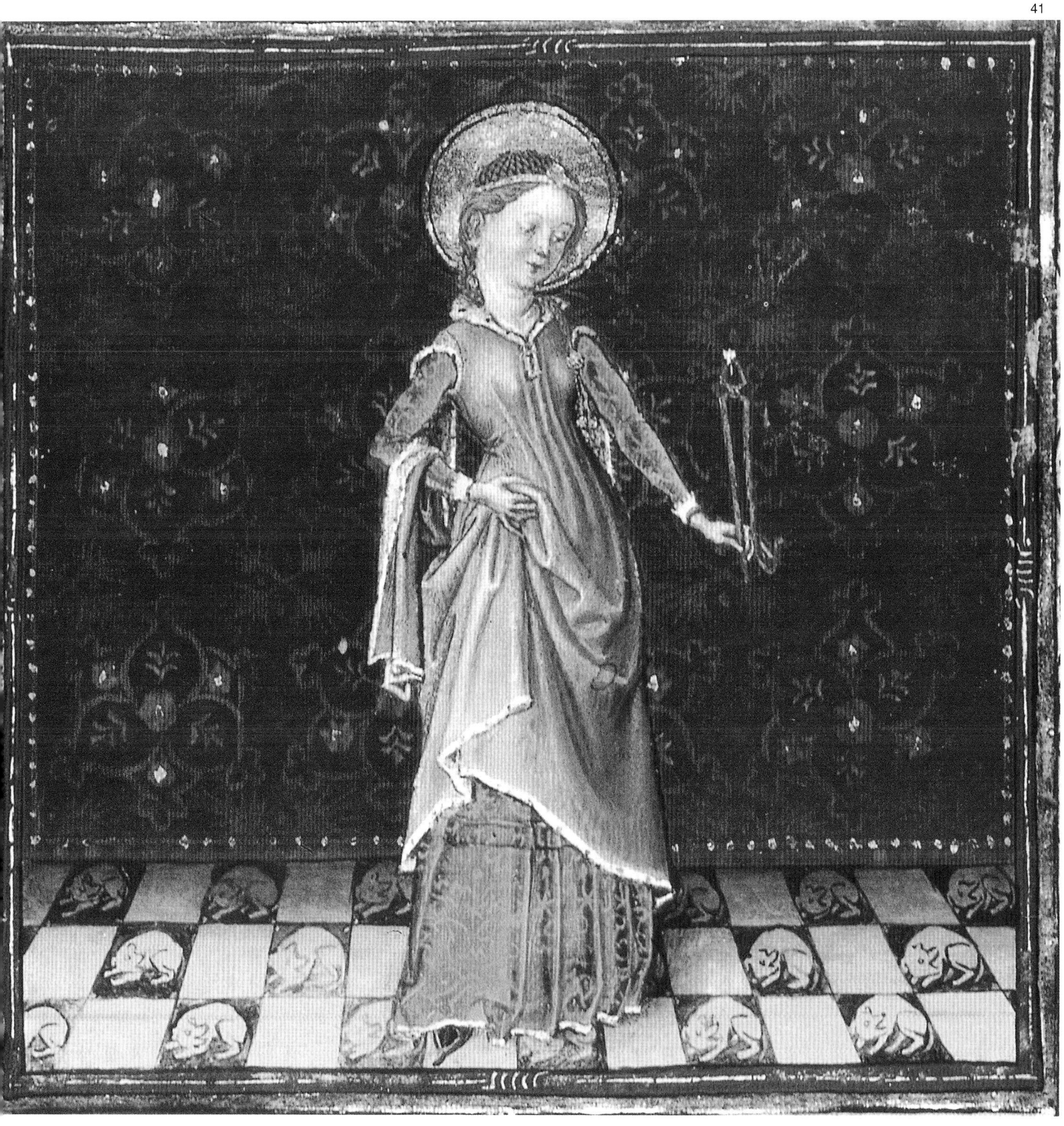

圖40　聖阿波羅尼婭殉教圖，為畫家福格《伊廷尼．謝瓦利埃時光》（*Hours of Etinne Chevalier*）一書彩飾，是十五世紀宗教畫的主題。西元二四九年她死時，亞歷山卓的主教形容她是一位成年的女助手，但藝術家筆下的她卻始終出落得年輕漂亮。福格畫中的她正承受著拔牙之苦，旁邊圍繞一群彷如觀看中世紀神蹟劇的觀眾。左側演員輕蔑無禮地在劇中露出屁股。
尚提利（Chantilly），康德博物館（Musée Condé）

圖41　摘自《伊廷尼．謝瓦利埃時光》的十五世紀彩飾，圖中聖阿波羅尼婭手持拔牙鉗，佇立在黑白相間的地磚上，地磚飾有象徵忠誠的狗頭。
紐約，皮爾邦特摩根圖書館（Pierpont Morgan Library）

第四章 中世紀早期

拜占庭世界

不堪北方蠻族經年累月侵襲，西羅馬帝國在西元四七六年滅亡，維持長達數世紀的羅馬社會結構也在逐漸衰退中。造成衰敗的原因不一而足，包括帝國內部龐大奴隸人數形成了沉重的經濟負擔；基督教的興起，否定了帝國的神威，並削弱帝國國力；來自日耳曼民族及鄰近部落的不斷蹂躪，因為軍備的沉重負擔，讓國家財政失去平衡而逐漸步向覆亡之途。

預見權力轉移到東方，羅馬帝國皇帝戴克里先（Diocletian）於西元二八五年將羅馬帝國分成東西兩區，東區的主要城市是古都拜占庭（Byzantium），西元三三〇年君士坦丁大帝更名為君士坦丁堡（Constantinople），一躍成為東羅馬帝國的正式首都。持續逾千年後，直至一四五三年為鄂圖曼土耳其所攻佔。

拜占庭時期，醫學和科學乏善可陳，拜占庭就像形同虛設的古代遺跡。東羅馬帝國對醫學的唯一貢獻，是保存了早期希臘和羅馬世界中的一些語言、文化及文獻教科書。拜占庭的醫療人員最主要的活動是匯整希臘和羅馬世界中較早期的知識，其中引人注目的著作有：

（一）歐里巴席爾斯（Oribasius，約西元三二五～約四〇三年），為羅馬皇帝朱利安（Julian the Apostate）的御醫，完成全七冊的《醫學全集》（*Collectiones medicae*），但大多散佚。內容大多改寫自蓋倫的著作，有關牙科的資料屬於比較早期的大師作品。

（二）約二百年後，主要的醫學百科全書專家是愛米達的埃提烏斯（Aëtius of Amida），他是查士丁尼一世（西元五二七～五六五年在位）的御醫。他留下了一本內容廣泛的大作《四體液》（*Tetrabiblion*），其中詳載了口腔及牙齒的疾病和治療。

（三）亞歷山大（Alexander of Tralles，西元五二五～六〇五年），他是拜占庭編纂者中唯一一個具有獨創性的人。著有十二冊醫學書籍，反映了前輩對於使用拔牙鉗拔牙的恐懼，並建議醫療執行者先以玫瑰油、沙果肉、碎明礬、硫磺、胡椒、雪松樹脂及蠟的混合物，置於牙齦邊緣令牙齦發炎，使牙齒鬆動，如此就可鬆動患病的牙齒，直至能以手指拔除為止。

（四）最後一位撰述牙科相關書籍的學者是希臘折衷學派的保羅（Paul of Aegina，西元六二五～六九〇年），他承認自己無多大創新之處。他將古代基本的醫學知識〔在其七冊之一的《摘要》（*Epitome*）〕以及他那個時代牙科的清晰狀態總結概述。在〈論口腔疾病〉（On Affections of the Mouth）一章中，他還清晰判別發炎性牙齦腫和瘤性腫的不同，並描述了個別的治療方法。他廣泛且具理解性的描述，直到近代仍然是了解這些疾病的基礎。他也探討了萌牙並詳述拔牙過程（重述塞爾蘇斯的觀點，即建議在拔牙前先以亞麻線填補蛀牙，以減少牙冠破裂的危險）。保羅也闡述了如何使用銼刀，以降低凸出於鄰牙的牙齒高度。

他可能是第一位提到要清除牙結石的人，即以鑿子或其他器械來清除牙垢的堆積。他積極提倡口腔衛生，並對會造成嘔吐及黏牙的食物提出警告。他反對直接以牙齒來咬碎硬物，堅持在每天最後進食之後是清潔牙齒的最重要時機。

雖然有保羅這種積極的人，但在拜占庭世界，牙科的進展依然逐漸停滯。假牙復健的例子少之又少。因為提倡苦行的基督教義對於人體健康或美都不屑一顧，在基督教主宰的西方世界，牙醫學遂開始陷入停滯不前的「黑暗時代」，一直沉睡至七百年後的文藝復興時期為止。

西歐：五至十二世紀

隨著羅馬帝國的殞落，西方世界逐漸陷入無知、迷信與思維被動的泥沼中。這些改變並非是突如其來的大變遷，而是逐漸形成的。來自北方的野蠻日耳曼部落持續侵犯，摧毀了廣大的土地，毀滅了無數生靈、城市、藝術品、文化寶藏及商業機制。原本龐大的帝國分裂成細小的封閉城邦，昔日繁榮一時的拜占庭世界，貿易活動也幾乎停擺，回歸田地務農似乎成了維持生計的唯一途徑。人民少有餘力可以求生活中的精緻事物，更遑論要進行科學上的發掘。敵軍的不斷騷擾，讓人民驚慌失措逃入教會中尋求庇護，教會成為阻隔野蠻人侵犯的唯一避難所。

在歐洲，回教入侵之處——如伊比利半島（Iberian Peninsula）及西地中海諸島——阿拉伯的語言和文化成為主流，並持續了七百年。但在那些仍由基督教教義統治的國度中，拉丁語則成為文化表達的官方正式語言。在教會的保護下，早期古典作家的論述經過重新編纂、翻譯及詮釋，並模彷複製拜占庭的著作。卡西奧多魯斯（西元Cassiodorus，四九〇～五七五年）在辭去東哥德國王狄奧多里克（Theodoric）宰相一職後，於西元五四〇年歸隱於卡拉布里亞（Calabria）的史克雷斯（Squillace），建造了一間修道院，將最後三十五年的餘生全都花在學習上。由於卡西奧多魯斯的努力，許多古代的拉丁著作才得以保存下來。

到了西元六世紀前後，學習風氣逐漸轉移到了基督教牧師身上。由於思想和學習都受控於基督教下，因此產生了「教會醫學」（monastic medicine），醫學不再植基於理性的原理上。在教會影響下，要人們重新接受人類受自然定律所主宰而且容易受自然力量所影響，幾乎不可能。即使在面對自然界的災難時，也不願承認自身的無能。教會也開始迫害那些想建立理性觀念的人，醫學的進展幾乎停擺。的確，當世俗學習的學校頹然崩垮，所有的科學自然也隨之消逝。在形同真空的環境中，只充斥著宗教信條。

此時期也有零星的科學論述問世，但全都是節錄普林尼、蓋倫及其他羅馬學者的作品重新編纂的大雜燴而已。此外，許多新著作——統稱為偽典（pseudepigrapha）被錯認成出自早期作者之手。因此，就產生了偽—普林尼（Peudo-Pliny）、偽—索拉努斯（Pseudo-Soranus）等稱法。有些雖是原始著作，但價值卻備受質疑。

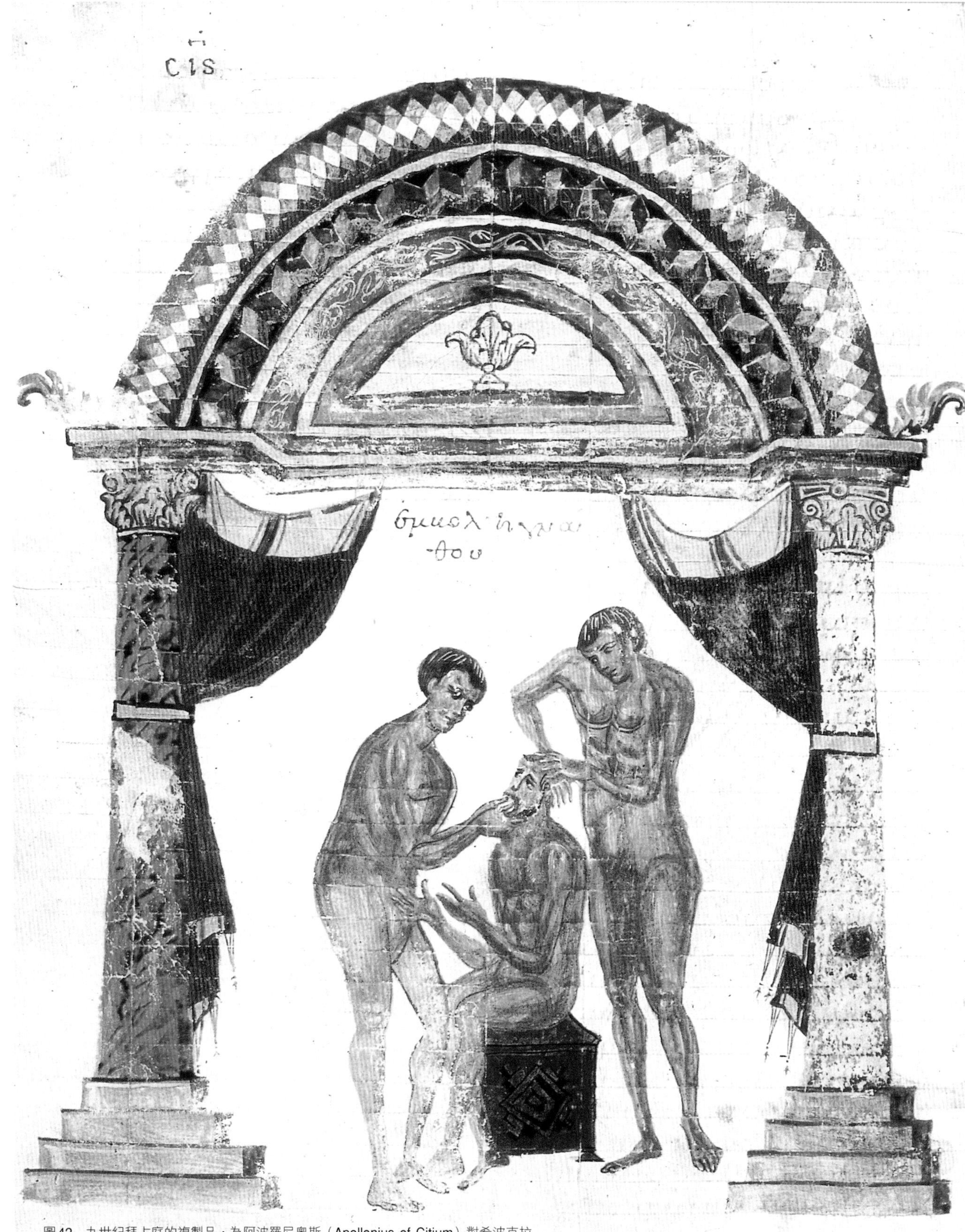

圖42　九世紀拜占庭的複製品，為阿波羅尼奧斯（Apollonius of Citium）對希波克拉底的較早期評論。圖示為下顎復位的方法。
佛羅倫斯，梅迪西．羅倫佐圖書館（Biblioteca Medicea Laurenziana）

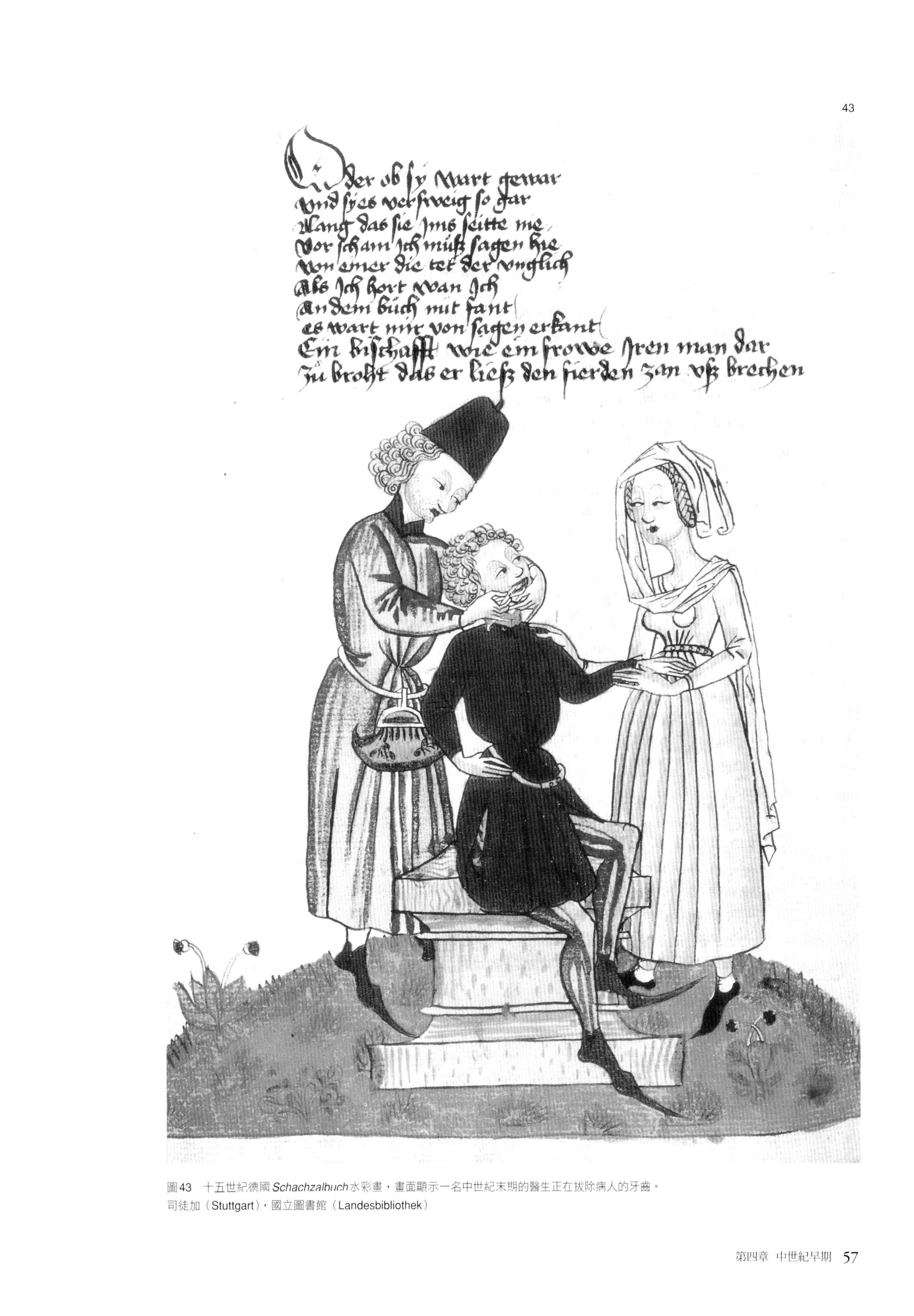

43

圖43　十五世紀德國*Schachzalbuch*水彩畫，畫面顯示一名中世紀末期的醫生正在拔除病人的牙齒。
司徒加（Stuttgart），國立圖書館（Landesbibliothek）

這段期間最著名的人物首推塞維爾的伊希多爾主教（Bishop Isidore of Seville, 西元五七〇～六三六年），他著手編輯了一本巨大的詞源百科全書《詞源學》（*Etymologies*），並在第四冊中討論了一些醫學名詞，可惜的是有許多錯誤和牽強之處。他在描述齒列時，曾使用 *praecisores* 一詞來稱呼門牙，因為此乃聖奧格斯丁（Saint Augustine）所定義的名詞。他重蹈亞里斯多德男人三十二顆牙齒，女人三十顆牙齒的錯誤觀念。此外，他也錯將牙齒的形成當成是發源自牙齦。

在英格蘭，可敬的比德（the Venerable Bede，西元六七三～七三五年）寫了一部關於基督教會歷史的書，囊括了盛行於當時的醫學治療的諸多討論。他提到牙痛的治療，大部分採用許多藥物的混合劑。他也提到了自舌下靜脈放血，是治療牙痛的一種手段。

溫地辛（Vindician）完成於西元七世紀的著作中，則重提了希波克拉底的教條，認為牙痛是源自於頭部並向下傳至牙齒，最後到達牙根。他重述了幾種牙痛的「療法」，其中包括天仙子（henbane）根、以醋烹調蘆筍、蕁麻（pellitory）以及將常春藤汁滴入耳朵等。的確，那個時期的多數醫學療法都是從草藥、青草、根及植物其他部位延伸出來。因此，列舉植物的療效、使用方法、製備及如何投藥等植物性藥學（botanicals）就成為醫學書籍的主流。

然而，此時的病患也對巡迴外科醫生及江湖密醫（mountebanks）所提供的驚奇治療、聖物的治療力量、神聖祈求的禱告及驅除最初致病的邪魔等倚賴日深。傳染病大肆流行之際，大批民眾在半夜中倉皇湧向教會，祈求天主保佑。這種情形就像時光倒流，讓人聯想到早期希臘人的「神廟睡眠」療法。

因為外科手術充滿著致命性的危險性，自然民眾會避之唯恐不及。如果有外科醫生貿然為統治者施行手術卻沒辦法治癒疾病時，負責操刀的就難免一死。由於小小的手術也經常傳出死亡案例，導致教皇格列高利二世（Pope Gregory II）寧願訴求祈禱及忍受疼痛，也不願貿然開刀。甚至連拔牙也是能免則免，除非別無他法，而且牙齒已經鬆動時才會加以考慮。有位七世紀姓名不詳的作家曾提到有個病人在拔除一顆堅固的牙齒後死去，認為這是因為牙齒與腦部、肺部的「連接」被切斷所致。

當時牙科醫療最重要的文獻出自德國賓根（Bingen）一位女修道院院長聖希爾德加德（Saint Hildegard，一〇九九～一一七九年）之手。以德語命名的《身體》（*Physica*）一書，記載著植物、食物及礦物的各種療效。她對牙齒的知識全來自亞里斯多德學派，因為她提到之所以會牙痛，是因為供應牙齒的動脈中流著會引發蛀牙的血液。同時她也提到牙蟲，主張以燃燒的龍舌蘭（aloe）和沒藥（myrrh）的煙來燻離。聖希爾德加德列舉了許多牙痛的療法，包括使用龍葵（nightshade）和苦艾（wormwood）等植物製成的混合劑漱口。使用許多方式製備的糊藥可用於顎部，她也建議可以用燃燒的鹽和骨粉來治療鬆動的牙齒。

聖希爾德加德相信簡單的預防措施，堅持說牙蟲的滋長是因為沒有使用清潔的水漱口所致。因此，她建議每天早上起床後漱口一次，而後在一天之中漱口數次，以確保牙齒健康。她在口腔外科方面，唯一提到的就是以柳葉刀割開牙齦的膿腫，以利膿腫排出而已。

那不勒斯（Naples）附近的海邊小鎮薩勒諾（Salerno），中古世紀的醫學思想與醫療正在進行最初期的蛻變。十世紀時，成立了教授醫學知識和研究的獨立學校。這些學校的解剖課程是以研究豬為主，生理學則以蓋倫的學說為重，不過對於疾病的研究，乃試圖以簡單易解和理性的方式進行。薩勒諾的大師們率先將醫學視為科學的分支，而希臘、阿拉伯、猶太和拉丁這四個主流文化也促使了學校的設立。最早期的薩勒諾醫學文獻是由羅馬作者及偽作者所編輯的原始拉丁文著作。薩勒諾最富創造力的作家之一是亞佛利肯納斯（Constantinus Africanus，一〇二〇～一〇八七年），他聲稱他擁有早期的著作，但他也建立了似乎是源自阿拉伯世界的新醫學知識。

圖爾會議的敕令

在義大利，十二世紀的醫學正逐漸脫離黑暗時期而往前邁進。但當教會限制僧院執行醫療時，醫學卻又倒退了一大步。在中世紀的初期，醫療的執行幾乎為猶太教與回教醫生所主導，但這些醫生全部都是古代醫學的繼承者，其他的專業醫療者只有旅行巡迴的醫生，這些人通常是江湖郎中和騙子，教會神父對他們的行徑強烈表達不滿。神父認為透過祈禱來治病，效果又快又好，切勿相信異教徒護身符的治療神力。慢慢的，修士也開始執行起醫療行為而忽略了他們應負的牧師職責，因此教會開始明令限制這些非宗教的活動。最初的兩項命令分別於一一三〇年在克萊蒙特（Clermont）及一一三一年在萊蒙斯（Rheims）所頒布，拉特蘭會議（Lateran Council）則在一一三九年發布了第三項命令。一一六三年在圖爾（Tours）發布的最重要官方敕令，嚴禁修士執行外科醫療。

希波克拉底以及在他之後的希臘與羅馬的醫生，都將外科手術視為正當合理的一種醫療方式，一種可以確認診斷和治療內部疾病的工具。阿拉伯人重新詮釋了蓋倫的名言：「外科手術是唯一的治療方式」，將外科視為醫學的獨立部分。阿拉伯人認為碰觸人體是不潔的，這個觀念根深柢固，更不用說要切入身體的治療方式了。此外，可蘭經的經文也禁止解剖，因此這些批判蓋倫的阿拉伯醫生以此教條主宰了中世紀的醫療。當圖爾會議（Council of Tours）宣稱流出的血液不見容於牧師的神聖教堂時，效力無遠弗屆，穿越過僧院之牆。從此以後，所有的外科醫生（不只是那些技術不好，四處遊蕩的外科醫生而已，還包括優秀的同僚在內）的地位一落千丈，遠遜於一般醫療的從業人員。此外，新興的醫學校教職員們又無法扭轉此一不幸的態度，使得內科與外科的分裂日漸加深，對醫學的發展也造成了莫大的傷害。

圖44（見60頁）
理查（Richard of Acerra）在一一九四年那不勒斯圍城（seige of Naples）時受了傷，上圖取自彼得（Peter of Eboli）*De rebus siculis carmen*（約一一九六年）一書插圖，可以清楚看出箭仍插埋在臉頰上，並由一名外科醫生及兩名攜帶膏藥及包紮用品的護士治療。因為臉部及口部都沒有盔甲防護，所以這兩個部位的外傷在中世紀的戰場上堪稱司空見慣。
伯恩（Bern），柏格圖書館（Burqerbibliothek）

44

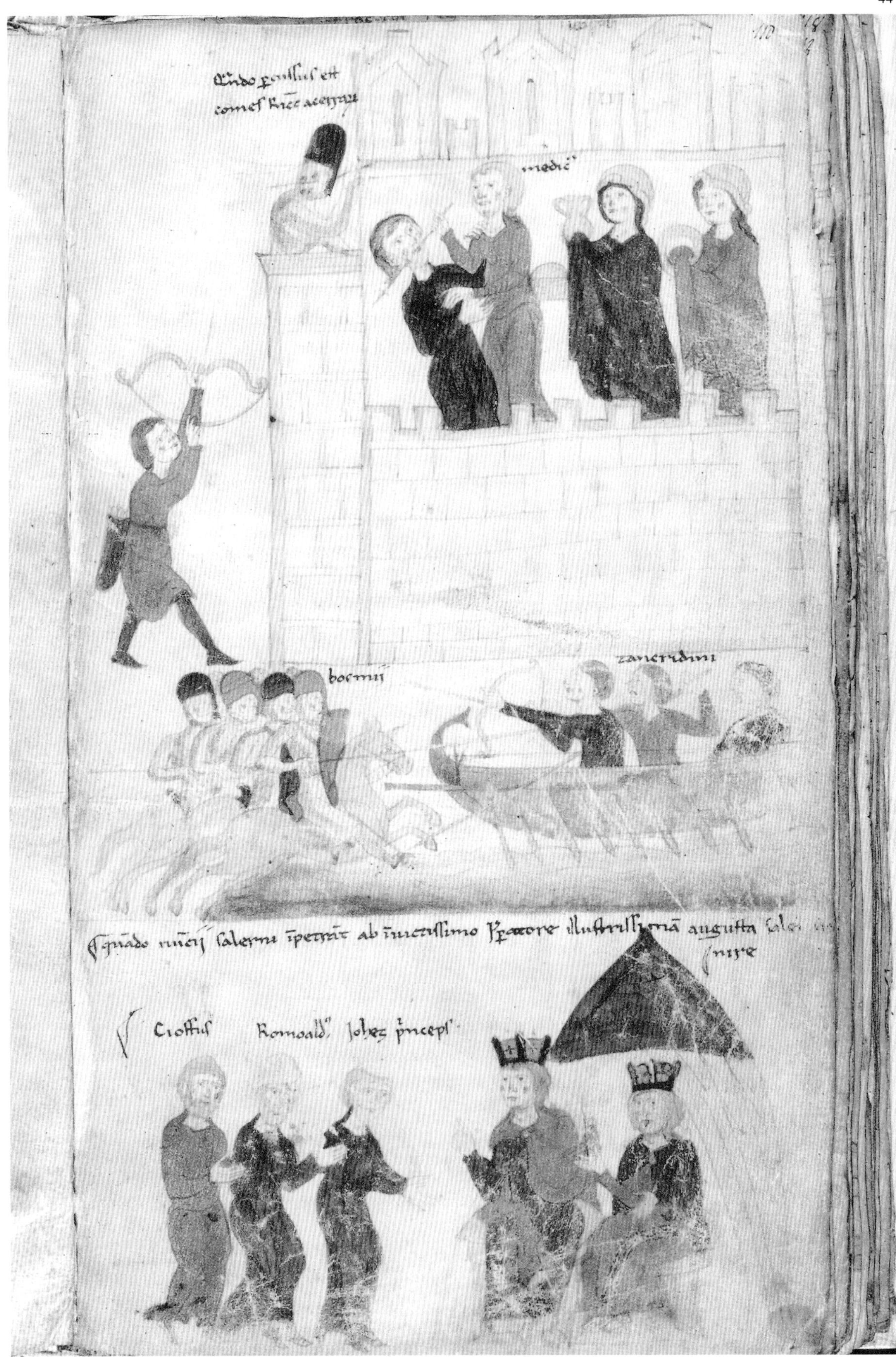

45

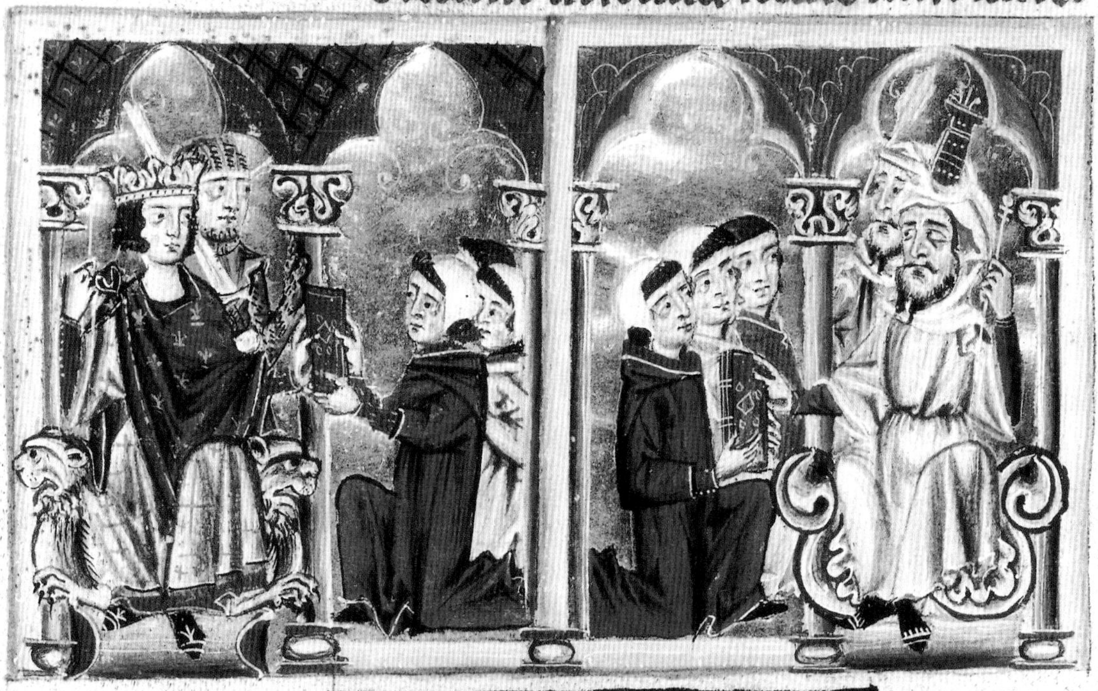

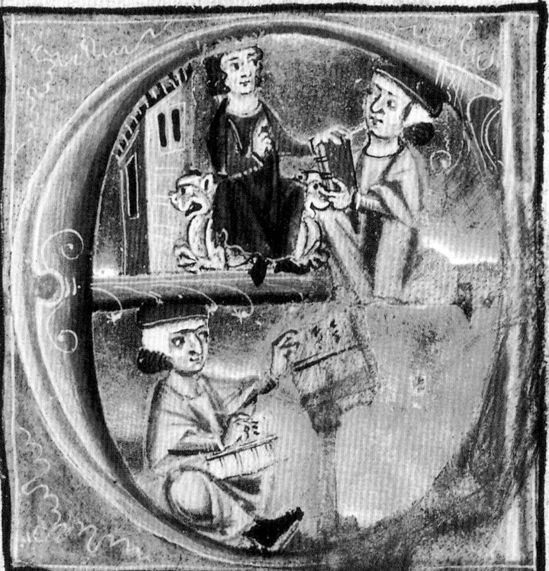

圖45　一二六六年到一二八五年統治雙西西里王國（Kingdom of Two Sicilies）的查理一世要突尼斯（Tunis）王子交出阿拉伯醫生拉吉斯（Rhazes）所寫的手稿，這三張圖即描寫手稿被翻譯及交付的情形。右上圖：王子將手稿交給三位那不勒斯的使者；左上：使者呈交手稿給查理一世；下：在開頭字母E的上半部，查理一世將手稿交給猶太學者沙利姆（Faraj bin-Salim），下半部是沙利姆正埋首翻譯的情形，他後來將譯好的書命名為《編纂》（*Liber continens*）。巴黎，國家圖書館

46

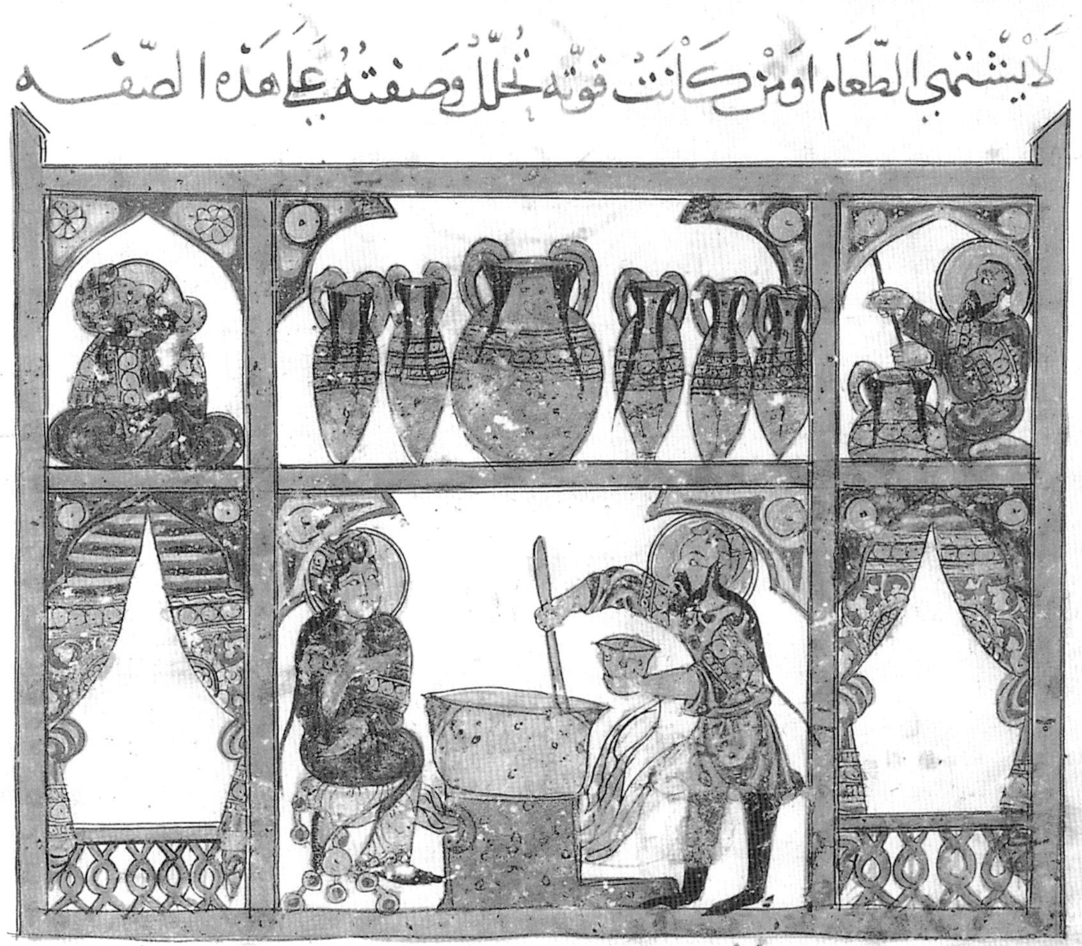

圖46　十三世紀巴格達學校的藝術家為第奧庫里德《藥材》（*Demateria medica*）一書所繪的插圖，描寫的是當時的藥房。上圖中，藥師正在調製一劑含有蜂蜜的處方，而顧客就在一旁等待。
紐約大都會藝術博物館，一九五七年伯內特（Cora Timken Burnett）遺贈

第五章 回教世界

歷經了貝都因人（Bedouin）的混亂與動盪之後，身為回教領袖先知穆罕默德的繼承者，哈里發（回教國王）奧瑪（Omar）努力要將回教結合成一支戰鬥力量，並於西元六三五年左右崛起於阿拉伯半島。此後，世界的政治、文化和學問都有了重大變化。七世紀末，中東和北非的所有地區，以及大半個西班牙就都臣服在回教的統治下了。

阿拉伯的學術

在早年的征服與轉變中，定都於大馬士革（Damascus）、宿命又迷信的伍麥葉（Umayyad）王朝的國王，完全忽視了所有心靈上的事物。不過，到了八世紀中葉，以巴格達為首府的阿拔斯（Abbasids）王朝，卻成了學習的搖籃與重鎮，科學與醫學在東方的回教世界蓬勃發展。

西元七五六年，拉曼（Abd-er-Rahman）建立了西方的回教王國。他是伍麥葉王朝的後裔，為了逃避親族追殺，流亡到了西班牙。並以西班牙的哥多華（Córdoba）為根據地建立起了自己的王朝。十世紀時，哥多華已是全歐洲最文明的城市，擁有七十座圖書館、九百間公共澡堂、五十家醫院及一所出色的大學。

此時所謂的阿拉伯作家，指的是使用伊斯蘭混合共通語言寫作的那些人。其中多數在波斯或西班牙出生，且大都為猶太教徒。他們最大的貢獻是將古典作家，如亞里斯多德、蓋倫（Galen）及普林尼（Pliny）的作品保存下來，並翻譯成阿拉伯文及希伯來文。最早期的歐洲醫學院，例如義大利的薩勒諾（Salerno）、法國的蒙特佩利爾（Montpellier）都以這些作品為教科書。後來，這些教科書又從阿拉伯文或希伯來文重新譯回拉丁文。事實上，如果沒有巴格達回教王朝的幫助，鼓勵將希臘作品譯成阿拉伯文，並視之為一項最重要的知性冒險的話，那麼大多數古典時期的知識都會隨著歐洲的「黑暗時期」一起消失無蹤。

與伍麥葉王朝截然不同的是，偉大的阿拔斯王朝的國王拉希德（Harun al-Rashid）。他熱衷學習外國知識，也鼓勵學者將希臘、羅馬、波斯、亞述及印度的作品譯成阿拉伯文。西元七九一年，他發函所屬的各省省長，命令他們獎勵人民學習，舉辦國家考試，並且對於通過考試的學生提供財物上的有形獎賞。他還指定了一位敘利亞基督教徒馬梭亞哈（Yuhanna ibn-Masawayh）將古代醫學教科書譯成阿拉伯文。此外，著名的書籍編纂者伊沙克（Hunain ibn-Ishaq，約西元八〇九～八七七年），則將希臘的蓋倫、歐里巴席爾斯（Oribasius）、艾吉納的保羅（Paul of Aegina）、第奧庫里德（Dioscorides）、希波克拉底、柏拉圖、亞里斯多德及阿基米德等人的科學及醫學著作及舊約聖經譯成了阿拉伯文。

雖然整體的伊斯蘭文獻對於健康和醫療的貢獻相當廣泛，但針對牙科的專業著作卻付諸闕如。此一時期，大多數的醫學著述都只是彙編古代的作品，然後再補入當時基於經驗和實際醫療的觀察所得。年代最久遠的殘籍是成書於西

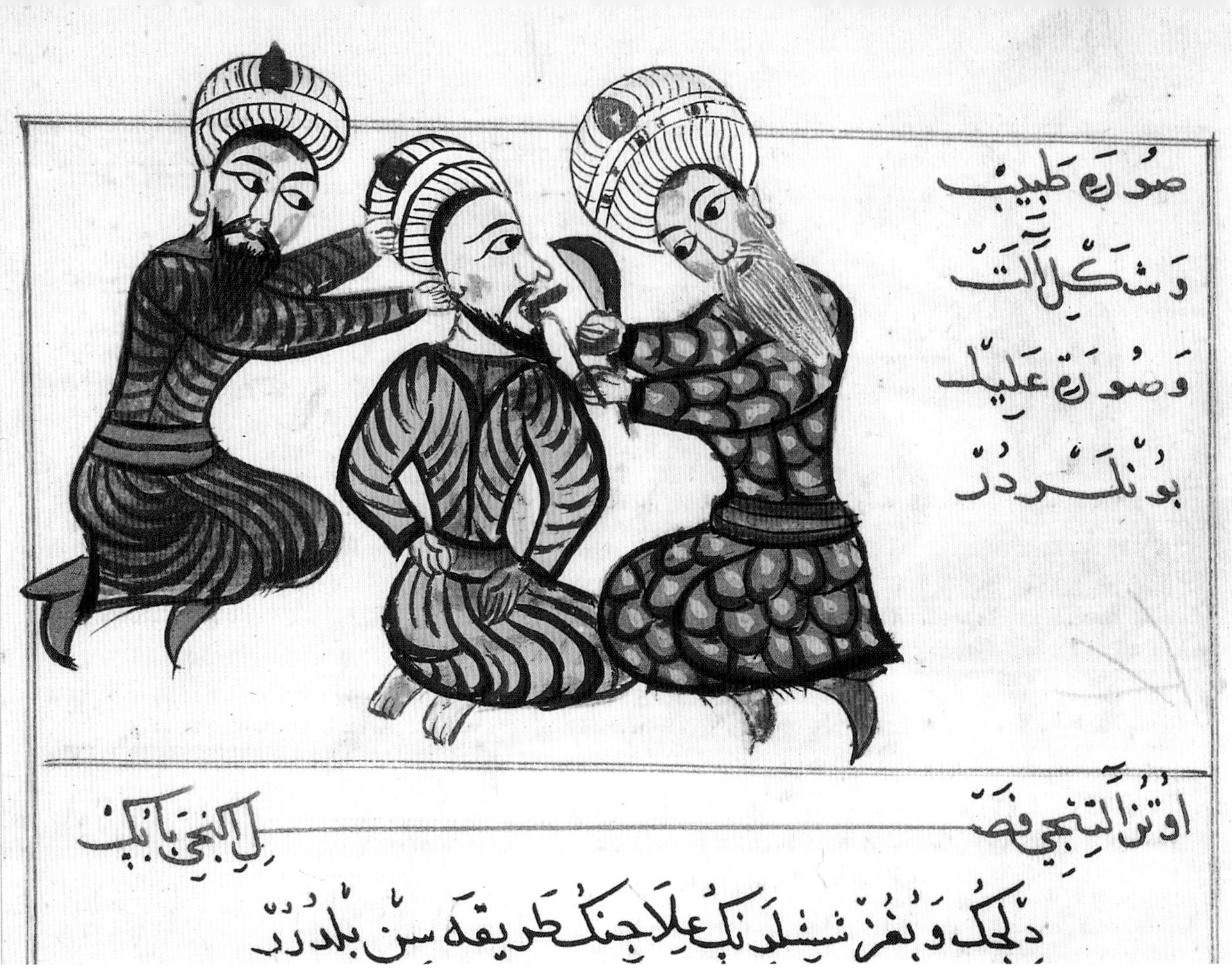

圖47　阿拉伯的外科醫生正在摘除病人舌頭的囊腫。巴黎國家圖書館

47

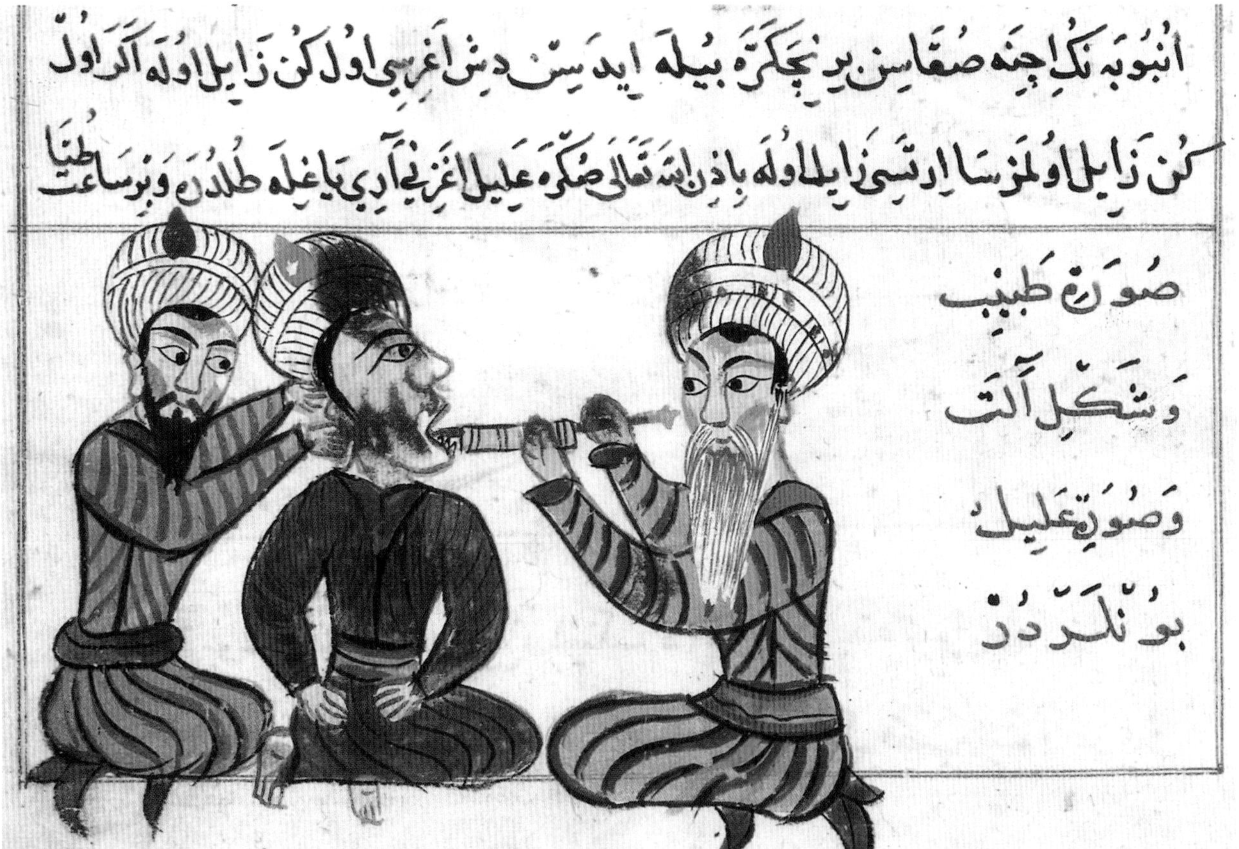

圖48　阿拉伯牙醫生利用保護管來施行用酸燒灼牙髓的療法，取自十二世紀波斯手稿的土耳其譯本。巴黎，國家圖書館

48

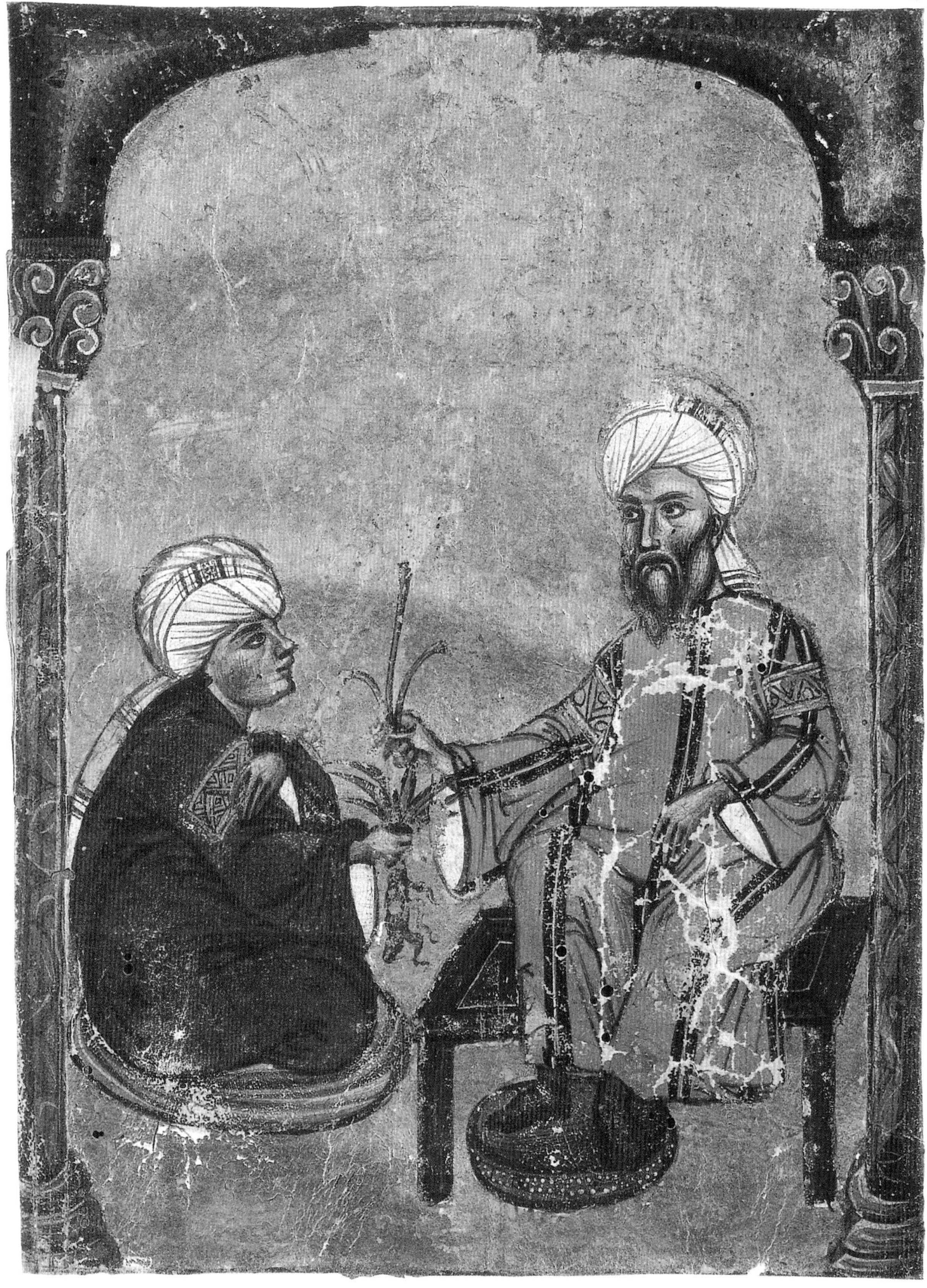

圖49　十三世紀某位拜占庭藝術家的作品，可能是今日的伊拉克或敘利亞人，畫中羅馬藥草醫生第奧庫里德（Dioscorides）正與學生討論藥用植物。阿拉伯的療法非常仰賴藥物，因此第奧庫里德完成於一世紀的植物誌《藥材》（*De materia medica*）就成為研究的對象。
伊斯坦堡，托加比．沙拉伊博物館（Topkapi Sarayi Museum）

元八五〇年的《智慧的天堂》(*Firdaus al-hikma*或*Paradise of Wisdom*),作者是塔百里(Ali ibn-Sahl Rabban at-Tabari)。該書只是簡短地提到了牙齒的起源、口臭的治療及牙膏的處方。直到十世紀,才有四位回教醫學界的傑出人物撰寫與口腔學有關的著作。

拉吉斯

西方世界稱為拉吉斯(Rhazes)的艾卜伯克爾(Abu-Bakr Muhammad ibn-Zakariya al-Razi,西元八四一~九二六年)著作頗豐,不過大都已佚失,僅部分被翻譯。其中最偉大的著作就是《編纂》(*Liber continens*或*Kitab al-Hawi*),這是古典作品的選輯,另外也增補了他個人以及當代同業的觀察所得(見圖45,61頁)。此書對於七世紀到十世紀期間,回教世界的牙科發展有一番精彩的觀察。至於拉吉斯獻給波斯王曼蘇爾(Mansur)的著作《獻給曼蘇爾王的醫書》(*Kitab al-Mansuri fial-tibb*或*The Book of Medicine for Mansur*),可能是第一本從古代開始詳盡探討牙科解剖學的專著。拉吉斯正確辨識了個別的牙齒和下顎的運動模式。

拉吉斯對於牙科治療的概念,大部分是原始的,許多療法毫無價值,例如他將各種藥酊徐徐滴入耳朵,用以預防牙痛;他用套管(cannula)或小管(tube)的紅熱燒灼法治療牙痛,以及採用煙燻法及使用沸油來治療齲齒。如同當代多數人一樣,他也提倡使用明礬和乳香製作填充物,並堅信收斂劑可以使鬆動的牙齒變牢固。他強烈反對拔牙,但若無可避免,他建議先在牙齒周圍塗上砷劑,以鬆動牙齒。

阿里・阿巴斯

拉吉斯逝後不久,另一位波斯醫生阿里・阿巴斯(Ali ibn'l- Abbas al-Majusi,卒於西元九九四年)出版了一本在西方世界極有系統的著作《皇家之典》(*Royal Book*),書中涵蓋了阿拉伯醫學的全部範疇,還有專章探討牙齒疾病。他同樣也主張以紅熱針的燒灼術來治療牙痛,當此療法無法緩解疼痛時,他建議拔牙。

阿布卡西斯

西方回教王國裡最偉大的醫生是阿布爾・卡西姆(Abul Kasim,原名是abu-al-Qasim Khalaf ibn-'Abbas al-Zahrawi), 西方人稱為「阿布卡西斯」(Albucasis,見圖50)。他於西元九三六年生於哥多華(Córdoba),並在此接受了大學教育及擔任教職,他後來成為伊默・哈卡姆二世(Emir Hakam II)的御醫,並撰寫偉大的著作《方法論》(*Al-Tasrif*),為醫學和外科的百科全書,也是第一本詳細描繪上百種外科器械並加以詳細載明用途的醫學專著。《方法論》部分被擷取譯為拉丁文的《外科》(*De chirurgia*)一書,使他一時名聲大噪,被公認是第一位重要的口腔外科醫生。

阿布卡西斯對牙科的貢獻是他一生中最偉大的成就,他已經了解到牙齒上

50

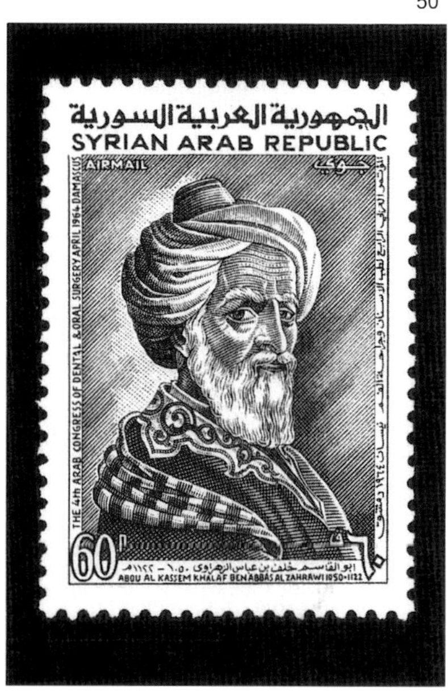

圖50　一九六四年發行的敘利亞郵票,紀念第四屆阿拉伯牙科與口腔外科醫師大會,表揚十世紀偉大的阿拉伯外科醫生阿布卡西斯。

的牙結石是導致牙周病的主要原因，同時提出刮淨牙齒的明確指導，並描述自己設計的器械以資使用（見圖51）。以下引文摘錄自〈論牙齒刮除〉一章，說明了此治療的重要性。

有時在牙齒的內外側表面和牙齦底下，沉積著外觀醜陋、呈黑或綠或黃色的粗糙鱗狀物，經常腐爛至牙齦，經過一段時間，牙齒呈現裸露。此時你必須將病人頭部置於你的膝部，以便刮除牙齒和大臼齒，將附著在牙齒表面的硬殼物或類似沙子的東西去除，直到沒有任何東西殘留，以及所有顏色（不管黑、綠、黃或其他顏色）都已消失為止。假如第一次即已徹底清除，那最好不過了。如果不然，那麼要在次日或第三日，甚至第四天不斷重複清除，直到獲致預期目的為止。

圖51　取自阿布卡西斯《方法論》十二世紀的拉丁文譯本，此頁介紹的外科儀器包括牙科剝器（dental scaler）、插管（cannula）及酷似人臉的燒灼器（cautery）。
班柏 （Bamberg），斯塔阿茲圖書館（Staatsbibliothek）

51

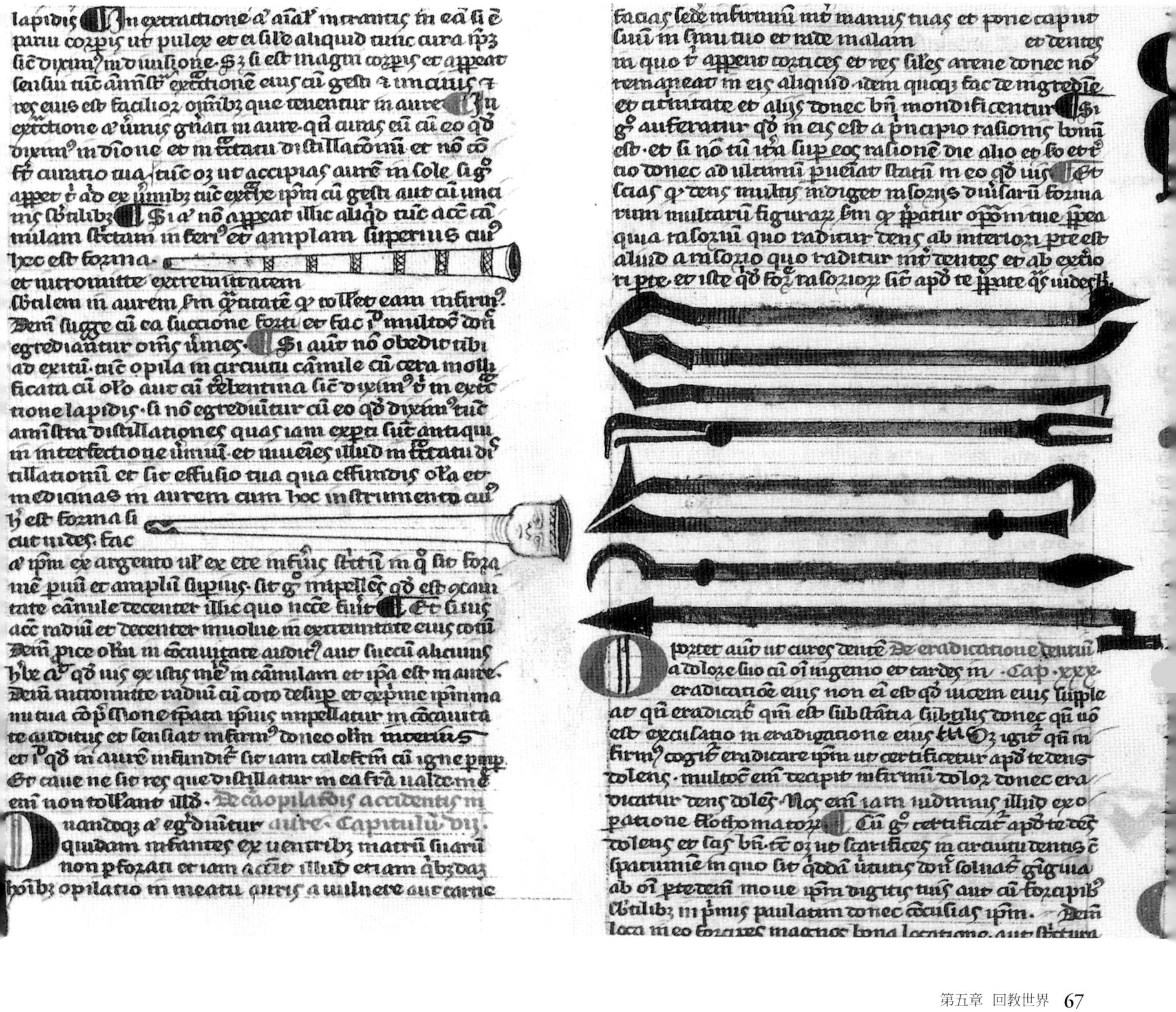

阿布卡西斯建議在做拔牙決定時，要緩慢慎重其事，「因為這是非常高貴的器官，一旦牙齒沒有了，將無法以任何完美方式補充之。」他對拔牙的方法學（methodology）貢獻極大，他還警告說：「在最初時，要盡力診斷是哪一顆牙齒發生毛病，因為病人經常為疼痛所蒙騙，並要求拔除。事後證明是完好的牙齒（他說這種情形經常會發生在當一位理髮匠是外科醫生時）。」接著他建議說：

> 必須以一足夠強韌的小刀，將牙齦自牙齒分離，再以手或輕巧的拔牙鉗溫和地搖動牙齒，直至鬆動為止。然後外科醫生將病人頭部夾在自己的膝部之間，使用強而有力的拔牙鉗，將牙齒以直線方向拔出，如此可避免夾破牙齒。……倘牙齒已腐蝕成中空，就必須以絨布填充蛀洞，再以探針尖端將內側塞緊，這樣在施壓力於器械時，牙齒不致破裂……因此，必須避免如理髮匠之無知與莽撞，因為在他們的冒失魯莽中，不會遵守上述原則，經常造成病人極大的傷害。其中最小的傷害是拔斷牙齒，將殘根留在齒槽中，或是在拔牙的同時，也一同將上顎骨的一部分摘除，這是作者本人經常會碰見的。

52

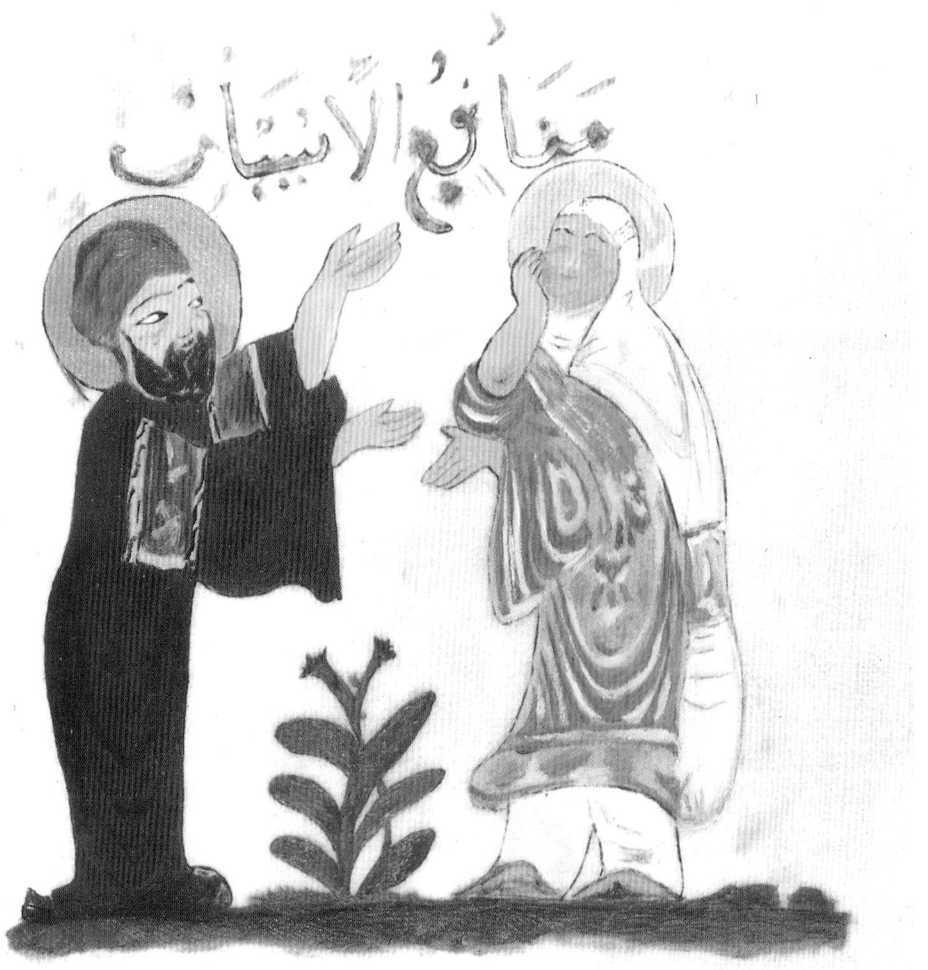

圖52　此為已經佚失的十三世紀阿拉伯手抄本的卷頭插畫，畫中所示是牙醫正在照料牙痛的病人。他用以減輕疼痛的處方，就是長在他腳旁的藥草。

53

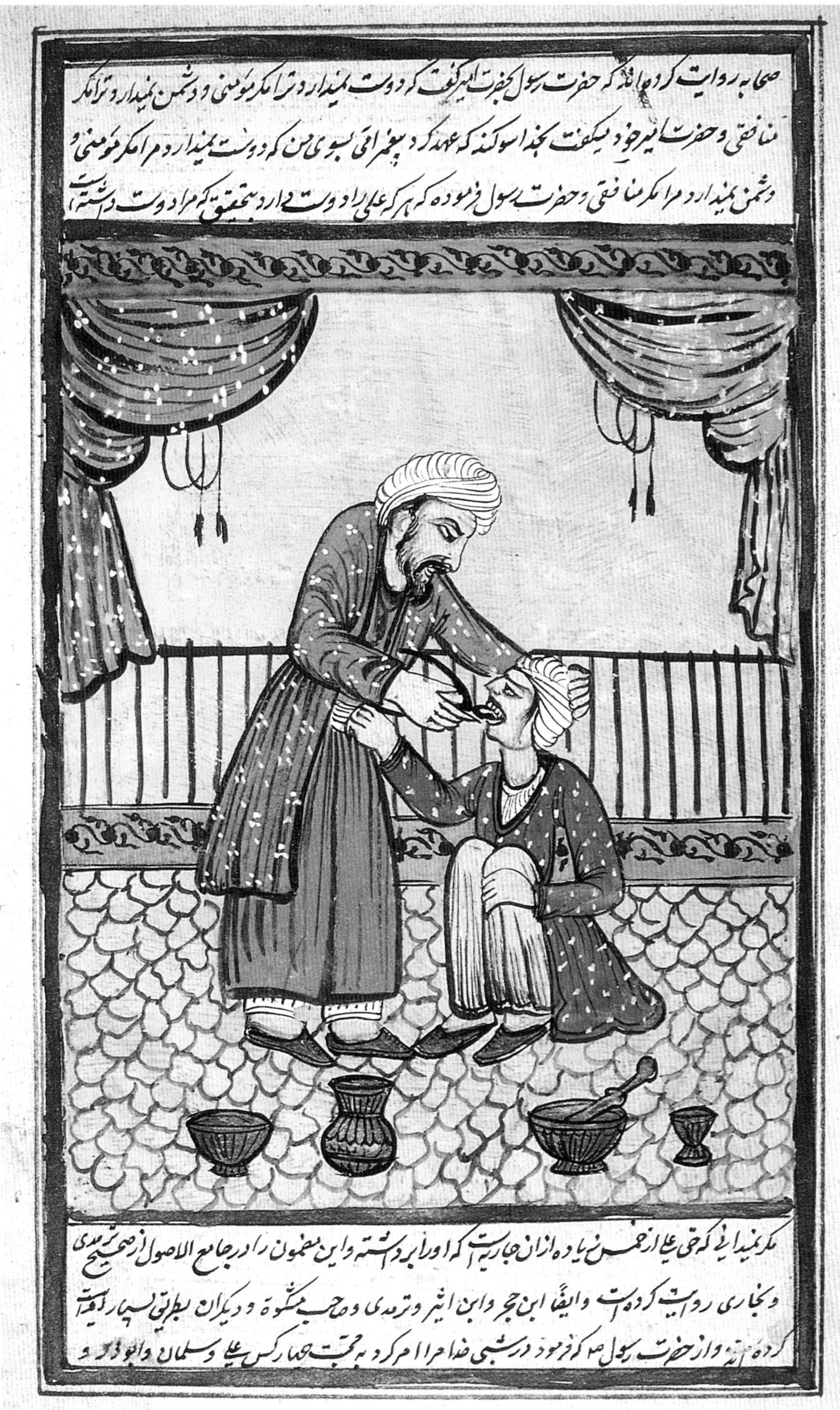

圖53　十八世紀末葉的波斯牙醫師正在拔牙。這幅手繪圖上的文字摘錄自可蘭經，文中強調要仁慈對待同胞。

上文提供了相當有趣的資訊，讓我們得知當時提供牙科服務的醫療執行者有哪些類型，文中提到的包括了理髮匠（可能也是江湖庸醫）和訓練有素的外科醫生或內科醫生。

阿布卡西斯還建議為鬆動的牙齒進行結紮，甚至更進一步建議要將已脫落的牙齒再植回，並將之緊綁於鄰牙固定。他也建議當牙齒脫落後，應以牛骨所製成的人工假牙固定在完好的牙齒上，以代替缺牙。

這位偉大的內科醫生還有另一項不凡的貢獻，那就是描述了以外科手術摘除疣（epulis）。他說：應以「鐵鉤鉤住或以鉗子夾住，自根部切除，讓膿或血液流出。」然後在傷口上撒上止血藥粉。阿布卡西斯還說，倘若切除後復發，應該採用燒灼方法，如此將不再復發。

阿維森納

伊斯蘭最偉大的內科醫生之一是阿里・胡笙・辛納（abu-'Ali al-Husayn ibn-Sina，西元九八〇～一〇三七年），西方人一向稱他為阿維森納（Avicenna，見圖54）。他涉獵之廣之深令人難以置信，他是回教世界最偉大的智者，十歲精通可蘭經，緊接著又吸收了邏輯科學，也拜讀了歐幾里德及托勒密（Ptolemy）以及幾乎所有對他有所裨益的文獻，誠如他在自己的傳記中所言，他在十六歲時已完成了醫學研究。他說：「醫學並非一門困難的科學，我在極短的時間內即已精通。」二十一歲時，他已完成了一本除了數學之外，囊括所有其他科學的百科全書。

他的作品數量驚人，據說每天傍晚都可寫上五十五頁。在所有著作中，最有名的是《藥典》（*Al-Qanun*或*The Canon*），可能是有史以來最知名的醫學教科書，為他贏得了「醫學泰斗」（prince of doctor）的美名。

不過，在牙科治療上，阿維森納卻鮮有創新。他強調了保持牙齒乾淨的重要性，為達到此目的，他建議可用海泡石（meerschaum）、燒過的雄鹿角、鹽以及燒過且磨成粉的蛇殼來製成多種牙膏。他討論到萌牙時，建議在萌發困難的病例中，使用脂肪和油以及野兔腦或母狗奶塗抹在牙齦上。

阿維森納仔細檢視造成牙痛的病因，在他的教科書中，我們發現他也提到了牙蟲。對此他採用煙燻法：「以一份天仙子（henbane）、一份韭蔥之種子及二個半的洋蔥混以山羊脂，揉至均勻；再由這糊狀物製成每粒重一個第漢(dirham)的藥丸。在病人頭部上蓋住漏斗，燃燒藥丸。」

他建議使用銼刀來磨短過長的牙齒，以及使用砷劑治療牙齦瘻管（fistula）及「惡臭潰瘍」。阿維森納在其著作中，對此做了許多討論。《藥典》中最有意義的一章是有關顎部骨折的治療。阿維森納強調，確定骨折是否正確復位非常重要，他說藉由觀察牙齒是否能夠正常咬合，可以看出復位情形是否理想。當這些都完成後，他建議在顎部、頭部及頸部做一種支持性的包紮，並沿著牙齒裝上輕巧夾板，固定牙齒。有必要的話，可以使用黃金線來增強繃帶的穩定性。此理性完美的步驟，發軔於十一世紀，與當今的治療大同小異，為中世紀末期的口腔外科醫生的治療奠定基礎。

54

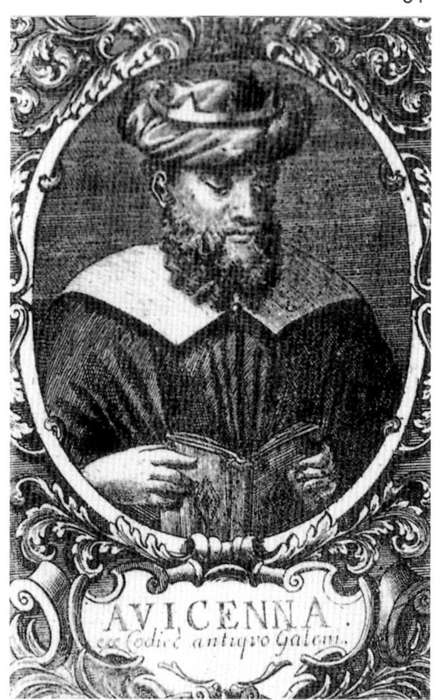

圖54　阿維森納（Avicenna）是回教世界最偉大的智者之一，著有《醫典》（*Al-Qanun*）一書，可能是有史以來最具影響力的醫學教科書。在其偉大的著作中，阿維森納廣泛地論述牙科疾病的治療。

55

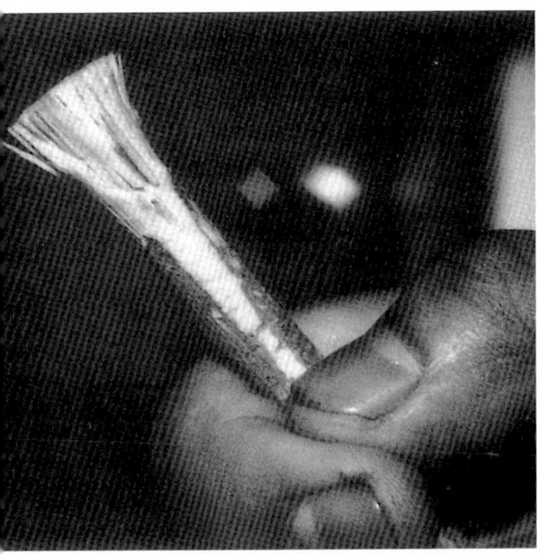

圖55　中東的傳統牙刷，是截取一種灌木樹枝泡水一天，將其纖維分開製成。

56

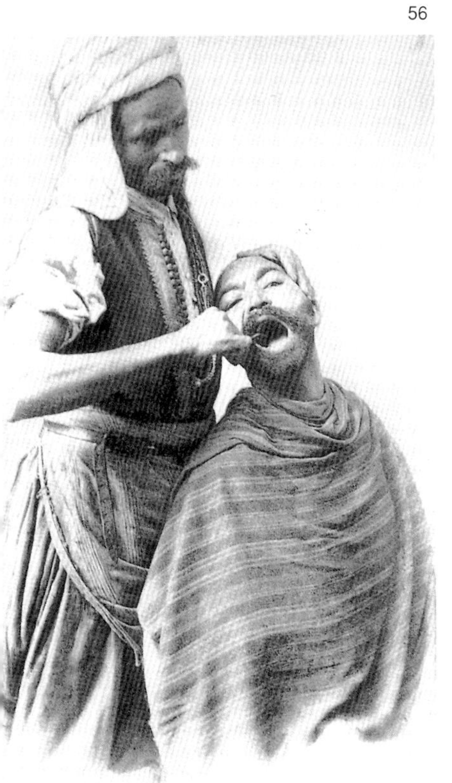

圖56　此為約一九一〇年的照片，一位阿爾及利亞的牙醫師，以一種叫做「鎖拔」（key）的歐洲器械幫病人拔牙。

藥理學與口腔衛生的進步

儘管有阿維森納等人的博學研究，回教世界對解剖學的研究依然毫無進展。可蘭經嚴禁解剖屍體反應了近東反對碰觸屍體的禁忌。此外，阿拉伯人厭惡血液，也使外科醫生不願施行外科手術。此一偏見擴及拔牙，除非萬不得已才會偶一為之。曾在一七〇〇年代前往中東旅行的一位英國醫生，就曾對回教世界解剖學知識的嚴重斷層而大感震驚。在與回教世界的醫生討論到他們的醫學教科書時，他扼要說到：「他們隨意改變了內臟的位置，變更了神經和血液的分布。當需要示範時，甚至還能創造出新骨頭。但此新骨頭卻未見於歐洲人的骨骼中。」

因為嚴禁外科，讓回教世界的醫生轉而探索其他療法，研究各種植物的醫療價值，進而累積了製藥學（pharmaceutics）的大量知識；此知識後來被併入西方醫學中。有些化學的基本觀念和阿拉伯語，比如說常被用來描述如酒精（alcohol）、鹼（alkali）、淨化物（alembic）和酊（elixir）等名詞在十字軍東征之後，即融入了歐洲的文明中。在阿拉伯的世界裡，藥學成為倍受尊敬的專業，獨立於醫學之外。早在十世紀，回教的藥學家已經經營了自己的藥店，配製醫生手寫的處方籤。

先知穆罕默德和口腔衛生

穆罕默德約於西元五七〇年在麥加出生。他將基本的口腔衛生引進阿拉伯世界，並將之納入回教規儀中。在可蘭經規定的勤務中，回教徒教人清潔身體和心靈的重要性。在祈禱之前，一天進行五次宗教沐浴是強制性的義務。此沐浴包括漱口三次或一天十五次！一位曾在一七〇〇年代晚期，短暫居住在敘利亞阿勒坡市（Aleppo）的英國人描述他到一戶回教人家作客的情形：「晚餐後，自餐桌起身，每個人都重新集合在睡椅前，等著水和肥皂來清洗嘴巴和手。」

穆罕默德也建議信徒，用一種稱為「席瓦克」（*siwak*或*misswak*）的天然牙刷（見圖55）來清潔牙齒。這是用細枝（含有碳酸鈉和單寧酸成分）製成，再搭配對牙齦有益的收斂劑。首先將一根直徑半吋的一種灌木的樹枝剖半，浸泡在水中二十四小時，直到纖細軟化分開，再剝除一部分樹皮，露出濃密、硬度適中的纖維。切除「天然牙刷」的磨損纖維，又有一把新牙刷可以使用。據傳，穆罕默德十分重視清潔牙齒，因此在其臨終前，床上還放著席瓦克樹牙刷，數分鐘後他才斷氣。

先知對於口腔衛生傳統的貢獻不止一端，還包括使用牙籤清除牙縫的食物殘渣以及用手指按摩牙齦等。時至今日，那些處理屍體的人，都要在食指上纏繞著一塊乾淨的粗布，在收殮之前小心翼翼的幫死者清潔牙齒。

穆罕默德時代許多口腔衛生的行為迄今仍傳承著，根據十九世紀一位回教的神學者阿巴丁（ibn-Abdin）的描述，下面五種情形仍然會用到席瓦克天然牙刷：（一）當牙齒變黃時，（二）當口腔的味覺改變時，（三）在任何時間的起床後，（四）祈禱前以及（五）沐浴前。

दाँत अच्छे तो सेहत अच्छी
दाँतों की सफ़ाई की जाती है
के दाँत निकाले जाते हैं

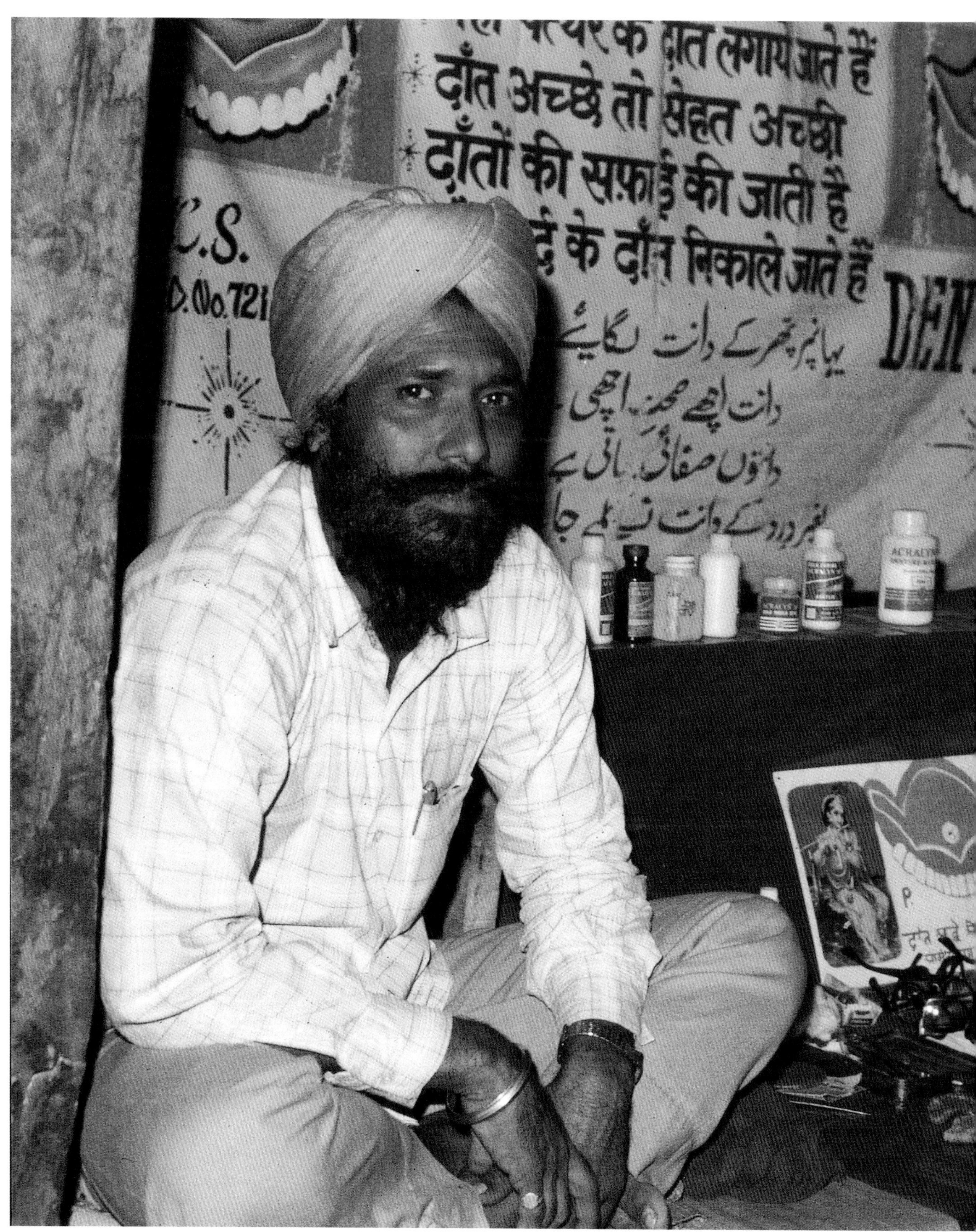

圖57　在阿木里查（Amritsar）的街道攤位旁，一位當代的印度牙醫師正在等待顧客。他的藥膏、藥劑、器械皆醒目地陳列於旁邊的架子上，而眼鏡亦為其營業項目之一。

57

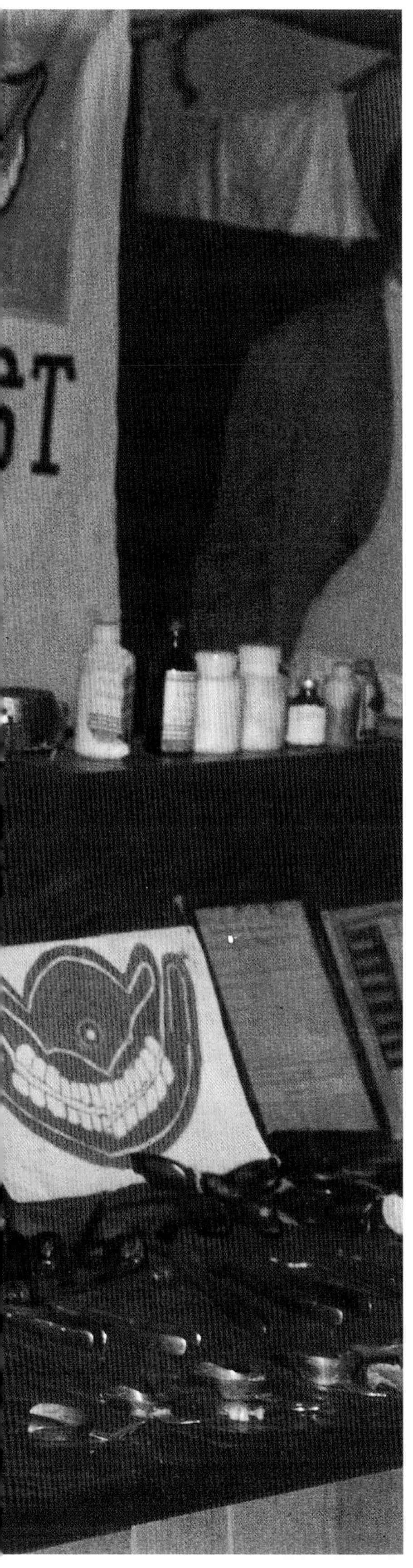

第六章 遠東

印度

西元前一五〇〇年左右，印度原住民受到來自可能是今日伊朗的遊牧民族亞利安人（Aryans）的侵略。他們被迫使用屬於印歐（Indo-European）語系（包括希臘語和拉丁語）的語言，後來發展出屬於他們的獨特語言，即梵語（Sanskrit），梵語的意思是「完美」或「優美」，意味著在其他的諸事物中，梵語是語言中的菁華。

征服者帶給他們重要的文獻是四冊聖書《吠陀》（*the Vedas*，吠陀源出於「智慧」，就如同梵語之醫生── *vaidya*，意思是「他知道」。）

第四本書是《阿闥婆吠陀》（*Atharva Veda*），這是一本魔法咒語的總集，代表著阿闥波僧侶的學問。做為此吠陀的指南，他們發展了一套醫學系統叫做「生命的科學」（*ayurveda*），並以成書於第一個千禧年前半期的兩本論著（以散文和詩寫成）為基礎。這兩冊偉大的論著所根據的材料可能是數百年前由兩名醫療人員所傳授，即撰述醫學的遮羅迦（Charaka）和撰寫外科學的妙聞（Sushruta）。

印度的醫學奠基在攜帶血液的七百條人類血管，除血液之外，還有類似於希臘醫學體液說的三項基本要素（doshas），即膽汁（*pitta*）、惰（*kapha*，類似黏液）以及最善變的風（*vayui*）。三者中的任何錯亂，都會導致疾病的產生。例如，顎部脫臼是因為空氣的入侵，而非過度張嘴所致。

除了這三個基本要素外，還有身體的許多界（*dhatus*），包括乳糜、血液、肌肉、脂肪、骨骼、骨髓、精液、尿液及汗，假若這些組成分子有任何一種超乎尋常的高或低，就會產生可資分辨的臨床症狀。

早期時，外科被視認為是醫學中最重要的分支，在「生命的科學」中則列為首位，並居醫學八部之首。爾後外科的醫療也因為反對處置死者及佛教的解剖禁令而發展受阻，其領域遂分為*salya*及*salakya*兩個部分，前者主要致力於清除異物（如木頭碎片、泥土、鐵和箭），後者則針對耳、眼、口、鼻及鎖骨以上之所有身體其他部位疾病之治療。

沒有任何外科手術的執行可以自外於宗教儀式的複雜系統。首先上天的預兆必須是有望的，接著以凝固的牛奶、米、飲料和珠寶供奉火神以取悅，最後病人朝東而坐，而外科醫生則朝西。

妙聞主張病人在手術前，應給予豐富的飲食及烈酒：「飲食的作用……是要維持體力……而酒的作用是令其對痛失去知覺。」不過，在進行口腔手術之前，病人要禁食。手術之後，醫生還要朗誦一系列的咒文：「願火神保護你的舌頭……願梵天及諸神保佑你……願你長壽……願你免於痛苦。」

在印度，就如古代世界一樣，牙科被認為是神授的。早在西元前五〇〇〇年的傳統中，太陽的孿生子艾斯溫（Ashvins）將其神聖的知識傳授給印爪（Indra），印爪再將生命科學傳給醫神馱那婆多利（Dhanvantari），他將真理之光

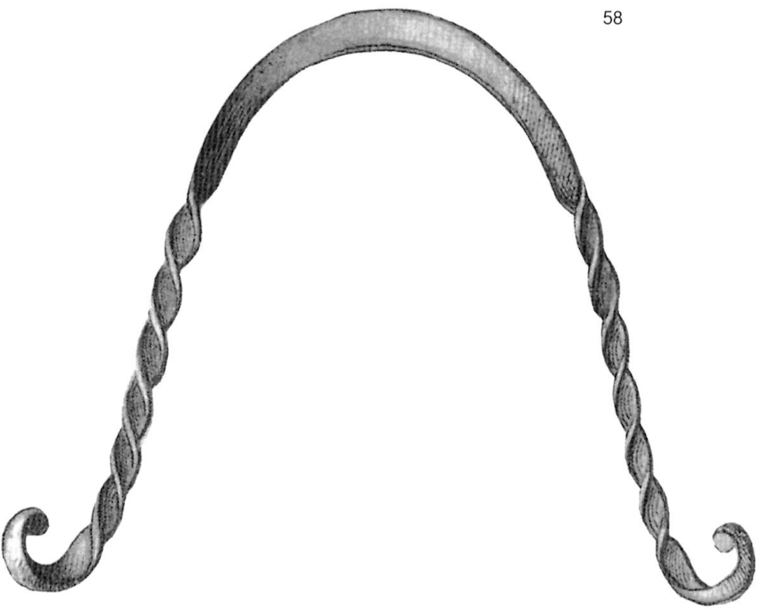

圖58　幾世紀以來，在印度日常的口腔衛生之宗教儀式，包括刮舌及刷牙。刷牙通常使用芒果樹之嫩枝，漱口則使用加入香料的清水。此為早期印度（Hindu）銀製的舌刮（tongue-scraper）。

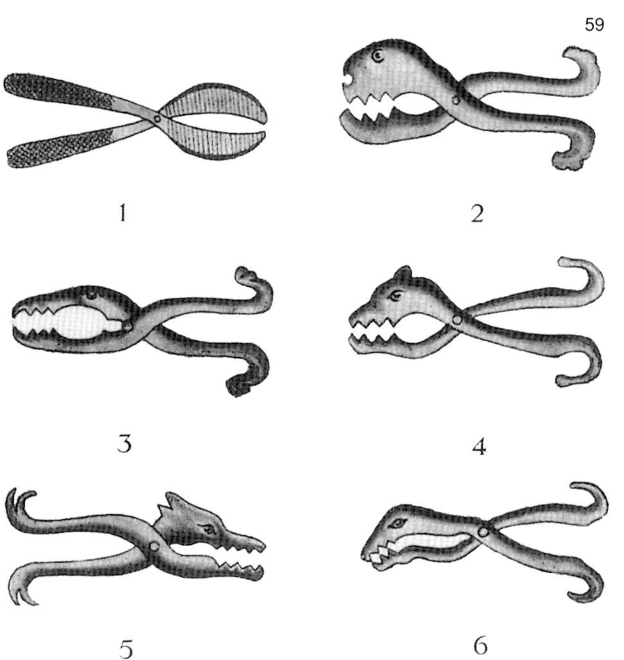

圖59　這些古印度的鉗子，每一個皆以動物之頭命名。例如第四支叫做「貓」（cat），第五支叫做「豺」（jackal）。這些鉗子不僅用以拔牙，還用在箭頭等異物的拔除。

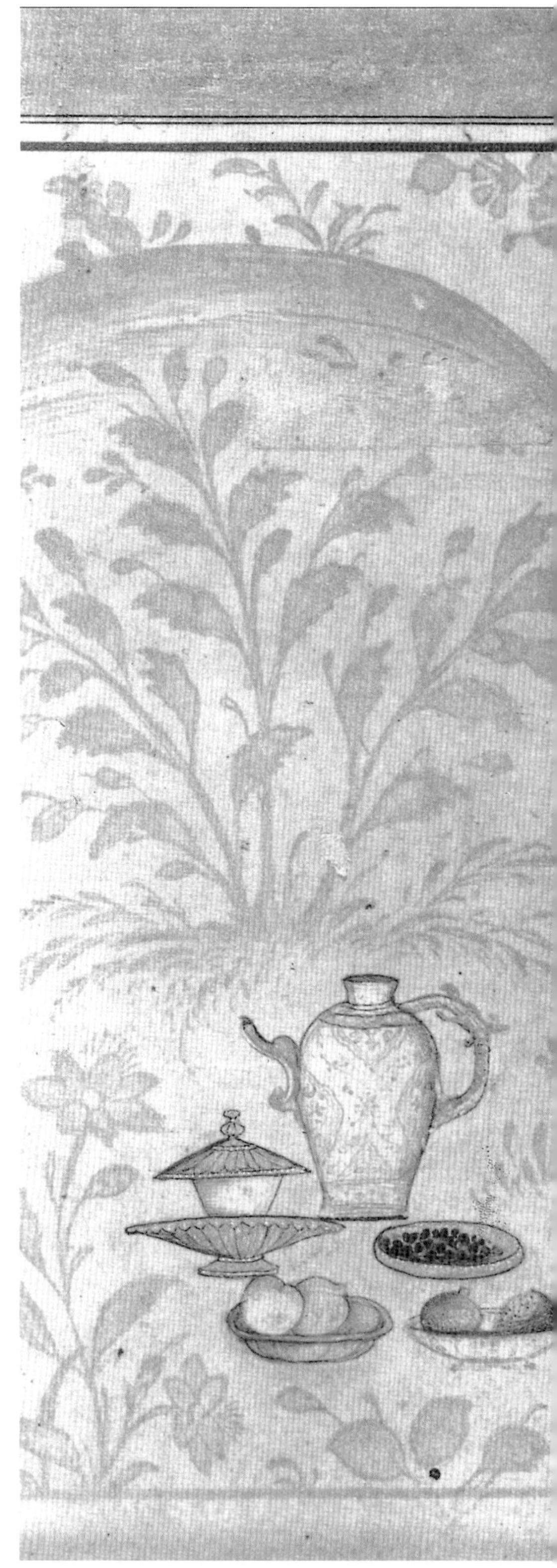

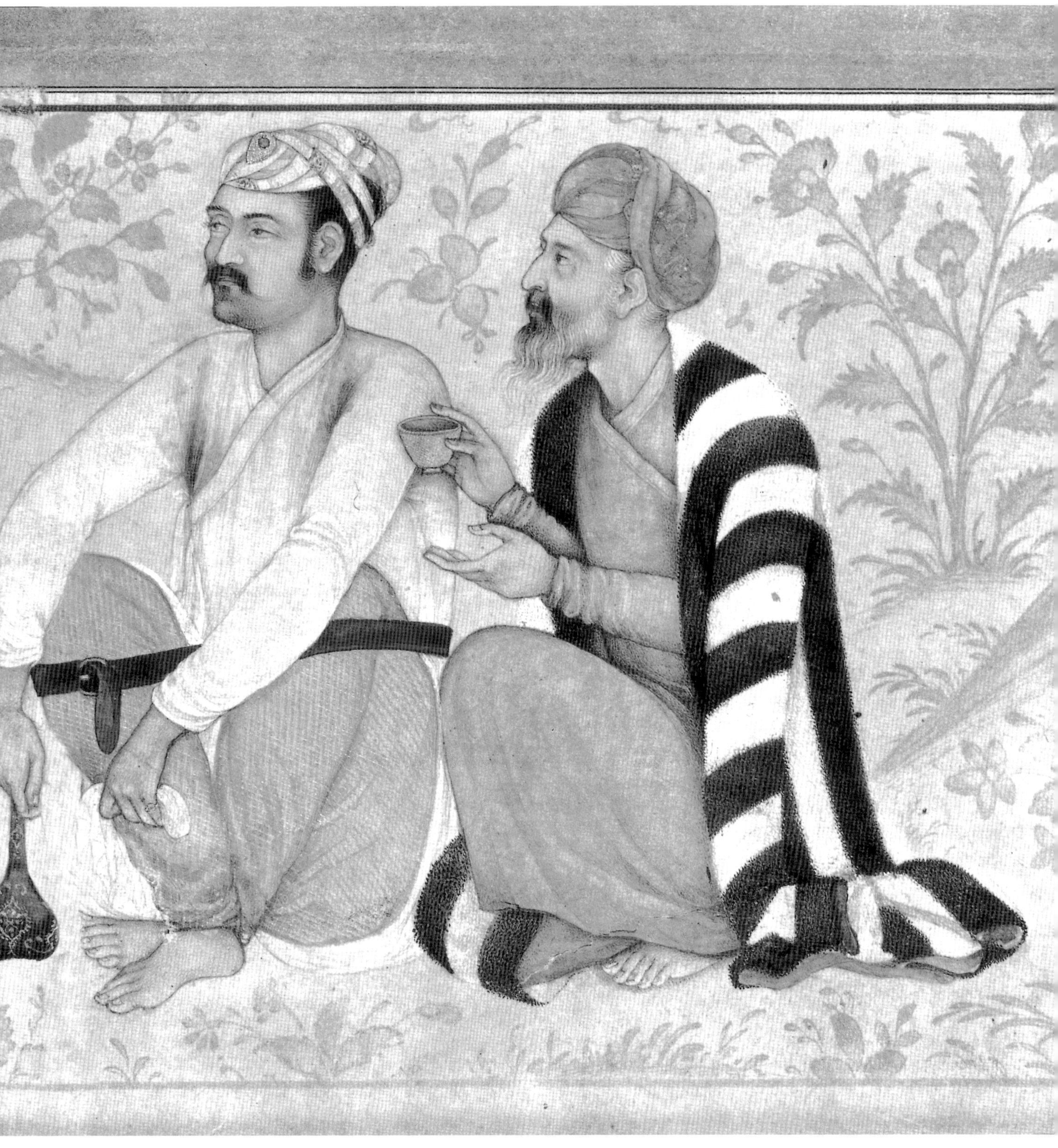

圖60　取自《詹翰格爾黏貼簿》（*Album of Jahangir*，一五九〇～一六一五年），描寫的是一位僕人正以甜食侍候蒙兀兒（Mughal）王子。印度上階層的高齲齒發生率都因為食物的高含糖量而引起。
洛杉磯郡立藝術博物館（Los Angeles County Museum of Art），The Nasli and Alice Heeramaneck Collection, 博物館協會購買（Museum Associates Purchase）

又傳給了妙聞及遮羅迦。

我們對早期印度牙科治療的大部分知識都來自於《妙聞全集》(*Sushruta Samhita*),妙聞主張割除「顎部肉瘤……顎部紅色腫瘤……及位於智齒上之腫瘤。」假如腫瘤長在牙齦或舌頭之上,則應以劃破(scarification)或燒灼而不用切除來治療。燒灼是經常使用的療法,特別是口腔疾病。外科醫生經常會使用一種特別設計的鐵器,並將扁平的卵圓形末端加熱燒紅。他們也使用加熱的液體,例如蜂蜜、油或蠟。

如同希臘的外科醫生,印度的外科醫生也建議使用水蛭來放血,因為「壞血會導致口腔疾病」。一次要放血的量是"*prastha*",也就是少許。

顎部骨折以複雜的繃帶包紮法治療,而下顎位移的復位方法如下:將繃緊的繃帶圍繞在下巴,並投予藥物以驅除邪惡的風。(在《妙聞全集》中,在一般有關脫臼的章節中並未討論到此療法,而是置於〈牙齒本身之疾病〉一節)。

上層社會的飲食中,富含著可發酵的碳水化合物,包括蜂蜜以及像無花果和棗子一類的黏性水果。因此,我們可以假設這一群人有高齲齒發生率。在印度文獻中,確實有許多治療牙痛的方法。治療牙痛的複雜處方很多,不過也包括其他療法,例如劃破、灌腸(enemas)和放血,以及使用洗口藥、藥膏、漱口藥、誘導噴嚏的物質(例如混合母牛尿的胡椒)及攝取可驅除壞風的食物。

婆拜塔(Vagbhata)是活躍於西元六五〇年左右的外科醫生,他收集許多妙聞的學說並加以增補。他提到以蠟來填充蛀洞,並用加熱探針將蠟燒完,以殺死牙蟲。假如這樣還無法減輕疼痛,他建議以特殊設計的拔牙鉗(鉗嘴像動物頭)來拔掉牙齒。妙聞也描述了鈍的(*yantra*)和尖的(*sastra*)的兩大類外科器械。在他的著作中,記載著一〇一種的鈍器械,其中一種特殊的拔牙箝稱為 *dantasanka*。妙聞不贊成拔除牙根堅固的牙齒,要拔除的是那些已經鬆動的牙齒,拔牙時會用到一種尖端扁平,形狀似箭的槓桿,相當類似現代使用的牙根鋌。

不同於妙聞或遮羅迦,婆拜塔則部分提到了小孩發生病痛的原因。他認為包括發燒、腹瀉、咳嗽及痙攣等許多疾病,都可能是因為萌牙困難所引發。他提出了一種使用蜂蜜混合磨碎的胡椒,或以磨碎的松雞或鵪鶉肉混合蜂蜜的治療方法。因為萌發所產生的疾病本身會消退,他警告切勿採用激烈的手段處置,此忠告比起西方世界在十八及十九世紀,理髮匠毫無節制地用柳葉刀切開小孩牙齦的方法要安全多了。

由於醫學與宗教的信仰,讓印度人極為重視他們的牙齒。印度人認為口腔是通往身體的門戶,因此堅決要求務必保持乾淨。那些文人雅士(the Brahmins)或僧侶面對著升起的太陽,一小時擦牙一次,並朗誦祈禱文,祈求神明庇祐他們及其家人。印度人都會在用早餐之前先清潔牙齒、舌頭及嘴巴,因為他們相信許多疾病都是由壞掉的牙齒所引起。

遮羅迦和妙聞討論到適切的儀態和日常的養生時,特別重視口腔的清潔。妙聞和婆拜塔說到,必須將牙齒表面的結石清除,可以使用一種尖端扁平、形狀像鑽石的特殊器械。妙聞在一般衛生章節之始,就開宗明義地告誡說:「清晨之際,即應起床刷牙。」

61

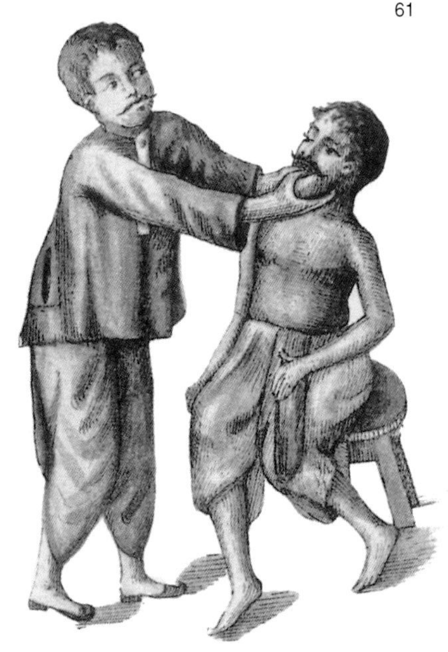

圖61 一位十九世紀中葉的印度外科醫生,將脫臼的下顎復位。此古老的方法極似現代手法。

圖62 大多數現代人到牙科所受的痛苦和屈辱,只是一樁回憶。而過去幾個世紀的人們,對此經驗則以漫畫自娛。此為來自帕魯德寺(Temple of Bharhut)的浮雕,一位紀元前二世紀的藝術家描繪一隻象拉著纜索拔巨牙。一隻猴子咬柱大象尾巴鼓勵牠,其他猴子則充滿興趣地觀賞著。
加爾各答,印度博物館

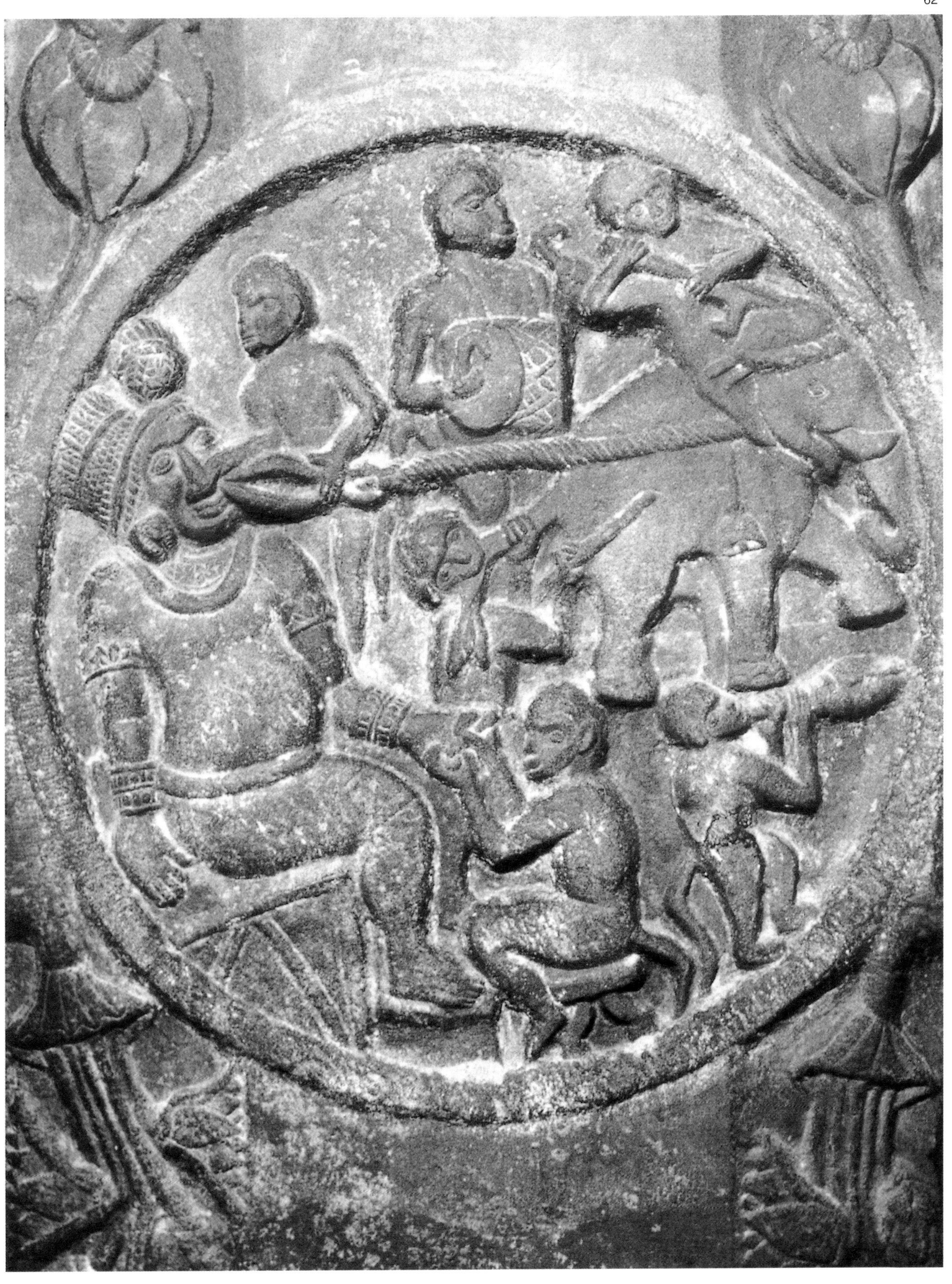

63

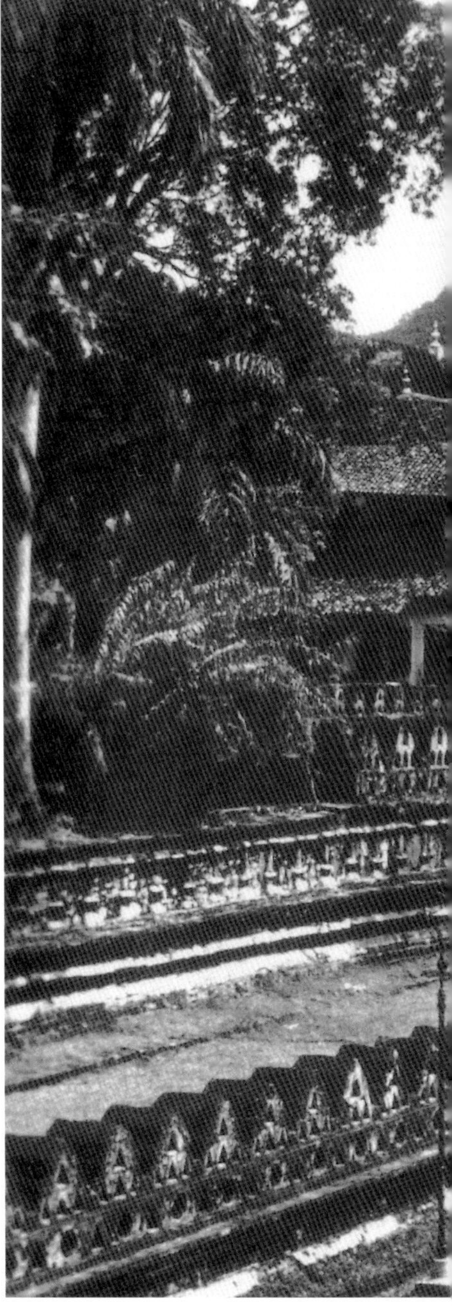

圖63 佛教最神聖的聖地之一是斯里蘭卡的坎地（Kandy）佛牙寺（Temple of the Tooth）。此珍藏著一顆佛陀聖牙的複製品，真牙於一五六〇年毀於葡萄牙人之手。一年一度此聖牙複製品都會在成千上萬的信徒前，置於飾以珠寶的象背上遊行示眾。

印度人認為使用以動物鬃毛製成的牙刷仍有那麼幾分野蠻，因此他們的牙刷是用新鮮嫩枝製成，將末端磨成纖維狀。樹枝的取得，依一年中的時節和使用者的性情而定，取用為牙刷的樹枝通常帶有苦味及收斂性質。

每日的例行儀式不僅限於刷牙。在固定的沐浴及排泄之後，還要使用特殊設計的器械來刮淨舌頭（見圖58，74頁），接著在身體塗抹香油，最後用蒟醬（betel）葉、樟腦及小荳蔻（cardamon）或其他芳香藥草製成的混合物漱口。兩千年以前，希臘醫生就對印度治療口臭的潔口物相當熟悉，希波克拉底在《論婦女疾病》（*On Diseases of Women*）就提到一種將大茴香（anise）、蒔蘿（dill）及沒藥（myrrh）搗碎泡於白酒中的印度調劑。

佛陀的聖牙

在世界所有神聖的遺物中，莫過於珍藏在佛教聖地坎地（Kandy）佛牙寺（Dalada Maligawa）中的「佛陀聖牙」了。坎地位於斯里蘭卡（錫蘭）境內，一年一度的聖牙慶典中，會有一頭裝飾著閃亮金片的大象，在四處飄散的玫瑰花瓣中遊行，牠的背上馱有裝著佛牙的金箱子，成千上萬的虔誠信徒鞠躬膜拜。雖然箱子中的牙齒只是象牙複製品，但卻蘊藏著一段不凡的故事。

當釋迦佛於西元前四八三年圓寂時，有一名叫做克馬（Kemo Thoro）的信徒將佛牙舍利帶往當時的羯陵迦國（Kalinga），此地後來以佛牙城（Dantapura）聞名於世。西元四一一年，羯陵迦國王妃稀摩梨（Hammel）將佛牙舍利密藏在髮髻中偷偷從印度帶往錫蘭，當時的吉祥雲色王（Siri Meghavanna）奉佛牙為鎮國之寶。往後歷代國王即位之前，都要先取得供養佛牙的權利，也因此引發了連串的佛牙爭奪戰。一三一五年左右，佛牙落到了馬拉巴爾斯（Malabars）手中，再度被送回印度。但由於佛教僧侶普拉哈拉瑪・巴呼三世（Prahrama Bahu III）的英勇，將之奪回斯里蘭卡。隨著多事之秋的到來，佛牙到處藏匿。在一五六〇年時不幸為葡萄牙人發現後帶至臥亞（Goa），在印度君王與廷臣面前焚毀。

有鑑於此，一位叫做維卡拉瑪・巴呼（Vikrama Bahu）的佛教徒，重新以象牙雕製一顆新牙，就珍藏在現在坎地的佛牙寺中，各地的佛教徒都欣然接受，視如真品之尊崇。（編按：目前斯里蘭卡人仍堅稱現在的佛牙是真品）。

佛牙寺是一棟不顯眼的花崗石小建築物，但是寺內蘊藏的寶藏卻難以計數。西班牙作家塞凡提斯（Cervantes）曾經談到：「每個人口內的每一顆牙齒都比鑽石珍貴。」但是在信徒心中，佛祖的代替牙同樣價值非凡，誠如漢米爾敦（Lord Frederic Hamilton）在因緣際會下觀看佛牙後的描述：

> 祈禱儀式結束之際，八人蹣跚步過會場，共抬一個七呎高巨大鐘形銅製的聖物箱。世襲的保管者打造了一把古色古香的鑰匙，開啟外殼。八人卸下沉重負荷，內層展露著較小的金製鐘形箱盒，在場所有的本地人全都拜倒。我們依照規定鞠躬致敬，如此儀式重複了六次。箱盒越來越貴重，珠寶越來越多，直到我們目睹到最後一個。第七個箱盒，完全以已切割的紅寶石和鑽石製成，光彩奪目。……開啟時，顯露出一尊已知是世上最大綠寶石雕成的佛像，此綠寶石佛陀的手中拿著佛牙。

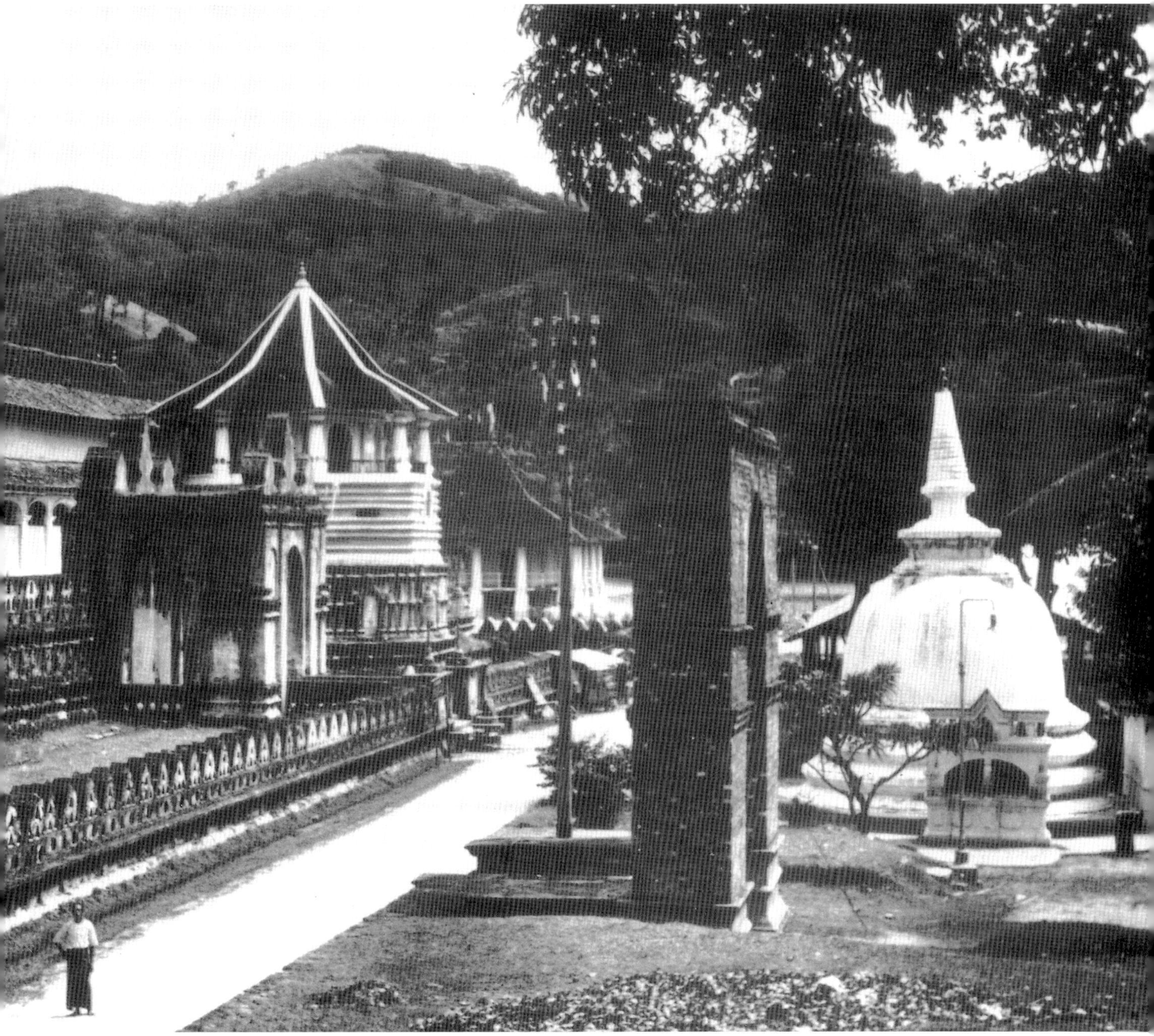

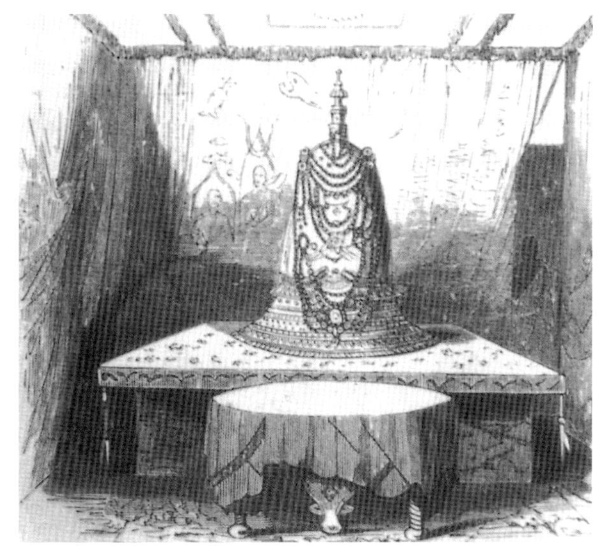

64

圖64　在此金製的容器內還有數個更小的容器，全被移開時，可見一尊綠寶石雕像，手持佛陀聖牙。供奉於斯里蘭卡坎地之佛牙寺，為信徒所膜拜。

65

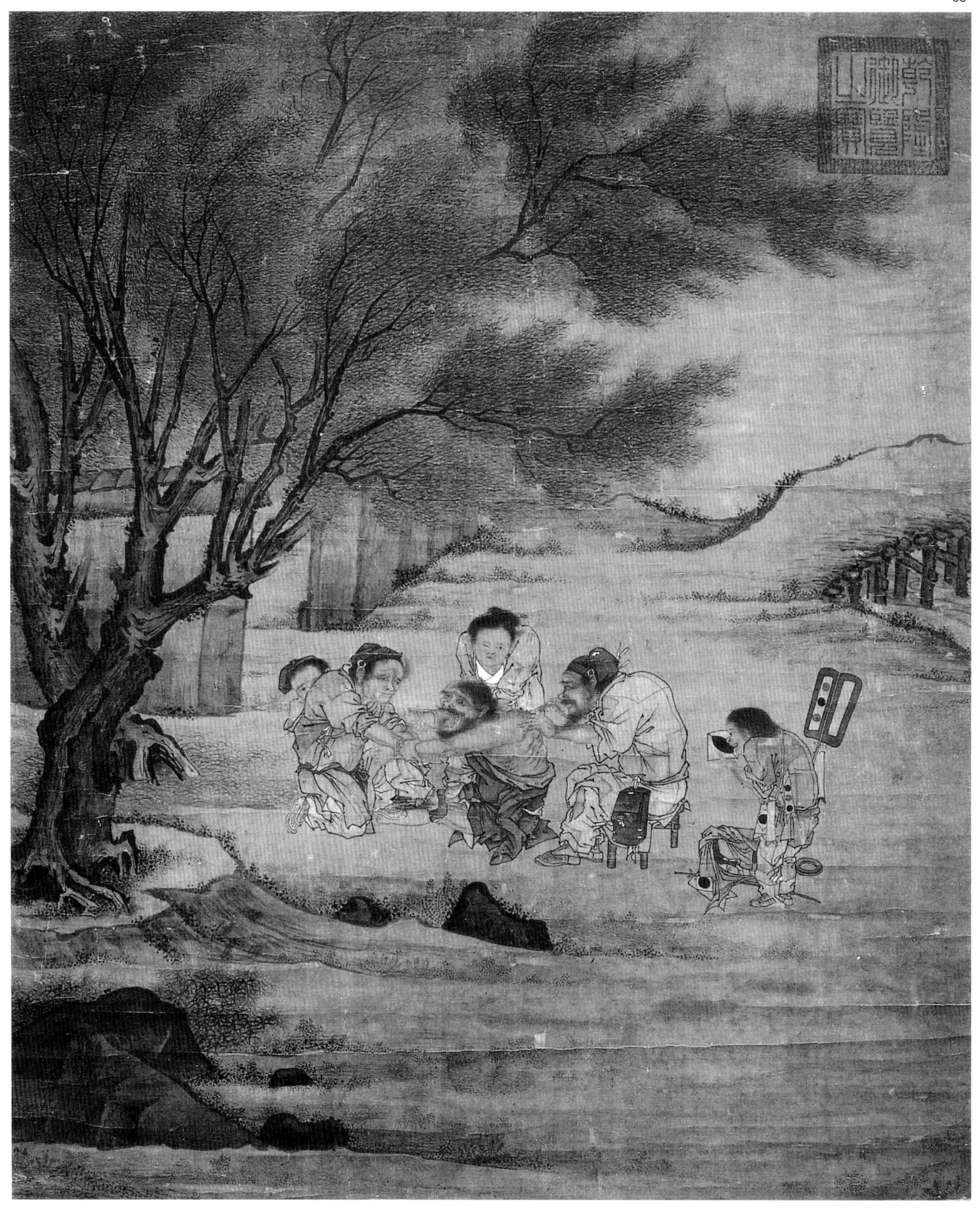

圖65　在此鄉間之景，宋朝山水畫家李唐描繪了一位鄉村大夫藉著燃燒芳香植物葉子的粉末燒灼一位病人的手臂。此治療謂之「艾灸」。常為「赤腳」醫生和牙醫生所採用，以服務多數鄉下的中國人民。
台灣台北，國立故宮博物院

中國

66

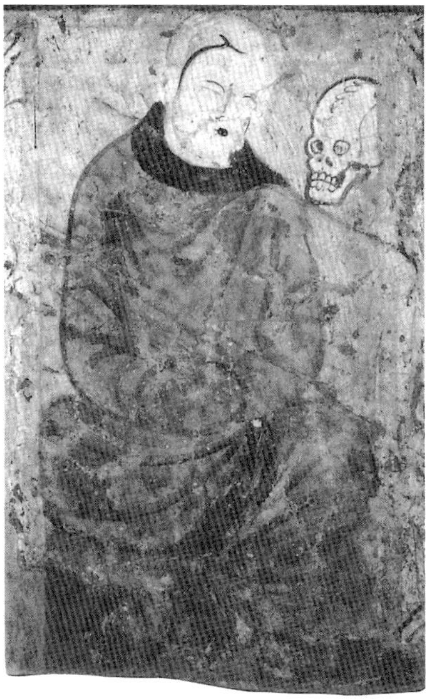

圖66　此為阿富汗歐吉爾（Oizil）的航海者洞穴（Cave the Navigator）之六世紀早期壁畫。描繪著一位和尚在頭顱骨前冥思。早期的佛教傳教士幫助將口腔衛生和牙科治療引進了中國。
柏林，國立博物館印度藝術展示廳（Museum fur Indische Kunst,Staatliche Museen）

早在西元前二〇〇〇年，中國人就對人類的文明發展貢獻卓著。他們馴養了狗、豬、山羊、綿羊和馬，也發展出了陶工旋盤（potter's wheel）。到了西元前一五〇〇年，開始了絲綢紡織。當摩西帶領著以色列人穿越西奈（Sinai）沙漠時，中國人也發明了以毛筆和墨汁書寫在竹簡上。約西元前五〇〇年的佛陀時代，中國人則制定了法律典章，發行貨幣，並發明了一種稱為「蹴鞠」、類似足球的遊戲。在接下來的一千年中，這個積極進取的民族，先後為世界帶來了紙、火藥、羅盤、算盤、眼鏡、紙幣以及最重要的活字印刷工藝。

由此可見，中國的牙科應該也起源甚早。證據顯示，中國人於西元二世紀時，就開始使用砷來治療蛀牙，可能是用來殺死牙髓和減輕牙痛。他們也比西方牙醫師早了一千年，發展出用以填充的銀汞劑。蘇恭（生於西元六五九年）在其《新修本草》中提到了「銀膏」，一一〇八年，唐慎微又於《重修經史證類備急本草》中再次提及；明朝時，劉文泰以及李時珍討論了銀汞劑的組成：一百份的汞，加入四十五份的銀及九百份的錫，將這些東西研碎後，形成膏狀，據說堅硬如銀。其他早期文獻顯示，早在十二世紀，中國人就已製作了全口假牙。

西元一二七〇年代，當馬可波羅旅行至中國時，他曾提到：「該省的男男女女，都有以薄金片覆蓋牙齒的習俗，此薄金片與牙齒形狀極為精確吻合，且可持續保持著。」到底這些金片是為了美觀，還是治療用，我們不得而知。不過十三世紀時，在中國已有了復形牙科的技術和能力了。

在口腔醫學的領域中，中國早在一三〇〇年代就有明確的文獻。成書於後漢時期（西元二五～二二〇年）的早期醫書《難經》，相傳為戰國時秦越人扁鵲所作，經考證應為東漢前的歷代醫家不斷整理而成，該書中就描述了口內的白點是麻疹的前兆症狀。

在十一世紀時，有兩位醫生描述了咀嚼和吞嚥的整個過程，雖然他們對於看得見的咀嚼和吞嚥過程的描述都正確無誤，但是對於食物抵達胃部之後的所有認知顯然是錯誤的，因為他們將消化歸因於來自脾臟水氣的作用。

在中國，口腔外科已有一段很長的歷史，我們在古代的文獻中，發現在秦朝時（西元前二五五～前二〇六年）已有以外科手術完成唇裂修復的記載，這是世上有關口腔外科的最早記載。到了西元十七世紀，中國的外科醫生已非常熟悉許多口腔與喉嚨的疾病，也針對一些疾病進行治療，例如扁桃腺膿腫及唇部之上皮瘤。十八世紀時，在口腔疾病和口腔解剖學的了解更有長足的進步。一七八四年到一八二六年間，趙文欽編輯了一本有關外科學的著作，書中描繪許多用於口腔手術的器械。

一本廣泛描述口腔解剖的重要醫學專著《咽部徵狀與治療圖示》（*Illustrated Notes of Symptoms and Treatment in Laryngology*，暫譯），成書於一八二二年。書中還評述口腔的結構並定義了口腔與咽喉間的區隔，還有包括口腔疾病、喉部膿腫以及舌唇與下巴腫瘤的專章。

67

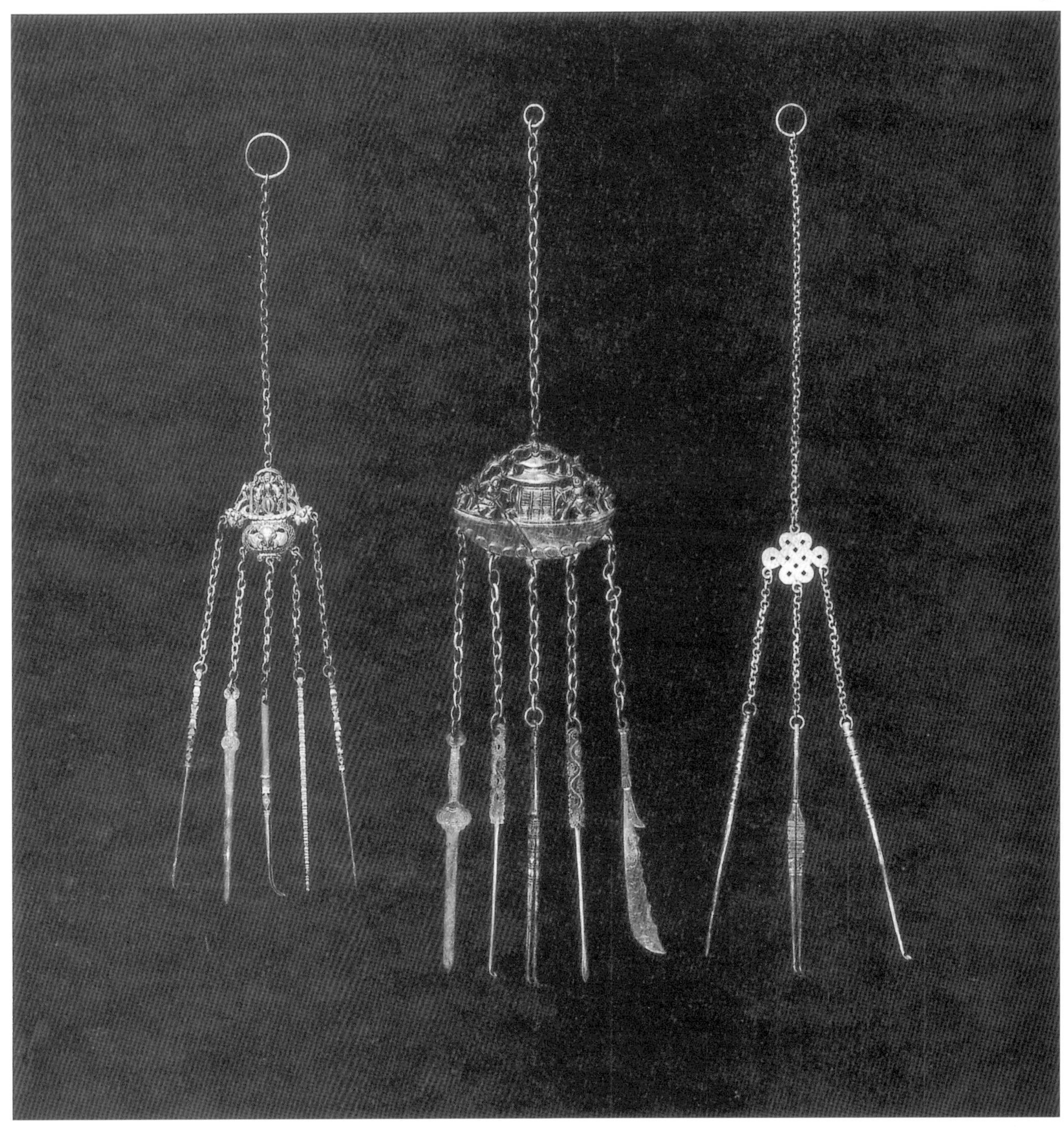

圖67　這些漂亮的銀及象牙製的中國梳妝套組，包括牙籤、鑷子和耳勺。
紐約，美國自然歷史博物館

傳統醫藥

在中國的悠久歷史中，除了在正統醫學上不斷有所突破外，對於疾病的成因與治療仍有著與現代醫學背道而馳的觀念。雖然在醫學和牙醫學上已有長足的進步，但是絕大部分的中國人，依然遵循著傳統主義的醫療方式。他們的治療基礎建立在「陽 」與「陰」的原理之上，前者代表著剛毅、太陽、陽光和熱；後者意味著濕、陰暗和冷。健康是陰陽維持平衡的結果，這些力量被認為循著路線不明的十二子午線循環於身體之內。雖然正確路線不明，但其大概位置均已建立。當體內陰陽失衡時，即以針刺入子午線（經線）的適當之點，藉以驅除致病之力，讓有益健康之力進入重建平衡，以遏止疾病的蔓延。

這種疾病與治療的理論，近似於希波克拉底的基本體液和疾病相關的理論。而當希臘人以放血來恢復生理平衡的同時，中國人卻依賴一種生命的原理叫做「氣」，有點類似於希臘人的「精神」（*pneuma*或spirit）。氣可以被排出或補充，只要簡單藉著針在正確的「穴位」穿刺即可。

中醫認為人體內有超過三六〇個被認為與內部構造相關連的點，他們將這些點繪製成圖，其中共有一一六個點被認為與牙齒和其他的口腔構造有關。儘管對針刺療法的療效沒有任何證據可以說服西方的科學，但是對於口腔疾病的針刺療法經證明確實具有相當療效，此療法被廣泛用於許多拔牙和牙齦炎、口腔炎及舌炎的治療上。

為了補充針刺療法的不足，傳統中醫也一併施行燒灼術的艾灸，但這會造成如同拔罐所引起的局部發炎現象。將艾草（*Artemisia vulgaris*）的葉子磨成粉，堆積在皮膚上預定的點燃燒，並燻燒至成灰為止，最後除了灰燼之外，皮膚上還會產生水泡。今天的中醫在燻燒的艾草下面，會放置洋蔥、大蒜或生薑等薄片來隔絕，或是在艾草尚未完全燃盡之前即予移開，以避免皮膚起水泡。這種療法的基本理由是使用屬「陽」的火來對抗及驅逐過多的「陰」。艾灸配合施針（即針灸）已廣泛用於治療牙痛和其他口腔疾病上。

草藥醫學也是中國傳統醫學的主要部分，大部分現存的資料，可以回溯至一五七八年，那時偉大的藥理學家李時珍出版了不朽著作《本草綱目》。本草綱目共有五十二冊，書中囊括了一千九百種藥材及八千種處方。其中最常開列的藥草是甘草，長期被認為對許多疾病具有療效，此芳香植物的根被配製成粉末、藥丸和茶，經常與其他藥草合併使用。

辨視舌頭症狀是古老中國醫學中獨特的診斷工具，舌表面的改變會反映出疾病，顯示其嚴重程度以及暗示該疾病的預後（prognosis）情形。舌診首見於西元三〇〇年的《內經》，與今天所使用的技術相比較，事實上沒有多大改變。顏色、舌苔及舌表之濕潤程度都必須仔細檢視，作為診斷依據。

對於齲齒和牙痛的傳統解釋中外皆同，都認為是牙蟲作祟，中國人認為牙蟲的破壞活動可以藉著在餐後清除口中食物殘渣的方法來遏止。因此，餐後漱口成為一般例行公事，就如同刷牙一般。我們今日所知以鬃毛垂直植於刷柄的牙刷，就是中國人於一四九〇年代所發明。

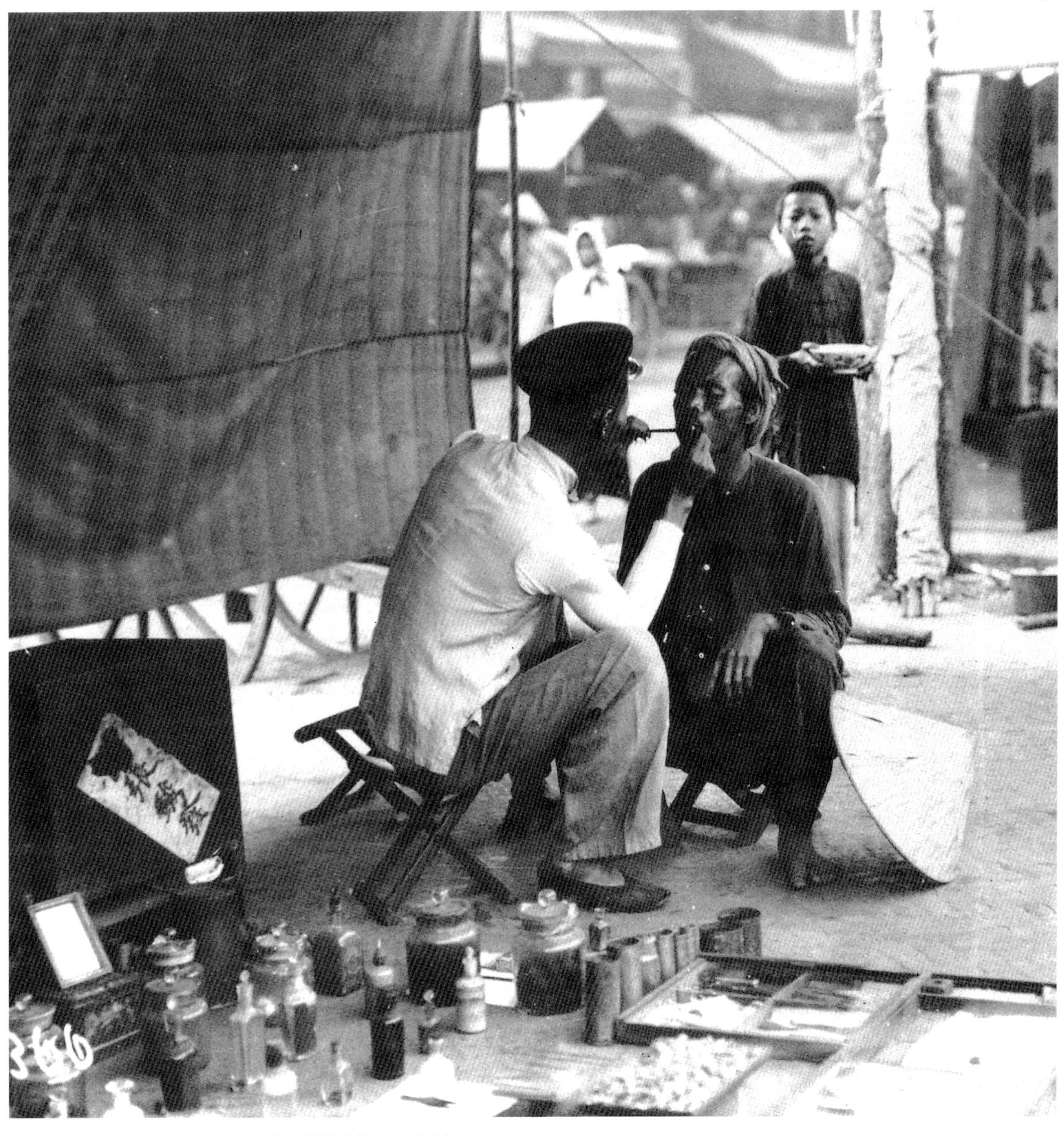

圖68　一九三〇年代的中國牙醫生在西貢的街道攤位上檢查病人的牙齒。
科隆，德國牙醫協會文化歷史陳列館（Kulturhistorische Sammlung des Bundesverbandes der Deutschen Zanhnarzte）

69

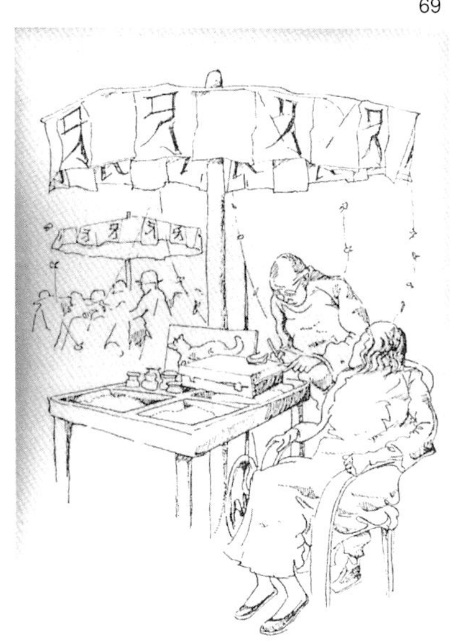

圖69　此現代畫為M. Wong所繪，一位上海的巡迴牙醫師在門外的市集做生意。他使用腳踏式鑽孔機為病人製作假牙，而病人正好奇地看著他工作。

今日的牙科

中國長期缺乏受過正規教育的牙醫師，街角的所謂專家在不久之前仍是城市鄉鎮到處可見的景象，這些到處流動、打著治療牙痛招牌巡迴各處，藉著擊鼓及特技表演來吸引顧客上門。今天中國政府極力遏止這種無稽的醫療方式，一方面也致力培養全國的牙醫師以敷所需。但是相對於中國大陸的龐大人口數，合格的牙醫師人數依然嚴重不足。按照人口比例，目前一位本科畢業的專業牙科醫生要照顧十五萬個病人。在西元一九六六至一九六九年的文化大革命期間，由於正規的牙科專業教育完全停擺，合格牙醫師的數量急遽下降。為了彌補這個缺口，尤其是在廣大農村地區，就臨時特別訓練一批技術人員，即俗稱的「赤腳牙醫生」來負責。這些臨時上陣應急的年輕人負責提供多種牙科照料，包括簡單充填、拔牙和牙齦疾病的治療。他們的正規受訓期為六個月，結業後就成為第一線的牙科醫護人員。在社區的診療所內，他們添置了一些簡單但功能性強的設備與材料，包括麻醉藥劑在內，但極少有X光設備。他們提供的簡單醫療照料，可以幫助一般老百姓將牙齒健康維持在一個相當良好的狀態。雖然拔牙算是家常便飯，但是一旦發生緊急情況，病人可以轉診至縣府所在地或省會等專業化的大型牙科醫院。

中國第一所現代化的牙科學校於一八一九年創設於華西聯合大學，這是由中華基督學院聯合會所經營的教會學校。起初牙科只是醫學院的一個系，但一年後，牙醫系重新改組成一獨立學院。

一九三五年，蔣介石政府籌組了牙科教育委員會，結果在上海的國立中央大學成立了牙科技術人員學院，並於一九三八年開始招生，課程為期六年。

後續成立的牙科教育中心還有：一九四二年創設於國防醫學院的牙醫學系，以及重慶牙科示範中心。隨後，上海與南京也相繼成立了牙科學校。北京大學醫學院也在一九四七年成立了牙醫學系。

按照中國大陸的學制，牙醫師要先通過十年的預備教育後，才可以在正規大學中接受專科訓練。四年的牙科學校教育後，再接受為期兩年的臨床實習訓練，畢業後，合格的牙醫師會到政府指派的工作崗位服務，目前在中國還沒有私人開設的牙科診所。

70

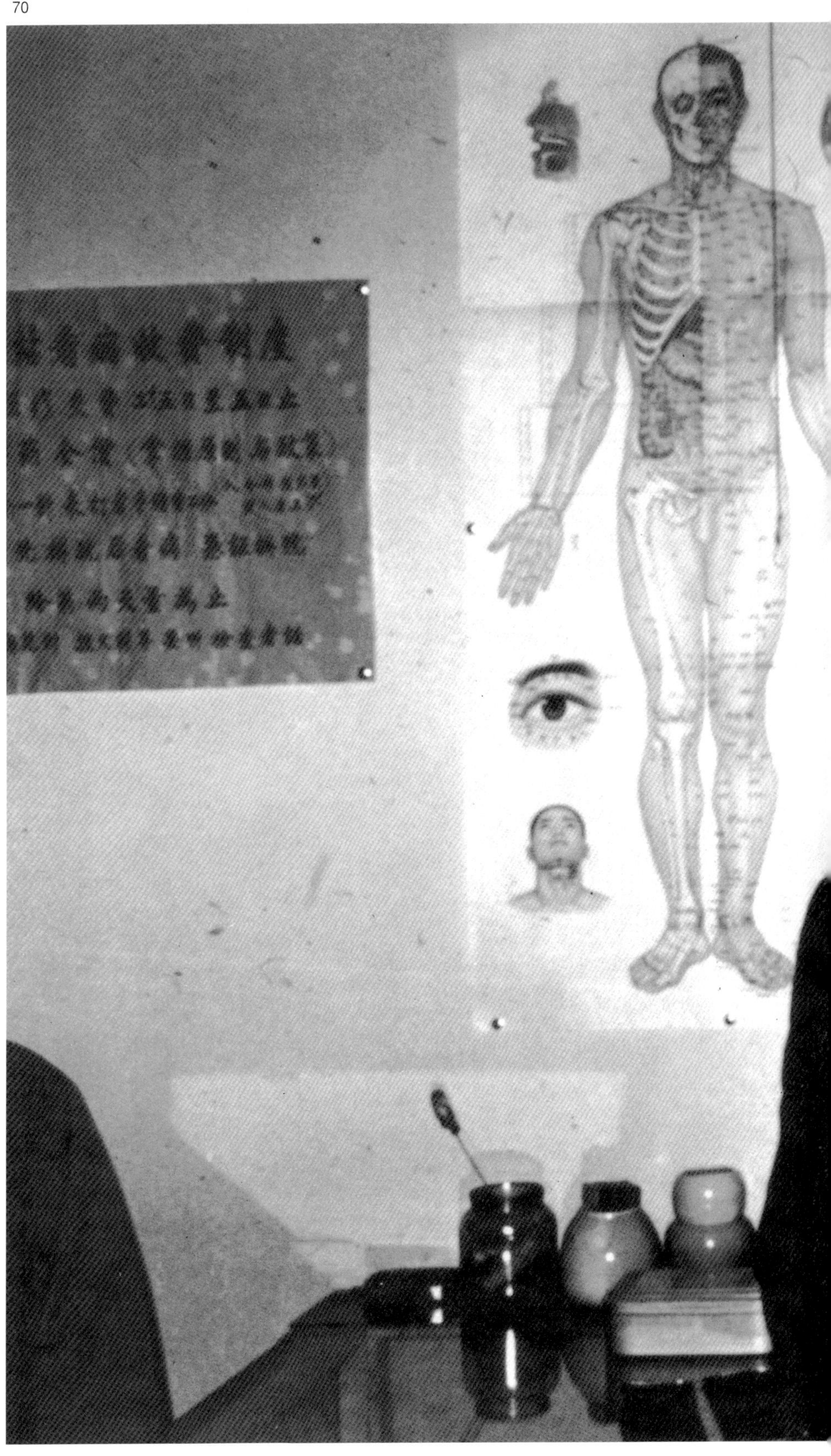

圖70　在一棟公寓內的診所，一位中國現代的針灸醫生站在巨大的圖譜前。這些圖譜標明著人體治療時的穴道。左側則是有關口腔及其鄰近構造的圖譜。

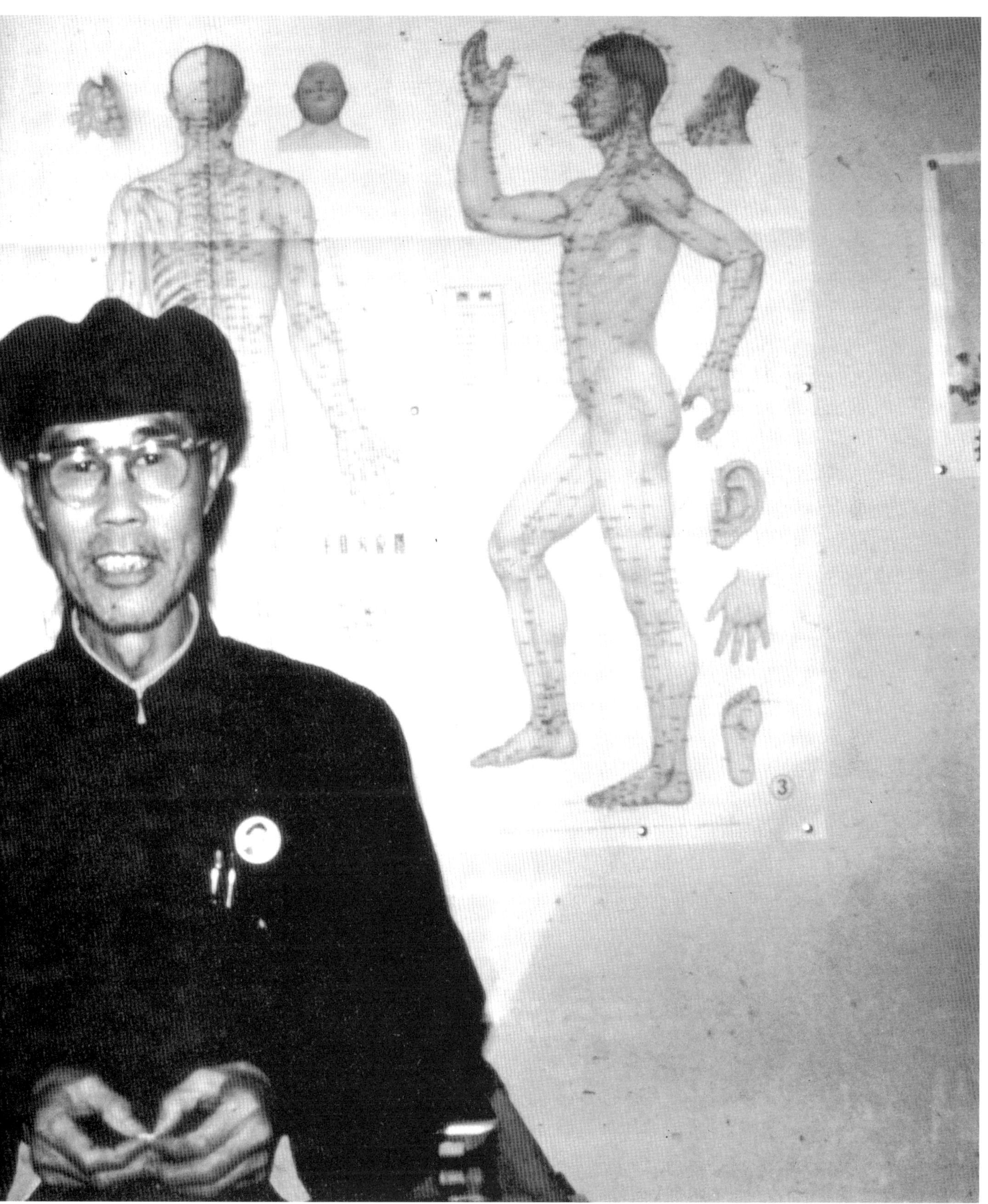

71

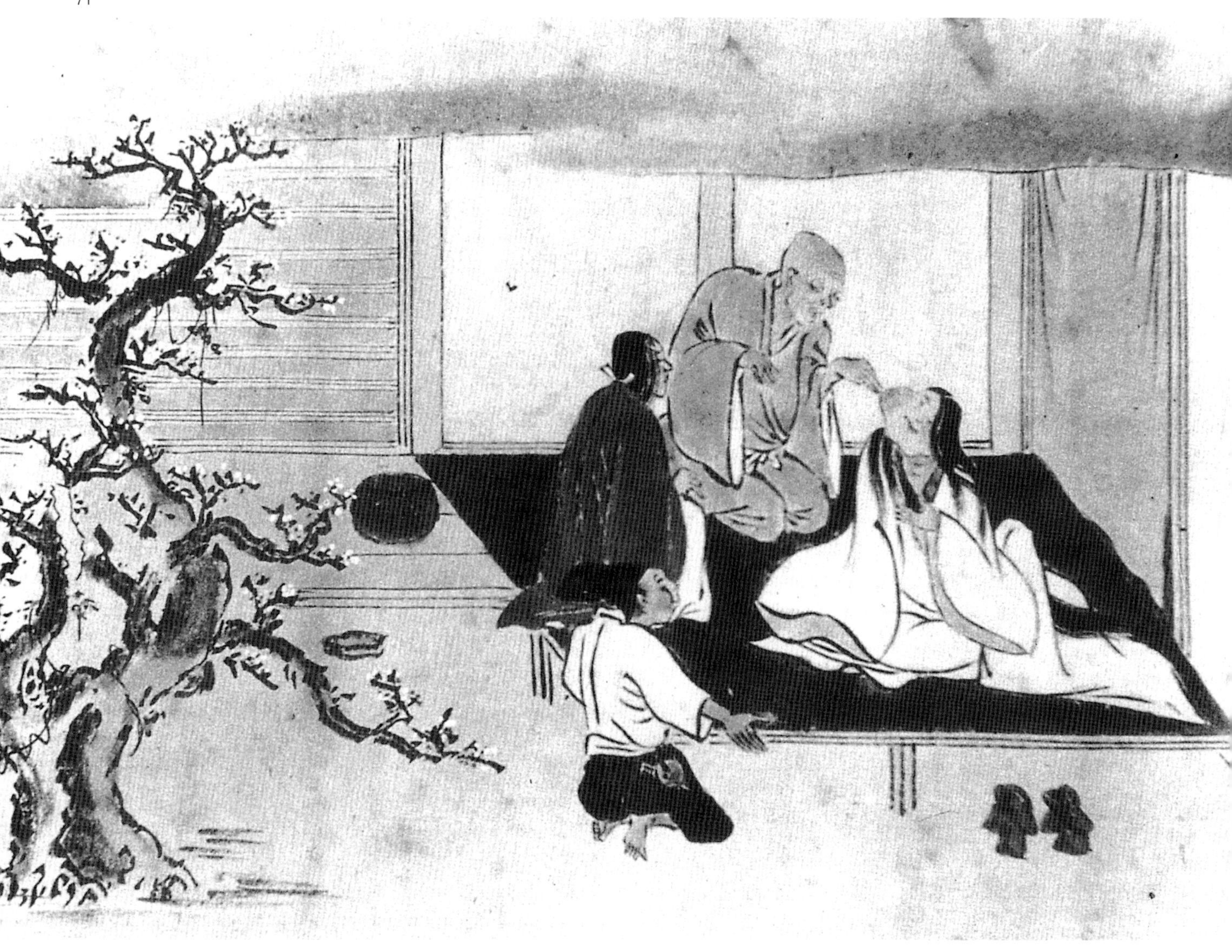

圖 7 1　此為二十世紀栩栩如生的素描（sketch），牙醫生正在檢查一位上顎罹患腫瘤的病人，為Mitsungagy Gosa所畫《圖示疾病圖像全集》（*Yamai-no-soshi*）。

日本

中國文化對於鄰國的影響深遠，尤其是韓國與日本的漢化程度更深。由於中國文化先傳至韓國，再轉傳至日本，因此中國和韓國對於日本這個東方鄰國的醫療發展有著深遠的影響。西元四一四年，日本皇帝就曾向韓國乞求一名叫做金部（Kimbu，暫譯）的合格醫生到日本皇宮服務；西元四五九年也有韓國大夫Tokurai移民至日本，歸化為公民後，被稱呼為「醫生」（*naniwa kusushi*）。

西元六世紀時，因為宣揚佛法的僧人從中國帶了許多珍貴的醫學書籍前往日本，為日本的醫學發展奠定基礎；同時牙刷（成簇的嫩樹枝）的使用也由佛僧傳至日本。因為佛教戒律要求僧人在每日清晨早課前，必須刷牙與潔舌。

日本的中央集權政府約於西元六五〇年建立，並於該世紀末制定了民法與刑法的律典，稱為《大寶律令》。此法典一共十七冊，其中十一冊與民事有關。其中有專章討論政府官員對於醫療行為的監督業務，這是日本最早關於醫療執行的法律文件。

此外，政府負責監督及管理所有醫學教育，學生享受公費。醫學教育課程依其四門公認的醫療專科，分為內科、外科、小兒科及耳—眼—口腔科。在平安時代末期（西元一一〇〇年代期間），牙科被認定為專科，自此與耳科及眼科區隔開來，成為獨立的一科。

隨著平安政府於西元七九四年在京都建立，與中國在商業與文化的交流開始蓬勃興盛。西元九八四年，有著中國血統的日本名醫丹波康賴完成了《醫心方》一書，這是現存最古老的日本醫書。這本醫書整理了中國古代房中典籍，多處引用隋唐以前的醫書，書中輯錄的內容有不少已經在中國佚失，卻因此書而保存下來；其中有關牙齒、唇部及口腔疾病的治療，就佔了第五冊的十八頁之多。丹波康賴是在東漢靈帝之後入籍日本的阿留王八世孫，因為醫術精湛被賜姓丹波，官至針博士、左衛門佐。

在鎌倉時代（一一八五～一三三三年），丹波康賴的後代冬由丹波（Kaneyasu）成功地自烏雨天皇的口中拔除蛀牙而聲名大噪。其子迄今仍然被認為是日本的第一位牙醫師，因為他是第一位正式被任命為日本宮廷的御用牙醫，且延續多代。丹波氏家族管理幕府醫學館長達一千多年，並視此拔牙技術為獨門秘笈，只在家族成員中代代相傳。最後他們將這些獨門技藝輯錄成*Chikayasu's Dental Secrets*一書，於西元一五三一年問世，流傳至今。

到了西元一一八五年左右，日本政權落入源氏家族之手。雖然天皇繼續統治，但幕府（將軍）已建立，掌握幕府者即為日本的實際統治者。在一六〇〇年代早期，即德川幕府時代，Gentai Kaneyasu成為第二任幕府德川慶喜的御用牙醫師。其他幕府與天皇依循慣例，徵召有名的牙醫師服務宮廷，這些牙醫師的專業性被視為等同醫師。至於稱為「大名」的封建貴族，控制著偏遠省分，他們也有自己的牙醫師以治療他們和隨從人員。

72

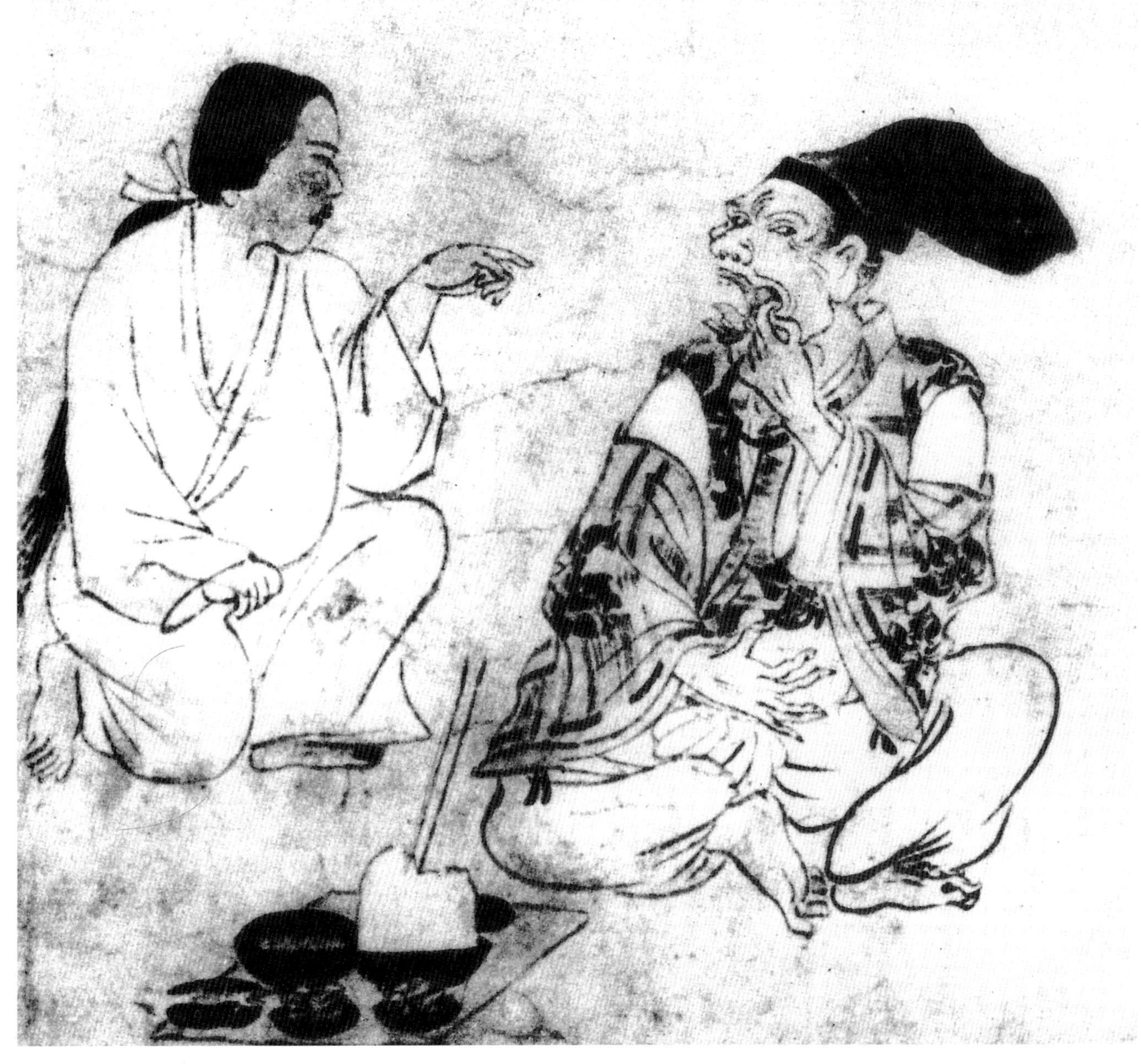

圖72　一位十二世紀時的日本丈夫晚餐時向太太抱怨，因為他的牙齒鬆動，咀嚼硬食時，痛苦不堪。很顯然地，他罹患了嚴重的牙周病。摘自Mitsungagy Gosa之《疾病圖像全集》（*Yamai-no-soshi*）。

德川（江戶）幕府時代（一六〇三～一八六七年）

從一六〇〇年代到一八〇〇年代中期，牙科治療產生了本質上的變化，成其事者就是牙醫師本人。他們為了減輕牙痛，開始使用穿刺、艾灸和以熱鐵燒灼等療法，也用起了咒語及唸符咒。束手無策時，就只有拔牙一途。

牙醫師在主要的城市開設診所執業，並經由大肆宣傳及毫無節制的訴求，吸引以中產階級為主的顧客。有些專精於拔牙，有些則專攻假牙，但是多數民眾卻仍在街頭江湖庸醫的治療噱頭中受騙。這些江湖密醫藉著令人眼花撩亂的雜技、劍術及快速旋轉的把戲，吸引病人，招搖撞騙。西元一六〇〇年代中期，光是江戶市（東京的最早名字）就有五千六百名江湖密醫橫行。

一七六五年，在福岡縣的神田成立了第一所中醫學校。幾年後，旋即落入幕府之手，更名為「醫學科學學校」。偏遠地區的許多氏族，也紛紛在領地內設立醫學校，而若山、山口及高奈波等氏族則成立了牙科獨立學科，以教育專業人士。

西元一七七四年，德文解剖教科書《解體新書》（*Katai shinsho*）日文版發行，這是西式教育發展的一個里程碑。該書將現代醫學科學有系統地引進大學課程中，對日後的科學專業教育影響深遠。

「浮世繪」是風行於中產階級圈子的版畫作品，德川幕府時代的牙科診療也成為「浮世繪」描寫的題材。這些彩色版畫描繪了聲色場所的美人、著名的演員及當時的日常生活情景，其中最引起西方人注意的是，已婚婦女和高級娼妓為了增加美麗而將牙齒染黑。西元一八五〇年代，美國海軍艦隊司令裴利（Matthew Perry）抵達因鎖國政策而自外於西方世界達幾世紀之久的日本時，就為此特殊的風俗大吃一驚，他寫到：「當年輕的女孩羞澀微笑時，張開那如紅寶石般的雙唇，突如其來地露出的黑牙及患病的牙齦，那種景象令人害怕。」他確實嚇了一跳，並稱此奇怪的國家為「黑牙的日本」。

這種黑牙習俗源自於古代，並逐漸成為女人婚姻狀態的證據，當新娘進入夫家之前，她必須造訪七位親戚取得染料，以進行所謂的第一次染黑。當中代表的意義就如諺語所說：「黑色不褪代表著結褵情深不變。」黑牙代表的是，妻子向丈夫宣誓忠貞的證據。染黑牙齒使用的主要材料是以單寧酸鐵所製成的染料，貧窮的婦女以壓碎的嫩樹枝做成刷子來塗抹，富有的婦女則使用以雉或鴛鴦羽毛做成的刷子。當染料的顏色逐漸消褪時，還要定期補刷。到了一七〇〇年代，日本藝妓也開始沿用這個習俗，當她第一次下海取悅恩客之前，會從七位資深藝妓的手中取得牙齒染料將牙齒塗黑。

在德川時代，傳統上是將柳樹嫩枝搗碎，分開纖維後製成牙刷。刷柄則削成薄薄的扁平狀，作為刮舌之用。為了保護塗抹在牙齒上的黑色染料，女人的牙刷會做得比男人的柔軟一些。此外，還有一種用特製的泥土混和鹽巴及麝香製成的磨光劑，刷牙時以牙刷尖端沾水使用。

至於當時所使用的牙籤則與今日類似，全由手工製造；並且連同牙刷、牙粉一起在專門的商鋪販售（商業生產的牙粉，最早於一六三四年問世），店中還

73

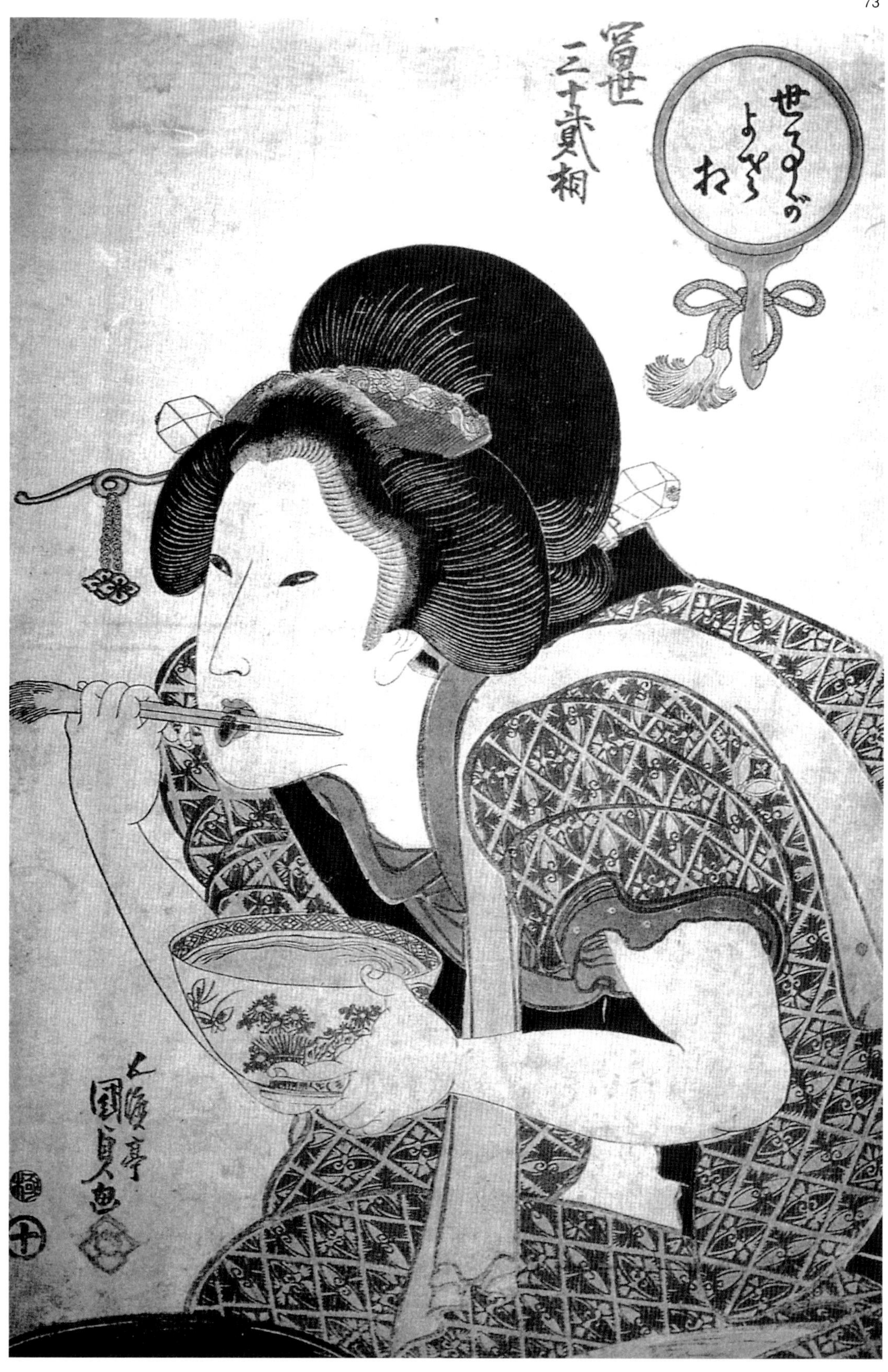

圖73　此為德川時期（一六〇三～一八六七年）一位藝術家所作之彩色木刻版畫，一位日本家庭主婦利用牙刷的扁平端，刮淨舌頭，手中持有一碗清水，作為漱口之用。

擺上美麗的模型與歌舞女星來吸引顧客上門消費。十九世紀初期，在通往江戶一座重要寺廟的街道上，這類的專賣店就超過了兩百家。

西元六世紀時，當佛教傳入日本時，也引進了新的藝術及技術。到了八世紀時，日本人已精通佛像雕刻的工藝，或許最早的木製假牙也在此時完成。可以確定的是，從德川時代伊始，假牙的製造技術已臻完備。

西方偉大的牙醫師費查（Pierre Fauchard），在一七二八年成書的經典著作《外科牙科醫》（*Les Chirurgien Dentiste on Traite des Dent*）中，描述了他自己所設計、只靠大氣壓力做固持的兩副全口假牙。但他這個偉大發現，卻因為他繼續主張在假牙製作中使用彈簧而沒有獲得應有重視。然而，日本人也製作出了純以附著力及大氣壓力做為固持的上下顎全口假牙，而且時間上還比費查早了二百多年。同樣有趣的是，這些假牙全由木頭製作，製作時間約為一五〇〇年代初期到一八〇〇年代中葉，目前發現的這類假牙已超過一二〇套。

早期日本的全口假牙都用同一塊木頭雕造，通常是取用帶有天然甜香味道的黃楊木、櫻桃樹或杏樹。病人無牙顎的印模則使用蜂蠟，然後製成模型。通

74

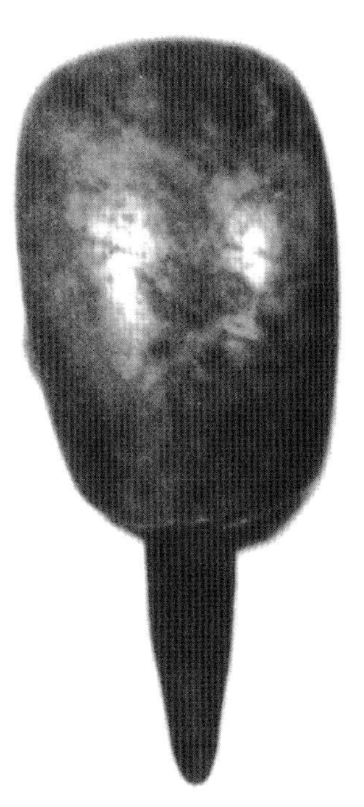

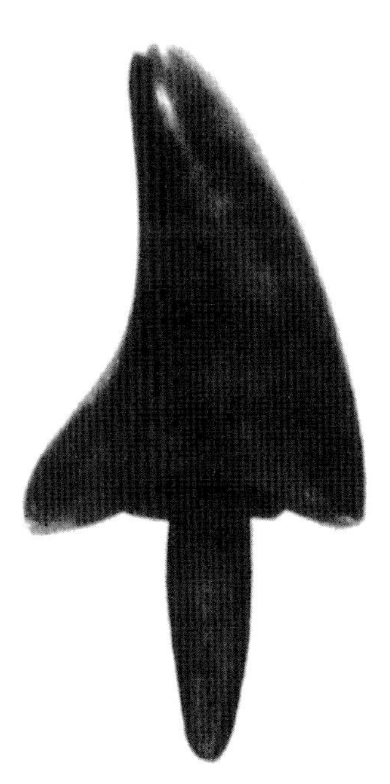

圖74　此德川時期木製的假牙，其功能類似現代的「暗筍牙冠」(dowel crown)。當自然牙冠喪失時，釘子（pin）則插入於無髓牙齒的根管內。

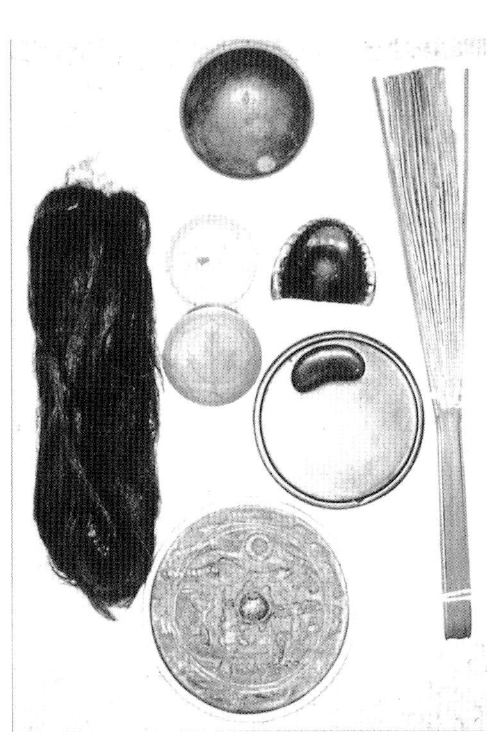

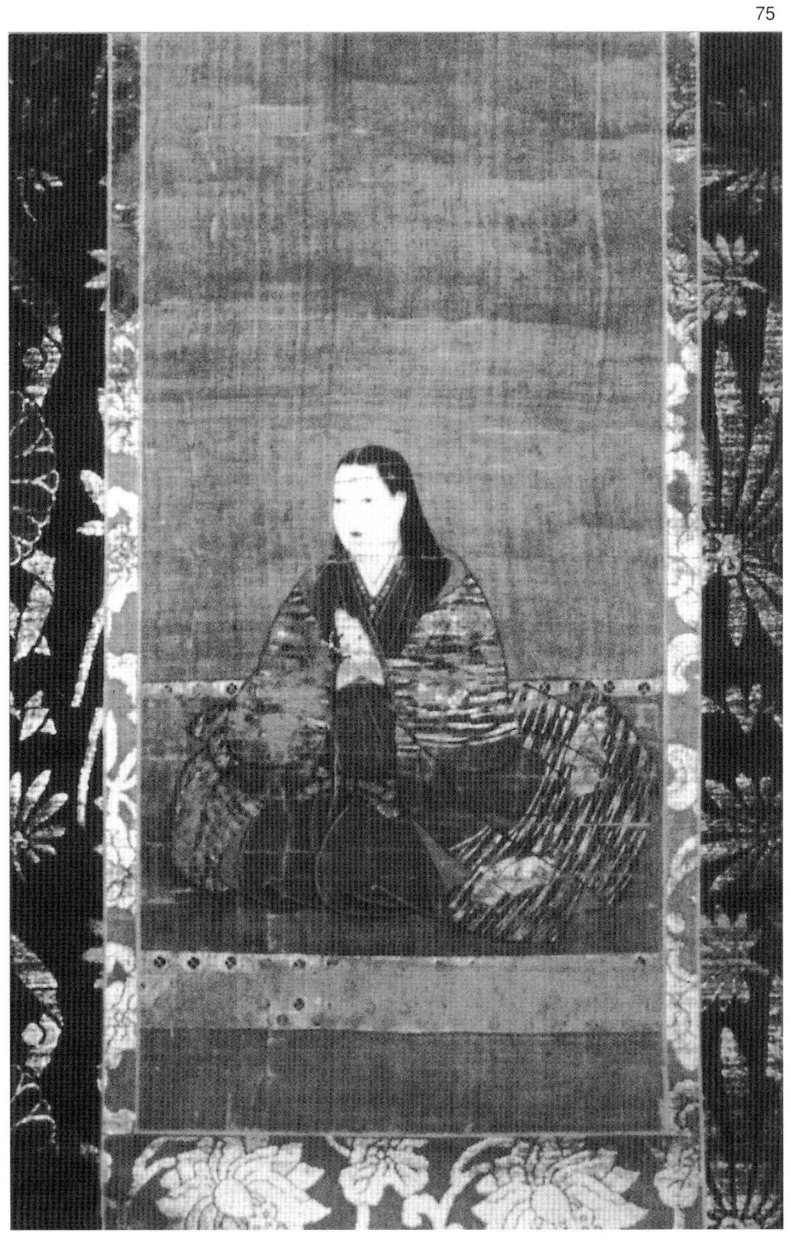

圖75　中岡悌（Nakaoka Tei）是本州南方和歌山佛寺的尼姑，死於西元一五三八年。右側所示被認為是其自畫像。倘若如此，那麼她的手藝是十分精巧的。右頁圖所見的上顎全口假牙據說是她自己用黃楊木雕成的。左側所示是她私人的用品——一把頭髮、硯台、扇子、鐘、鏡子及一些遺骸（包括曾經一度漆黑的假牙），至今尚存於該寺廟中。

76

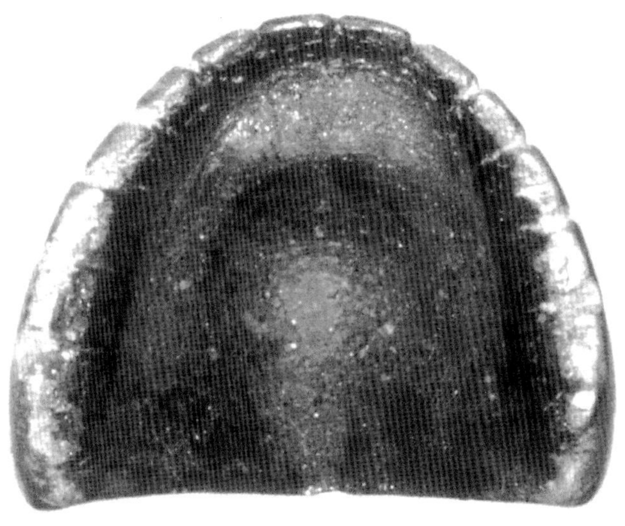

77

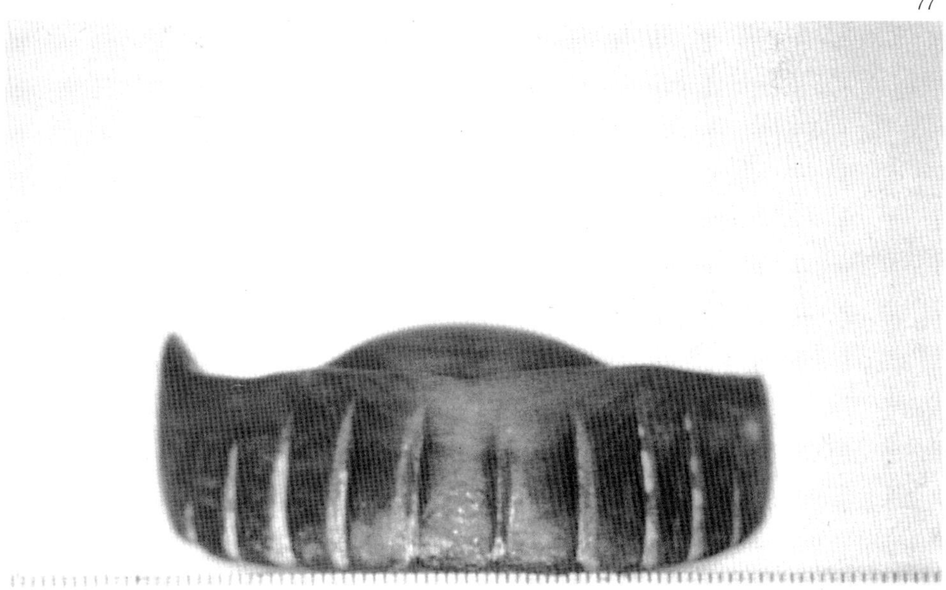

常使用木頭假牙，先粗略雕出符合的模型，再在病人口內塗上朱紅色色素或黑色墨水（india ink），藉此在假牙的內側記錄高觸點，再仔細調整以符合口腔內側（此一步驟與較晚期西方人雕琢象牙假牙基底，以符合口腔內部的方法類似）。假牙的基底會延伸到黏頰皺摺，以增加固持力量，甚至於硬顎之不平整牙脊的印模模型也被雕入假牙的表面內。

假牙是由大理石碎片或動物骨頭雕製而成，同時也採用了人類的自然牙齒，而後牙則以銅或鐵釘打入木頭基底內，以增加咀嚼效力。唯當病人要求時才會在牙齒邊緣塗黑，以表示已婚身分。最後整副假牙都要塗上一層防水漆，以防止口水侵蝕。

當今日本最古老的上顎全口假牙，是屬於一名位叫做中岡悌（Nakaoka Tei）的尼姑所有，這位以「佛陀之女」一名廣為人知的女尼，在一五〇〇年左右，在和歌山建立了寺廟，她保存在廟內的個人財產，包括鏡子、硯台、扇子、鐘、部分遺骸及據說她自己親手製作的一副假牙（見圖75、76、77）。由於假牙上發現極微量的氧化鐵，代表著曾經塗黑過。由此可見，十六世紀期間，木製假牙在城市裡應該相當普遍，因為連和歌山這樣的窮鄉僻壤都有假牙了。

日本的門戶開放

西元一五〇〇年代，葡萄牙的傳教士爭相湧進日本，同時荷蘭人也侵入了這個曾經封閉的國度，建立起欣欣向榮的貿易。起初日本人尚能接受或容忍這些外來者，然而慢慢地內部的政治問題卻衍生了對外來者的敵意氣氛，特別是傳教士，不久就頒布了反基督教法令。

當第一個德川幕府為內亂威脅之際，擔心歐洲人會對叛軍提供援助，因此立即下令驅逐所有的外國傳教士以及所有西班牙和葡萄牙人，所有日本人也同時被禁止出國旅行。到了一六四〇年，幾乎與外面世界隔絕的日本，有些熱切渴望獲得西方知識的年輕人，開始偷偷進入長崎，他們身負艱鉅可怕的任務，不僅要取得被禁的外國書籍，還要學習荷蘭語，並且要在不失外文原意下，創造出日本語彙。西元一八三二年，一位受僱於荷蘭的德國醫生西博爾德（Philip von Siebold）抵達長崎，開始做一系列有關於臨床醫學的演講。幕府默認了西方的醫學價值，對他的非法活動睜一隻眼閉一隻眼，因此科學的知識隨即在九州傳播開來。

西元一八五四年，裴利艦隊司令打開日本對西方的門戶之後，終結了日本的鎖國政策。日本人開始從翻譯荷蘭文獻轉而研究英美文獻，由於受到西方文化的影響極深，導致全盤西化，全面採用了西方醫學與牙醫學的技術。

西元一八六〇年，美國牙醫師伊斯特雷克（W. C. Eastlake）抵達橫濱執業，成為日本第一位外國牙醫師，明治時期（一八六八～一九一二年）有許多同業也追隨他的腳步來到日本行醫。日本引進了強調以先進假牙為主的美國醫療體系，這些人對日本的牙醫學貢獻良多。西元一八七五年，日本政府制定了正式的執照考試制度，隔年，小幡英之助（Einosuke Obata）醫師成為日本第一位擁有執照的牙醫師。

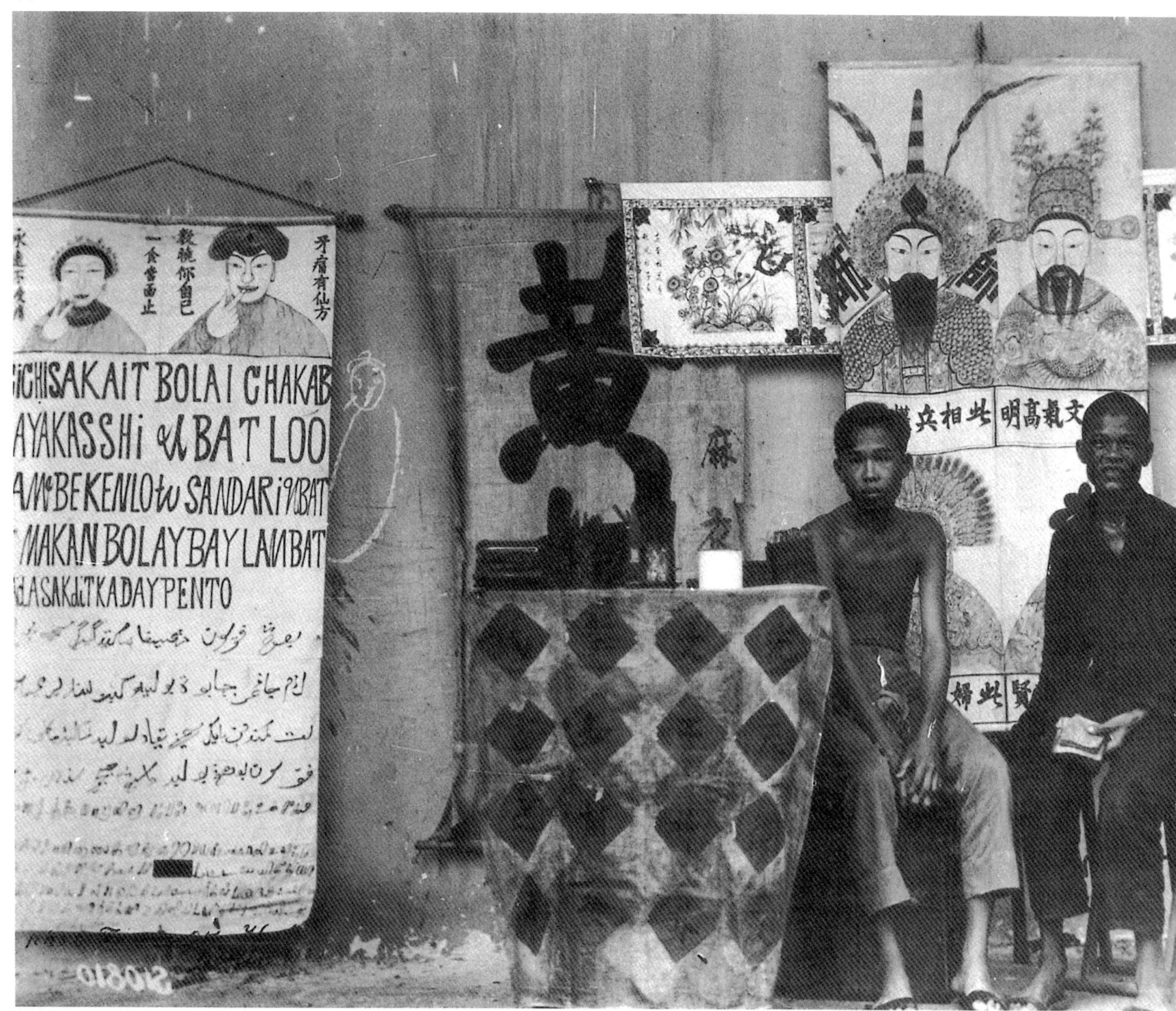

圖78　此約為一九三〇年在街頭行醫的馬來西亞年輕醫生。
科隆，德國牙醫協會文化歷史陳列館（Kulturhistorische Sammlung des Bunesverbandes der Deutschen Zanhnarzte）

79

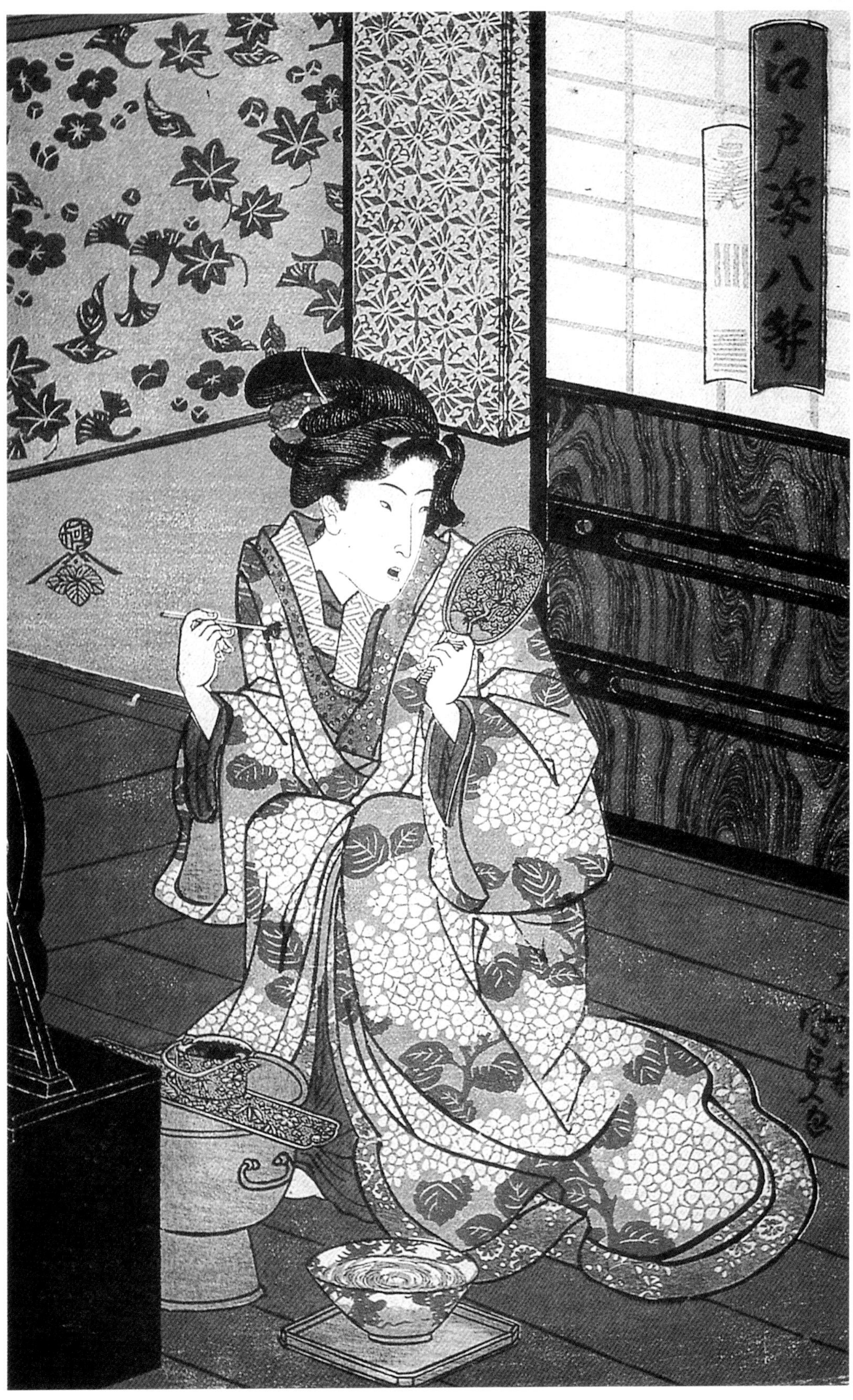

圖79　德川時代的已婚婦女將牙齒塗黑作為婚姻忠貞的象徵。一部分是模仿，一部分是為了美麗的手段，藝妓亦大行其道。在此約西元一八〇〇年之木刻版畫中，一位高級娼妓以嫩枝（twig）牙刷浸泡於含黑色顏料的碗中。

80

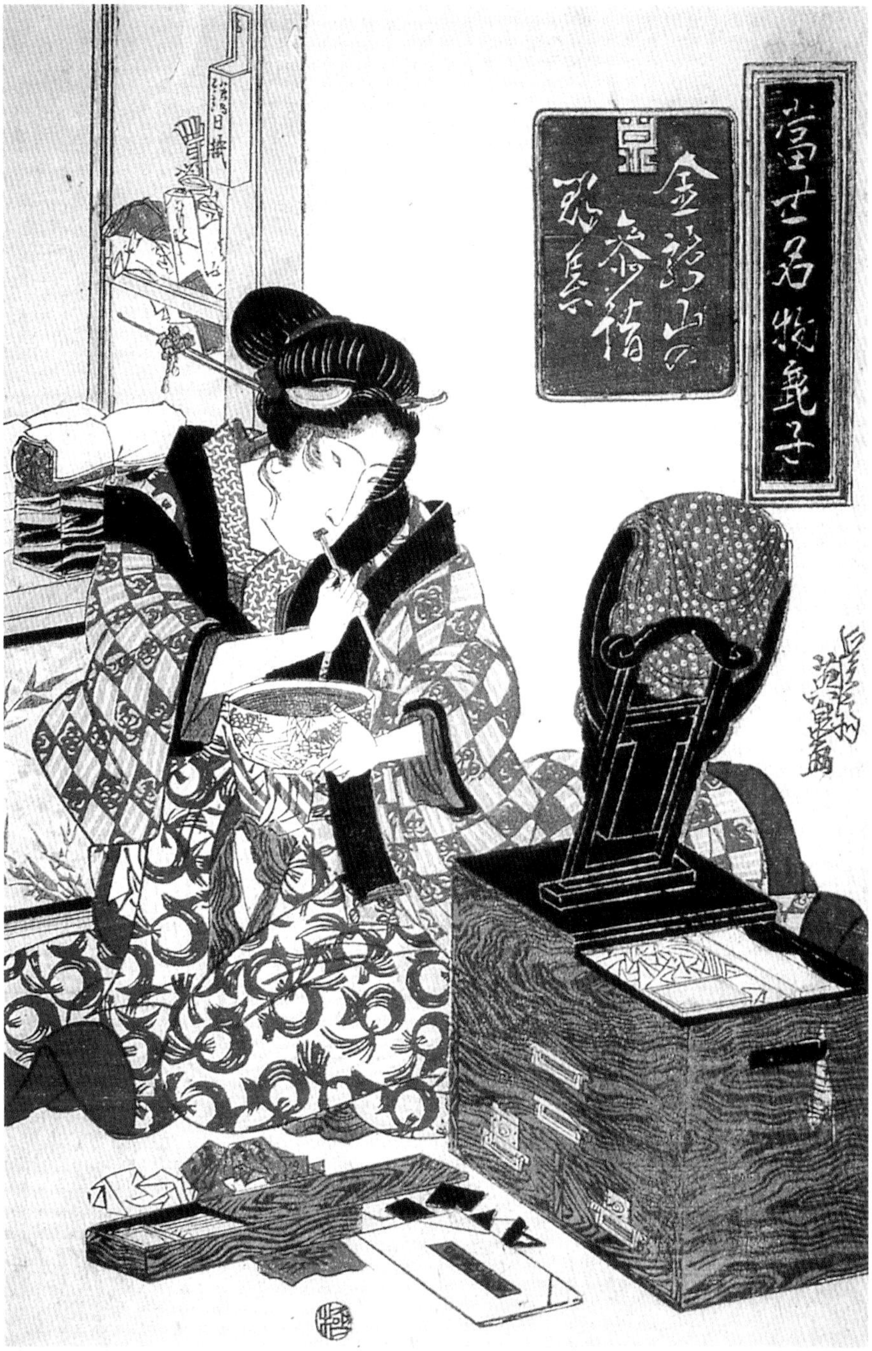

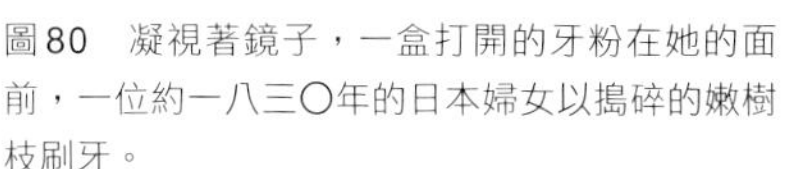

圖80　凝視著鏡子，一盒打開的牙粉在她的面前，一位約一八三〇年的日本婦女以搗碎的嫩樹枝刷牙。

81

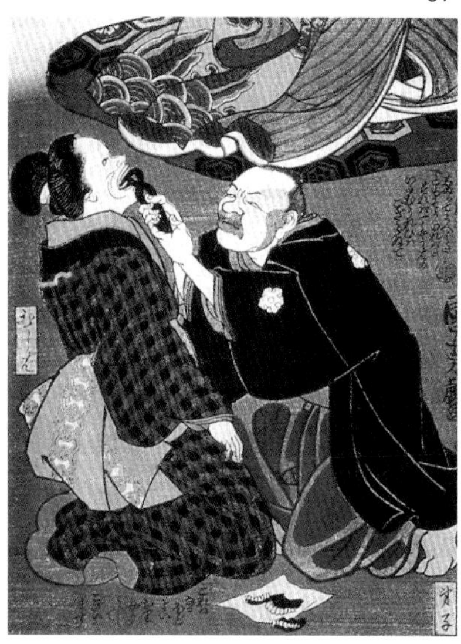

圖81　相對面視，以日本的風格，雙膝跪地進行手術，此約一八〇〇年的彩色木刻版畫，一位牙醫師正拔著病人的前牙。旁邊宣紙上有幾套木頭假牙。

圖82　十五世紀克利絲汀・比森（Christne Pison）的《奧瑟書信集》（*Epistle of Othea*）中，圖示一位中世紀的醫生檢查一瓶尿液，而病人的奴僕正等待著診斷。在中世紀時期驗尿（uroscopy）極為盛行。此法簡化了疾病的治療，因為醫生不需檢視病人，只需研究其尿液。
布魯塞爾皇家圖書館（Bibliothèque Royale, Brussels, Ms. 9392, fol. 42）

82

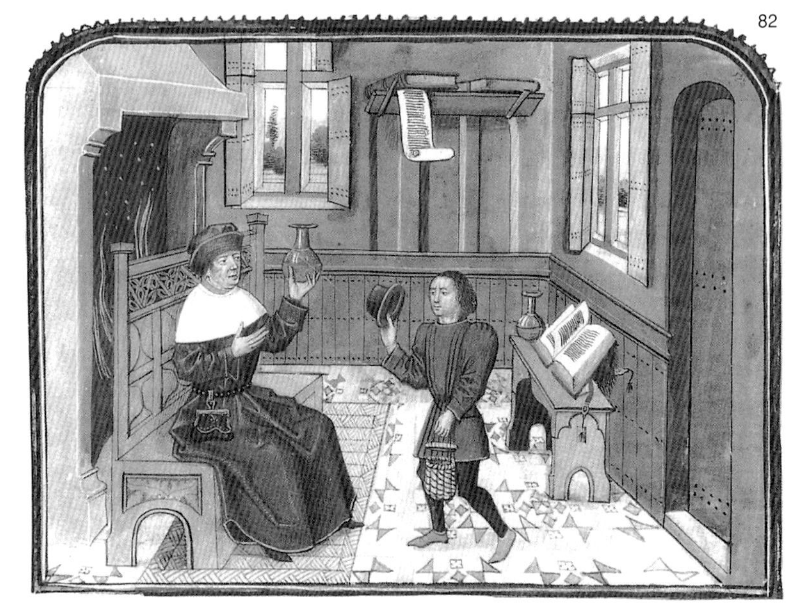

圖83　直到十四世紀，歐洲的大學才開始執行人體的大體解剖。此源於巴索隆羅米奧斯・安杰利卡斯（Bartholomeus Angelicus, 巴黎, 一五一〇年）的木刻圖畫，我們可見到一群醫學生，圍繞於解剖的屍體，表情驚嘆與錯愕！
劍橋，哈佛大學，霍頓圖書館（Houghton Library, Harvard University, Cambridge）（Ms. Typ. 515.10.194）

83

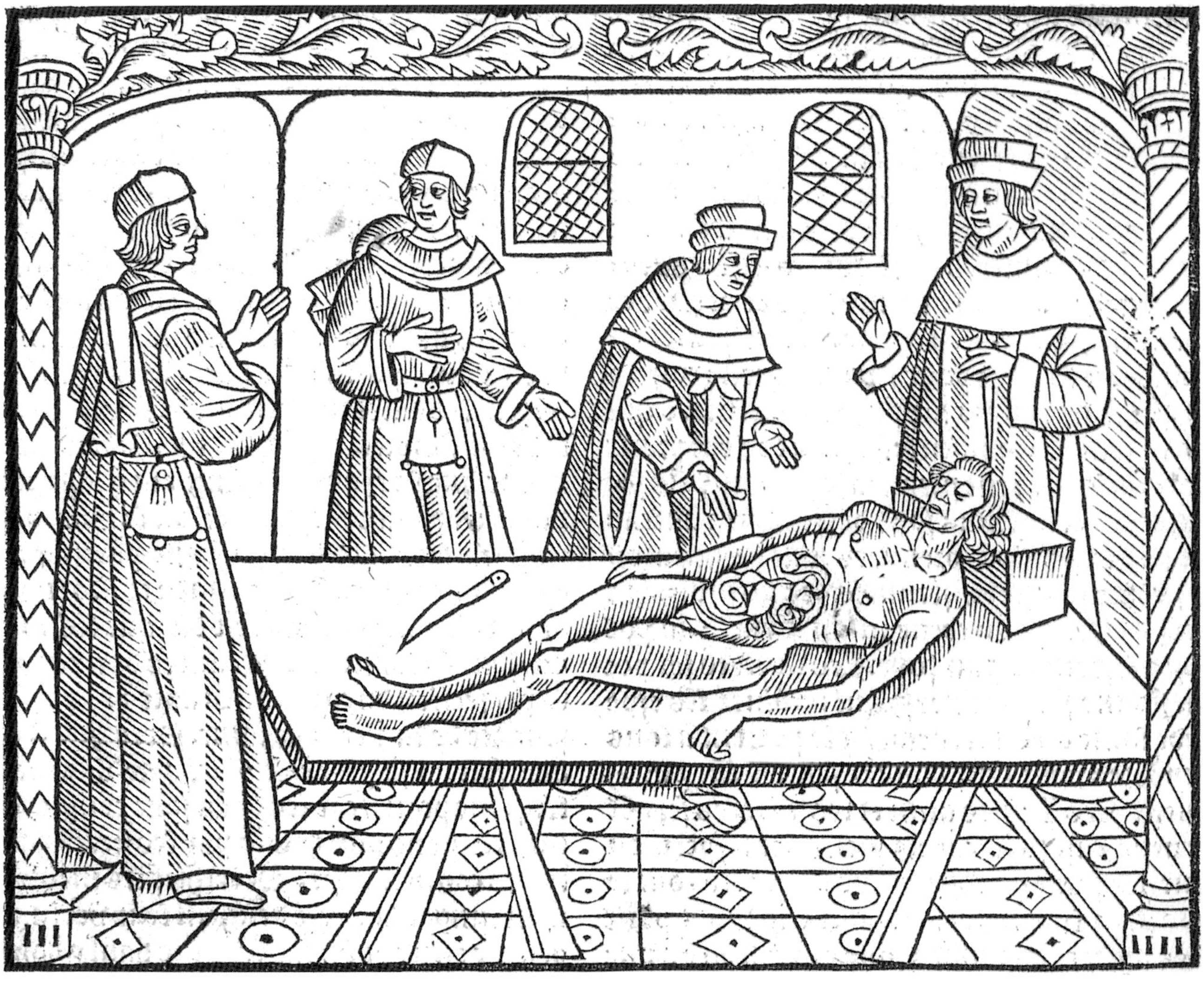

第七章　中世紀末的西歐：十三世紀到十六世紀

哈斯金斯（C. H. Haskins）在一九五七年所著的《大學之興起》（*The Rise of Universities*）中提到：「在南方的學校，如波隆那及蒙特佩利爾，除了在解剖學及外科學外，中世紀的大學對於醫學知識的貢獻可說是乏善可陳，因為沒有題材可適用於他們所盛行的語言與二段論式之教條主義。」十三到十四世紀的醫學，依然停留在將古代希臘羅馬文獻譯成簡單的拉丁文的階段；也有一些人翻譯回教的醫學文獻，在此方面多數當代的歐洲學者貢獻頗多。此時沒有任何的臨床教學，直至十四世紀，在解剖學方面依然毫無進展。最後，遵循著波隆那大學的慣例，由法學院承擔解剖的重責大任，以解剖作為獲得證據的手段。許多城市的醫療人員也群起仿效，但畢竟難以成為正規課程的重心。

中世紀的醫學生完成修業時，會獲得一支鑲有黃金結節的竹枝，以證明他們已經精通希臘與拉丁經典，並准予行醫。不用說，此時的醫學還是以迷信及偽科學理論的原始醫學為基礎，例如單憑驗尿而不用觀察病人症狀的診斷方式就風行一時。內科醫生只專心於研究尿液，就此提出他對疾病的看法和療程。

古老的代罪羔羊，神話中的牙蟲依然被視為牙疼的元凶，間歇性的牙疼被認為是牙蟲的不規則運動。醫生用他精心調製的處方，滴在疼痛的牙齒內來消滅牙蟲。歐洲醫生也按照阿拉伯醫生的做法，使用像硝酸一類令人不舒服的酸液，使用時要特別小心保護口腔避免受傷。還有另一種新穎的保護方法，則是使用苛性液體（caustic liquid）之前，先在齲齒周圍用蠟築起一道圍堰（wax cofferdam）。今天我們已經知道，採用上述療法之所以可以緩解牙痛，是因為牙髓神經已經遭到破壞，而非牙蟲之死。

一般來說，使用煙燻法處理牙蟲的牙科醫生通常會取用天仙子（henbane）

84

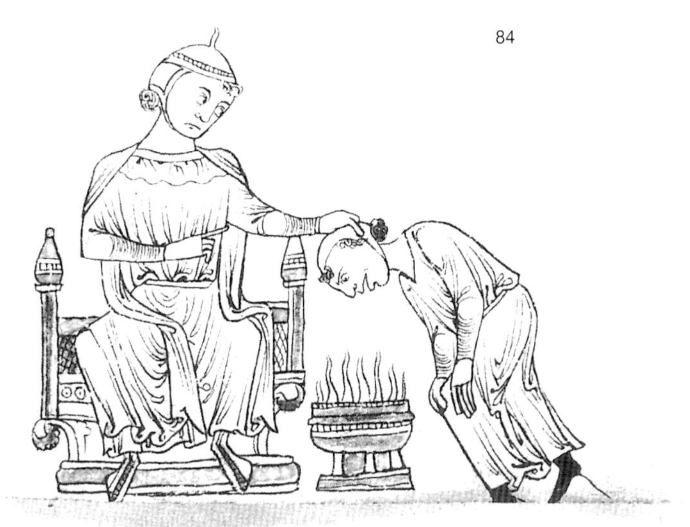

圖84　病人正彎腰靠向燃燒著天仙子（henbane）的盆子，當時的人相信用燻煙法可以驅除牙蟲，達到治療牙痛的功效。此圖為十三世紀薩勒諾的羅傑（Roger of Salerno）之著作《實用外科學》（*Practica chirurgia*）的插圖。
劍橋，三一學院圖書館（Trinity College Library）

85

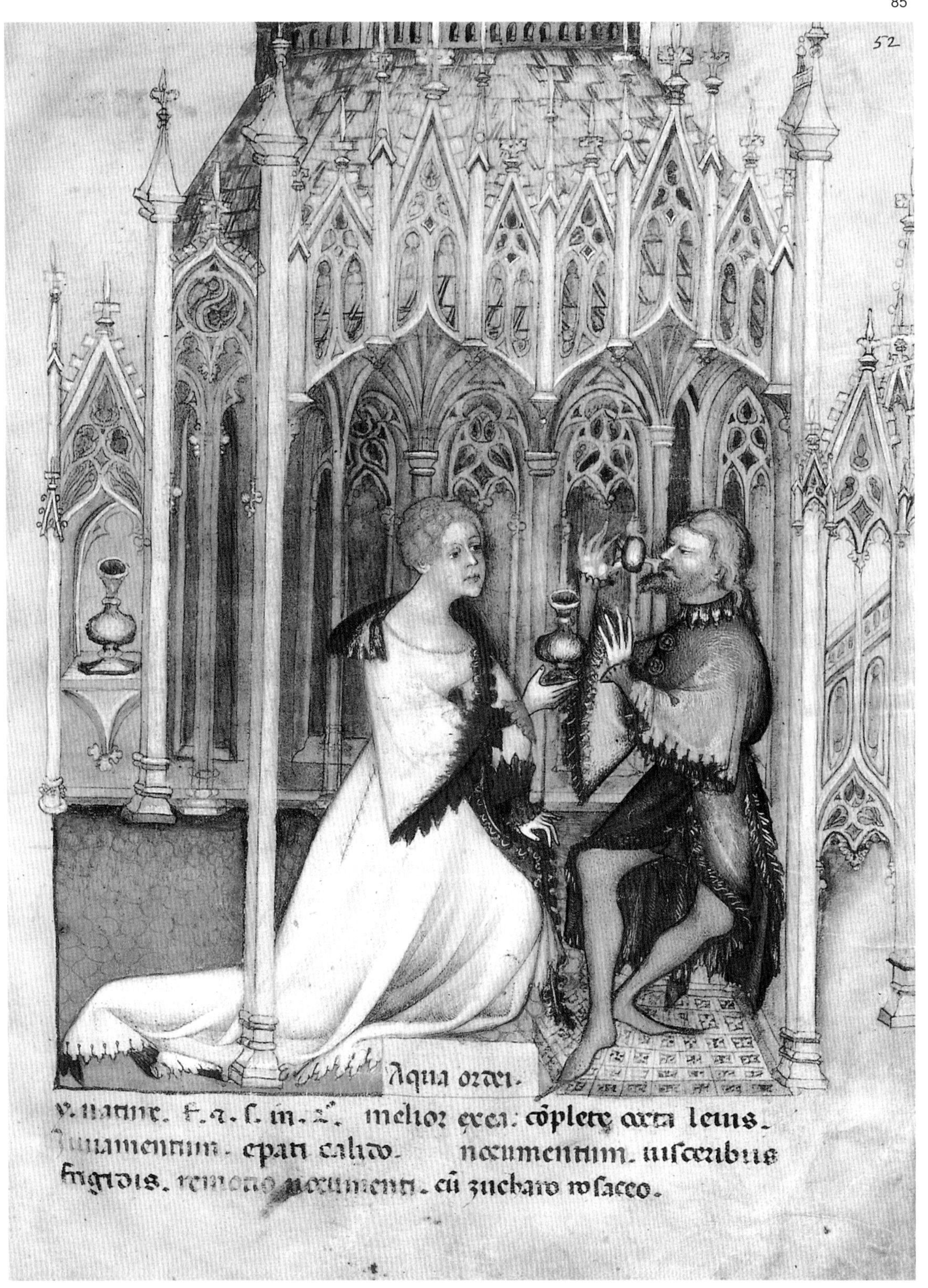

圖85　中世紀初期，人們誤信了一般植物的療效。此圖出於一四〇五年出版的醫藥專書 *Tacuinum sanitatis*，此書是以十世紀阿拉伯的醫學為基礎。圖中顯示病人被給予冷熱兩種大麥汁，以減輕腸冷。
巴黎，國家圖書館

圖86　十三世紀的一份醫學手稿，作者提議藉著燒灼他處可以減輕身體某些部位的疼痛。圖的下半部，則是牙疼治療的熱燒灼點。有趣的是，這些點也見於中國針灸專家有關口腔構造的圖譜上。
牛津大學，博德利圖書館（Bodleian Library）

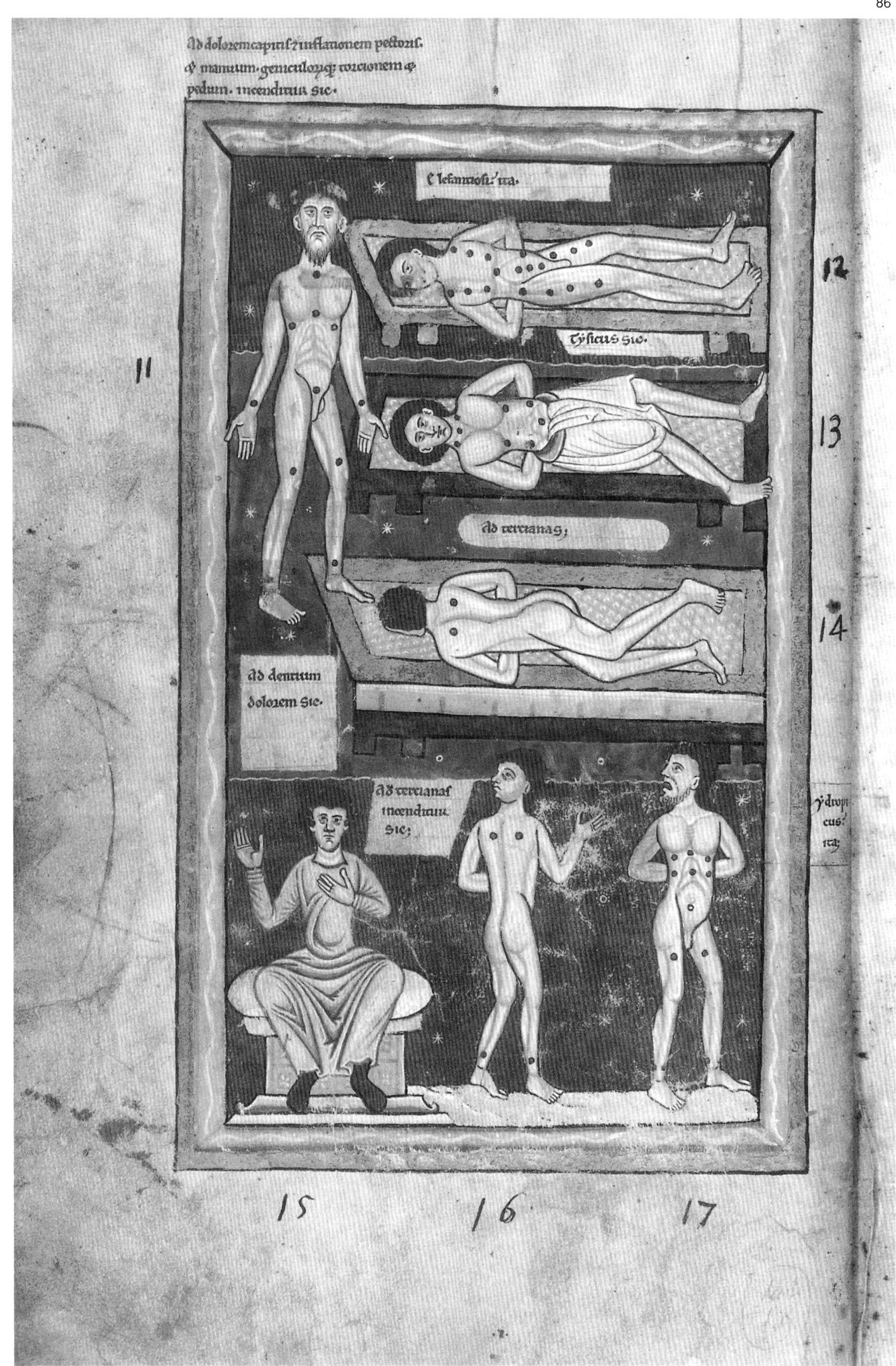

87

est iouis barba uncia una· rape semen uncia una· nar
cos tacios uncia una· eupatoru uncia una· ucio radicem
hec est capsella uncia una· cipeni uncia una· trifoli se
men quod mulieres in capite utuntur uncia una· a
momi uncia una· serpuli sicci uncia una· cenciane
uncia una· aristolocie uncia una· Rute agrestis uncia
una· Erutre semen uncia una· lacin radicem hec est si
psana siue armodia semen uncia una junci semen un
cia una· hec omnia contundantur in uno in puluere
lenissimu et ita cum melle attico teres bene commi
sces et sic condi hgent ab is in buxi decoznea utere quo
modo uolueris· uel ante lucem dabis in magnitudine
Abellane hec si usus fueris usq; ad diem definitionis
tue saluus eris·

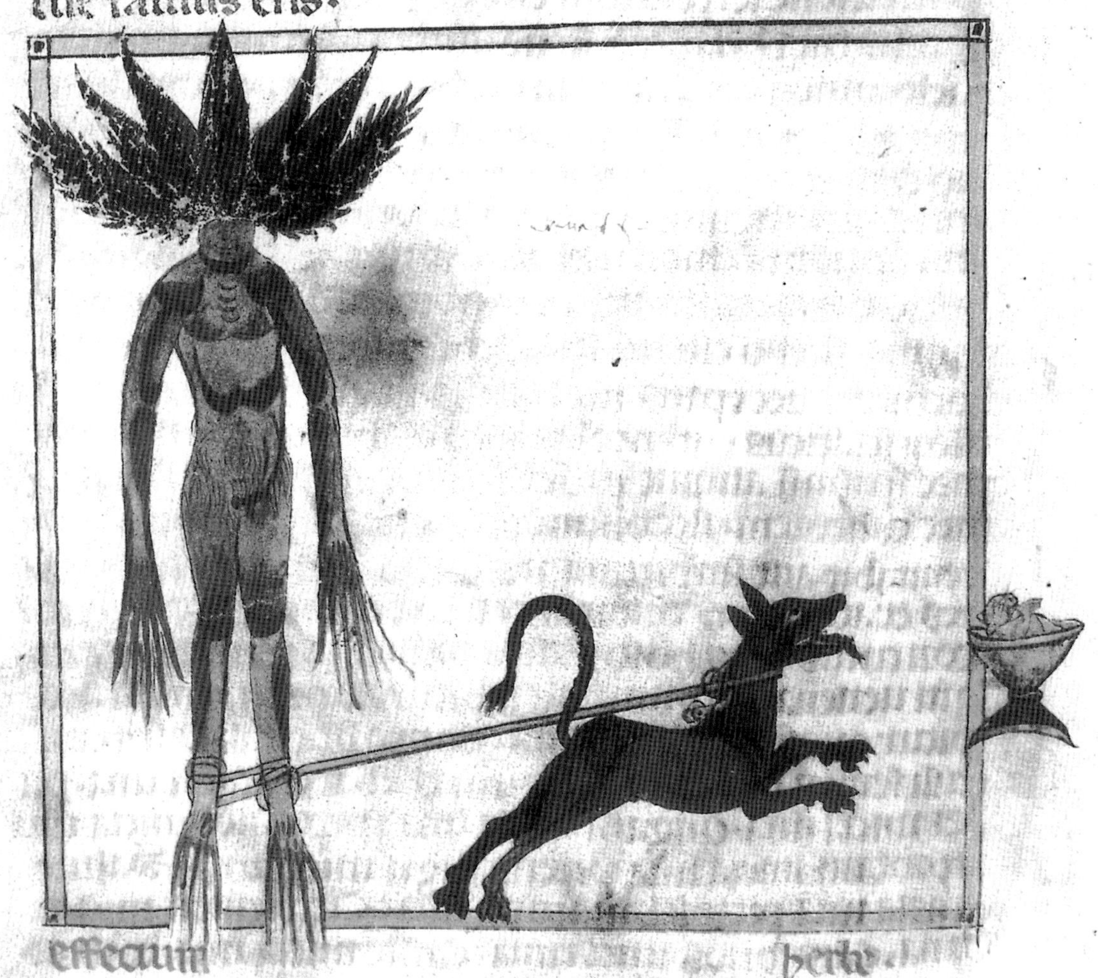

圖87　曼陀羅草由於被想像成酷似人形，在中世紀被賦予神奇的特性。再者，人們相信當它被連根拔起時，會發出驚人的尖叫，附近的人都將倒地而死。此圖摘自十三世紀安東尼奧斯．慕塞（Antonius Musa）的著作《曼陀羅藥草》（*De herba vettonica*）。圖示是一般的採集方法，一隻繫著繩子連於曼陀羅草的狗，牠的主人則站在安全距離外，吹口哨呼叫牠。曼陀羅草的確有鎮靜療效而被用作止痛劑。
倫敦，衛康研究中心圖書館（Wellcome Institute Library）

或韭蔥的種子，他們將種子混合羊脂做成小球狀，病人手持漏斗或站或跪於火盆旁，張大嘴巴傾身彎向火燄，對準發疼的那顆牙齒，再將「種子小球」置入火中，使燃燒產生的蒸氣可以導入牙齒中，以便驅除牙蟲。

藥草醫學與民俗療法

因為尚未擺脫中世紀早期的無知與迷信，西方醫生依然採行多種民俗療法，而且非常倚重植物的療效。藥草植物可以利用多種方法製備，並透過人體的多處投予獲得藥效。一種應用相當廣泛的醫藥處方是「解毒百寶丹」（theriac），此解毒處方可溯至古敘利亞境內米特拉達提斯（Mithridates）家族的本都王（Pontus，西元前一二〇～前六三在位），據傳他為了提防屬下心懷不軌，在他的飲食中下毒，所以就用多種毒物來餵食鴨子，然後他再喝下鴨血，以求得百毒不侵。對於多價（polyvalent）解毒製劑的研究一直持續到十八世紀，其中一種在十七世紀受到歡迎的百寶丹就含有二三〇種成分，包括螞蟻、蟲體及乾燥的蝮蛇等不可思議的材料。

由於曼陀羅草（*Mandragora officinalis*）的根酷似人身，據傳可帶來好運，因此被賦予極高的治療價值，古巴比倫人及埃及人都曾當作麻醉劑使用。西元一世紀時，羅馬醫生塞爾蘇斯（Celsus）將這種藥草煮沸後，取其湯汁來治療牙疼。到了中世紀末期的藥典記載，曼陀羅草的重要性更是不可同日而語。因為酷似人形也衍生出許多附會傳說，以下引述自中世紀末期的一份手抄本，記載著採得的方法：

> 切不可將之連根拔起，會因此而危及生命。將末端繫在黑狗身上，讓黑狗將之拔離地面，此時，該草會發出可怕的尖叫聲，黑狗則瞬間斃命，採集者務必事先塞住耳朵，以求自保。

到了中世紀末，對曼陀羅草的狂熱席捲全歐洲，也使得該草大量被採集。

其他還有許多荒謬的迷信到處傳播，例如煮沸的綠青蛙湯可以使牙齒鬆動、脫落。以下是引述自拉吉斯（Rhazes）的話：有位文藝復興時期的德國外科醫生毫不猶豫地說：「一隻吃草的牛，不小心吃進了一隻小綠青蛙，結果瞬間牙齒全掉光。」將搗碎的大蒜置於大拇指的指甲上，可以治同側牙疼。另外將蕁麻、常春藤、菊苣及玫瑰花瓣的汁液滴入耳朵或鼻子內，也可治同側牙疼。為了能迅速治療牙疼，也開始嘗試起用燒灼的熱針直接刺在疼牙上或同側耳垂的做法。另一個學派更認為要刺入對側的耳垂，才有療效。「同側派」與「對側派」兩派人馬還因此爭論不休，引發一場激烈的唇槍舌戰。

外科之興起

經院（教會）醫學的初期，醫療大多由僧侶執行。但一一六三年頒布的

88

si collu disiungit fit uitiu in iunctura colli. cui
nisi medic cito succurrat morit de facili. 7 sic
siccatur infirm. cu festinat sic e subueniend.

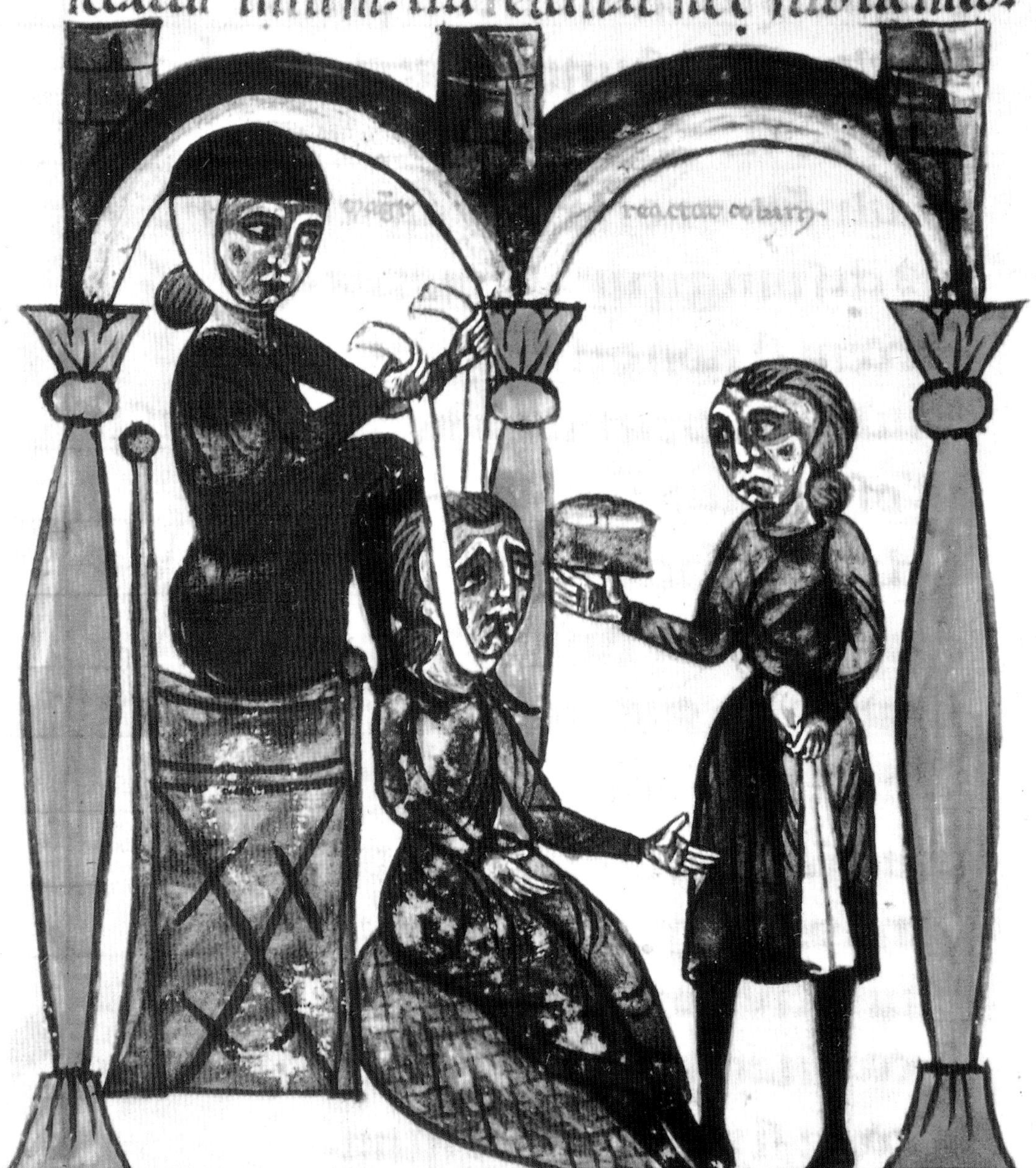

os ei apiat. lignu ul' aliud tale ut os ap
tum teneat i ore mittat. caueat postea q si
inuenius e. 7 de nouo disiunctio fit. sic ampla
tur p capillos i summitate capitis 7 eleuetur
subito. 7 fasceolis sub mandibul' ponatur

89

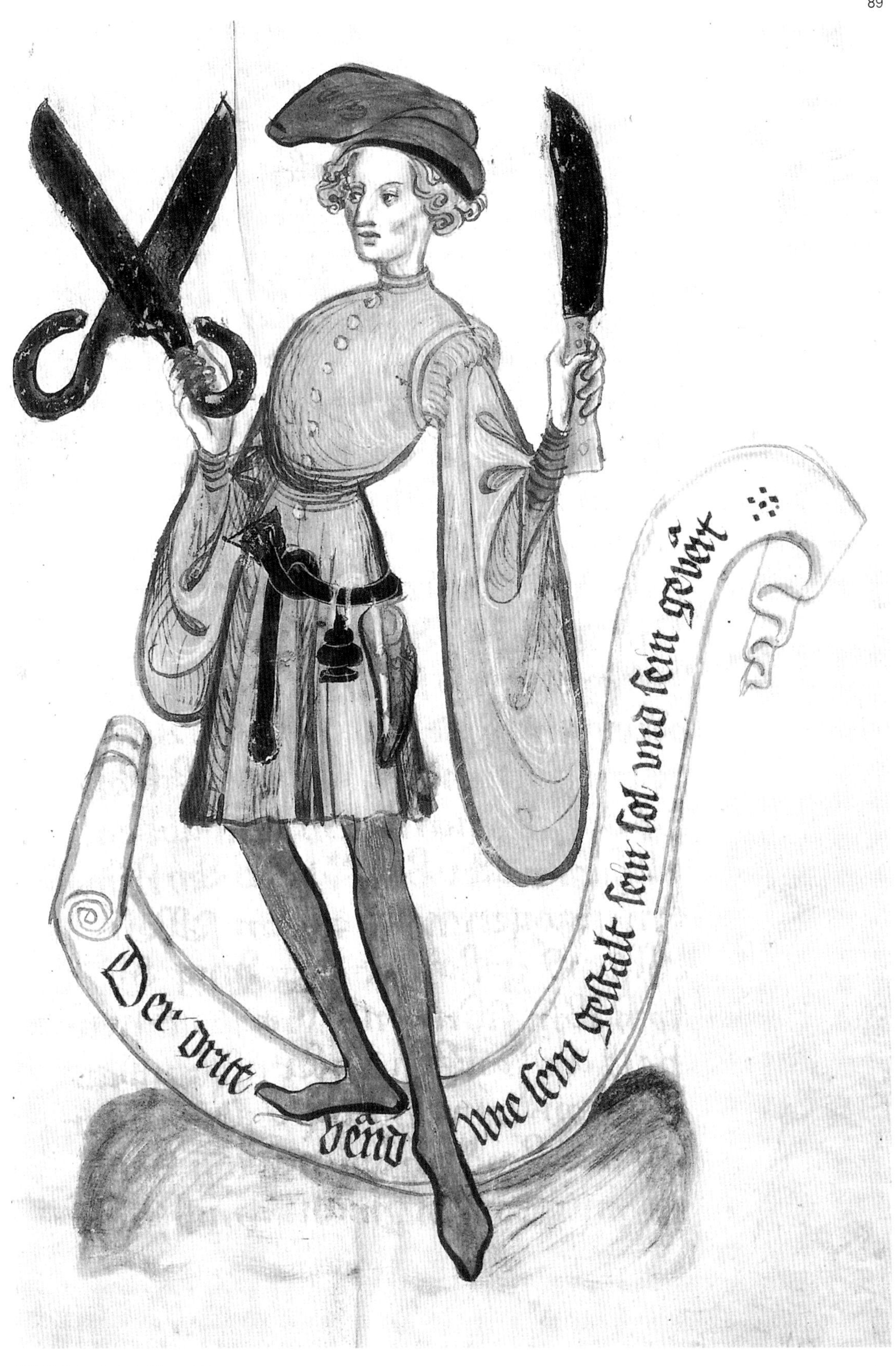

圖88　一位女醫生在病人下顎綁緊繃帶，可能是要固定骨折或脫臼復位。十四世紀時，取材自帕馬的羅蘭（Roland of Parma）之著作《外科學》（*Chirurgia*）的註解。
羅馬，卡薩納提斯圖書館（Biblioteca Casanatense）

圖89　約一四〇八年，雅各．塞索利斯（Jacobus de Cessolis）所著*Schazabellbuch*一書的飾頁。一位身著華麗的髮匠兼外科醫生，正炫耀著他賺錢的傢伙。
哈佛大學，霍頓圖書館

90

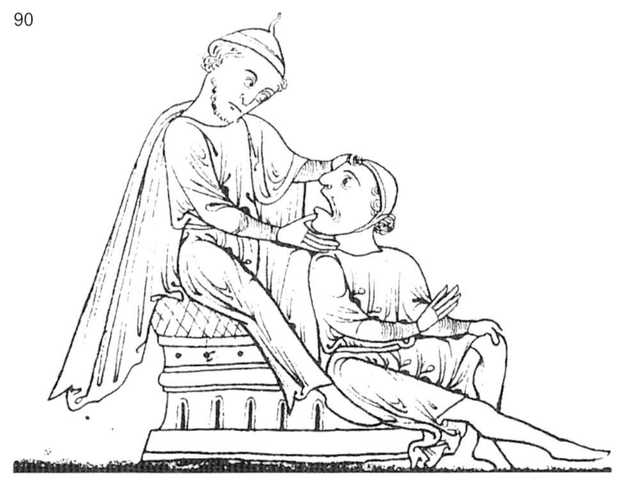

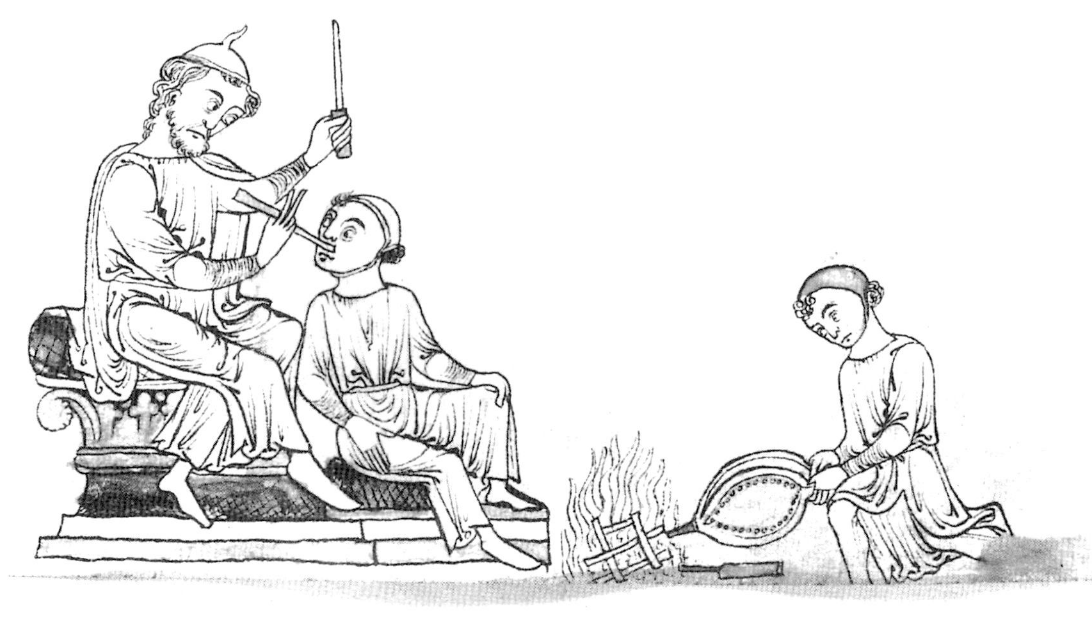

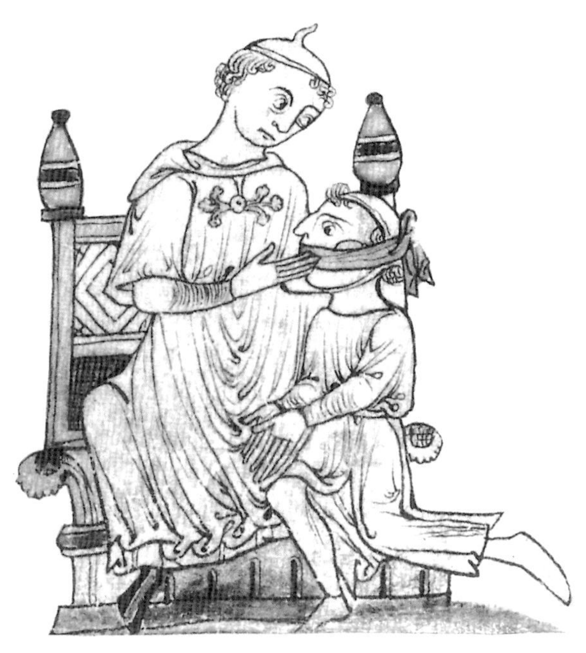

圖90　這三幅圖是十三世紀薩勒諾的羅傑（Roger of Salerno）作品《實用外科學》（*Practica chirurgia*）的法文版插圖。自上而下分別是：醫生檢查病人、以熱鐵燒灼疼痛的牙齒，以及用繃帶包紮疼痛的嘴巴。
劍橋三一學院（Trinity College）

「圖爾敕令」，明令禁止僧侶執行任何外科手術，使得施行手術的任務落到了原先協助僧侶處理外科手術的髮匠手中。髮匠原是修道院內的僕役，在一〇九二年禁止蓄鬢後，刮鬢、理髮（削髮）就成為髮匠的主要工作，也因此被稱為「理髮雜役」（*barbi-tonsoribus*）。此後，髮匠的營業範圍擴大了不少，許多外科事務都有賴其施行，例如取出白內障晶體、切除膀胱結石、切開膿腫、放血及拔牙等。德國的髮匠通常都是澡堂師傅（*balneator*），除了使用吸血器放血外，還包辦灌腸與拔牙。他們磨刀霍霍，將手術刀、刮鬍刀磨得晶亮，也隨時製備及補充藥膏與石膏，用以證明自己的確功力不凡。

要追溯專業的外科醫生是如何在中世紀法國崛起於理髮店，必須先探討當時法國的時代背景。髮匠工會於一二一〇年在巴黎成立，其中部分成員要求有更多的專業知識，最後終於引發了外科醫生（長袍外科醫生）與世俗髮匠（短袍外科醫生）之間的嚴重分裂。十四世紀時，許多法令嚴禁世俗髮匠在沒有通過長袍外科醫生的考試下執行外科手術。有些簡單的外科醫療則兩者都可執行，例如放血及拔牙。然而慢慢發展下來，像放血、以吸血器吸血、灌腸、以水蛭吸血及拔牙等卻全成了髮匠的獨佔範疇。

早期在外科的領域中，獲致卓越成就的外科醫生都會將他的行醫心得及專業論述形諸於文字記載下來，成為後繼者奉行之圭臬，其中以十二世紀末薩勒諾的羅傑（Roger of Salerno）及十三世紀初帕馬的羅蘭（Roland of Parma）最為有名。他們的著作廣被傳抄，也為早期牙醫治療的做法提供了有趣的圖像。自希波克拉底開始，醫生以專業自許，認為除非萬不得已，否則最好不要採用風險高的拔牙，並建議可以採用煙燻法及燒灼法來處置。在他們的著作中，我們得知他們處理下顎骨骨折及脫臼、自舌下靜脈放血以及牙痛等的治療方法等，包括在蛀牙內放入渡鴉糞便（raven manure）之類匪夷所思的方法。

十四世紀初期，英國蓋德斯登的約翰（John of Gaddesden）在《英國玫瑰》（*Rosa anglic*a）一書中重述當時盛行的民俗療法。他相信取野兔的腦塗於牙齦上，不只可以促進長牙，連喪牙區都可再長出新牙來。他雖然也認為拔牙是最後萬不得已的手段，但當拔則拔，他說：「拿根前端較寬的鐵棒，將內側磨利，再把牙齒用力往下拉，牙齒就會脫落。」至於他所使用的工具為何，則不得而知，可能是鵜鶘（pelican）的前身。

在義大利，反對神職人員執行外科醫療的教會禁令經常面臨挑戰。一個著名的例子是邦戈諾尼（Teodorico Borgognoni），亦即塞維亞的提歐多里克（Theodoric of Cervia，一二〇五～一二九六年），但他最後還是當了主教，他是第一位記錄下對多涎病人，以水銀治療其梅毒的人。

與蓋德斯登的約翰之《英國玫瑰》情形相似的是由居住在蒙特佩利爾的英國內科醫生戈登（Bernard de Gordon）所著的《山百合藥典》（*Lilium medicinae*）。這本成書於一二八五年左右的醫學典籍，曾經風靡一時，時至今日仍然還保存著許多完整的手稿。雖然戈登的著作可以看出其人博學多聞，但卻了無新意。在他對牙科的許多評論中，都只是坊間對造成牙疾的內外在因素的一般看法而已。在外在因素中，戈登列舉了冷熱食輪著吃、用牙齒咬碎堅硬食

91

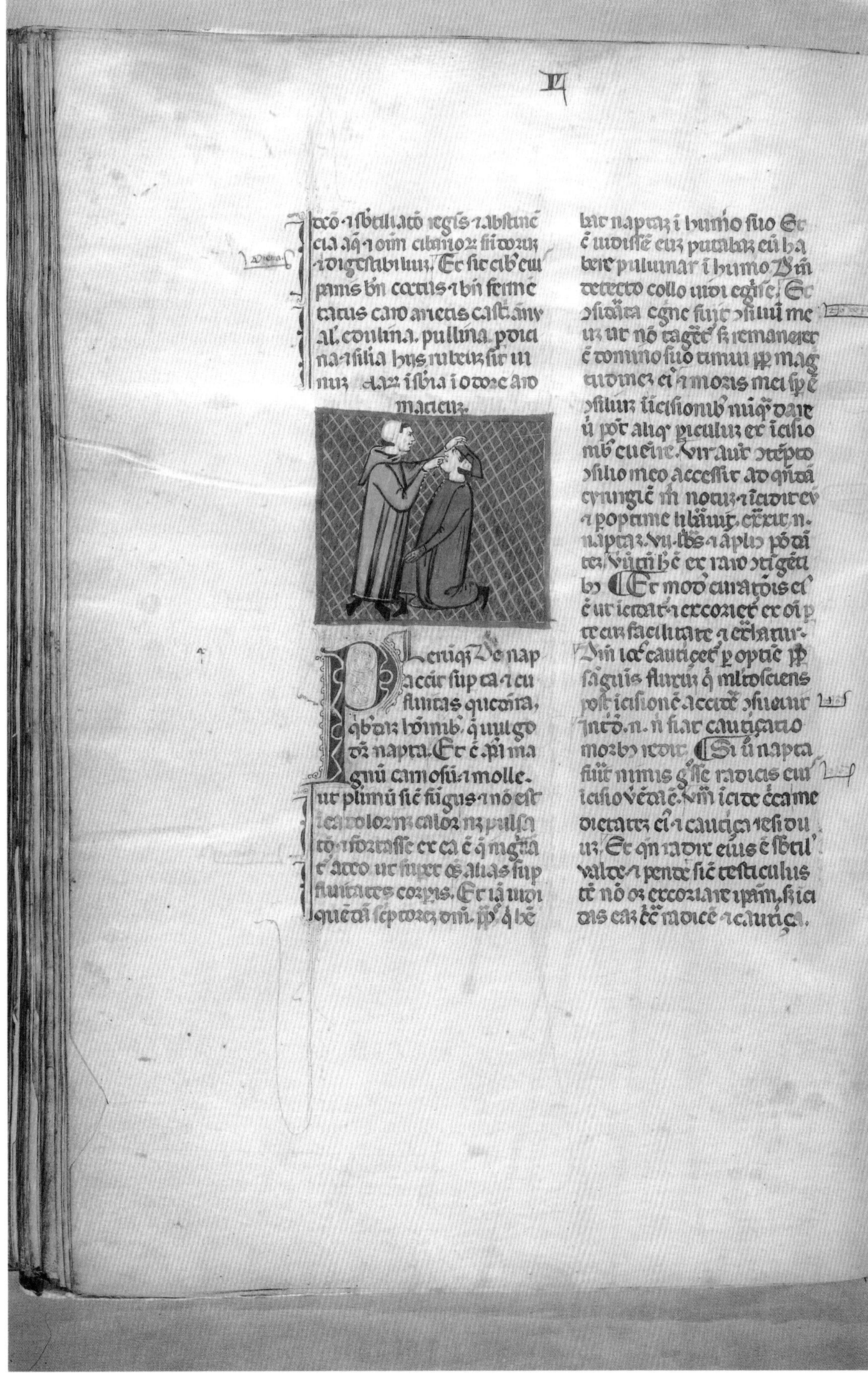

圖92　此圖取材自亞鐸·布蘭迪諾·西安納（Aldo Brandino da Siena）之著作《身體模式》（*Le régime du corps*）第五十四頁左圖。此書為十五世紀有關衛生的專著，圖中人物用擺在桌上瓶內的水，擦潔牙齒。
紐約，皮爾邦特·摩根圖書館（Pierpont Morgan Library）

92

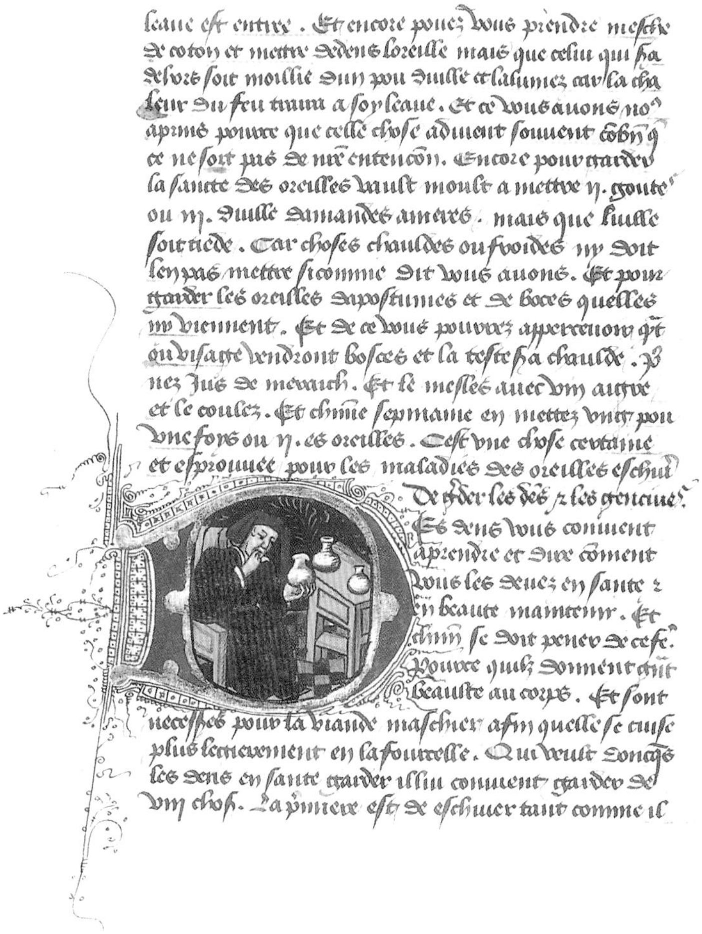

圖93　取自英人雅各（Jacobus）著作 *Omne bonum*，成書於十五世紀，以拉丁文寫成，圖為醫生為病人拔牙的情形。
倫敦，大英博物館

93

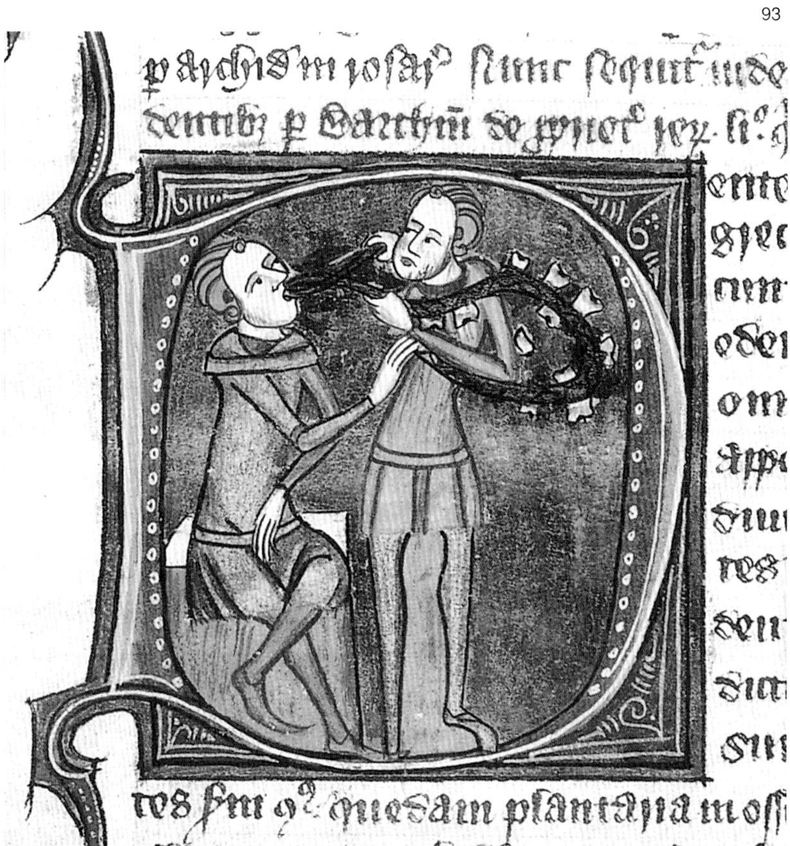

圖91　提奧多里哥·邦戈諾尼（Teodorico Borgognoni）是名出色的外科醫生，亦以塞維亞（Cervia）或路加（Lucca）的提奧多里哥（Teodorico）著稱。他在西元一二六七年至一二七五年間，撰有重要的《外科》（*Cyrugia*或 *Surgery*）一書。在此期間，他還身兼塞維亞的主教。在此十五世紀早期的插圖中，可以看到一位牙醫生正在檢查病人。
萊頓，國家大學圖書館（Bibliotheek der Rijksuniversiteit ,Leiden）

物、忽視口腔衛生以及過度用力摩擦牙齦等。在內在因素方面，他認為牙疾是因為頭部的體液流向牙齒以及嘔出胃酸所造成。他也警告外科醫生，反對他們濫用鴉片，以及提醒他們拔牙務必謹慎小心。此外，他也主張拔牙時要先鬆動牙齒，他的做法是在用蠟圍成的圍堰（wax cofferdam）內倒入腐蝕劑。

肖利克

提到十四世紀到十五世紀期間最重要的外科人物，首推肖利克（Guy de Chauliac，約一三〇〇～一三六八年）。他習醫於法國的土魯斯（Toulouse）及波隆那（Bologna）大學，獨鍾外科，師承蒙德維利（Henri de Mondeville）。肖利克是菲力四世的外科醫生及蒙特佩利爾聖靈（Holy Ghost）醫院的解剖學教授（見圖94）。

一三四三年他完成了巨著《大外科學》（*Inventorium... Chirurgicalis medicinae*），隨即被奉為當代的外科經典。一五九二年為了嘉惠執業中的外科醫生，特將此書譯成本土法文的《大外科學》（*Grande Chirurgie*），並先後出版了普羅旺斯文、義大利文、英文、荷蘭文及希伯來文版本等共一三〇種版本。在印刷術發明之前的那個時代，其著作的重要性是空前偉大的，目前仍有三十五份手抄本複件被保存下來。

在《大外科學》中，肖利克探討了牙齒的解剖與萌發，並提出成人偶爾會長出額外一套牙齒的所謂「證據」。他也列舉了牙齒容易罹患的疾病，包括疼痛、腐蝕、凝塊、「崩裂」及鬆動。治療方法則分為「一般療法」和「特殊療法」。一般療法：遵循衛生法則，使用瀉劑、自舌部靜脈放血、以吸血器吸血、摩擦、多次劃破法（scarification）及頭部疾病治療。他所提出的衛生法則完美無缺，迄今大多適用。

（一）避免吃進已經腐敗的食物。
（二）避免飲食太冷或太熱。尤其要避免在吃完極熱的食物之後，又緊接著吃極冷食物。反之亦然。
（三）避免咬太硬的食物。
（四）避免食用會黏牙的食物，例如無花果及由蜂蜜製成的甜食。
（五）避免食用對牙齒有害的食物，他舉韭蔥為例。
（陸）以蜂蜜及燒鹽（burnt salt）調合少許醋，小心清洗牙齒。

當肖利克提及「特殊療法」時，他再三重提阿拉伯醫生的療法。此外，他也建議用酒、薄荷、胡椒或其他藥劑（agent）的煎汁來沖洗蛀牙。然後再以沒食子（gallnut）粉、乳香樹脂（mastic）、沒藥（myrrh）、樟腦等等東西來填補蛀洞。他建議使用收斂劑和其他藥劑來固緊已經鬆動的牙齒，倘若鬆動的牙齒脫落後，可用人類的自然牙齒或由牛骨製成的假牙來取代，並以黃金線綑紮固定。肖利克對自己提出的牙科贗復（prosthetics）堅信不疑。他只提及當時用於補牙的材料，但對於其適應症及以何種比例混合調製，則隻字未提。至於在拔

94

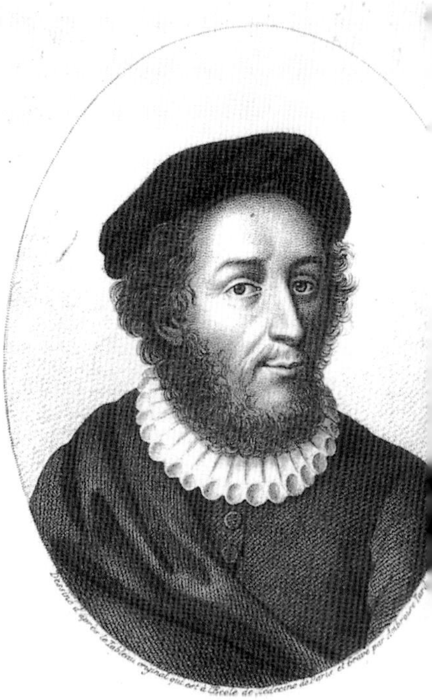

圖94　肖利克是十四世紀在外科學上最具影響力的作者。如塔爾迪厄（A. Tardieu）木刻版畫所示，肖利亞克是蒙特佩利爾（Montpellier）法國醫院團隊的一員，也是三位教皇的御醫。
倫敦，衛康研究中心圖書館

牙方面，他則描述了雙槓桿鵜鶘（double-lever pelican）的外型構造與使用方法，至於他是否曾親自使用或只有髮匠使用，則不得而知。

阿布卡西斯（Albucasis）強烈抨擊髮匠，認為他們訓練不夠，處理牙齒時失之魯莽。但肖利克卻抱持不同看法，他堅持髮匠及牙匠（dentators）都適於治

95

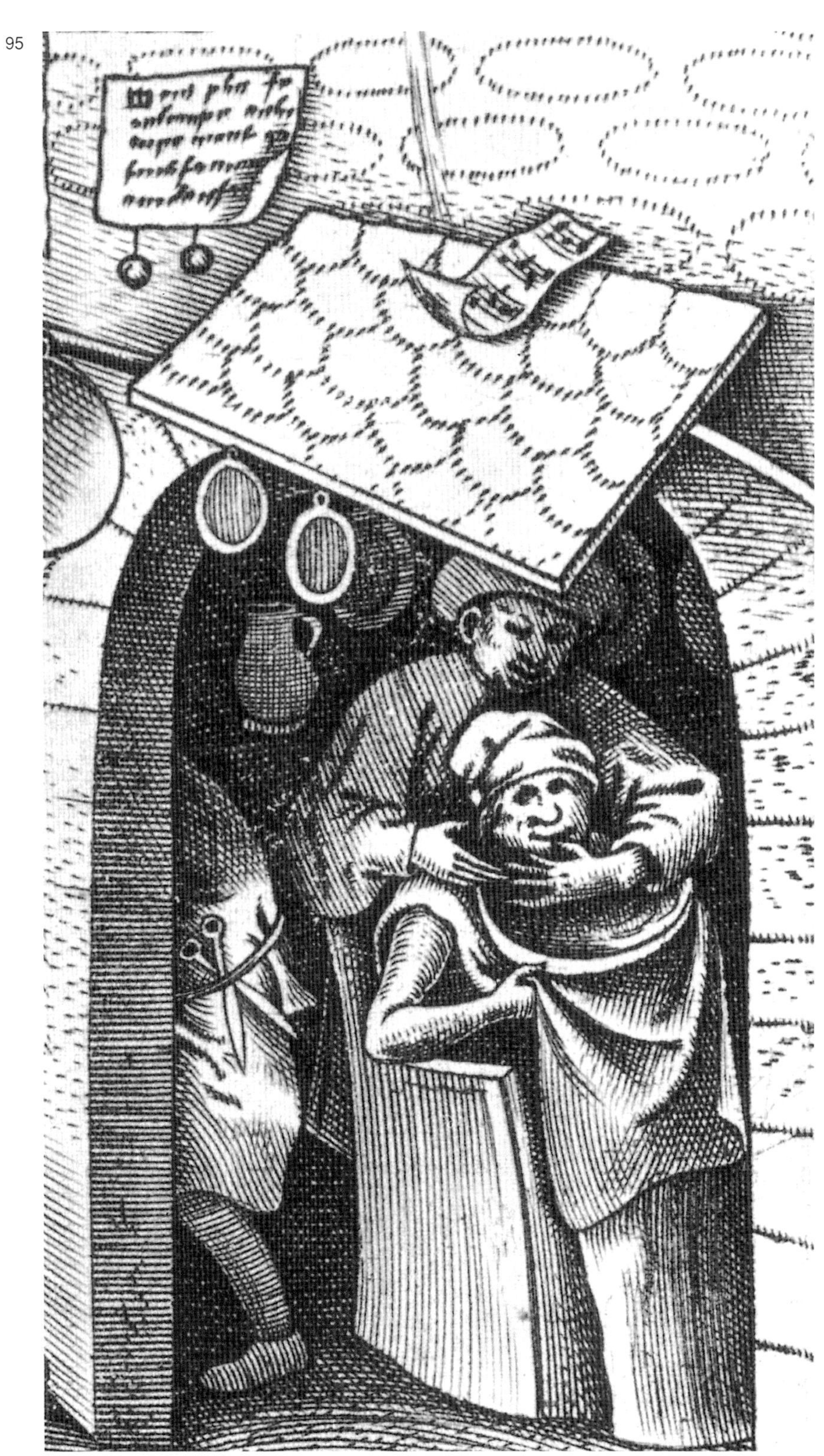

圖95　皮爾得．海頓（Pieter Van de Heyden）所作的《驕傲》（*Superbia*）細部圖，屬於布魯蓋爾（Brueghel）風格的諷刺雕刻。圖中一位中世紀的髮匠檢視著顧客的嘴巴，而顧客手持盆子置於下巴處。
紐約大都會藝術博物館，哈里斯．布利斯班．迪克基金會（Harris Brisbane Dick Fund），一九七六年

療牙齒，不過應在醫生的監督指導下進行。他同時建議醫生應該熟悉牙醫技術，如此才能適時為操作者提出正確的建議和忠告。這是第一次在醫學文獻中，出現「牙匠」此一象徵專業人士的名詞。肖利克還詳細列出牙匠必須具備的器械，意味著牙匠不只是偶爾為人拔牙的髮匠而已。此器械目錄包括剃刀、鐵刮刀、直的及彎的鴨舌板、單臂及雙臂撬子、拔牙鉗、探針、柳葉刀、手術刀、插管（cannulas）及鑽孔機。這些最新式的醫療器械可以為患者提供全方位的牙科服務。

雖然肖利克的著作是植基在迷信和毫無根據的傳統，但他仍優於當代同僚。他仔細思索過同僚對於「牙齒可以青蛙脂肪軟膏和類似的煎藥汁拔除，而不必求助於拔牙鉗」的說法時，他的結論是「此療法言過其實」。

從肖利克的論述中還衍生出一個非常重要的事實。當時的外科醫生顯然會在手術中，使用藥物來減輕病人的疼痛。他們使用的麻醉劑中含有鴉片、天仙子鹼（hyoscyamine）、曼陀羅（mandrake）根、常春藤及毒芹（hemlock）等。肖利克同時也寫出了使用方法：「以新海綿浸泡在這些液體中，曬乾後備用，當外科醫生需要用到時，可以放入溫水中，再置於病人鼻孔下，直至病人入睡後再進行手術。」麻醉效果確實強烈，因為肖利克提到一名外科醫生如何使用泡過醋的海綿置於病人鼻孔下，或將芸香（rue）或茴香（fennel）汁滴入病人耳中，藉以讓麻醉病人甦醒過來。

肖利克的後繼者

肖利克對醫學的貢獻良多，且影響深遠，除了他的偉大著述外，他還訓練了一批學生，其中最有名的首推德阿爾吉拉塔（Pietro d'Argelata，卒於一四二三年）。德阿爾吉拉塔是波隆那大學的教授，他同時也是《外科學》（*Cirurgia*）一書的作者，該書於一四八〇年在威尼斯出版，全書共分六冊，有關牙齒疾病與治療佔了極大篇幅。雖然沒有創新論述且大多與肖利克的論述相同，但德阿爾吉拉塔對於牙科醫療的貢獻仍值得一提。他和後繼的外科醫生或多或少都對牙科治療的成長貢獻出心力。

逝於一四六〇年的阿科蘭尼（Giovanni Arculani），在一四二二至一四二七年就讀於波隆那大學，是德阿爾吉拉塔的學生。他的專著《實用外科學》（*Cirurgia practica*），一四八三年於威尼斯出版，書中他也多方探討牙科，因此被尊為牙科的先驅之一。

阿科蘭尼重申了許多肖利克對於健康完整的告誡，多方面討論牙齒解剖學與許多有關牙疾及其治療。對牙醫學史家來說，阿科蘭尼因為以下這兩個迥然不同的理由，而在牙醫學的發展歷史上佔有一席之地：首先，為了清楚闡明拔牙的論述，他圖示了當時經常使用的一些有用的牙科器械，包括鵜鶘（pelican）在當時被認為是相當有用的，且流傳至今。其次，針對齲齒的主題上，有一段相當有意義的記載，就是在討論到充填時，他提到了金箔（gold leaf），這是使用黃金填補蛀牙的最早文獻。我們推測在阿科蘭尼的時代，使用黃金填補的治療方法，應該早就存在，因為他並非為了特別原因而單獨提出論述。根據可信的證據顯示，牙體復形在中世紀末已經發展得很好了。

十六到十七世紀期間權威性的外科著作，首推德維哥（Giovanni da Vigo，一四六〇～一五二五年）在一五一四年所撰寫的《外科實務》（*Practica copiosa in arte chirurgica*），我們在這本書中發現到更多使用黃金填補齲齒的相關討論，「腐蝕的發生是由於強烈有害的水分滋長、啃噬。可以使用環鋸（trephines）、銼刀（files）及其他可用器械，移去腐蝕部分，繼之以金箔填補蛀牙。」有可能，德維哥自己曾經試過上述療法，因為他經常聲稱自己多方試驗各種療法並「證實」之。他曾為教皇尤里烏斯二世（Pope Julius II）補過牙齒，一五〇三年教皇帶他前往羅馬，此後就成為教皇的私人醫生（此次的遷移值得注意的是，身為外科醫生的德維哥，已獲得與內科醫生的相同地位）。

雖然這位獨步當世的外科醫生精於拔牙，但他卻鼓勵他的讀者去找髮匠—外科醫生（barber-surgeons）來改善其技藝：「當藥石罔效時……方訴諸於拔牙手術。專家是必要的，因此外科醫生對於髮匠及聲名狼藉的流浪拔牙匠的治療應給予寬恕。樂見如此，且記載一切。」

由於德維哥的心胸廣大及充滿好奇心，因此在許多方面，他總是領先時代而行。然而在外界中，尤其是在偉大的醫學大學及複雜的大都會裡，牙科卻呈現出衰退的跡象，遲遲未見完備。一直要到一五〇〇年，才出現了一位有名的德國外科醫生維爾特尊（Christopher Wirtzung），他曾記載著：「顎部腫脹往下垂，可能是由於軟顎感染或扁桃腺腫脹所引起，因此以*album graecum*藥膏塗抹治療。」他解釋這種藥膏：

> 亦即，白狗之大便（只吃骨頭的狗）。倘病人蓄長髮，便請一勇士抓住頭髮，用力往上提，直到病人感覺頭皮似乎自頭顱分離，顎部也上升。因為顎部與皮膚相連，由經驗顯示，此法可立即奏效，且可避免病人窒息。

德維哥與羅馬醫學院的名人安史拉辛諾（Giovanni Anthracino）私交甚篤，他也遊走在複雜的社交圈裡，往來的各界名人包括知名畫家米開朗基羅（Michelangelo）、拉斐爾（Raphael）及布拉曼特（Bramante）等人，德維哥從不因為撈過界而產生罪惡感，雖然他堅信「體液說」，而將顎部膿腫歸咎於頭部多餘的液體，與早他一三〇〇年的蓋倫（Galen）觀點一樣。

德維哥了解健康的牙齒對身心健康的重要性，「牙齒與美觀、咀嚼肉食及發音有關，且應傾全力治療之。」他強調口腔衛生的重要性，並建議以車前草、石榴、野橄欖及其他物質的混合物來抹擦牙齦，同時也主張「牙垢、牙結石需自牙齒刮除。」就像肖利克、德阿爾吉拉塔及阿科蘭尼一樣，德維哥也是中世紀末外科醫學的先驅人物，經由這些人的努力也促進了現代專業牙醫學的誕生。由於他們的風範，使得歐洲牙科再也不屈服在迷信與理智的停滯之中。現在，牙科將「開始於古老知識的停留之處——此乃牙科已達理解的極限之處。」

Sum Arnoldi Wachtendunck

Prima pars practice in chirurgia.

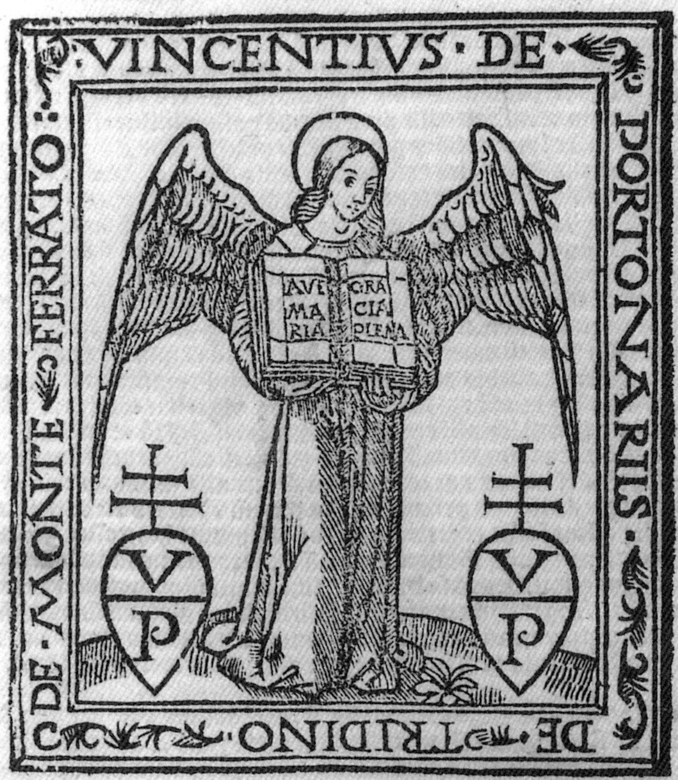

Practica in arte chirurgica copiosa Joannis de vigo Julij.ij. Pon. Max. Continēs nouē libros īfrascriptos.

Primus: De anathomia chirurgo necessaria.
Secundus: De apostematibus in vniuersali et particulari.
Tertius: De vulneribus in vniuersali et particulari.
Quartus: De vlceribus in vniuersali et particulari.
Quintus. De morbo gallico: et dislocatione iuncturarum.
Sextus: De fractura et dislocatione ossium.
Septimus: De natura simplicium et posse eorum.
Octauus: De natura compositorum: et est antidotarium.
Nonus: De quibusdam additionibus totum complentibus.

Cum gratia et privilegio.

圖96　德維哥生於一四六〇年，幾乎與文藝復興時期的大藝術家達文西及馬基維利（Macchiavelli）同一時期。就藝術天份而言，德維哥確實遠不及當代藝術家，不過他在醫學方面的成就卻很傲人，因為他的努力，讓外科學迅速崛起。此外，他也發明了較佳的動脈與靜脈結紮方法。著作《外科實務》（*Practica copiosa in arte chirurgica*）中收入大量的牙科論述，並成為往後二世紀重要的外科專著。此圖是 一五一八年該書在萊頓出版時的封面。
貝什斯達（Bethesda），國家醫學圖書館

第八章 文藝復興

文藝復興（Renaissance）時期最重要的兩項成就是重新發現和吸收羅馬與希臘的思想及藝術，以及古典時期探究精神的重生。這些特質也促使科學從理論和迷信中解脫出來。十五世紀期間所發生的一些重大事件，讓歐洲人更容易接受布哈特（Jacob Burckhardt）聲稱的：「世界與人類的發現」。此乃中世紀與文藝復興的分水嶺。活字印刷術和鐫版的發明，對於知識的發展和傳播非常重要。美洲的發現和世界其他各地不斷展開的探索活動打開了人們的新視野。西元一四五三年，土耳其人佔領了君士坦丁堡，迫使拜占庭的許多學者逃向西方。他們攜帶著柏拉圖和希波克拉底的思想觀念及知識，即時瓦解了執著於不以事實或觀察做基礎，以及頑固忽略新技術和醫藥的蓋倫派（Galenist）。

97

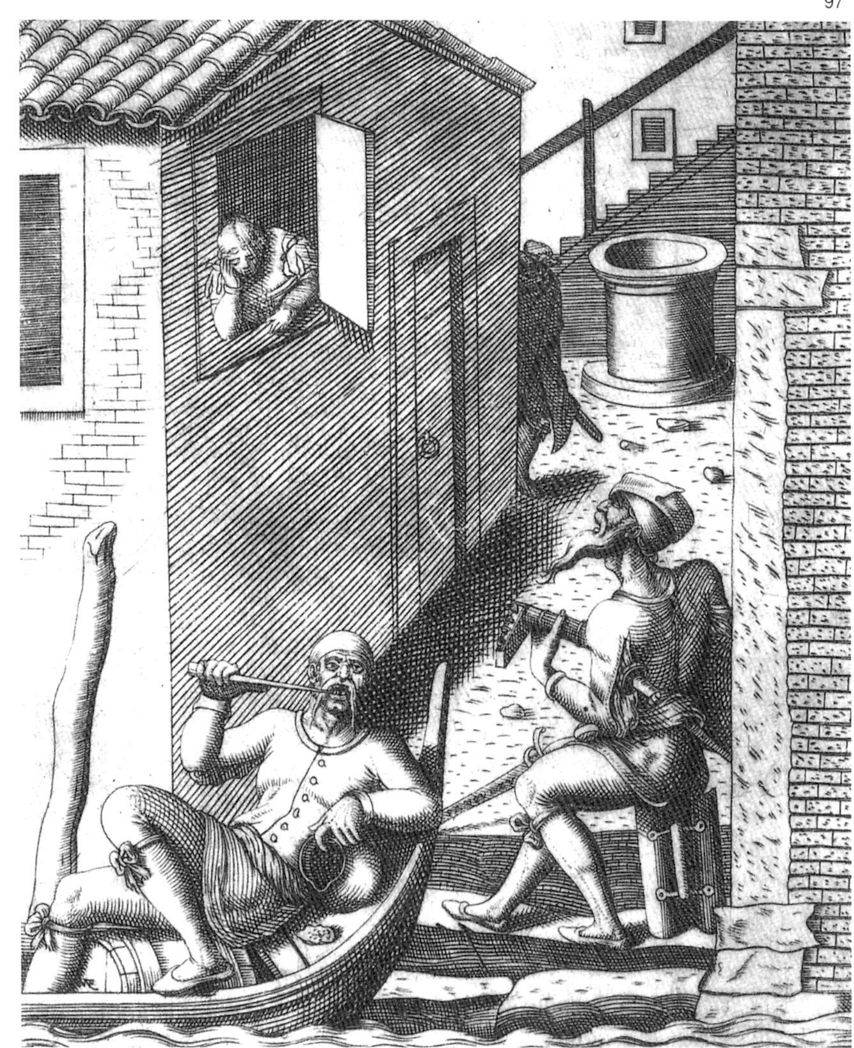

圖97　此圖取材自卡拉維亞（Alessandro Caravia，一五六五年）所著*Naspo Bizaro*一書。可以看出十六世紀的威尼斯一些口腔衛生的習慣。平底船的船夫剛吃完飯，正用超大型的牙籤清潔牙齒，一旁船客唱著小夜曲「情婦」（inamorata）。
哈佛大學，霍頓圖書館

98

BARTHOLOMAEI

EVSTACHII

SANCTOSEVERINATIS LIBELLVS DE DENTIBVS.

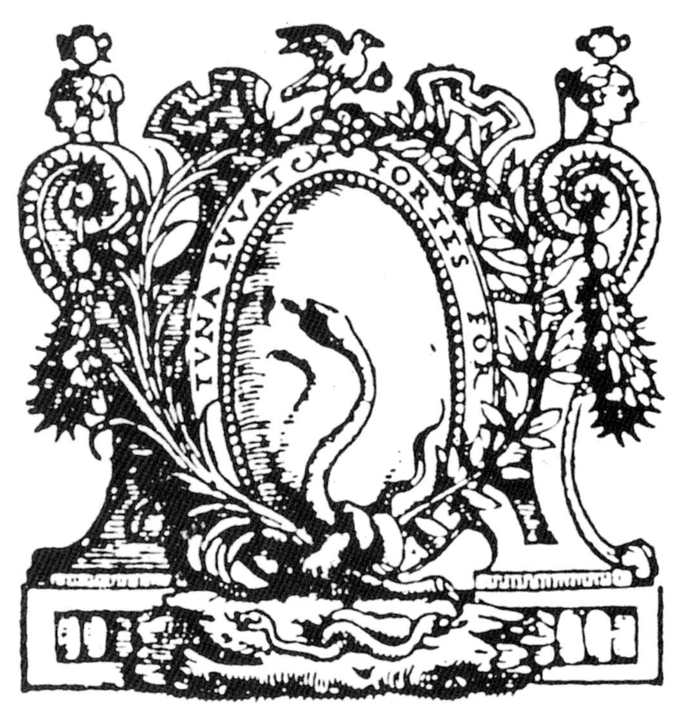

Cum priuilegijs.

VENETIIS,

M D LXIII.

圖98　第一本主要的牙科解剖學著作《牙科小冊子》（*Libellus de dentibus*），一五六三年出版，為歐斯塔修斯對牙科的重要貢獻。上圖為封面，雙蛇圖徽是古代醫學圖騰。

解剖學知識的進步

西元十五和十六世紀期間，在醫學方面最主要的進步就是解剖學之興起。許多藝術家對人體重燃興趣並加以研究，期能使自己的作品更臻完美。達文西（Leonardo da Vinci，一四五二～一五一九年）為了解剖而研究解剖學，進行了最勤勉的解剖工作，完整畫出了人體內外的每一個部位，因此十八世紀英國的解剖學家亨特（William Hunter）稱譽他是當時最偉大的解剖學家。達文西非常詳細的研究了頭顱骨（見圖99），正確畫出上顎竇，時間比解剖學家海默（Nathanael Highmore）早了約一五〇年。達文西還仔細地畫出了牙齒，並首次區分大臼齒與小臼齒，同時也描繪了喪失牙齒對面相的影響。

達文西對醫學的影響可說是全面性的，他在沒有正確名詞可以參考的情形下，透過真正的解剖學研究，破除了千年來西方世界對蓋倫學說的盲從，而開拓了自由研究的領域。然而，就如英國著名的科學史家辛格（Charles Singer）及安德伍德（Edgar Ashworth Underwood）在《醫學簡史》（*A Short History of*

99

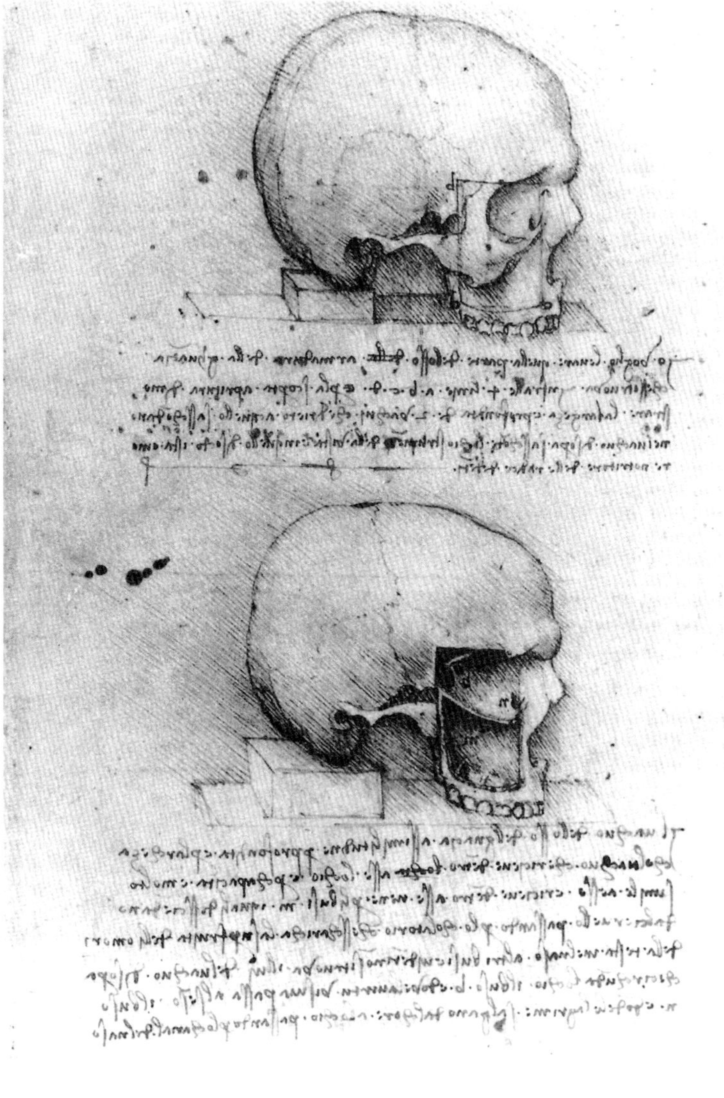

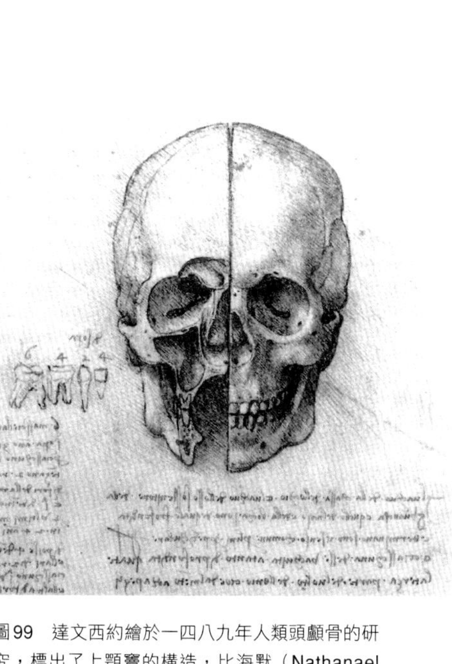

圖99　達文西約繪於一四八九年人類頭顱骨的研究，標出了上顎竇的構造，比海默（Nathanael Highmore）早了兩百年。這幅圖在佚失三百年後，如今珍藏於溫莎堡。達文西一流的解剖圖對當時的影響極小，但這些圖譜卻預示了十五世紀文藝復興解剖學和外科學的來臨。
溫莎堡，皇家圖書館（Royal Library, Windsor Castle）

DE HVMANI CORPORIS FABRICA LIBER I. 45

DE DENTIBVS, QVI ETIAM oßium numero aſcribuntur. Caput XI.

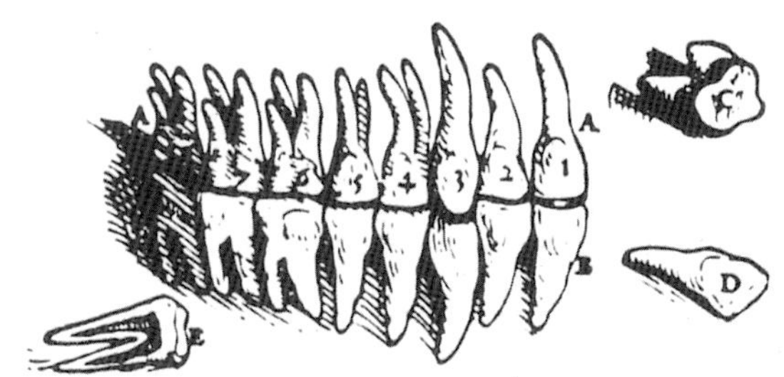

PRAESENTIS VNDECIMI CAPITIS FIGVRAE, ac ipſius characterum Index.

HAC figura tam ſuperioris maxillæ, quàm inferioris dentes, in altero latere exprimuntur. quum enim utriuſque lateris par ſit ratio, abundè eſt alterius lateris dentes ex maxillis erutos delineaſſe. Si uerò dentes maxillis adhuc infixos contemplari uiſum ſit, ſuperioris Capitis figuræ inferiorem commonſtrant ſeriem, quemadmodum tertia & quinta ſexti Capitis figuræ ſuperiorem. ubi & quarta eius Capitis figura alueolos promptè oſtendit, quibus dentes infigun tur. Quandoquidem ex caluaria, quam illa figura expreßimus, ſtudiò ſuperioris maxillæ dentes euulſimus.

AA *Dextri lateris octo ſuperiores dentes.*
BB *Dextri lateris dentes octo inferiores.*
1, 2 *Duo dextri lateris inciſorij.* 3 *Dens caninus dexter.*
4, 5, 6, 7, 8 *Quinque molares dextri. Hunc numerum & inferiori & ſuperiori dentium claßi accommodare integrum eſt. Nomina autem dentium, cum uarijs reliquorum oßium nomenclaturis, ex huius libri calce ſumenda ueniūt: quòd in eum locum nomina, quæcunque mihi hactenus occurrere, duxerim reijcienda.*
C *Baſis notatur molaris dentis.* D *Acies dentis inciſorij.*
E *Media molaris dentis pars hic delineatur, ſinum in dentibus conſpicuum oſtenſura.*

圖100　這是維薩流斯《關於人體構造》(*De humani corporis fabrica*)中與牙醫相關的一頁。上圖所示是小臼齒的切面圖，可以看到有牙髓和根管。這位偉大的解剖學家，也在書中其他地方論述了乳牙齒列的發育和下顎的咬合。

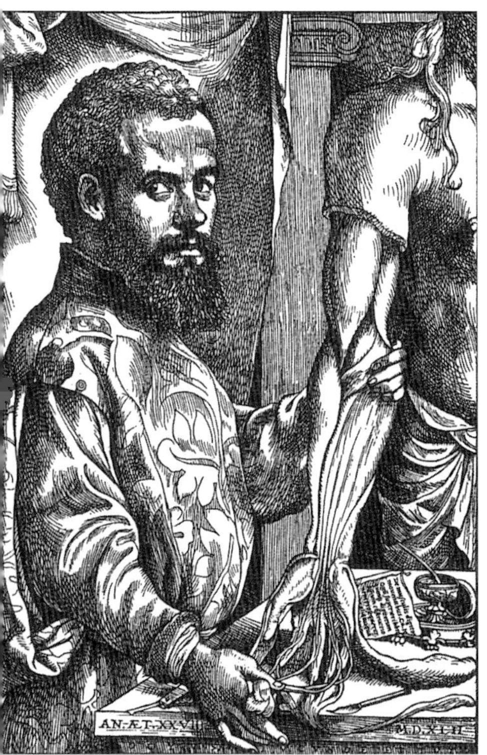

101

圖101　維薩流斯的重要著作《關於人體構造》讓醫學的研究和教育有了革命性的進展。此圖取材自其解剖學鉅著，出書前夕維薩流斯年方二十八歲。

Medicine, 一九六二年）一書中指出：「雖然達文西的原始手稿保存至今，但他的思想觀念並沒有影響同時代的人。但確實在他死後幾年，他在心臟及血管方面所提出來的問題引起了廣泛的注意。」

維薩流斯

維薩流斯（Andreas Vesalius，一五一四～一五六四年）的解剖學流傳迄今，成為活生生的科學。他是出生於布魯塞爾的德國後裔，師從神學聖師杜波伊斯（Jacques duBois），杜波伊斯是蓋倫派，後來成為批判維薩流斯最力的的反對者。

一五三四年，維薩流斯任職於義大利帕度瓦（Padua）大學，負責公開解剖屍體。帕度瓦不是羅馬教皇控制的城市，因此解剖學不在禁止之列。一五三九年，他受命編輯蓋倫著作，並因此發現了蓋倫學說對人體認知明顯謬誤，而這些荒謬的主張卻讓蓋倫派奉行至今。他總結道：「蓋倫從未解剖過剛過世的屍體。」

維薩流斯的解剖學名著《關於人體構造》（*De humani corporis fabrica*）是有史以來最偉大的醫學著作之一。書中插圖全由義大利名畫家提香（Titian）的學生負責，並在維薩流斯親自監督下繪製完成，此書於一五四三年在巴塞爾（Basel）出版。正如加里森（Fielding H. Garrison）在一九二九年出版的《醫學史簡介》（*An Introduction to the History of Medicine*）中所說，這本書推翻了蓋倫對骨學及肌學的理論，完全以他在解剖時的親眼所見為依據，影響當代極為深遠，堪稱是劃時代的挑戰與貢獻，從而推翻了蓋倫的傳統理論。不幸的是，維薩流斯卻也因此成了教皇威權體制下的犧牲者，後來憤而離開帕度瓦，轉任為查理五世（Emperor Charles V）的御醫。在一次前往聖地朝聖的旅途中，因船隻失事受困於在偏遙的小島上，最後死於無名之疾，得年五十歲，但他的影響卻永垂不朽。

《關於人體構造》一書中甚少提到牙科，但他也推翻了蓋倫所堅持的牙齒非骨頭之說。不過，他也認同蓋倫認為牙齒一生都會生長的說法，錯將對咬因喪牙而變長的牙齒，當成是牙齒的生長。

維薩流斯的後繼者

維薩流斯的第一個重要學生是科隆博（Matteo Realdo Colombo，約一五一六～一五五九年），他從老師及其他人手中取得相關資料，編成他生前的唯一一本著作《解剖學》（*De re anatomica*），並於他逝後的西元一五一九年出版。科隆博的重要發現，包括他解剖胎兒時發現了牙齒濾泡（follicles），因此推翻了一般人相信的乳牙是形成於小孩所喝的牛奶之說。不過，他也沿續了維薩流斯的錯誤見解，那就是恆牙形成於乳牙牙根。

正確說明牙齒的形成，則是另一位出色的解剖學家法洛皮奧（Gabriello Fallopio，一五二三～一五六二年），亦即法洛皮奧斯（Fallopius）的功勞。他的成就是清楚描述了牙齒濾泡，證實恆牙的形成與乳牙無關。在研究許多小孩的屍體後，他推翻了下顎骨是由含有兩塊骨頭所組成的說法。他說：「在我所解剖的所有小孩屍體中，於一歲前死亡者，我發現到兩塊骨頭中間以軟骨相連。但在七歲後死亡者，則無分開之情況。」他也觀察到牙齒濾泡的成長和鳥類羽

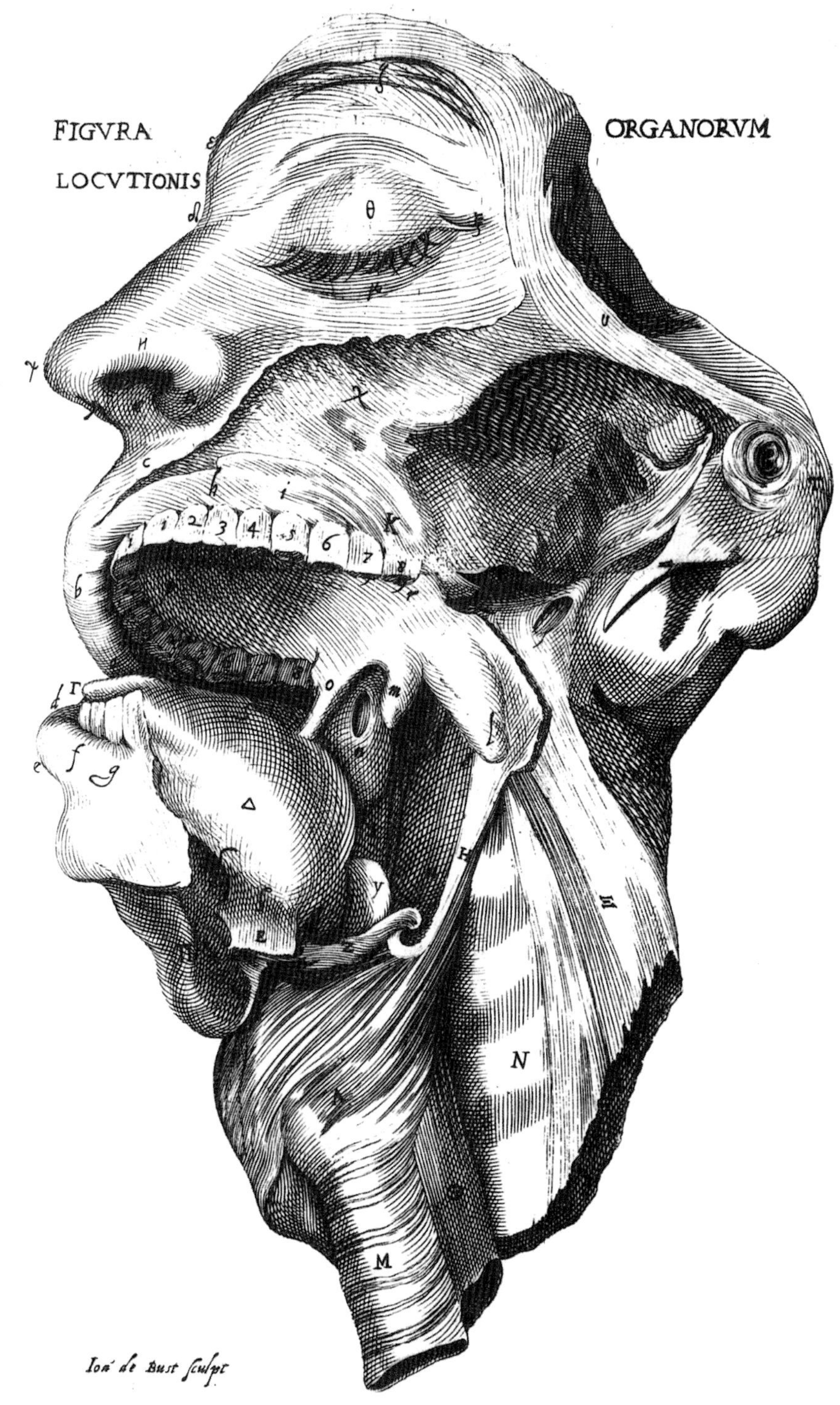
FIGVRA
LOCVTIONIS
ORGANORVM
Ioa de Bust sculpt

圖102　法布里齊・阿夸潘登提（Hieronymus Fabricius ab Aquapendente，一五三七～一六一九年）任職帕度瓦（Padua）大學解剖學及外科學教授，長達四十年之久。身為解剖學界的巨擘之一，亦被公認為胚胎學的締造者。上圖為其著作 *De locutione*（一六〇四年）的語言器官詳細圖解。
倫敦，衛康研究中心圖書館

毛的發展具有相同性，為牙齒成長的胚胎學研究奠下基礎。更重要的是，他推翻了長久以來蓋倫所堅持的牙齒就是骨頭的觀念。

在法洛皮奧的重要發現中，對牙科比較重要的有：三叉神經、聽神經、舌咽神經、鼓索神經（chorda tympani）及半規管。

歐斯塔修斯

歐斯塔修斯（Bartolommeo Eustachius，卒於一五七四年）是第一位牙科解剖學家，他也是維薩流斯的學生。他發現了歐氏管（又稱耳咽管）、外展神經以及胸部與頸部的肌肉。他最偉大的成就是在一五六三年出版了《牙齒小冊子》（*Libellus de dentibus*），對於牙齒的解剖學與組織學貢獻極大。全書分為三十章，網羅了當代有關形態學、組織學及生理學的最新知識，包括對牙齒的形成、血流供應牙髓腔以及成長的描述都十分詳盡。歐斯塔修斯詳述了每一顆牙齒的功能，準確說明形狀與功能的關聯。此外，他也觀察到並非所有動物的牙齒硬度都相同，而即使是最凶猛的狗，在掉光牙齒後也會成為懦夫。

歐斯塔修斯對於牙齒研究的權威地位一直持續到十八世紀，不過他本人到了晚年卻依然是蓋倫的堅定支持者。他有一次反駁他人對蓋倫的指控，說蓋倫對牙髓的存在一無所知，歐斯塔修斯信誓旦旦地表示，以蓋倫一個對自然界抱持如此謹慎態度的觀察家，不可能不了解。

一五五二年，歐斯塔修斯成為羅馬薩比恩察德拉學院（Collegia della Sapienza）的教授時，完成了偉大的著作《解剖圖表》（*Tabulae anatomicae*）。他一人獨自完成了一流的整頁插圖，保存在羅馬教皇圖書館中長達一六二年後，直到一七一四年才出版問世，由莫加尼（G. B. Morgagni）加以註解，此為有史以來第一次以銅雕版印行的解剖學研究。就藝術成就來看，顯然不及維薩

圖103　歐斯塔修斯在《牙齒小冊子》（*Libellus de dentibus*）出版前十一年，就繪製了人體圖解。然而這些解剖學的研究，雖然漂亮地雕刻於銅版上，但是直到十八世紀的早期方才出版。下圖是一七一四年出版《解剖圖表》（*Tabulae anatomicae*）的圖版，歐斯塔修斯畫出了上下顎的門牙、犬齒、小臼齒和大臼齒。

103

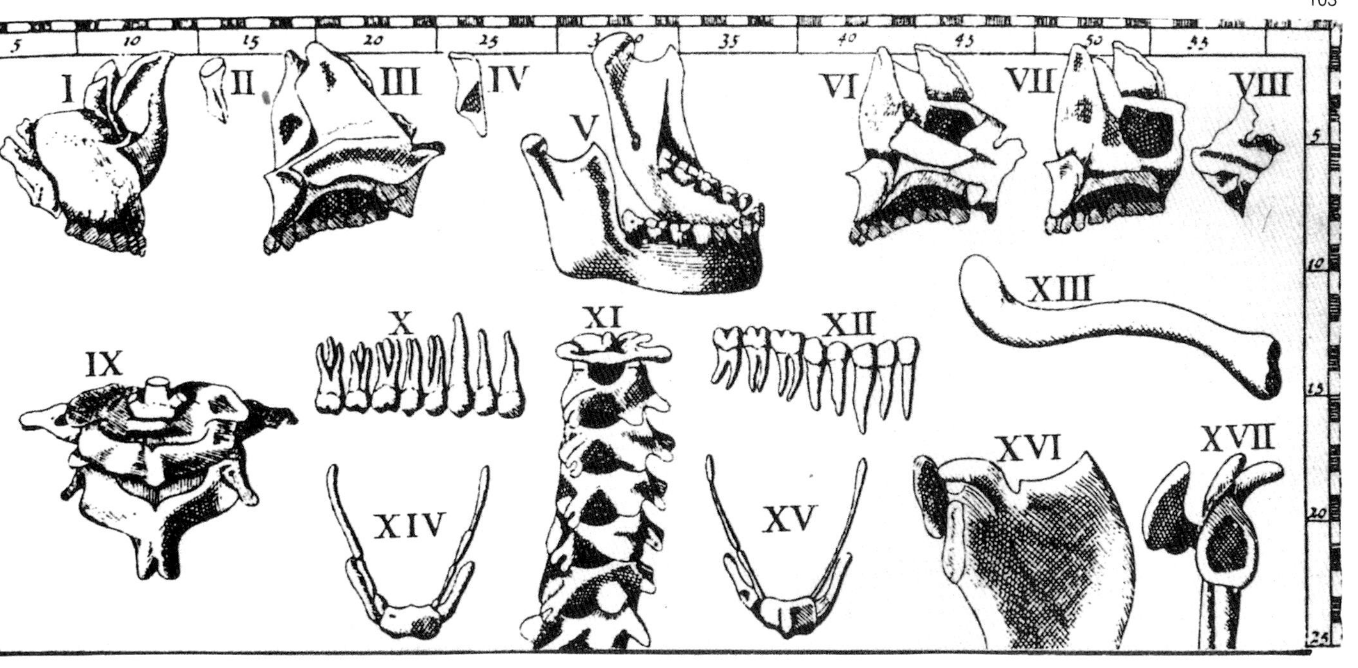

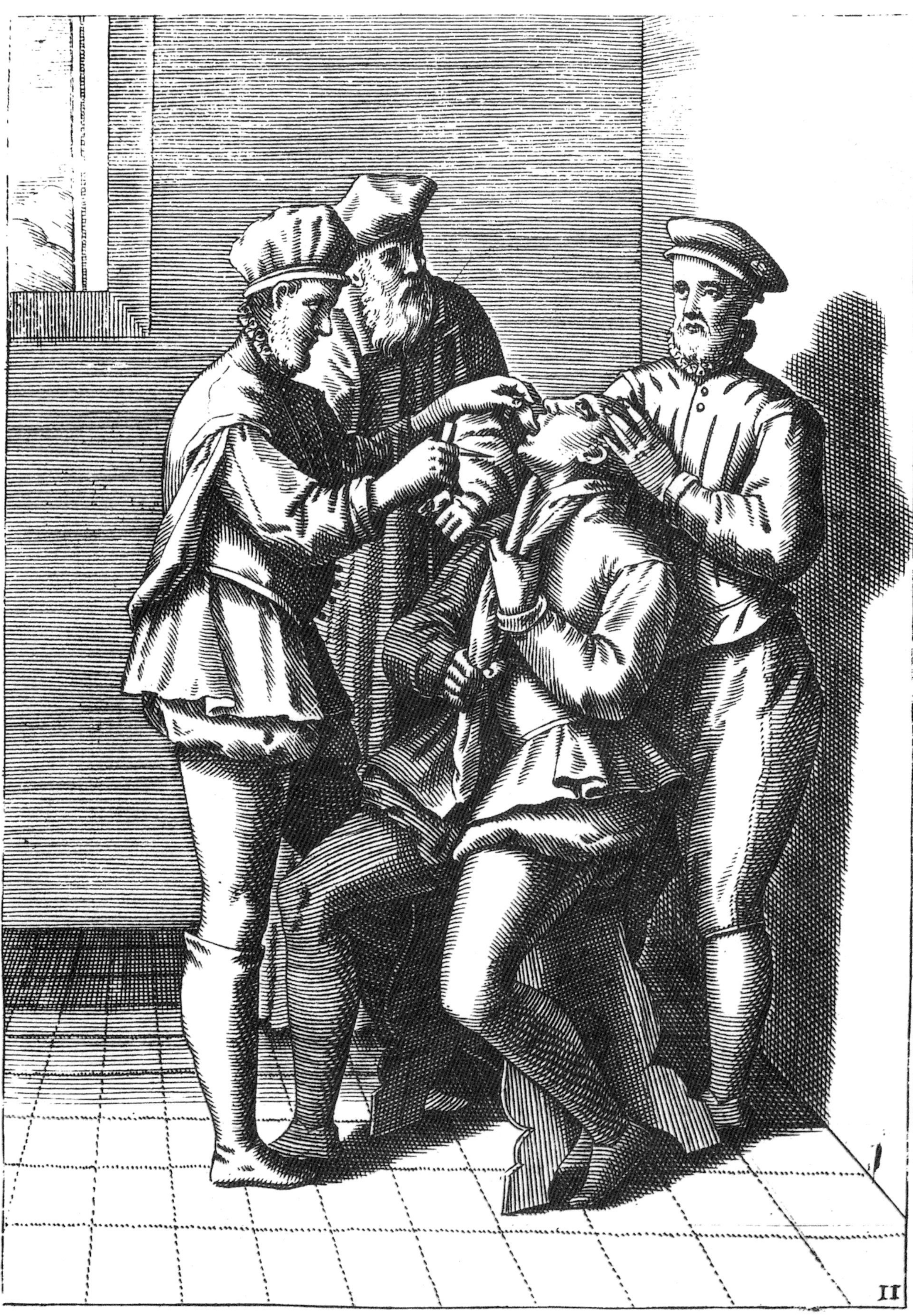
II

圖104　自病人的舌下放血，用以治療由體液不平衡引起的頭部與嘴巴的疾病，這是非常古老的療法。直到中世紀末期，此療法成為髮匠-外科醫生的醫療範疇之一。此圖摘自保羅．馬尼（Paolo Magni）於一五八四年出版的*Discorsi intorno al sanguinary i corpi humani*的插圖。一位醫療者，以矛施行放血，此器械的使用直至十八世紀。
倫敦，衛康研究中心圖書館

流斯的著作插圖，但卻讓維薩流斯的解剖學研究，更為清晰與鮮明（見圖103）

藥理學的進步：帕拉西塞斯

帕拉西塞斯（Paracelsus，一四九三～一五四一年）的本名是凡·霍恩海姆（Theophrastus Bombastus von Hohenheim），他也是一位領先時代的先驅人物。當維薩流斯在科學解剖學開疆闢土之際，帕拉西塞斯則在理性藥物醫學的領域獨領風騷。身為瑞士內科醫生之子，他擁有一顆熱誠的心及無藥可治的流浪癖，讓他遊遍全歐，收集了各行各業的資料，包括髮匠、劊子手、流浪者、助產士及算命者等。

西元一五二七年，他成為巴塞爾（Basel）的醫學教授，開始了終身教職，並燒毀蓋倫及阿維森納（Avicenna）的著作。以其母語德語而非拉丁語，演講以經驗為基礎所得之觀察。他揚棄蓋倫學說及體液說，取而代之的是理性療法的理論，亦即疾病的本身自有其特殊性及特殊療法。他反對以化學方法的煉金術

圖105　理髮匠提供了許多服務，誠如十六世紀諷刺雕刻銅板畫所示。在同一屋簷下，病人可治療傷口、放血、拔牙及理髮。
巴黎，國家圖書館

6.
Et capita hirsutis tradunt spolianda capillis,
Membraq; Tonsori saucia curet agunt.
Chez le Barbier se tondre phlebotomer font,
Arracher dent, curer, lors que naurez ils sont.
Men laet, men treckt den tant, en men scheert hier den baert,
Maer siet dat den baerbier gheen groot ghelt en gaert.

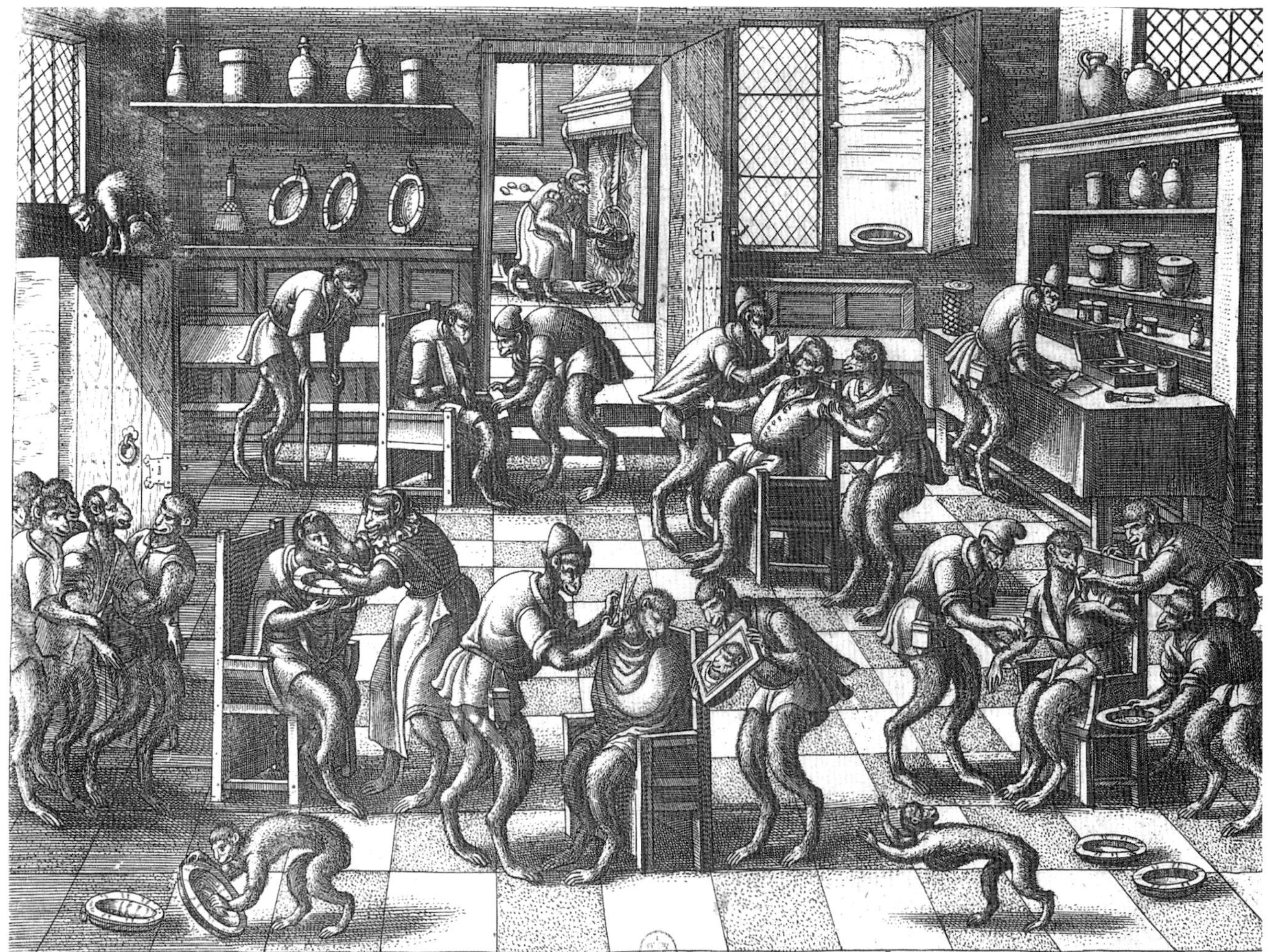

105

（alch emy），譴責當時盛行一時的驗尿診斷法以及將神學說用作治療與診斷的輔助。他強調傷口會自然癒合，不應該多加干預。此外，他也從美洲引進了許多珍貴的藥材，大幅擴展了藥學的領域。例如奎寧及吐根就是兩種至今仍在使用的天然藥材，而利用野生橡膠樹（caoutchouc）製成的馬來膠（gutta-percha），今天在進行根管充填時仍然使用。

雖然帕拉西塞斯的影響力如今已式微，許多對古人的非理性信仰始終披著神聖的外衣，但他依然是文藝復興精神的一個重要典範，經由探索與檢視，而拋棄了所有那些違反了看得見的真理的一切事物。

外科學的進步

在第四章我們曾以法國為例，說明中世紀末期外科如何在多樣式的理髮界崛起；不久之後，同樣的歷程也發生在英國。在都鐸（Tudor）時代，我們有文件可以證明在髮匠—外科醫生工會裡，確實產生了一批真正的牙醫師。

主要的外科醫生工會（guild of barber-surgeons）於一三六八年在英國成立；一四六二年，倫敦髮匠特許行會（Mystery of the Barbers of London）隨即併入。雖然兩個團體的大多數成員都是技巧純熟的醫療執行人員，但因為缺乏專業性的強制標準，難免會發生良莠不齊的情形。例如，在都鐸王朝時期，偉大的外科醫生克勞斯（William Clowes）就曾對當時那些技藝不精的同業展開猛烈抨擊，形容他們「和逃亡者或是流浪者無異……舉止無恥，性格無知邪惡，在判斷與理解上粗野殘酷……修補匠（tinkers）、拔牙者、小販、馬夫、馬車夫、腳伕、閹馬者（horse-gelders）、馬醫（horse-leeches）、白痴、蘋果侍衛（apple-squire）、帚男（broom-men）、妓女（bawds）、女巫、巫師（conjurers）、算命仙、閹母豬者（sow-gelders）、惡棍和抓鼠者！」簡直是個糟糕至極的大雜燴，無疑的，情況並沒有比一世紀以前好。在一五三五年以後，因為亨利八世（Henry VIII）關閉修道院，許多修士被迫離開而自力謀生，這些人都具有醫學與外科的基本知識，因此也提升了外科醫生的身分與地位。

十五世紀初期，外科醫生與髮匠的戰爭達到了最高峰，言論激烈，情緒高亢。最後由亨利八世出面說服雙方，並成立了髮匠—外科醫生皇家學會（Royal Commonalty of Barber-Surgeons），終結了此一亂象。亨利八世批准的皇家法令盛典，由名畫家霍爾班（Hans Holbein）繪下紀念（見圖109，130~131頁）。畫中描繪的醫療執行者，姓名可知的有十位。其中四位是正規的外科醫生、四位髮匠以及完全不屬於任何一派的兩位「外界人士」。規定中載明了雙方可以執業的界限：外科醫生不插手剪髮或刮鬍子，而髮匠則禁止執行外科手術。至於雙方都可執行的部分，包括拔牙、吸器放血、水蛭放血及一般放血等。不過，髮匠—外科醫生皇家學會中也有一些執業著只做拔牙，一份一五五一年的備忘錄記載：「布里斯凱特（John Brysket），他是一位拔牙者，為了幫一位兄弟看牙而獲允進入屋內。」總結來說，十六世紀中葉，在英國已有一群人專門執行牙科醫療，且享有特殊的身分與地位，因為他們是工會的成員，而賦予他們特別的地

106

Teutſchen Chirurgei. XXXVIII

gůt den mund fein gemach vnnd ſeuberlich damit aufſzuſchrauben/nit allein dem Patienten lufft vnd labung zugeben/ſonder jm auch vnderweilen mit bequemer artznei zuhelffen rc.

So wir nun des munds gedencken / kommen vns auch die zän für / welche mit jrem ſcharpffen vnleidlichen ſchmertzē treſſlich vil Inſtrument durch die notturfft erfunden haben.

Vnd ſeind alle diſe Inſtrumentlin ſo hernach verzeychnet ſtehn/ nicht anders geordnet/dann allein die zän damit zuſeubern / reinigen/ vnnd ſchaben/ Werden von den alten Dentrificia genant welche diſer zeit bei den Walhen/ die ſich leibliches ſchmuckens vil mehr wann wir Teutſchen gebrauchen/ noch im brauch/die zän damit friſch vnd ſauber zubehalten.

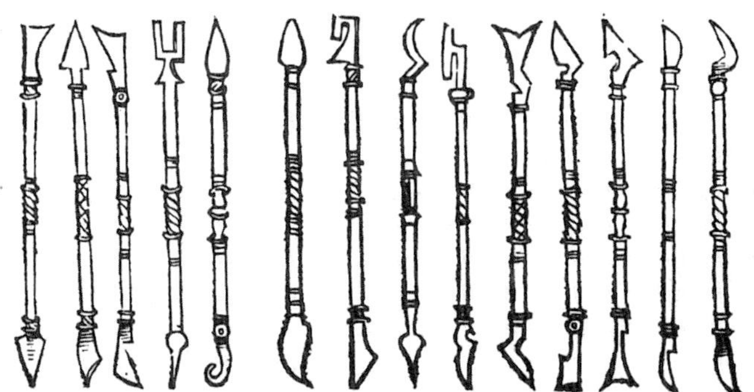

Diſe hernachfolgende Inſtrument/ wie du ſie nach einander fürgemalt ſiheſt/ Als nemlich/ Entenſchnabel/Pellican/Zänzangen/ Vberwürff/ Geyßfüßlin/ vnd dergleichen/ wie ſie genant werden mögen/ ſeind mancherley art vnd geſtalt geformiert/nach dem ſie ein jeder Meyſter nach ſeiner hand weyß zubrauchen vnnd regieren. Deren hab ich dir die aller gemeyneſten vnnd gebreuchlichſten fürreiſſen oder malen laſſen. Wie ſie aber zugebrauchen ſeind/ ſampt der gantzen zänartznei/ findeſt du hernach in folgender Chirurgei weitern bericht in einem beſondern Capitel/in dem letſten Theyl. Wiewol wir auch kurtz verſchinener zeit ein beſonder Büchlin haben außgehn laſſen / darinnen alle fehl vnd gebrechen der augen vnnd zän gnůgſamlichen beſchriben vnd angezeygt werden.

圖106　利夫於一五四五年出版了《大外科學》（*Gross Chirurgey*），隨後多次再版。在一五五九年的版本中，出現了這些刮器（scaler）插圖。利夫的插圖畫得很詳細精確。可惜的是他計畫撰寫有關牙科的書，從未出版。（此頁的最後一句，預告了即將出版的有關眼睛及牙齒的小冊子）。

位與特權。

歐洲的外科技術興起於十五到十六世紀之間，一方面是因為解剖學的長足進步，另一方面則是由於長年累月的戰爭及大屠殺，造成外科醫生需求量大增。此外，十四世紀發明的火藥，也讓戰事更形慘烈，不論是傷患人數或受傷程度都有遞增趨勢。許多醫療執業者晉身至醫學專業的最前線，地位等同於醫界中位階最高的醫生。我們前面已經提過的教皇尤利烏斯二世的御醫達維哥（Giovanni da Vigo），在受過戰鬥外科醫生的訓練後，後來又擔任羅維爾家族（Cardinal Giulano della Rovere）的外科醫生。後來成為伊莉莎白女王御醫的克勞斯（William Clowes）也在歷經卓越的海陸軍生涯之後，於一五八一年進入倫敦的聖巴塞隆繆（St. Bartholomew）醫院。事實上，在聖巴塞隆繆醫院中，第一個有給職的專業人士（一五四九年所任命的）是外科醫生，而第一位內科醫生則於一五六八年才加入該團隊。

第一本軍用外科學的重要著作是布倫斯維克（Hieronymus Brunschwig，約一四五〇～一五三三年）的《創傷外科手冊》（*Buch der Wund-Artzney*或*Book of wound Surgery*），一四九七年在史特拉斯堡（Strasbourg）出版。書中介紹了許

107

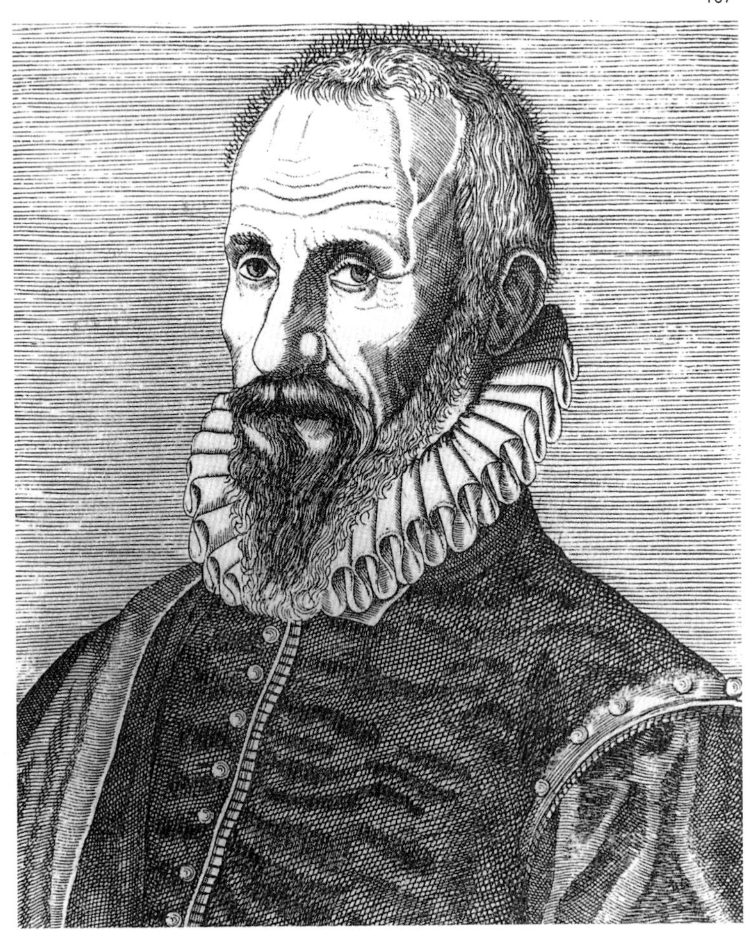

圖107　「法國科學之父」安布羅伊斯・帕雷（Ambroise Paré，一五七二～一五九〇年）是當時卓越的外科醫生，這幅肖像約繪於他七十歲時。帕雷執行多項牙科醫療，並撰寫了有關牙科治療的書籍。
貝什斯達（Bethesda），國家醫學圖書館

多創新的技術，諸如用結紮線做血管結紮及傷口之縫合等。然而，最讓我們感到興趣的是書中有關器械和手術的圖譜，透過這些圖譜，我們對於當時所進行的手術才能有更清晰的概念。

布倫斯維克的書中沒有提到牙齒的修復與替換，但對口腔及鄰近組織的傷口則多所討論。他設計了一套處理顎骨骨折時的固持方法：以皮革製成杯狀，再以皮帶繞過頭頂綁著，加以固定。他也注意到當下顎骨折且發生脫臼時，病人的牙齒必須要恢復咬合，並用金屬線綁住固定。

身為外科醫生，道德性格卻令人質疑的利夫（Walter Hermann Ryff，一五〇〇～一五六二年），雖被許多城市驅逐，但在外科學的歷史仍有重要的地位。他撰寫了一本外科著作《大外科學》（*Gross Chirurgey oder Vollkommene Wundtartzeney*，發表於一五四五年及一五五九年），雖然書中並沒有提及牙科，但卻附上了令人驚嘆的牙科器械圖譜。按利夫本人的說法，他收錄這些圖譜的理由是因為他未來會寫一本論述牙科疾病治療的專著，奈何不幸逝世而告終。

安布羅斯・帕雷

在外科學長足進步的一個世紀中，有一個名字獨占鰲頭，那就是安布羅斯・帕雷（Ambroise Paré）。被稱為「外科學之父」的他在一五一七年生於法國西北部的拉瓦爾（Laval），為家具工之子，其妹凱薩琳（Catherine）嫁給巴黎的

髮匠—外科醫生馬丁（Gaspard Martin），他的兄弟珍（Jean）也是布列坦尼（Brittany）的髮匠—外科醫生。帕雷早年可能是就在他兄弟的店中，以髮匠學徒的身分接受了早期的醫學訓練。

一五三二年，帕雷十五歲，以學徒身分成為巴黎髮匠—外科醫生的一員，接著又獲聘為Hôtel-Dieu醫院的「看護外科醫生」（companion surgeon）或傷口敷裹員。不久之後，帕雷宣稱他研究外科已有九至十年，且受雇於醫院也有三年之久，加上又通過了考試，並獲得了成為髮匠—外科大師的身分與地位。

為了能夠盡展所長，帕雷於一五三七年成為軍隊外科醫生。他的外科醫術不久就引起了皮德蒙特（Piedmont）法軍指揮官的注意，旋即以「髮匠—外科大師」（Master Barber-Surgeon）的頭銜，任命他為軍醫外科醫生。

不久之後，帕雷有了一項重要發現，並因此推翻了以沸油燒灼槍傷的不當處置。在歷經一場流血戰爭之後，由於油源枯竭，帕雷僅以蛋白、玫瑰油和杉木油製成的藥膏，塗抹在傷患的傷口上。令他驚訝的是，第二天清晨他發現以沸油處理傷口的士兵，疼痛難耐且發高燒；而其他的人則安然無恙。幾年之後，他回憶道：「之後我在能力範圍內解決了，再也不殘酷地去燒燙可憐受傷的人。」

往後的生涯中，帕雷長期成功地成為法王的御醫。在此期間，他擴展了他的工作領域，開始出版有關外科學、產科醫學、解剖學、鼠疫和其他疾病的專著。由於他沒有接受過正規教育，因此他的著作都以屬於方言的法文書寫而非拉丁文。

當時，法國的外科醫生仍然分成了兩個群體，一個是「長袍外科醫生」，屬於聖康梅協會（Confraternity of St. Côme）；另一個是「短袍外科醫生」的髮匠—外科醫生，而且前者看不起後者，而此兩者皆為內科醫生所瞧不起。帕雷當時聲望如日中天，也因此激怒了巴黎大學醫學團體，一方面是因為帕雷出言批評這些自詡專業的人士令人質疑的療法，另一方面以帕雷一個傲慢自負的髮匠—外科醫生的身分竟膽敢侵佔他們的領域，都令他們無法忍受 。帕雷也反唇相譏：「你們敢教我外科學嗎？你們何曾走出外科學？外科學是經由眼與手學習而來，你們對此一無所知，只知在椅子上喋喋不休。」帕雷的著作《全集》

圖108　帕雷設計假牙，並出版了這些圖譜。這些圖譜摘自《外科十書》（*Dix livres de la chirugie*，一五六三年）的插圖，我們可以看到不同長度的牙橋，插入於黃金基底的象牙牙齒，再以金線綁於鄰近的天然牙齒上。
紐約，紐約醫學院，珍本書典藏室（New York Academy of Medicine, Rare Book Room, New York）

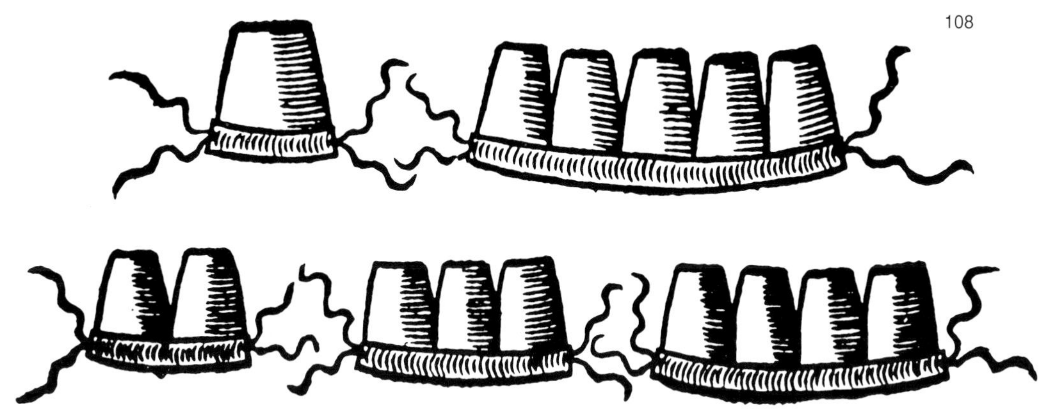
108

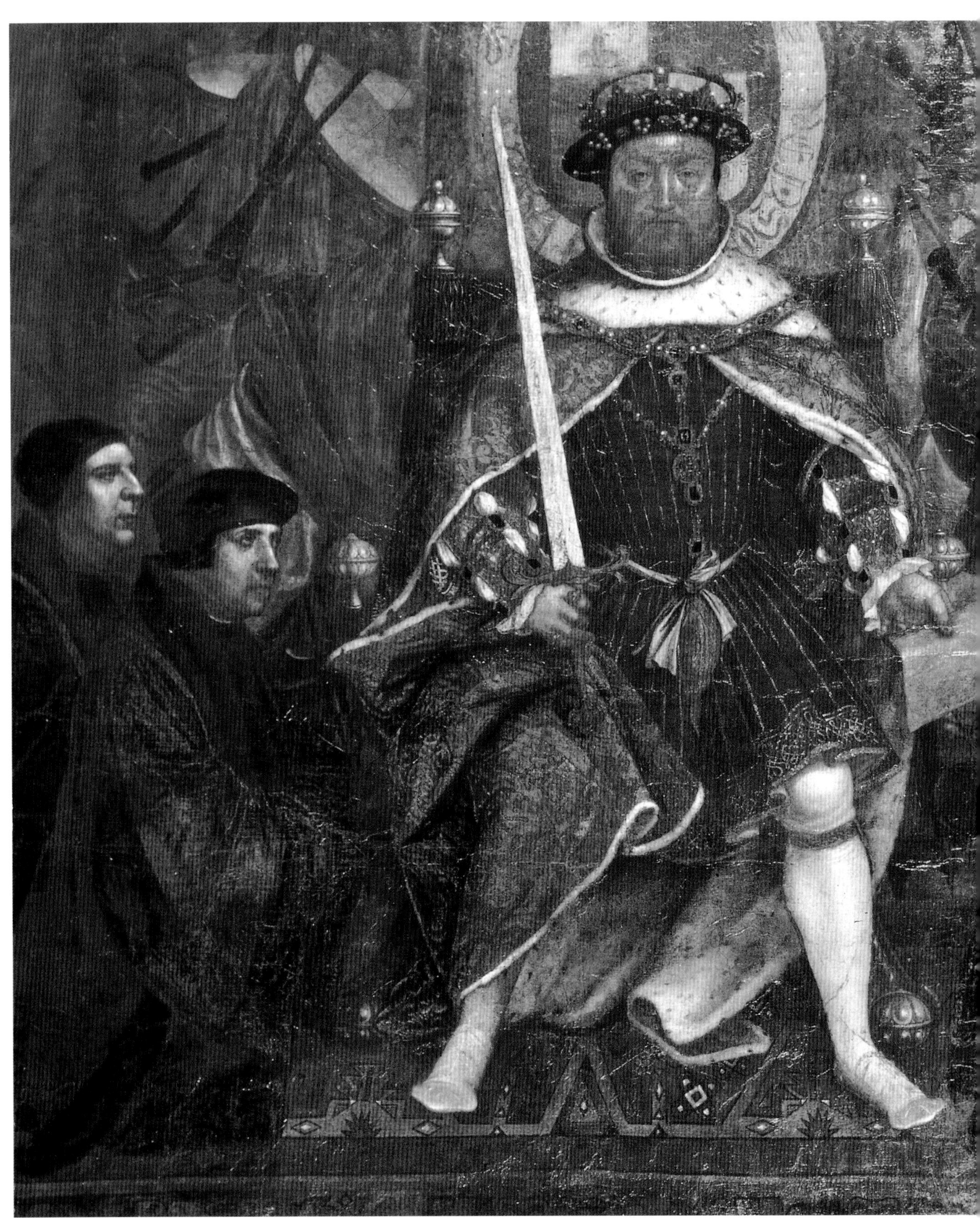

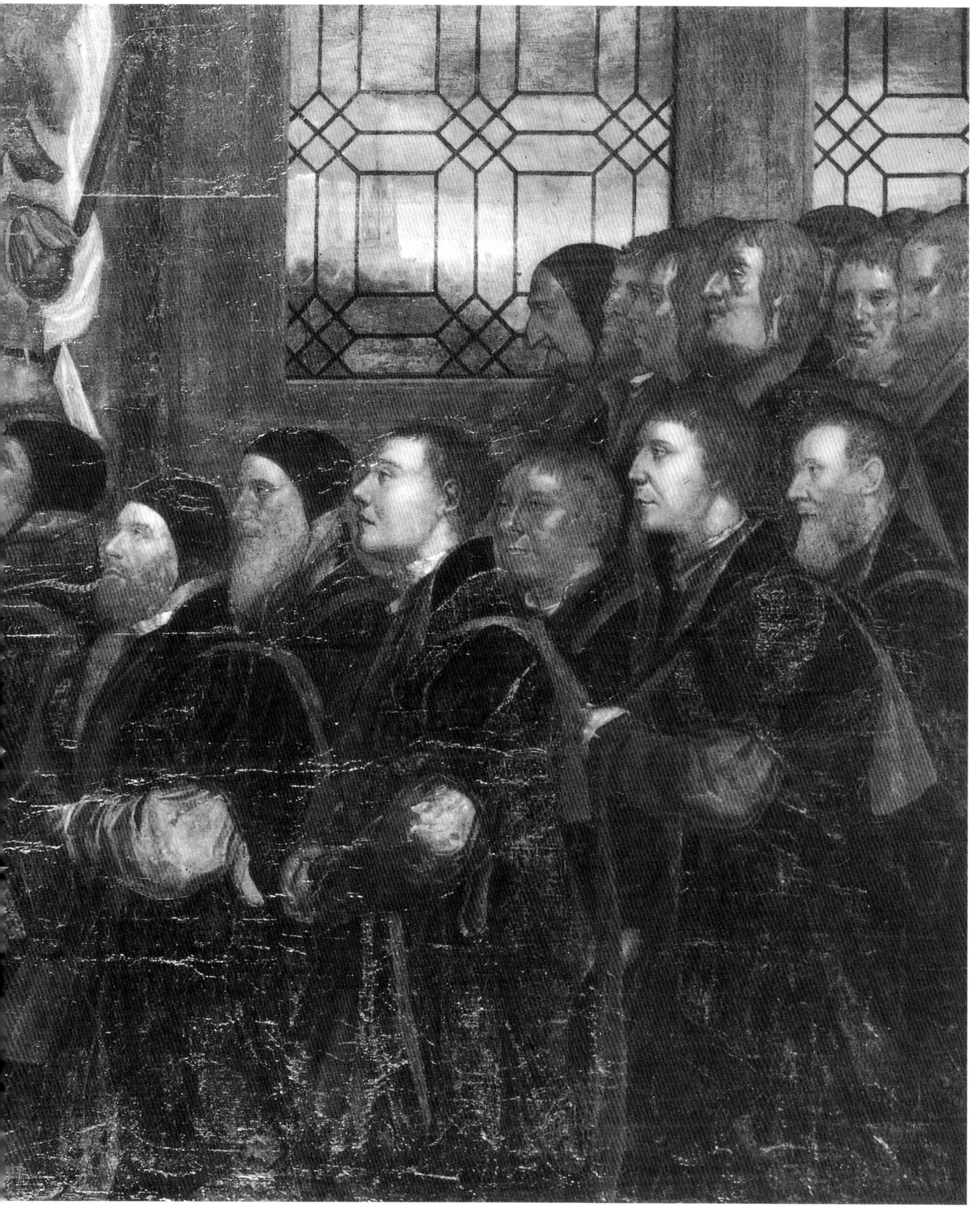

圖109　一五四〇年英王亨利八世批准皇家髮匠－外科醫生協會的特許狀。同年由霍爾班（Hans Holbein）所繪，畫中英王將皇家文件交給外科醫生湯瑪士．維凱利（Thomas Vicary）。新的特許狀規範了外科醫生和理髮匠的可執行醫療範圍，拔牙則兩者皆可執行。
倫敦，英格蘭皇家外科醫師學院（Royal College of Surgeons of England, London）

110

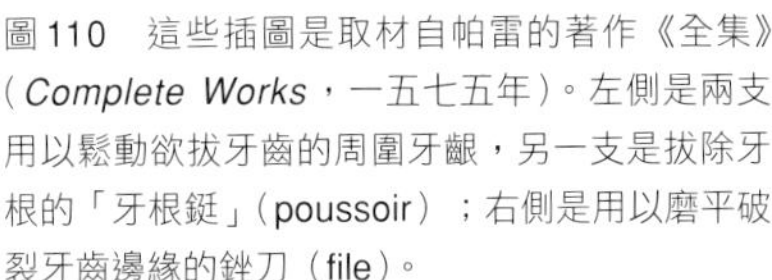

圖 110　這些插圖是取材自帕雷的著作《全集》(*Complete Works*，一五七五年)。左側是兩支用以鬆動欲拔牙齒的周圍牙齦，另一支是拔除牙根的「牙根鋌」(poussoir)；右側是用以磨平破裂牙齒邊緣的銼刀(file)。

111

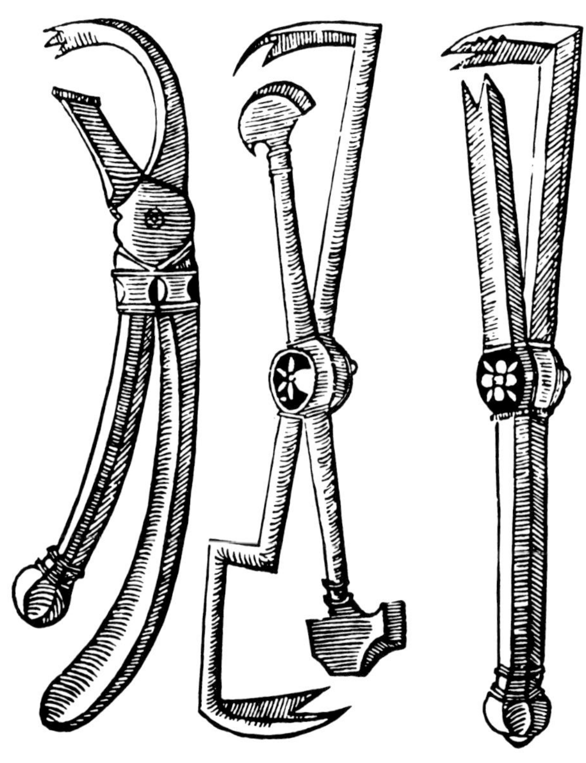

圖 111　帕雷在其《外科十書》(*Dix livres de la chirugie*) 一書中，繪製了二種形式的鵜鶘(pelicans)器械，左側是拔牙鉗。

(*Complete Works*)於一五七五年出版，此書不僅激怒了內科醫生及聖康梅協會的外科醫生。前者是因為曾經為帕雷的專論以及德維哥和蓋倫的翻譯著作而深感不安，後者則是因為國會的一項禁令，讓他們無法如願出版著作。

帕雷的牙科醫療經驗豐富，他也在著作中多所討論。他提到的牙科解剖學，雖不及歐斯塔修斯或甚至維薩流斯的精確，但是大體來說，其實用的治療方式是理智與安全的。他建議以黃金線固定顎骨骨折，他雖以酸之燒灼來治療齲齒，但未提到如何填補；崩裂的牙齒或者是位置高於咬合面且會造成問題的牙齒，他使用書中所繪的特殊器械來銼平（見圖110）；意外造成脫落的牙齒，他以再植術並使用金屬線固定。此外，帕雷也廣泛處理牙齒成長的問題，面對棘手的病例時，提出了寶貴的忠告，他建議小孩的牙齦應該以烘烤過的野兔腦塗擦之。帕雷也設計了一些拔牙器械（見圖110），一種是在拔牙前推開牙齦的器械；其他是取出牙根的器械以及一些鵜鶘（pelican）之類的器械（見圖111），其中一種叫daviet。

帕雷也警告拔牙時切勿用力過當。他說：

> 拔牙切勿使用蠻力，可能會造成下顎脫臼或腦眼震盪之危險，甚或將下顎的一部分連同牙齒一併移除（作者本人曾幾次目睹此情景），但未提及隨後會發生的其他嚴重情形，如發燒、膿腫、大量出血，甚至死亡。

帕雷表示拔牙之後，必須讓傷口自由流血，以排除「病變體液」。接著以手指在兩側齒槽骨施壓，以便恢復已經受損的骨頭。

帕雷提出了一種復健缺牙的方法，但就像他說的，這個方法大概只能用於前牙。當前牙受到重擊而脫落時，所導致的結果不僅影響了美觀，而且也會影響說話。待牙齦癒合後，可以利用骨頭或象牙製成的假牙來代替缺牙，將牙橋以黃金線繫固於鄰牙之上。

帕雷對牙科最偉大的貢獻之一就是顎部封閉器（palatal obturator）。雖然一五六〇年內科醫生盧希坦納斯（Amatus Lusitanus）也提到一種封閉器，不過直到一五六三年帕雷出版了《外科十書》(*Ten Books of Surgery*)時，封閉器也才引起人們的注意（見圖112）。由於當時梅毒盛行，且往往對梅毒束手無策，最後多數都會導致硬顎穿孔，因此封閉器的需求更甚於往昔。帕雷設計的封閉器是個簡單有效的裝置，包括足以覆蓋穿孔的彎曲黃金薄片，然後塑形以貼合於口腔頂部。接著在圓凸面焊上一把可以夾海綿的小夾子，置入鼻腔後，海綿就會吸收分泌物而脹大，此時就可將黃金板固定住。雖然這種設計不美觀也有衛生上的問題，但無論如何，卻可以有效地封閉穿孔，使得病人能夠正常飲食與說話。之後，帕雷又設計了一個類似的裝置，只不過不使用海綿，而是藉助一個可以塞入顎部穿孔的卵圓形裝置，使用一支特殊的鉗子旋緊，使之安全的固定在顎部上。

總而言之，帕雷的重要性在於他的覺悟體認。他認為一位外科醫生要有扎實的解剖學背景和實際經驗。此外。他也的的確確將當時被瞧不起的專業，大幅提升為醫學藝術的主流，這個貢獻也是獨步於當時。

112

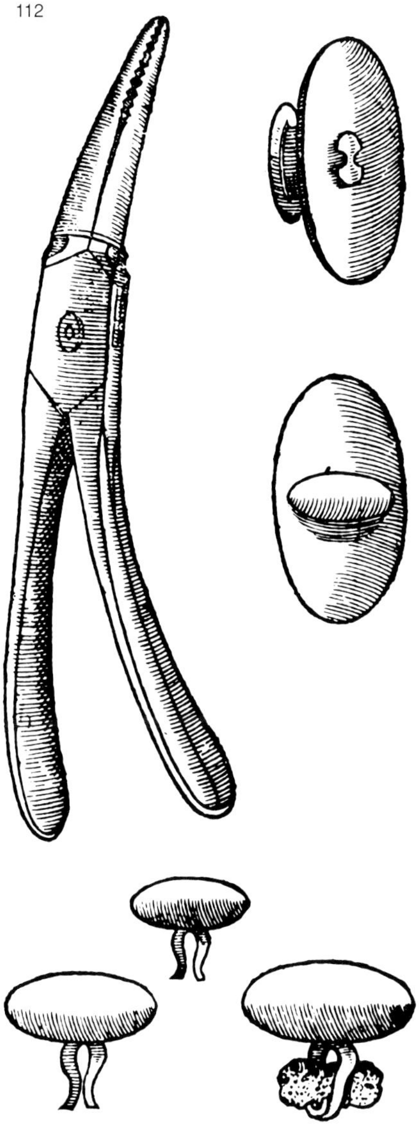

圖112　帕雷最精巧的贗復是各種樣式的顎部封閉器（palatal obturator）。這是一種閉封硬顎穿孔的裝置。上面圓凸的黃金薄片焊以黃金夾子，是帕雷的原始設計。使用時，在夾內放置一個海綿，然後向上推入顎裂內。當海綿吸收了鼻內分泌物後，就會膨脹而將裝置固定。左側是稍後無海綿裝置的封閉器，鉗子則是於固定裝置時使用。
摘自《外科十書》(*Dix livres de la chirugie*)

113

Artzney Buch-
lein/wider allerlei kran-
ckeyten vnd gebrechen der zeen/gezogen
auſs dem Galeno/Auicenna/Meſue/
Cornelio Celſo vnd andern mehr
der Artzney Doctorn/ſeher
nützlich zu
leſen.
M. D. XXX.

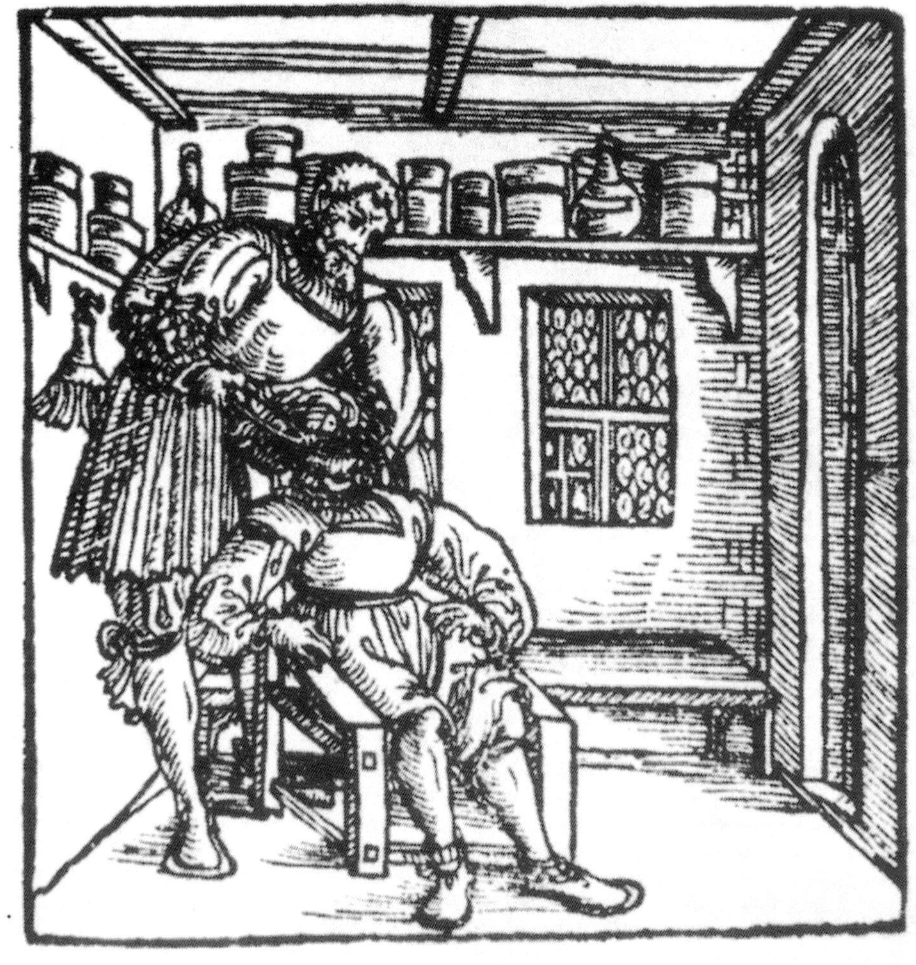

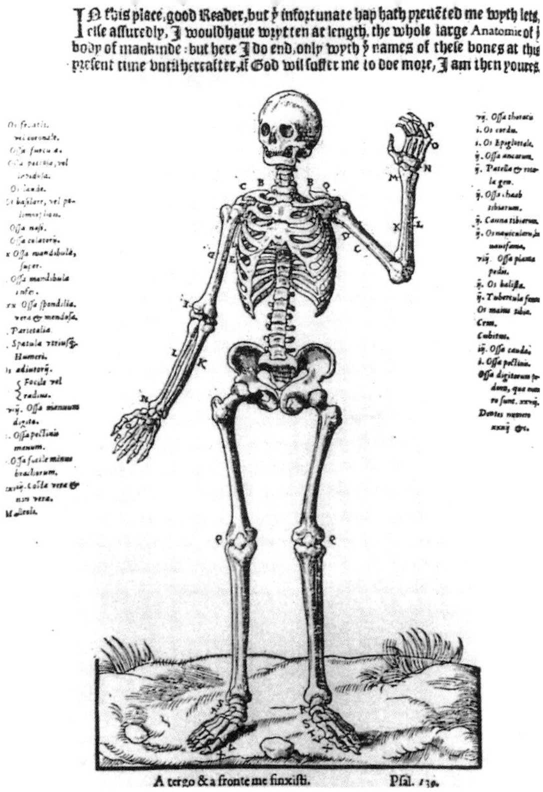

IN this place, good Reader, but ẏ infortunate hap hath preuēted me wyth lets, else assuredly, I would haue wrytten at length, the whole large Anatomie of ẏ body of mankinde: but here I do end, only wyth ẏ names of these bones at this present time until hereafter, if God wil suffer me to doe more, I am then youres.

A tergo & a fronte me finxisti. Psal. 139.

114

圖113　第一本牙科書籍是以德文方言寫成的，書名為《所有牙齒疾病的小藥書》或《醫藥小書》（*Artzney Buchlein*或*Little Book on Medicine*）。書中介紹了理髮匠及外科醫生對口腔疾病之治療。此圖為其扉頁，上面的文字為：內容「值得一讀」。

圖114　威廉．布林（William Bullein）的《疾病預防堡壘》（*Bulwarke of Defence Against All sickness*）是都鐸（Tudor）王朝時期的一本健康手冊，一五七九年於倫敦出版。此圖是布林複製自維薩流斯（Vesalius）。

牙科文獻

西元一五三〇年在萊比錫（Leipzig）所出版的第一本完全以牙科為主的著作，是以德文寫成而非拉丁文。書中所介紹的對象是治療口腔疾病的髮匠及外科醫生，而不是對所有牙齒疾病全然漠視、接受正規大學訓練的內科醫生。

《所有牙齒疾病的小藥書》（*Artzney Buchlein wider allerlei Krankeyten und Gebrechen der Tzeen*）是以蓋倫（Galen）、普林尼（Pling）、塞爾蘇斯（Celsus）、阿維森納（Avicenna）以及古典學家和阿拉伯作家的作品為基礎，大部分材料都經由德維哥之手整理而成。此書雖然只有四十四頁，但成就非凡。在往後的四十五年中，超過十五個版本問世。書中涵蓋齲齒鑽洞及以黃金充填（根據德維哥的建議）、口腔衛生、以天仙子種子煙燻以去除牙蟲和拔牙等主題，至於拔牙，作者則清楚指出應由外科醫生而非內科醫生來執行。

此書的作者是誰可能永遠都是個謎，但一定是個受過相當教育的德國外科醫生，他當時之所以姑隱其名，是因為牙醫職業的低微而不願具名。然而，此書幸運遇到一位有魄力且具前瞻性的出版商，認定這本書有其一定的市場。事實證明，這樣輕薄短小的一本書，奠定了專業牙醫文獻的里程碑。

大約十四年後，聲名狼藉的外科醫生利夫（Walter Ryff）再度為一般人出版了一本牙醫專著，他可能是受到《所有牙齒疾病的小藥書》成功的激勵，因此為一般大眾（不是專業的醫生）撰寫了這本六十一頁的小冊子，書名為《保持健康之有用指示，強化及復甦眼睛與視力，更進一步保持口腔清新、牙齒清潔及牙齦堅固》（*Useful Instruction on the Way to Keep Healthy, to Strenghten and Reinvigorate the Eyes and Sight, With further instruction on the way of keeping the mouth fresh, the teeth clean, and the gums firm*），鼓勵一般大眾維護口腔衛生及簡單的牙齒照顧。書中第一部分先談到眼睛，第二部分談到牙齒，第三部分則論及乳牙齒列，由於是針對一般人而寫，因此不寫專業的補牙或拔牙。

115

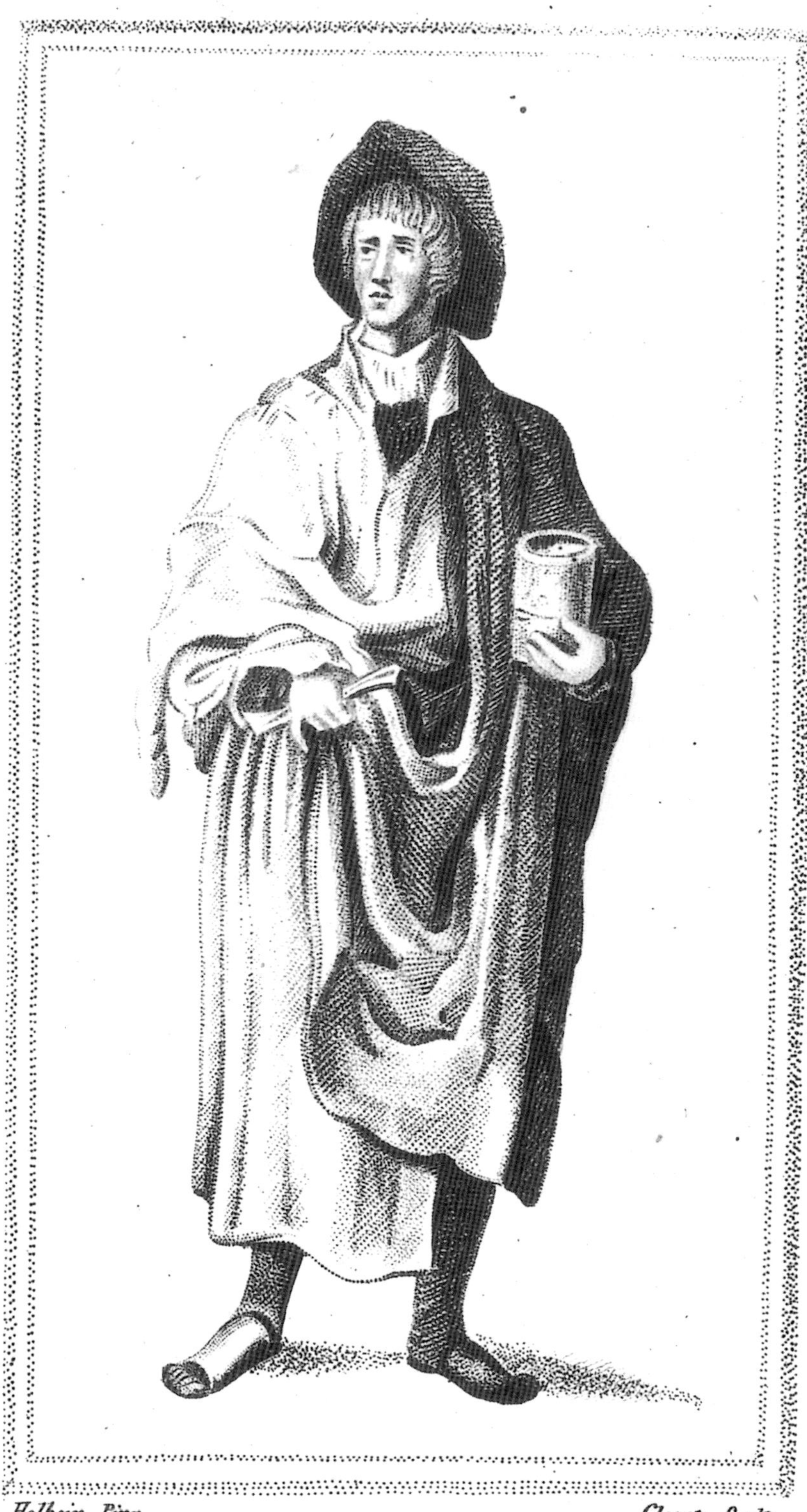

ANDREW BORDE.

Physician to Henry the Eighth.

& the Original Merry Andrew.

Pub.d as the Act directs by R. S. Kirby No. 11. London House Yard St. Paul's & I. Scott 447 Strand June 30 1803.

牙科與口腔衛生：不列顛群島

在十五及十六世紀期間，相較於歐洲大陸來說，不列顛群島的牙科醫療顯得有些落後。英格蘭、蘇格蘭和威爾斯的百姓，在照顧牙齒方面幾乎與同時代的歐洲人沒有兩樣，也與他們的祖先所做的大同小異。英國在都鐸王朝時期牙醫學成就非凡，當時許多內外科醫生的論述都完整的保存了下來。

一五四七年，身為牧師醫生的布爾德（Andrew Boorde，見圖115），同時也是英國教會駐歐洲宮廷的特使，出版了《健康每日祈禱書》（*Breviarie of Helthe*），這是英國最早的醫學書籍。他對牙科治療展現了極大的興趣，雖然他對病理學的了解仍以體液說的信仰為主。我們今天已經知道，下顎唾液腺的腫大是因為導管阻塞所致，而布爾德則稱之為「膿腫」（impostume或abscess），並認為：「此疾病之發生乃是太多體液流向該處所致。處理時首先要以*cochee*藥丸清除該處，並使用漱口藥，必要時得由舌下靜脈放出兩盎斯的血。」諸如此類的論述，以今日標準來看，實無價值可言。由於布爾德對煙燻驅蟲堅信不移，因此他會說服病人吸入天仙子種子的燻煙，然後彎腰俯身在一盆水上，牙蟲就會落入水中，「然後取出……格殺於指甲之上。」

雖然布爾德挽救過的牙齒可能寥寥可數，但至少他會堅持試而為之，而這些是當時多數醫生所不願意做的。布爾德對病患的痛苦也能感同身受：「牙齒是有知覺的骨頭，當它還留存於口中時是有感覺的，而人體其他骨頭則無。因此牙疼的痛非比尋常。」由於當時中高階層百姓的飲食糖分太高，因此常常有病人為難以忍受的牙痛所苦。在《羅密歐與茱麗葉》一劇中，梅克修（Mercutio）談到女人的嘴唇佈滿了水泡，「這是因為她們的呼吸伴有蜜餞的感染所致。」她們的主菜則是含有半磅的糖及一碟的玫瑰水，另外蛋糕、果醬、果凍則是她們所喜愛的食物。這是皮爾森（L. E. Pearson）於一九五七年出版的《伊莉莎白時代之家居》（*Elizabethans at Home*）中描述飲食特色的一段話。

當時一位著名的醫生巴羅（Philip Barrough），也像布爾德一樣，都堅信放血的效用。一五八三年出版的《身體的方法》（*The Methode of Physicke*）再三強調，牙疾是「體液之腐敗」，建議可以研究口內潰瘍的顏色來斷定是何種「體液」出了毛病。例如，黃色的潰瘍代表身體系統存在著過多的膽汁，而如果是白色，就意味著黏液太多等等。

身兼牧師及內科醫生的布林（William Bullein），是都鐸時期最關注公眾健康的一位多產作家。他的著作《對抗日常攻擊人類之疾病、疼痛與創傷之堡壘》（*Bulwarke of Defence Against All Sicknesse, Soarenesse and Wounds That Doe Dayly Assaulte Mankind*），又名《疾病預防堡壘》（*Bulwarke of Defence Against All Sickness*），一五七九年在倫敦出版，成為當時醫療執行的圭臬，提供了對健康、一般衛生以及以草藥治療的明智建議。此外，其中還有一個章節討論的是關於外傷與腫瘤的外科治療，其中圖譜是仿維薩流斯的著作。最有趣的是他給予我們當時醫者的圖片，包括藥劑師（pharmacist）及草藥醫生（herbalist）。

圖115　安卓．布爾德（Andrew Boorde，一四九〇～一五四九年）擁有牧師、內科醫生及大使等多重身份。並著有《健康每日祈禱書》（*Breviarie of Helthe*），出版於一五四七年。雖然大多數的療法毫無價值，但是這本英國早期的醫學著作，為十六世紀英國牙科治療提供了有益的觀念。此為克拉利（Clary）仿霍爾班（Holbein）的雕刻作品。
倫敦，衛爾康研究中心圖書館

116

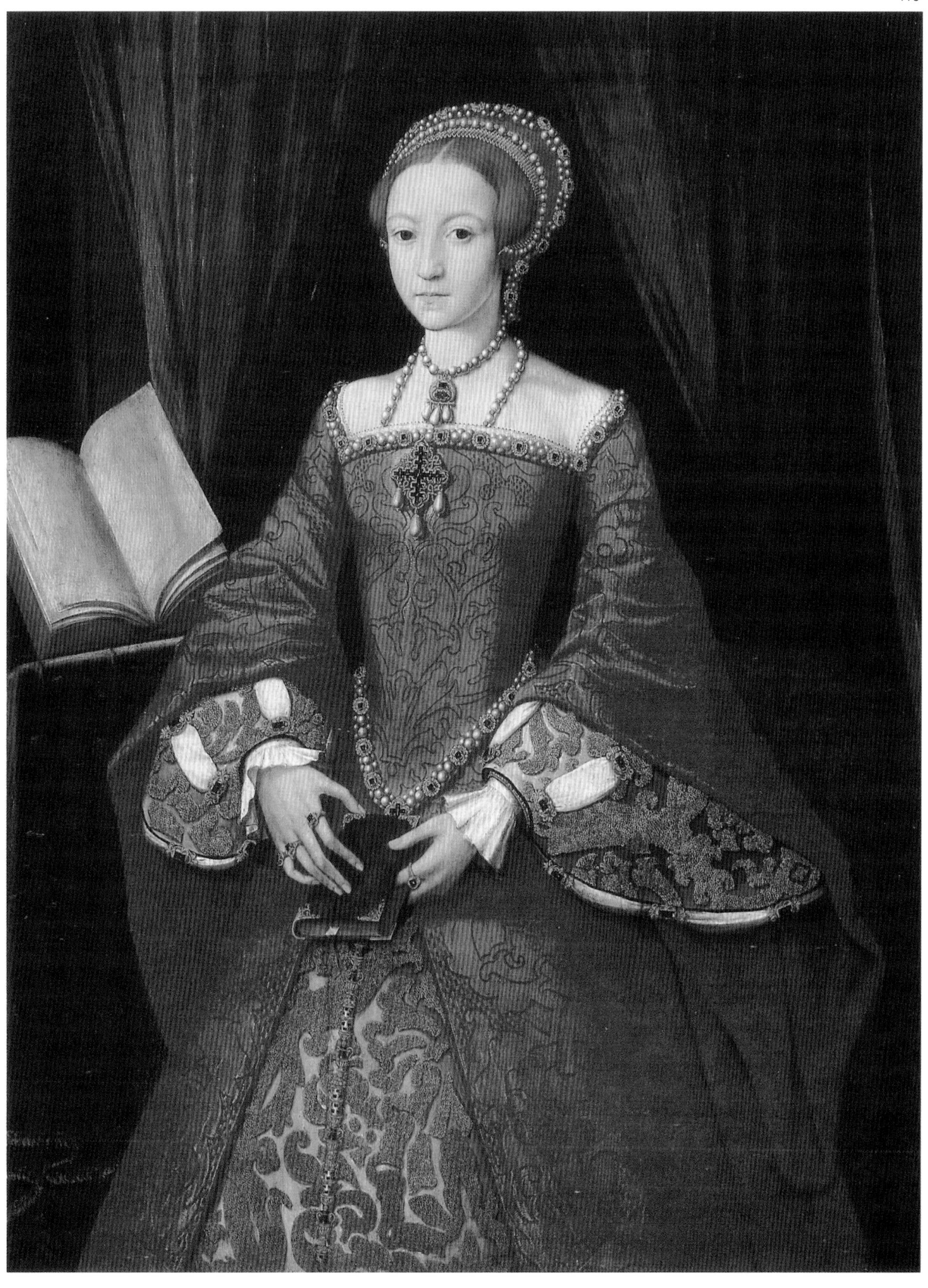

圖116　無名氏繪。題為《公主伊莉莎白一世》。皇家收藏品，經宮務大臣（Lord of Chamberlain）之同意，版權所有。

117

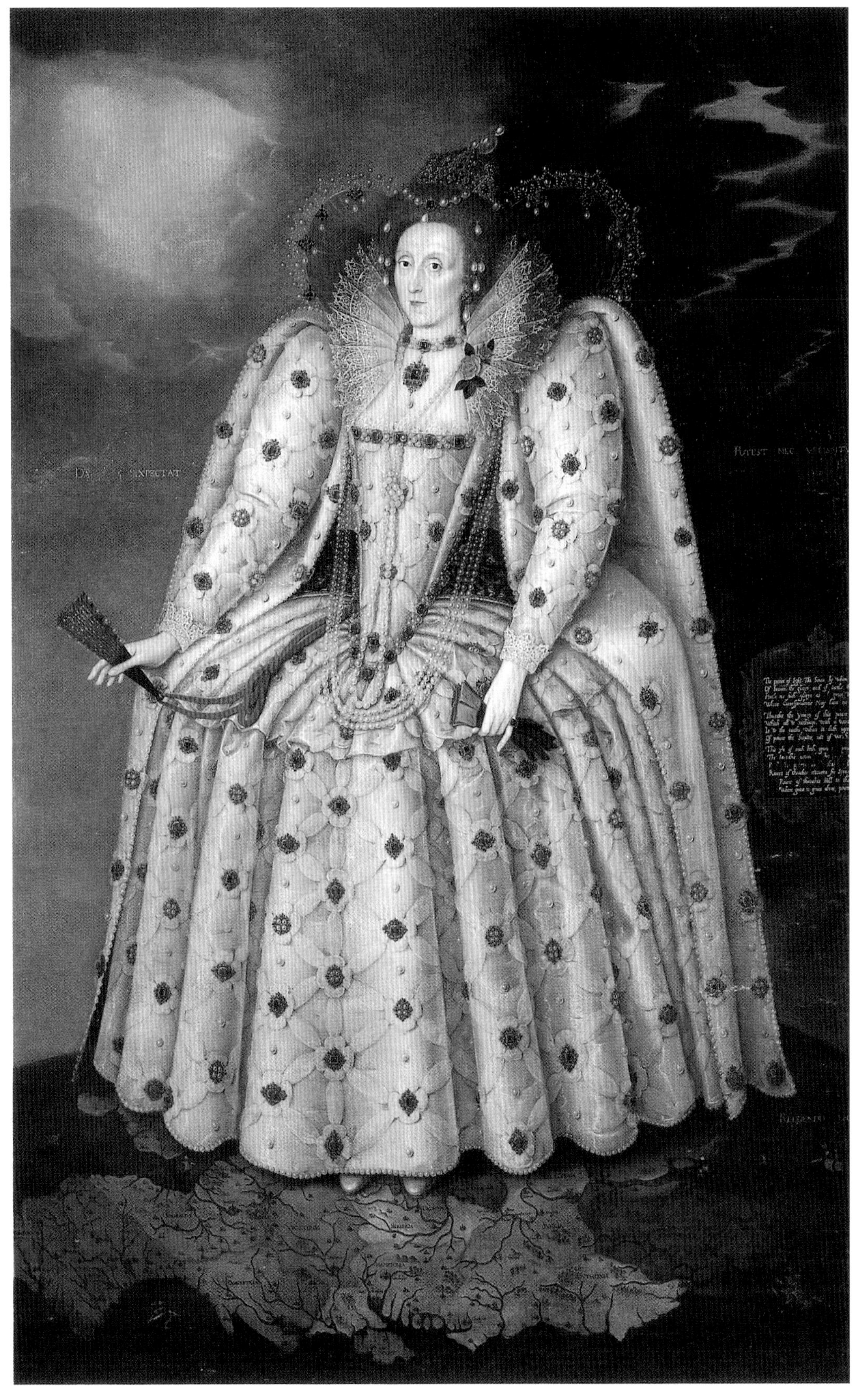

圖117　《伊莉莎白一世》，吉拉爾特斯（Marcus Gheeraerts the Younger）繪於一五九二年。
倫敦，國家畫像美術館

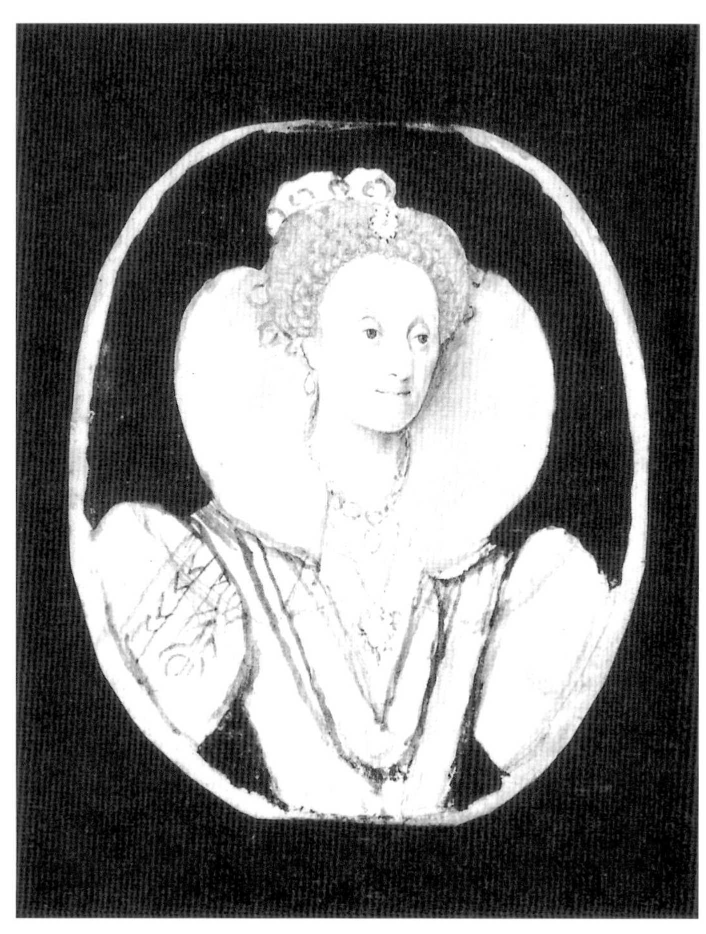

118

圖118　〈伊莉莎白女王形如老婦〉，無名氏繪。倫敦，維多利亞暨阿爾伯特博物館藏（Victoria and Albert Museum）
圖116～118這三幅英國伊莉莎白女王的畫像反映了她從年輕到老年的容貌變化。隨著年紀漸增，她的牙齒越掉越多，也使得臉龐變皺，特別是在上唇部位，看起來十分衰老。吉爾拉特斯筆下的伊莉莎白女王（見圖117），當時可能只有五十歲。

皇家醫生與皇家病人

一四八八到一五一三年，統治蘇格蘭的詹姆斯四世（James IV）精通醫學和外科學，為宮廷內的子民治療膿瘡、放血及觸診了又稱為「國王病」（King's evil）的淋巴結結核（scrofula）。

一五〇三年，詹姆斯四世召來了一位髮匠為他拔牙，並從他那裡學會拔牙技術，所以此後對人民提供的醫療服務中也包括了簡單的牙科醫療，例如拔牙及燒灼疼痛的牙齒。在皇家檔案第一五〇七號記載著國王為了「以鐵燒灼疼痛的牙齒」付了兩先令（shillings），這些紀錄也告訴了我們詹姆斯四世購買了許多牙科器械，包括拔牙鉗、牙根鋌和銼刀等。這位有先見之明的君主，整合了愛丁堡（Edingburgh）的髮匠及外科醫生，並於一五〇六年批准了皇家法令，比起亨利八世在英格蘭的相同作為早了三十四年。

詹姆斯四世的外甥女，即英格蘭的伊莉莎白一世（Elizabeth I）似乎常為嚴重的牙痛所苦，甚至萌牙也發生困難。因為她的家庭女教師寫道：「我的小姐因偉大的牙齒常常引起疼痛，因為長得很慢……」我們知道一位已經長大的仕女，總是隨身攜帶著一袋糖果，而這些糖果正是破壞她牙齒健康的元凶，加上她會吸吮這些糖果來掩飾齲齒的惡臭之氣，讓情形更為惡化。

有長達十年的時間，伊莉莎白女王經常要忍受牙疼的不時發作，因為非常嚴重，迫使她不得不取消官方的覲見。當她登上御座後，外交使節依慣例要向該國政府報告女王的健康狀態。一五六七年，西班牙大使曾向馬德里報告說：「女王患有牙疼且發燒四十個小時之久，這令她十分虛弱。」

一五七八年十月十七日，列斯特郡伯爵在寫給柏格利爵士（Lord Burghley）的信中提到「女王患了重疾，臉頰疼痛已有數天。」到十二月，她的情況更為嚴重，並召來外科醫生。雖然我們不知道這位外科醫生的姓名，但有可能是克勞斯或巴索羅普（Thomas Balthrop），因為他們曾經服侍過她的父親亨利八世。然而，伊莉莎白依然害怕拔牙。因此倫敦一位「勇氣十足」的主教，自願被拔一顆牙齒示範給女王看，告訴她勿需畏懼。最後主教還真的犧牲了一顆牙齒，此事見載於一七〇一年，「於是……她受到鼓舞後，接受了拔牙手術。」

當時的人在提到伊莉莎白難看的牙齒時，稱之為「黑」或「黃」。當年紀稍大時，臉型因為掉牙而受到影響；到了一五九四年女王六十一歲時，除了挺直的背脊及漂亮的雙手之外，青春所剩無幾。朱特（Marchette Chute）在一九五〇年出版的《倫敦的莎士比亞》（*Shakespeare of London*）書中形容女王雖然滿臉皺紋、假髮、缺牙，但她的穿著依然如少女。三年後，法國大使率直寫道：「她的臉龐確實逐漸衰老，長而瘦，牙齒泛黃不勻稱，與之前相較，就如他們所言，右邊比左邊嚴重。由於牙齒掉得太多，所以當她講話太快時，我們常無法輕易了解。」

口腔衛生

一五〇〇年代，英國人不太重視個人衛生。據說，伊莉莎白女王一個月才洗一次澡，「不管她有沒有要求」。因為需要仰賴進口，肥皂供應短缺且昂貴。然而當時的著作卻一再強調口腔清潔的重要性，而且還提到多種牙膏。有位作家說：所有的人都需要乾淨的水：

保持你的牙齒潔白如晰，並清潔你的口腔
以純潔清淨之水
清洗之舉，行禮如儀
謹遵實行，奉為圭臬

牙刷的使用並不普遍，有些人以手指纏布來清潔牙齒。但在貴族與仕紳階級中，牙籤的使用卻相當流行。這些牙籤由法國、西班牙、葡萄牙進口，和耳挖子並列於皇家的進口物品清單中。一五七〇年，伊莉莎白收到一份含有六支黃金牙籤的禮物和鑲銀黑邊的「牙齒衣服」。這些衛生用品也曾被當成裝飾品，例如蘇格蘭的詹姆斯四世就曾經購買兩支牙籤，並以一條鍊子串在一起掛在頸上。其子詹姆斯五世在一五四一年，也曾指示金匠「做一個放牙籤的小銀盒」。

莎士比亞在他的劇本中也多次提到了牙籤。一位當時作家在一五七七年建議說：

不要用刀子挖剔你的牙齒
也不要用你的手指頭，
但要取一枝條或某個清潔之物，
然後你就將安然無恙。

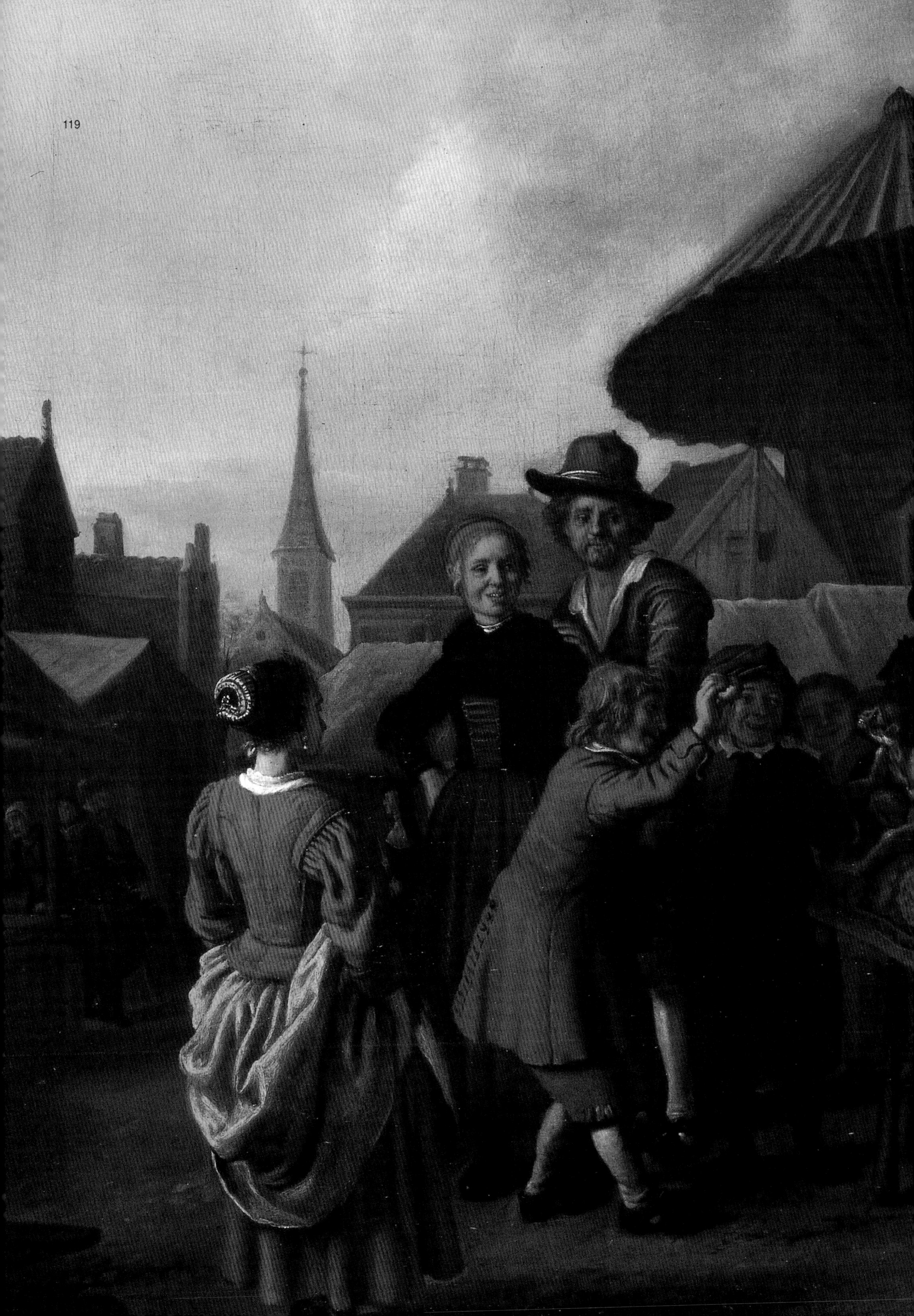

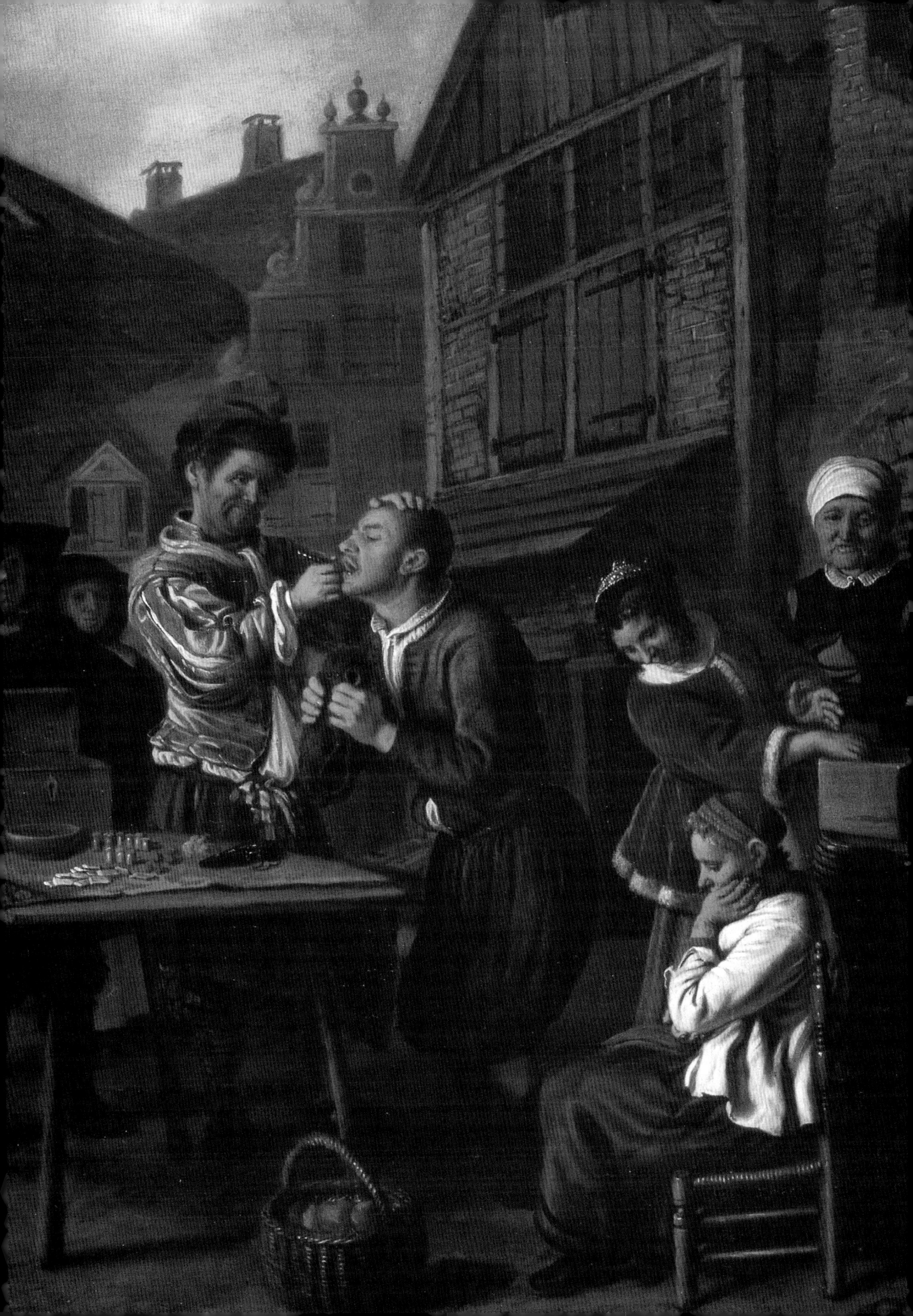

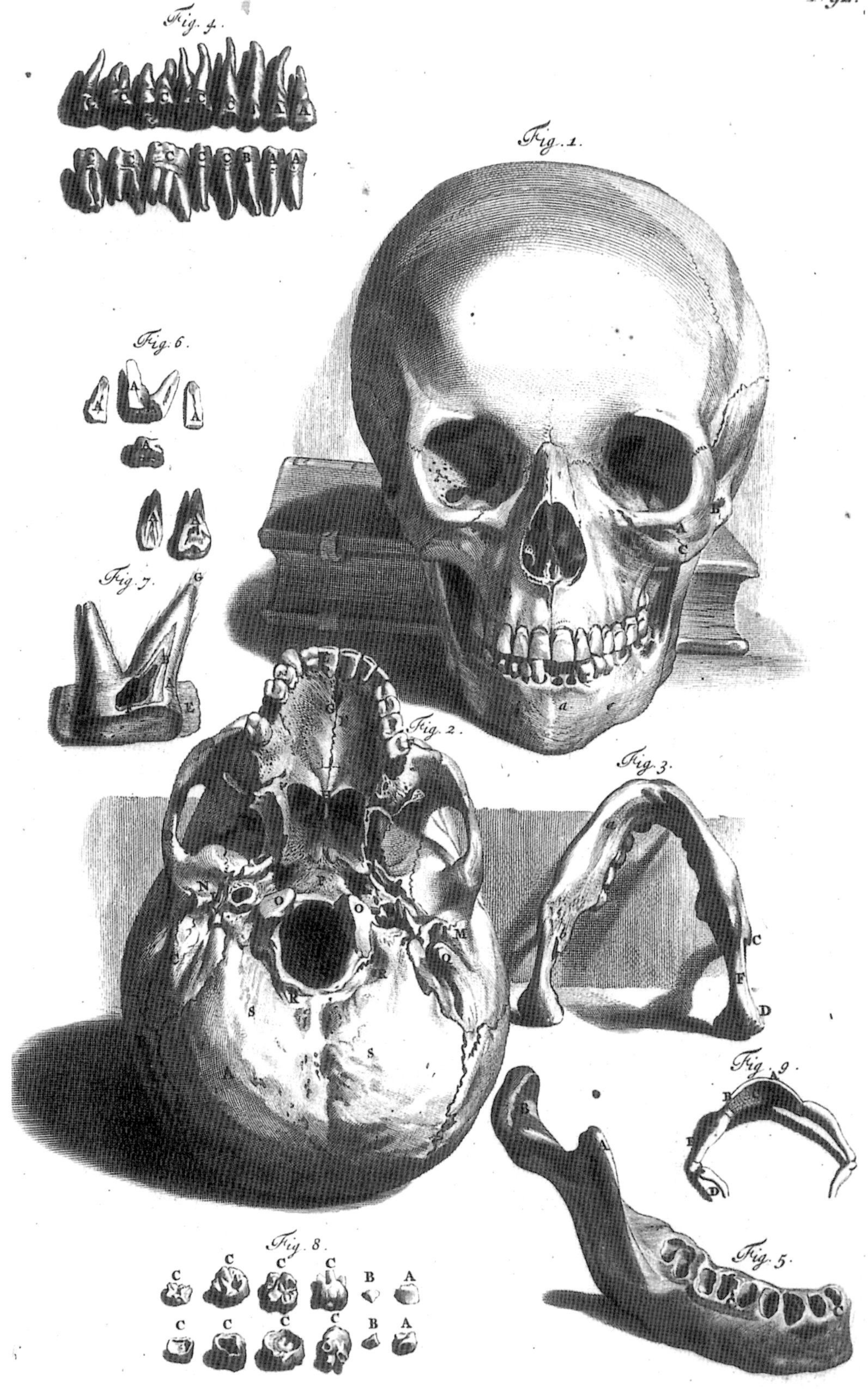

圖119　荷蘭藝術家維克托斯（Jan Victors，一六二〇～一六七六年）筆下的牙醫師看來相當富裕，這是假設他們身上華麗的夾克和紅色漂亮的絨衣真如看起來的一樣新。前面等待就診的女孩滿臉焦慮，但是旁觀者，甚至在椅子上的病人，看起來表情都相當愉悅。科隆，德國牙醫協會文化歷史陳列館（Kulturbistorische Sammulung des Bundesverbands der Deutschen Zahnärzte）

圖120　十七世紀的科學家想要探討的是事情是「如何」發生的，而不是「為何」會發生。上圖版畫摘自比德魯《解剖學》（*Anatomia*，一八六五年）一書。羅徹斯特大學，愛德華．米納圖書館（Edward G. Miner Library）

第九章 十七世紀的歐洲

十七世紀在基礎科學方面有了重大發現，雖然這些發現奠定了現代醫學的基礎，但醫學的實踐卻依然處於迷信和無知之中，顯得凋萎。

科學的發現

最重要的發現是英國醫生及解剖家哈維（William Harvey）發現了血液循環，一六二八年他將此一發現公開發表，哈維建立了生理學的科學。

十七世紀因為維薩流斯（Vesalius）在基礎解剖學上的重要研究，對於人類器官功能的了解更上了一層樓。遺憾的是，這些知識極少付諸於實際上的治療。而銅版印刷的引進，將解剖學的構造圖呈現得更為細緻，此一時期最精彩的著作之一，就是荷蘭醫生比德魯（Govert Bidloo）一六八五年在阿姆斯特丹出版的《解剖學》（*Anatomia*）一書，在解剖學的領域中一枝獨秀。

解剖學的進步導致了比較解剖學與組織學兩門科學的萌生。一六七八年，畢業於劍橋大學的泰森（Edward Tyson）在比較解剖學的領域中出類拔萃，他也發表了對於低等動物之解剖構造的精緻論著。由於哈維發現了血液循環，也促成了西班牙巴塞隆納大學解剖學教授馬爾比基（Marcello Malpighi，一六二八～一六九四年）觀察到動脈與靜脈之間的微妙關聯，最後在一六六六年發現了微血管。馬爾比基對於其他微細構造的研究堪稱是組織學的創始者。

十七世紀顯微鏡的發明，為科學的研究開啟了新視野。最早期的顯微鏡學家雷文霍克（Anton van Leeuwenhoek, 一六八二～一七二三年），讓科學知識的提升又往前邁進了一大步。雷文霍克本身並不是接受正規大學訓練的科學家，只是一名布商，但以自己的能力贏得了成為英國皇家協會（Fellow of the Royal Society of England）成員的榮耀。終其一生，他在協會中先後發表了三七五篇論文，也在法國的「科學學會」（Académie des Sciences）發表過廿七篇專論。

雷文霍克在牙科的重要發現有牙本質小管及附著在牙齒上充滿微生物的「白斑」（*materia alba*）。皇家協會主席曾經交給他幾隻據說是從齲齒處取出的牙蟲，透過顯微鏡的觀察，雷文霍克有效地駁斥了這些是牙蟲的說法，他說這些牙蟲就與腐壞起司上的蛆沒有什麼不同。他假設說：當牙齒吃了起司之後，那些蛆就進入了齲齒內。他又說，因為當他的妻子吃光了蛆寄生的起司後，他從她已受損的牙齒中，取出了那些蛆。

荷蘭科學家斯瓦姆默丹（Jan Swammerdam，一六三七～一六八〇年）對於動物有相當細微的觀察與描述，最後引導了他研究血液功能和肺臟，並且建立了對生理學研究的深厚基礎。英國物理學家虎克（Robert Hooke，一六三五～一七〇三年），藉由顯微鏡發現植物是含有細胞的，開啟了十九世紀的細胞學說進步的康莊大道。

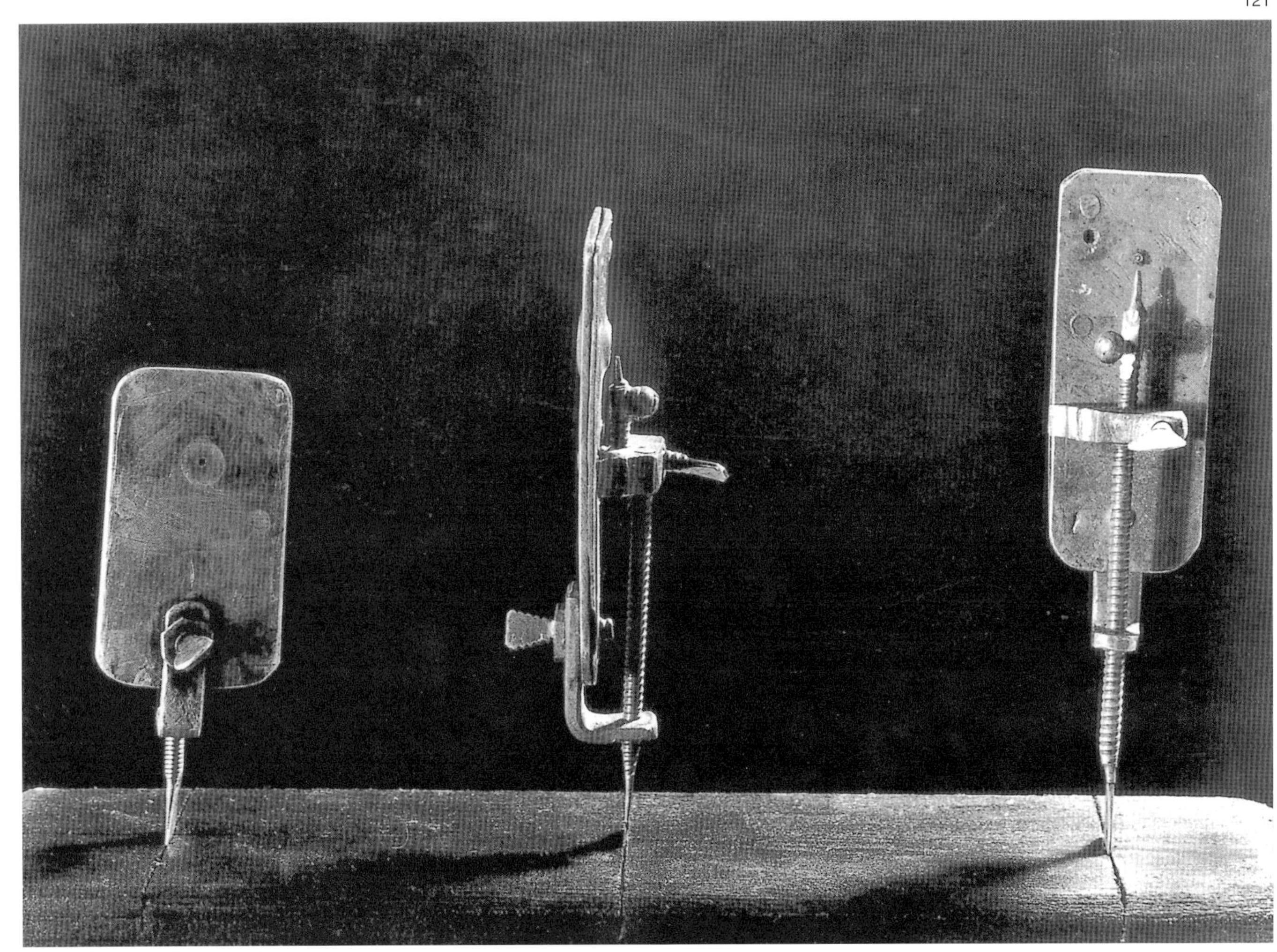

圖121　雷文霍克發明的顯微鏡。他是史上第一位看見微生物附著於人類牙齒表面之「白斑」（*material alba*），以及隱藏在磨薄的牙齒切片內的牙本質小管（dentinal tubule）的人。
萊頓，里吉克斯博物館

醫學的實踐

內科醫生

十七世紀的內科醫生對於科學界中知識的變動渾然不知，即便是偉大的臨床內科醫生西登漢（Thomas Sydenham，一六二四-一六八九年）。他以根據疾病的症狀和對治療模式的反應，將疾病給予分類，為病理學朝向科學化的發展打下基礎。在科學與醫學的領域中，這些新近的發現，不見得有實際的價值。在歐洲大陸及英國的醫學校教育，仍然遵循著古典時期及阿拉伯作家的論述為基礎，解剖學教學也不當地傳授。驗尿法仍然大行其道，占星術如日中天，煉金術則以其不屈的魔法氾濫於醫界。辟邪物也被賦予治病療效，如在反芻動物的胃中發現的礦物腸胃結石被當成了解毒劑。二十世紀偉大的醫學史家葛利森（Fielding H. Garrison）對四百年前的醫生水準總結如下：「自十七世紀，內科醫生變為無知、迂腐的花花公子，靴子、長袍、假髮、方帽、外表愛炫、舉止輕蔑，為其拉丁文做無益的炫耀，而不去研究和照料病人，而以技術性的口水做長篇攻擊性的論說，去嚇壞病人，此舉只能隱瞞他對於疾病的無知而已。」

此時期的「醫藥用材料」（*materia medica*）正可透露出當時的醫學狀態。《倫敦藥學百科》（*London Pharmacopoeia*）第一版於一六一八年發行，書中提到了一些由蟲、乾毒蛇、狐肺、蟻油等所組成的複合物；再版中又提到以「血、脂肪、膽汁、內臟、骨、骨髓、爪、牙、蹄、角、性器官、蛋，以及所有動物的排泄物、蜂膠、雞冠、烏賊、毛皮、羽、毛髮、魚膠、人汗、齋戒者之唾液、人類的胎盤、生蠶絲、蜘蛛網、海綿、貝殼、剝下的蛇皮、天蠍、藥窩、木楓子及由死囚頭顱取下的骨頭」，膨脹了醫學的領域。

一六九六年，德國御醫保羅（Christian Franz Paul）出版了《治療排泄藥物》（*Heilsame Dreck Apotheke*）時，理性藥物醫學幾乎達到了谷底。他列舉了無數令人作嘔的材料，許多用於治療牙疾，包括將蜂蜜與狗糞調勻可治牙齦疼痛；或用老鼠或渡鴉糞讓齲齒自行脫落等。直至一七三四年，總共出了五版。

外科醫生

雖然被內科醫生瞧不起，但外科醫生卻在重新建構帕雷（Ambroise Paré）及其他先驅者的研究上建樹巨勳。他們在軍中接受了大量的訓練而提升了地位，他們藉著在軍中除了執行外科醫療之外，也因為幫軍官刮鬍子而得以實現理想。許多髮匠一外科醫生藉由研讀力求上進，尤其當有他們所需的書籍出現時，例如馬爾菲（Tiberio Malfi）於一六二六年出版的《理髮匠》（*Il barbiere*），該書內容包括放血、傷口包紮、拔牙及其他簡單的口腔外科手術。

此一時期居領導地位的德國外科醫生是希爾登的法柏利（Wilhelm Fabry of Hilden，一五六〇～一六二四年）。他雖然堅信古人的觀點，但也是一位具有創新能力且勇於實行的手術者，並發明了許多新穎器械。他將臨床病例彙編成《觀察與諮詢》（*Observations et curations*）一書，從書中的記載，我們發現當他使用燒灼及腐蝕劑移除顎部的腫瘤後，接著再使用一種木製的口腔支柱物繫於

122

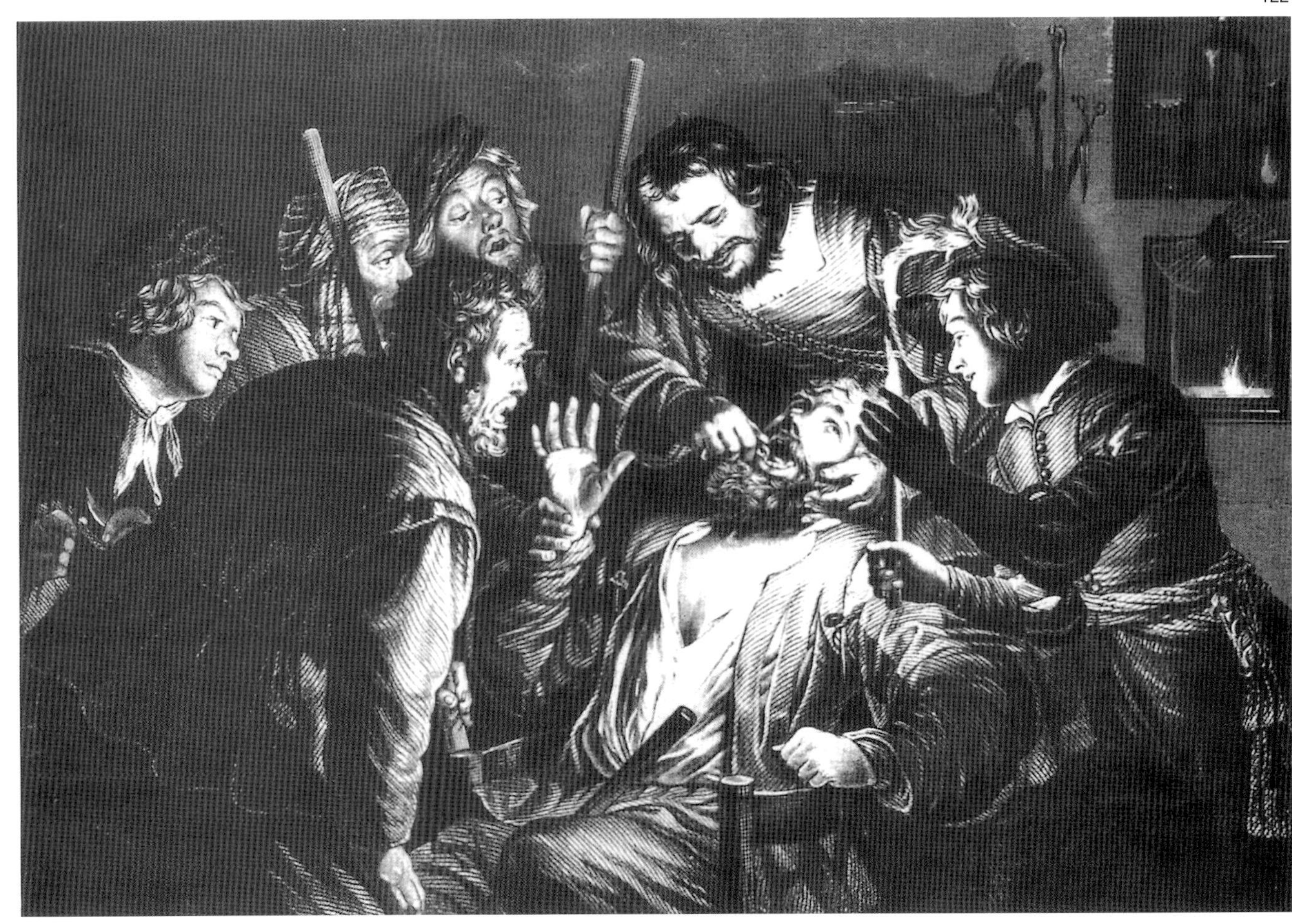

圖122　藉著燭光，一位牙醫師以拔牙鉗拔除病人下顎門牙。由其背景器械（剃刀、剪刀和毛刷）的擺設推斷，他是髮匠一外科醫生。宏特霍斯特（Gerard von Honthorst）於一六二二年所作之蝕刻畫，題為 *Der Zahnarzt*。

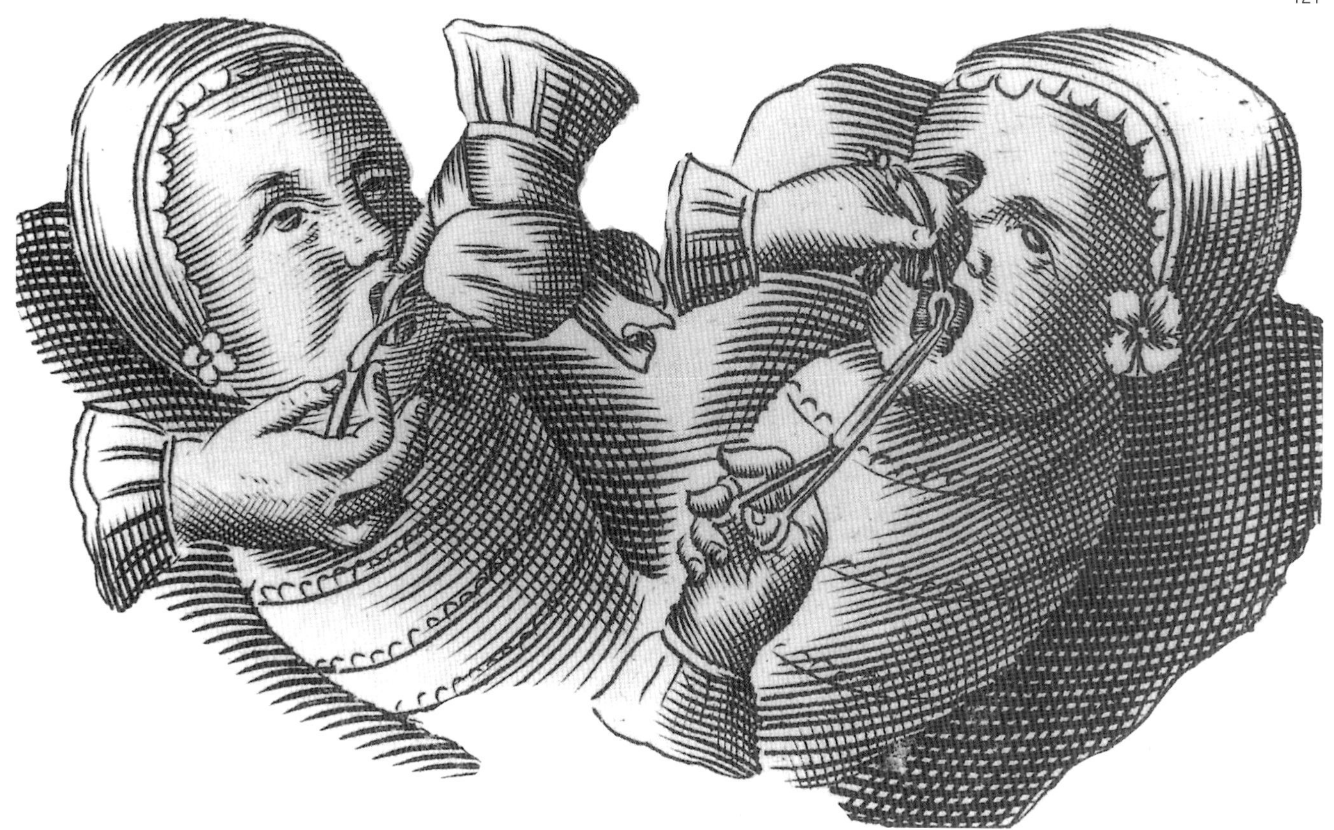

圖123　此圖摘自史卡爾提特斯（Johannes Scultetus）一七一二年法文版著作《外科器械》（*Armantarium chirurgicum*），顯示可藉由兩種外科切除方法，治療短舌繫帶（lingual frenum）。貝什斯達，國家醫學圖書館

牙齒上，作為分離並固定顎部之用；在另一個病例中，法柏利以線紮住腫瘤後，再用刀切除。他也記錄了一位經年為頭痛所苦的婦女，經他拔除四顆上顎的蛀牙後，終於獲得根治。

在英國，查理二世的外科御醫魏士曼（Richard Wiseman，一六二二～一六七六年），以醫學提升了其專業品質。一六七二年，他在著作《幾篇外科論文》（*Several Chirurgical Treatises*）提到了處理槍傷截肢、利用尿道造口緩解尿道狹窄以及對淋巴結結核的詳細描述，同時他也為病人治療牙疾。在一六七六版的書中，詳載了一位五十歲體格強壯的男子，因為上顎大牙被杏黃色石頭擊裂而造成劇痛，繼而牙齦腫大、牙齒鬆動。不久後，牙齒因為菌狀腫而被擠出脫落。魏士曼決定以燒灼治療那堆「黴菌」，而令原先已對那顆牙齒絕望的同行醫生感到驚訝的是，經過魏士曼處理後，那顆牙齒居然保住了「七年之久」。在另一個腫瘤的病例中，魏士曼讓「病人在亮光下，拔除原本已經鬆動，且被包埋在黴菌中的牙齒。」

在德國，烏姆（Ulm）的史卡爾提特斯（Johannes Scultetus）也在他的著作中廣泛討論到牙疾的手術治療。他在一六五五年出版《外科器械》（*Armamentarium chirurgicum*），隨後以多種譯本出版，包括一六七四年發行的英文版《外科醫生的寶藏》（*The Chyrurgeon's Store-House*）。史卡爾提特斯是蓋倫的忠誠信徒，遵循著羅馬醫生為病人手術的準則。他在治療一名上顎患有囊腫的婦人時，先處以放血治療、清淨、排汗後再塗以多種引流藥膏，去除多餘的「濕性體液」，一切完成後，讓病人臥床，將雙手綁好後再切除囊腫。結果病人「流出了濃稠像蜂蜜的黃色物質，腫瘤隨即消退。」史卡爾提特斯遵循著強有力的囊腫窩洞治療方式，為期兩個月，顯然獲得成功。

一六八六年，發生了一件對外科的領域與其專業地位影響深遠的事情。法王路易十四（Louis XIV）為肛門瘻管所苦，內科醫生在用盡所有藥膏及酊劑仍然束手無策後，只好絕望地求助於皇家外科醫生。結果御醫菲力士（C. F. Félix）成功以手術治癒，法王感激萬分，敕封為貴族，並賜與土地財產以及三倍於皇家內科醫生的酬勞，此事大大提高了法國外科醫生的聲望，而外科專業也在往後的世紀中，持續受到社會大眾的尊敬。

法國自西元一五三三年起，長袍外科醫生都在聖康梅學院（Collège de St. côme）習醫，而不是瞧不起他們的巴黎大學醫學院（Medical School of Paris University）。然而，外科醫生也開始模仿起內科醫生的言行舉止，並在工會的旗幟上，以三個藥膏盒子（傳統髮匠用的是三個盆子）作為標誌，此舉引發了內科醫生的嫉妒之火，內科醫生協會的主席巴廷（Guy Patin）是巴黎學院的院長，他輕蔑地說外科醫生是「有用的僕人……他們是留著鬍子，揮舞剃刀、邪惡奢侈的花花公子。」同樣的，外科醫生本身也瞧不起髮匠。一六五五年，外科醫生被迫嚥下驕傲與髮匠組成了「髮匠－外科醫生」聯盟。髮匠加入聯盟後，從擁有較高身分及地位的外科醫生那裡獲得不少臨床經驗。到了一六六〇年，雙方陣營都被置於國王外科御醫的監督之下，外科御醫們在一夜之間，變得與任何內科醫生一樣的重要和具影響力。

牙科醫生

在十七世紀，大部分的髮匠依然對客人提供多種服務，許多髮匠更標榜自己精於拔牙，因此被賦予許多名字，例如德語的*Zabnbrecher*，意思是「牙齒破裂者」(tooth-breaker)，義大利語的*cavadenti*及法語的*arracheur des dents*，意思是「牙齒綁架者」(snatcher of teeth)；而在英國，牙醫師則將自己塑造成「牙齒手術者」(operators for the teeth)。

最卑微的醫療執行者在還能夠吸引到客人的地方，一樣繼續從事著他們的職業。他們最常到的地方是小村莊或是繁忙的市集，他們撐開大傘、擺上桌椅或平台，就可據地從事牙科的醫療。為了吸引客人上門，有時他們會揮舞著畫有牙齒疾病的人被成功治癒的圖像旗幟來自我宣傳；有時還會雇用鼓手、樂師、變戲法者或是耍花招的藝術家來吸引人群。成功的專業牙醫則擁有店面，由當時的風俗畫可以證實，他們的工作不只是拔牙而已。這些早期的牙醫師－髮匠也從事切開膿腫、銼平破裂牙齒、刮牙（scaling）和潔牙（cleaning）等簡單的牙科手術。德阿瑪托（Cintio d'Amato）一六三二年在義大利出版的《勤勉髮匠之所有新穎有用的醫療執行》(*New and Useful Practices of All Kinds for Diligent Barbers*）強調了這些醫療手段的重要性。

> 經常發生的是來自於胃部的蒸氣，會在牙齒形成沉積物。睡醒時，用粗布擦拭，就可察知。每人應於清晨清淨牙齒。倘若對此不自知或以為不重要，那麼牙齒就會變色並覆蓋上一層牙垢，而導致蛀牙或掉牙。因此，勤勉的髮匠有必要以特殊的器械，來清除這些所謂的牙垢。

圖124　史卡爾提特斯（Johannes Scultetus）《外科器械》(*Armamentarium chirurgicum*）一七一二年法文版的頁面。該頁描述口腔內及周圍的手術，包括圖I：唇裂的修復方法；圖V及VI：以熱燒灼處理；圖VII：以拔牙鉗拔牙；圖VIII：顎關節緊閉的張開方法。

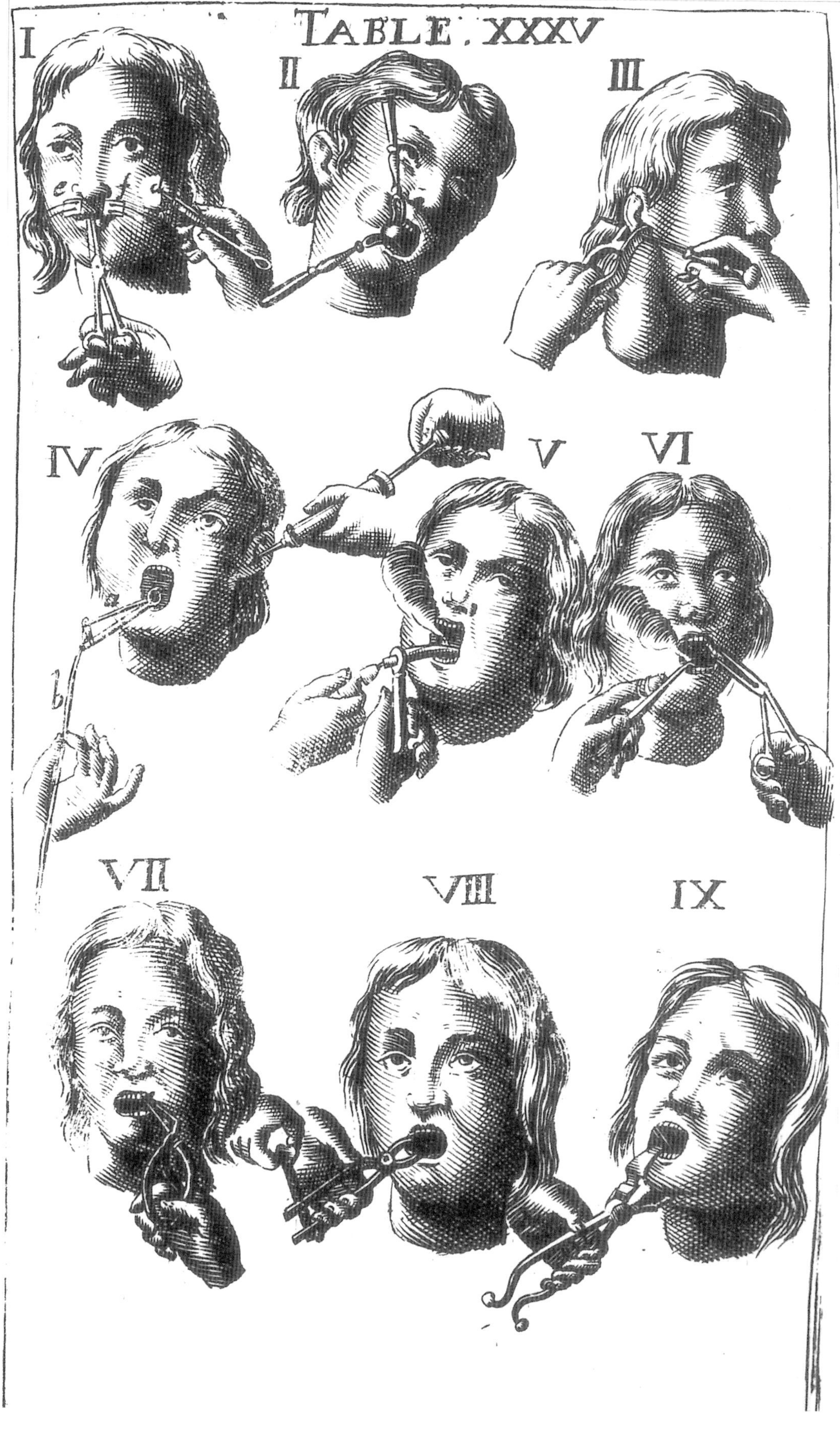
TABLE. XXXV
I
II
III
IV
V
VI
VII
VIII
IX

這些為數眾多、四處流浪的醫療者絕大多數都是缺乏訓練、不學無術的江湖騙子，他們宣稱可以去除牙蟲（同時，也可去除腸內之蟲），以及藉著從頭部取出石頭或從口內拔出不尋常的巨牙來治療頭痛。牙科如同其他領域一樣，都面臨著一個療法毫無根據、自吹自擂的混亂年代。哥本哈根大學雅各巴恩斯教授（Professor Jacobaens）聲稱，在刮淨蛀洞後，他曾親眼看到了一條蟲，取出後放入水中，還可活力充沛的游動；另一位內科醫生沙姆斯（Phllip Salmuth）則堅稱他能用臭油驅除如蚯蚓般大的牙蟲。有些治療方法，雖然十足真誠地被提出，但仍是過度且漫無目的的。我們想要知道的是，面對這種種荒腔走板的療法時，病人何以沒想到要訴諸以酷刑或用那些醫療器械來以牙還牙呢？十七世紀蒙特佩利爾的醫學教授里維埃爾（Lazare Rivière）如果不是個不學無術之徒，就是治療牙疼時不徹底，太過草率，下文引述自蓋蘭尼（Vincenzo Guerini）《牙醫學的歷史》（*History of Dentistry*，一九〇九年）的一段話：

> 在疼痛是由熱體液所引起時，治療即自手臂放血。第二次則投予瀉劑，如果疼痛仍持續不止，則在肩胛或脊椎處拔罐（cupping），水泡會出現在耳後或頸背，並在太陽穴裹上樹脂膏藥。除此之外，也有許多耳療法，以及許多針對痛處施行手術的方法，最後一步則是拔除疼痛的牙齒。

我們有證據顯示，在一六〇〇年代，贋復牙科的確有些真正的進展。一九五三年，普羅旺斯（Provence）之維桑羅曼（Vaison-la-Romaine）一位農夫太太發現了一種類似骨頭的東西，經過阿維農（Avignon）「自然歷史博物館」館長證實是一件牙橋（見圖126，154頁）。經過專家研究，確認是屬於十七世紀中期的遺物。這套牙橋是使用一塊骨頭刻成似三顆前門牙，再藉由銀柱心黏著於缺牙兩旁牙齒的根管內，固定於口腔中（缺牙區兩側的牙齒，也蛀牙嚴重。可以推測手術者是將牙齒自齦線處切齊）。這件牙橋顯然比帕雷（Parés）的設計進步了約一百年。帕雷的設計是以黃金線將牙橋繫於鄰牙上，但與下一世紀費查（Fauchard）的設計相較，顯然粗糙許多。一九六四年，又在距阿維農不遠處發現了一個十七世紀中葉、患有廣泛牙周病的成人頭顱骨（見圖127，155頁），口中有許多的缺牙，殘存的牙齒也有嚴重的齒槽骨喪失。在前牙區，有三顆門齒以黃金線相繫固定，到其主人過世之前，顯然都維持著一定的功能。

但整體而言，十七世紀的牙科並無多大的進展。有一本出版於英國的第一本書，可得到一些蛛絲馬跡。一位自稱教授的查爾斯・艾倫（Charles Allen）他極有可能是一位髮匠－外科醫生，撰寫了書名為《牙齒的手術者》（*The Operator for the Teeth*），此書出版於一六八五年，隨後再版兩次。書中艾倫膚淺地提及牙齒的保存及填補牙齒，但遺憾的是其填充材料的成分至今成謎。他提及拔牙，並圖示了幾種器械，包括他所謂的「鵜鶘」（pelican），雖然他留給我們的很少，但確是新穎的。牙科必須等到下一個世紀，方能成為真正的科學。

圖125　由斯滕（Jan Steen，一六二九～一六七九年）繪，圖為一位四處行醫的牙醫師在荷蘭的村莊擺攤的情形。他的醫療服務引起了旁觀者的錯愕與好奇。
海牙，莫里斯皇家繪畫陳列館（Mauritshuis）

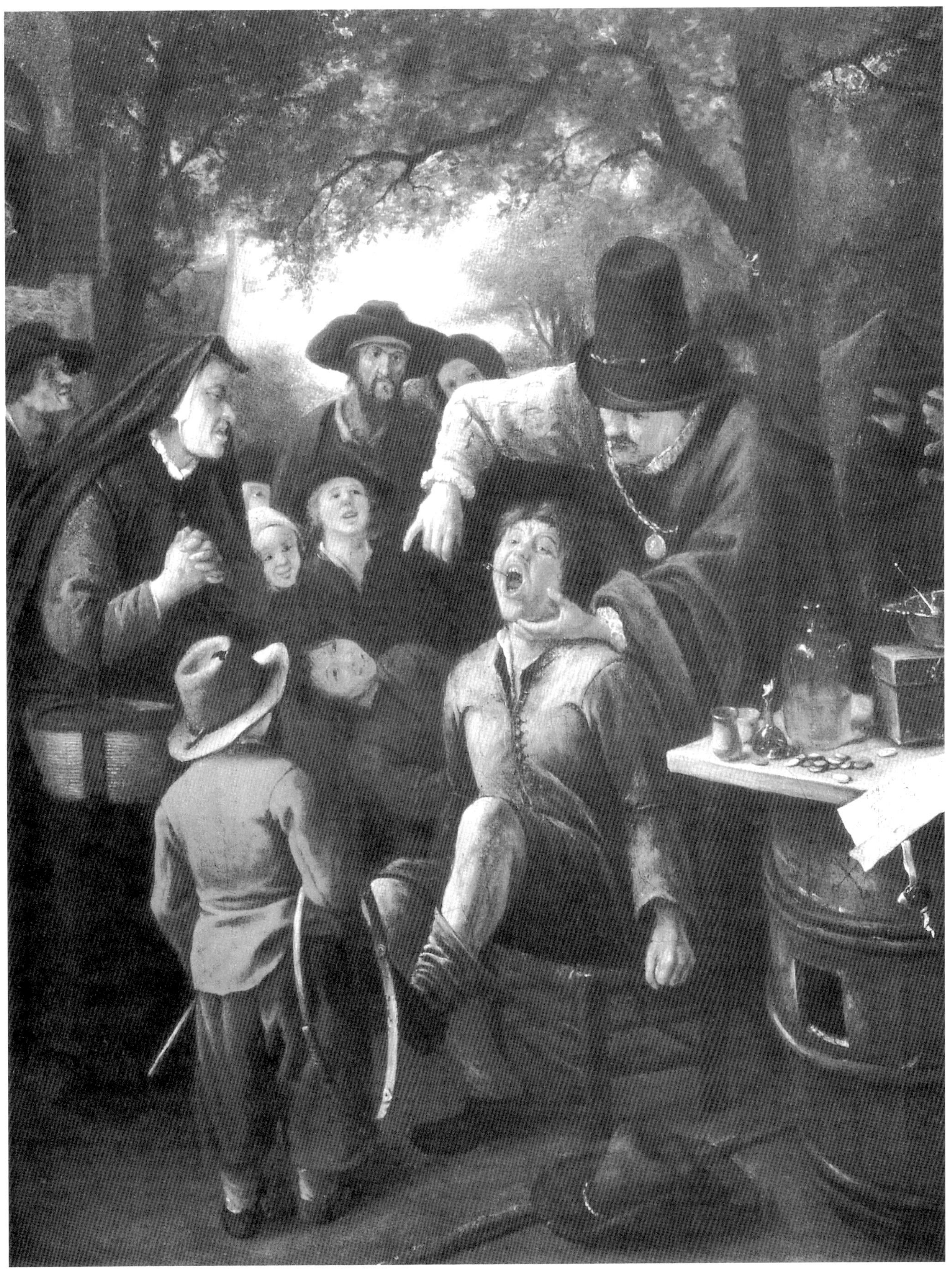

126

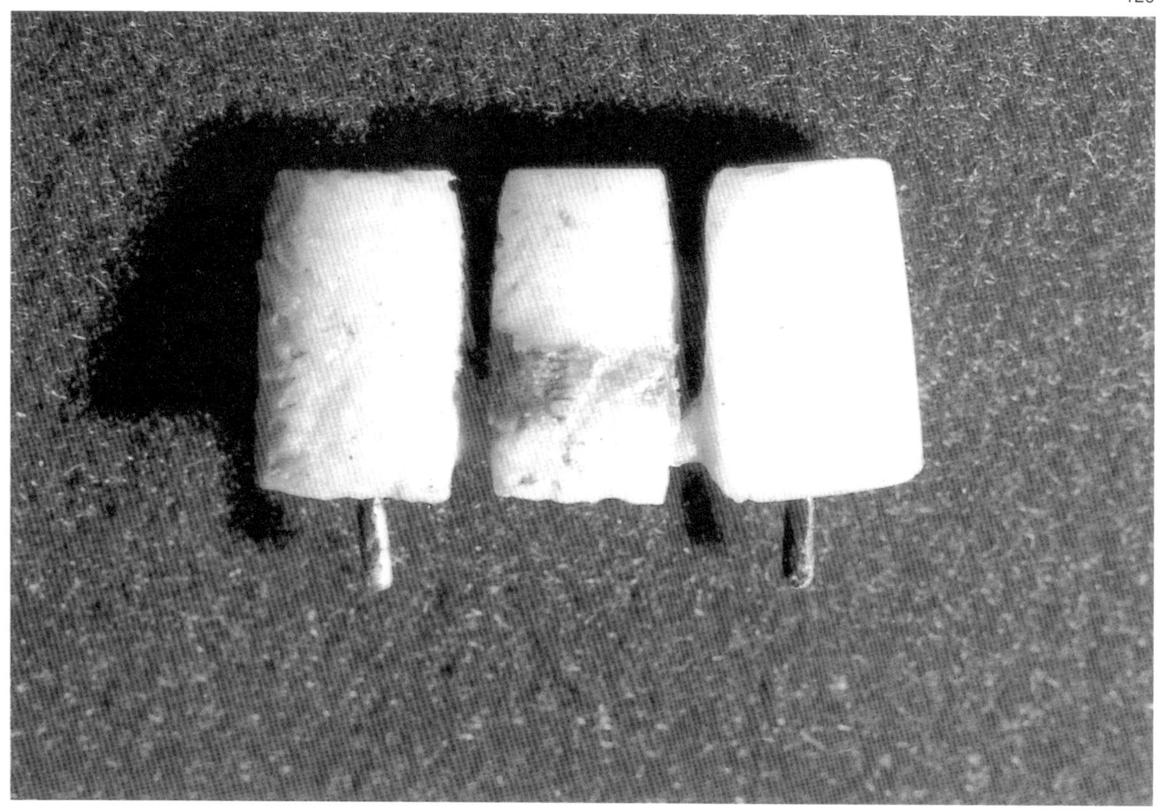

圖126　十七世紀中葉，以銀柱固定的法國牙橋，發現地點在維桑．羅曼（Vaison-la-Romaine）。銀柱黏著於缺牙兩側的牙齒根管內。

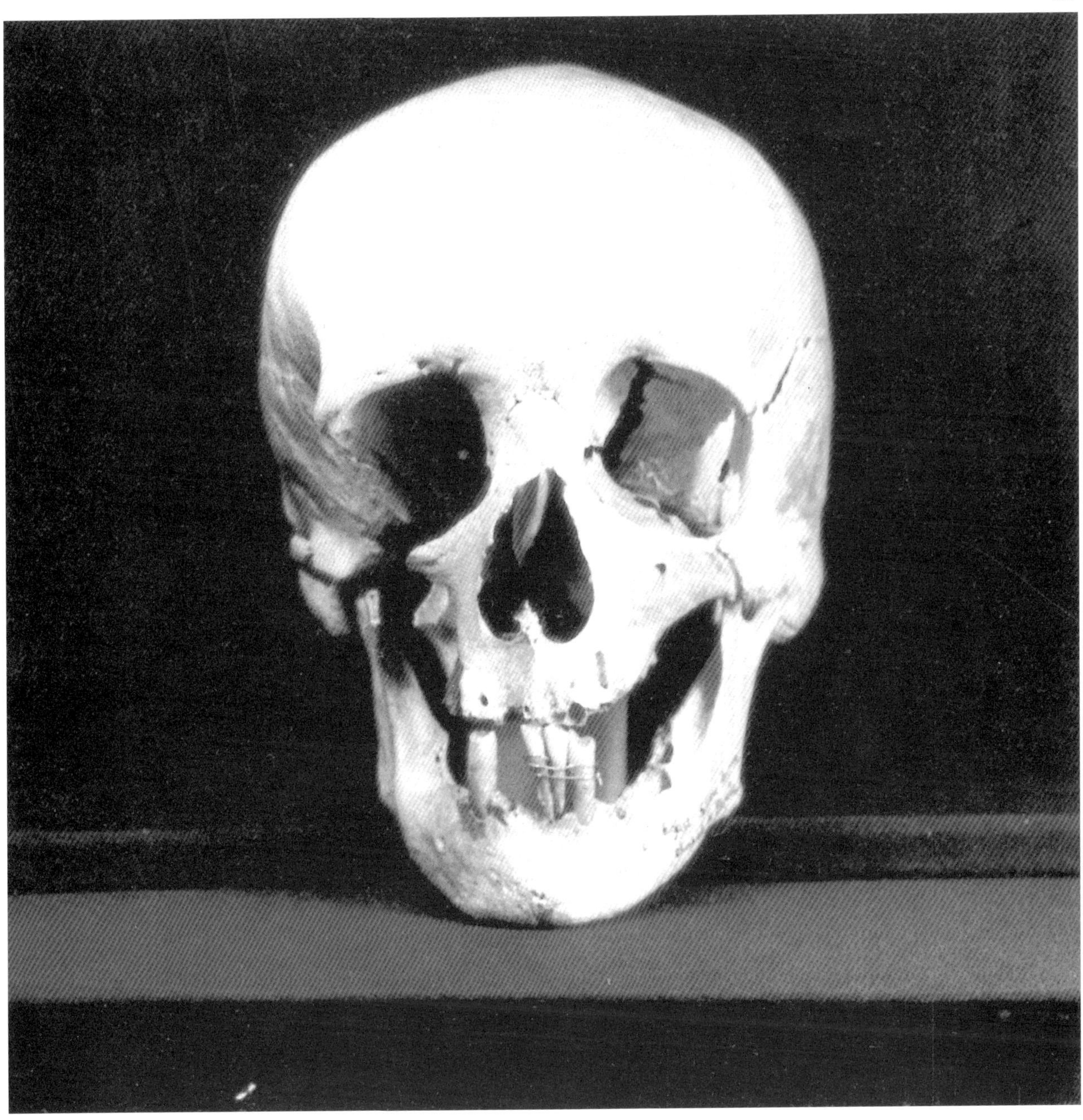

圖127　在阿維農（Avignon）發現的十七世紀中葉的頭顱骨，口中僅剩三顆下門牙，以黃金線結繫在一起，以獲穩固。嚴重的牙周病導致骨支持的破壞，並造成許多後牙的缺失。

128

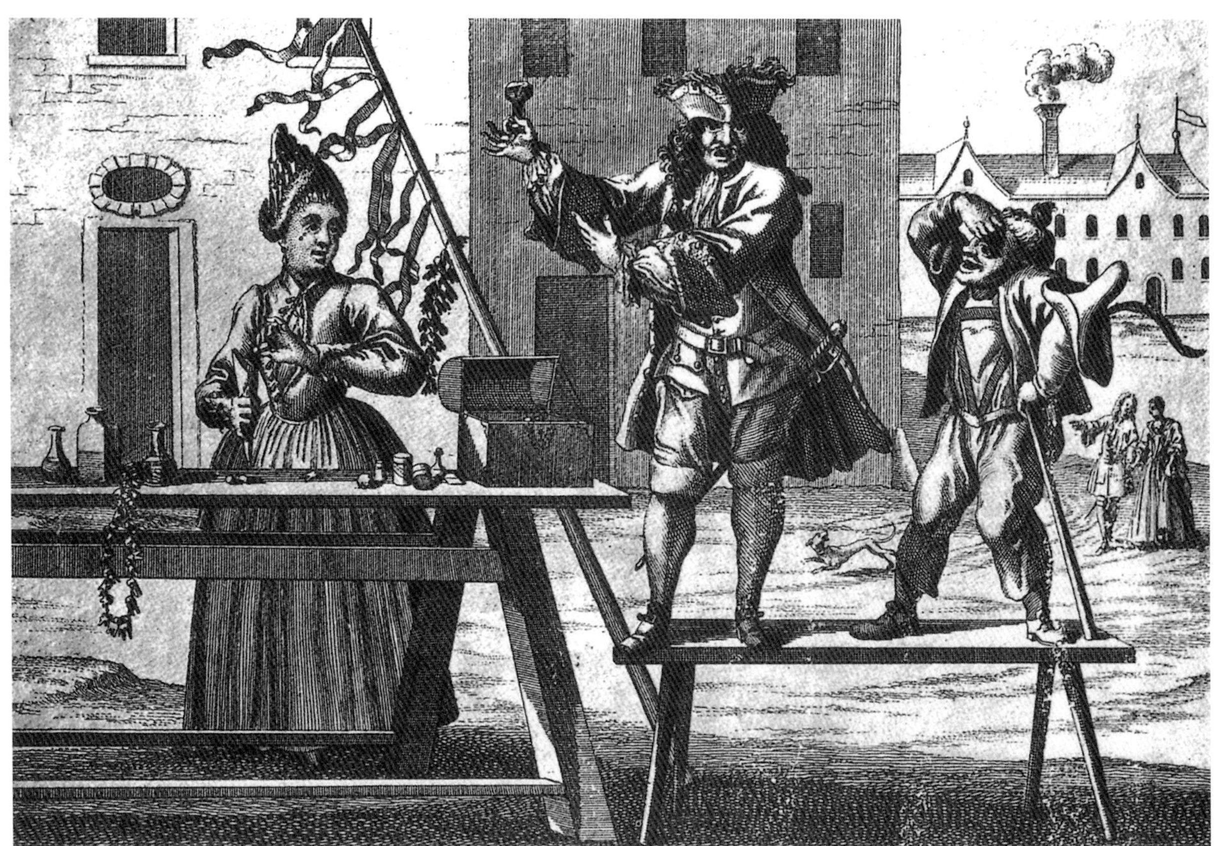

圖128　十八世紀德國的江湖郎中，手持一顆巨牙，假裝是從旁邊的病人口中拔出。女助理正在準備藥粉。因為除了牙痛之外，他聲稱也能治暈眩、咳嗽、懷孕併發症、尿道結石和腎結石。桌緣懸掛著一串已拔下的牙齒。
法蘭西斯．考特威圖書館（Francis A. Countway Library），哈佛醫學圖書／波士頓醫學圖書館，珍本藏書（Rare Book collection）

129

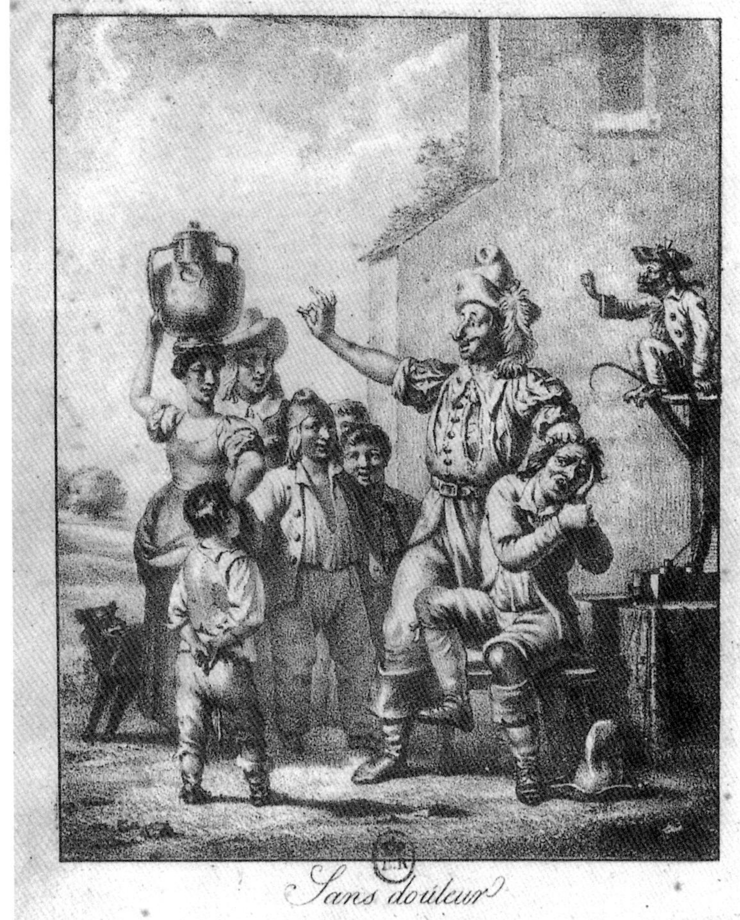

圖129　此幅題為《無痛》（*Sans Douleur*）的十八世紀中葉版畫，畫中法國巡迴各地的江湖密醫，展示了他剛拔下的一顆牙齒。他訓練的猴子正在背後模仿他。英格曼（Engleman）仿羅因（Roehn）所作之石版畫。
巴黎，國家圖書館

第十章 十八世紀的歐洲

十八世紀的牙醫學有了劇烈的轉變，其推動力是來自於前一個世紀的科學發現。牙醫學最後能成為獨立的科學並非於一夜之間形成，而是歷經前人好幾代的持續努力及奉獻，才得以獲致的成果。

十八世紀之初，法國成為歐洲最文明、最重視文化的國家，其中外科學更是獨領風騷（然而醫學則遠遠落後）。一七二五年聖康梅學院（Collège de St. Côme）的外科醫生已公開證明外科已由內科獨立出來，他們進行遊說立法，以規範外科醫療事務。

一六九九年，法國國會通過了規範牙科從業人員的法律，其中也包括了驗光師、接骨師等的專業人員，這些從業人員必須通過外科委員會的考試之後，才獲准在巴黎及其近郊執業。此一時期，在其他國家也有類似措施，目的在於保護人民，免於江湖庸醫的誤療而受到傷害。然而，早於法國十四年，霍夫曼—阿克斯席姆（Walter Hoffmann-Axthelm）教授就已指出，日耳曼聯邦的布蘭登堡—普魯士（German state of Brandenburg-Prussia）發布了官方命令，規範柏林「醫療集團」（Collegium Medicum）的業務：「內科醫生、藥劑師和外科醫科皆須遵守」。那些欲從事牙醫者，必須在政府委員會前宣示，領取執照。「當驗光師、手術者、膀胱結石切除醫師、疝氣手術者、拔牙者等，想要標榜自己並公開執業，以及提供販售其手藝與科學時，即為此「集團」（*Collegio*）所禁止，此規範多由地方行政官執行，因此人民非得屈服於考試不可。然後依據考試的通過與否，決定其能否執業。」霍夫曼—阿克斯席姆指出，此官方法令清楚區分騙子、江湖庸醫以及合法的手術者，認為「騙子和江湖庸醫應不予容許存在，而且要以決不寬貸的嚴厲懲罰查禁之。」

不幸的是，法國、德國及其他國家的這些醫療規範後來都後繼無力，因此騙子及江湖庸醫依然橫行氾濫。例如在法國就有一個惡名昭彰的江湖密醫，叫大湯瑪斯（Le Grand Thomas），他定期往返巴黎「行商」，行醫於納夫橋（Pont Neuf）上（見圖130，158～159頁），因為誇張的表演手法往往吸引了人潮圍觀，許多的畫像被保留下來。有位作家生動地描述了他的外表及排場：

> 華麗的馬背上裝飾著串在一起的許多牙齒，擁有載運舉世無雙的湯瑪斯的榮耀。一位男僕在前方執轡前導，唯恐人群的歡樂和驚叫聲淹沒了這排場的莊嚴。大湯瑪斯的打扮新穎而特別，純銀的帽子頂端有個圓球，裝在圓球上面的是一隻正在唱歌的公雞。盔帽的下半部以盾形徽章收邊，在中央處可以見到法蘭西和那瓦爾（Navarre）的徽章，而在左側則是一個太陽和一些文字：*nec pluribus impar*。他土耳其風的鮮紅外套上裝飾著牙齒、下巴和教堂的石頭。還有，他身上還穿著代表太陽的銀製護胸甲，雖耀眼奪目，但也只能從側面觀賞。他的軍刀有六尺長，他的隨從人員包括鼓手、喇叭手和掌旗手，他們在他的面前賣力工作。他的兩旁則是熬煮

圖130　此幅作於一七三〇年的版畫，描述了巴黎之景的奇異魅力，題為 *Le Grand Thomas en son Academie d'Operations*。江湖密醫湯瑪斯（Thomas）在納夫橋（Pont Neuf）上的戶外「診所」，指揮調度。此處靠近佇立於橋中央的亨利四世（Herry IV）雕像。幾位助手正在探測可能成為顧客的口腔，檢視要拔除的牙齒並估價。華盛頓特區，國會圖書館

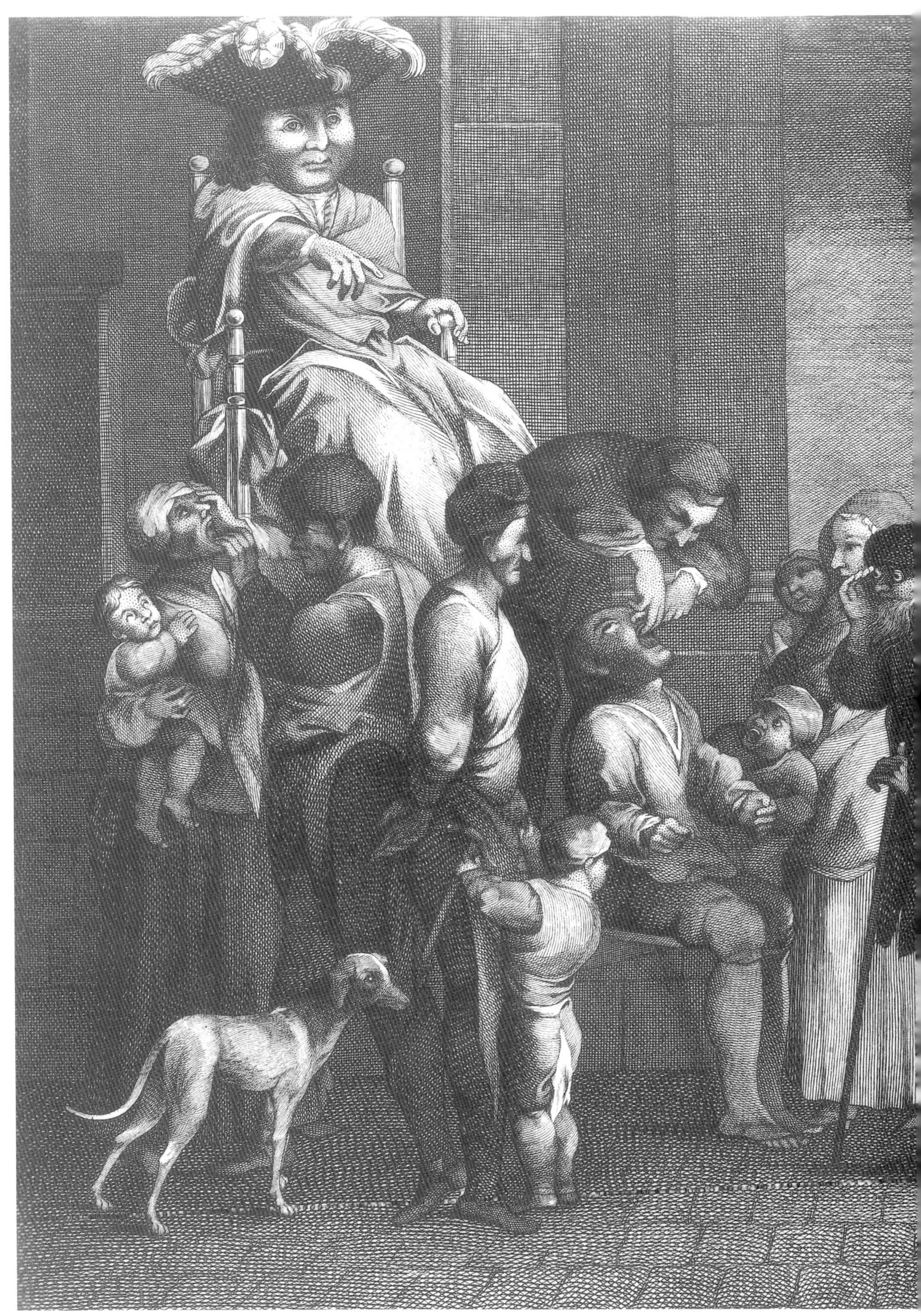

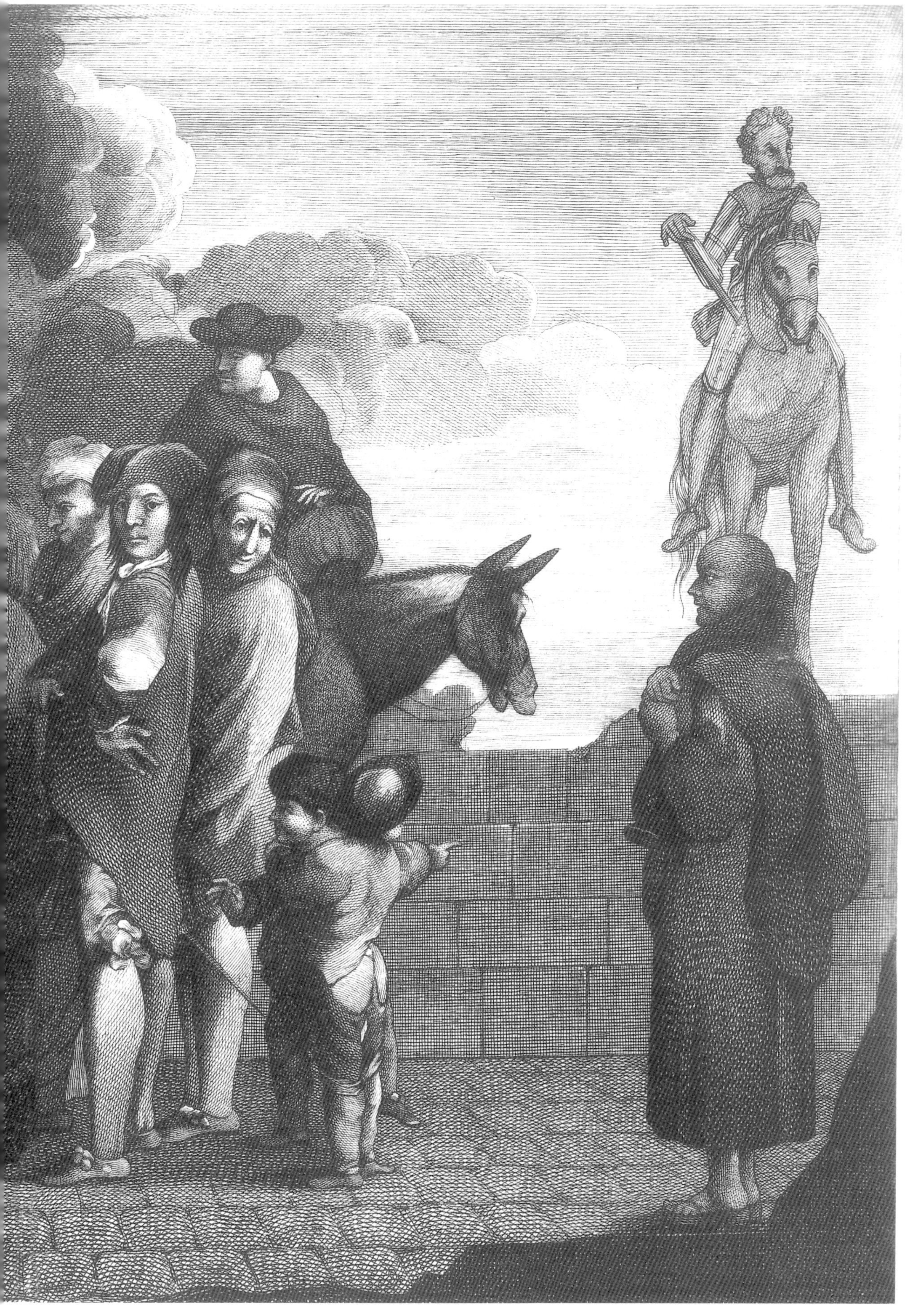

（infusion-maker）及烘培湯藥（baker）的人。

難以想像的是在歐洲依然存在著成千上萬如湯瑪斯之假威風之徒，然而這些無數不合格的專家，雖能輕而易舉地招引客人，畢竟那仍然是一個只有富人才有能力去看合格牙醫師的年代。

皮耶・費查

現代的牙醫學成就要歸功一位偉大的法國人。他將西方世界所有與牙醫相關的一切資料做系統性的整理，嘉惠所有的牙醫師，這個人就是費查（Pierre Fauchard，見圖131）。費查一六七八年出生於布列塔尼（Brittany），以軍醫外科醫生受訓後，一七一九年定居巴黎，直至一七六一年去世為止。

一七二三年他完成了如史詩般的作品《外科－牙科醫》（*Le chirurgien dentiste*），但遲至五年後的一七二八年才出版，並於一七四六年再版。比起初版，第二版的材料更豐富，插圖也更加精細，全書共兩冊，總計八六三頁，是牙醫學中最重要的一本專著，至十九世紀仍是牙科領域中最具權威性的著作。德國譯本於一七三三年出版，至於英國則直到一九四六年才由偉大的牙醫史學家林德歇（Lilian Lindsay）翻譯完成。

在費查的年代，從事醫療的醫生幾乎都習慣於保護自己的知識和技術，但費查相當唾棄這種自私自利的行為，雖然會損及他本身的利益，但他仍將他的方法公諸於世。他說：「我已臻完美，我發明的一些假牙以取代部分喪失的牙齒和治療無牙的病人，我要盡可能地提出正確的描述，雖然這有損我的利益。」

費查的一些同僚妒忌他，造謠說他將放棄牙科醫療。然而他卻在書中寫到：「說他要放棄牙醫專業是錯誤的謠言，對那些犧牲榮耀與利益的人，是不可能因為謠言而受傷的。這些人以信心尊崇作者，因此他認為必須提出警告，那就是他依然會與其妹婿和唯一的學生杜契明（M. Duchemin）在巴黎繼續執行專業醫療。」

由於深知法國牙醫的訓練有所缺失，費查批評一六九九年成立的「考試委員」缺乏「精湛技藝與經驗豐富的牙醫師」，顯示「所謂的牙醫專家充其量也只是泛泛之輩而已」。不幸的是，身為牙醫師又是考試委員的建言，終不被採納。

費查的偉大著作幾乎涵蓋了整個牙醫學的範疇，他提出了許多新觀念與做法，甚至在二個半世紀後的今天依然適用。他談到了牙科解剖學、形態學以及牙齒異常，他也探討齲齒的原因與預防，拒斥牙蟲理論，並宣稱說不管是肉眼或顯微鏡下他都未曾見過牙蟲，而堅信齲齒的形成乃是「體液失衡」的結果。

他對口腔病理學觀察甚詳，並舉出了許多病例，以及他採用過的治療方法。對牙齒成長的問題是他最大的興趣，並且強調必須維持乳牙，直到乳牙自行脫落為止。他也處理了脫落牙齒後的再植及個體之間牙齒的移植，並期待著四十年後亨特（John Hunter）的繼續研究。

《外科－牙科醫》一書中大多著眼於實用的牙體復形學，於此，費查詳述了

圖131　理．貝爾（J. Le Bel）描繪皮耶．費查（Pierre Fauchard）的畫像，約作於西元一七二三年到一七二八年間。時值此卓越外科醫師－牙醫師四十五至五十歲之時。這是費查一生唯一的畫像，直到一九八二年為止，此畫皆為其子孫後代所擁有。費查的衣著證實了他是中產階級的上層人士，他機敏聰穎的目光意謂著他靠著努力與天份達到如此的境界。此畫像被史考汀（Scotin）採用，作為費查著名的論著《外科－牙科醫》（*Le chirurgien dentiste*）一書的卷頭。
法國私人收藏

132

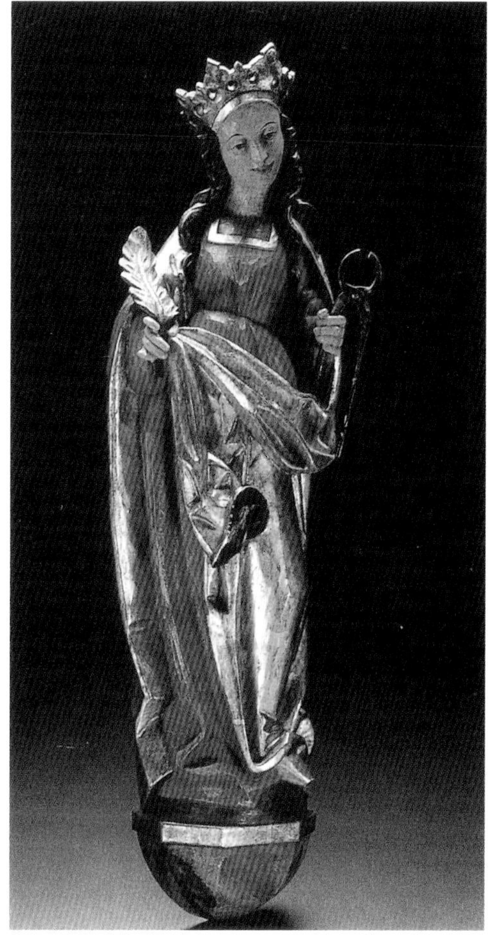

圖132　擁有著巴戈利亞（Bavarian）巴洛克式風格的典雅薰陶，此十八世紀聖阿波羅尼婭（Saint Apollonia）木頭的雕像，在圓球上平衡地佇立著。雖然她的右手持著令人畏懼的拔牙鉗，但是她的微笑以及左手勝利的手掌，給予人們牙痛治癒的保證。
科隆，德國牙醫協會文化歷史陳列館 Kulturhistorische Sammlung des Bundesverbandes der Deutschen Zahnarzte

131

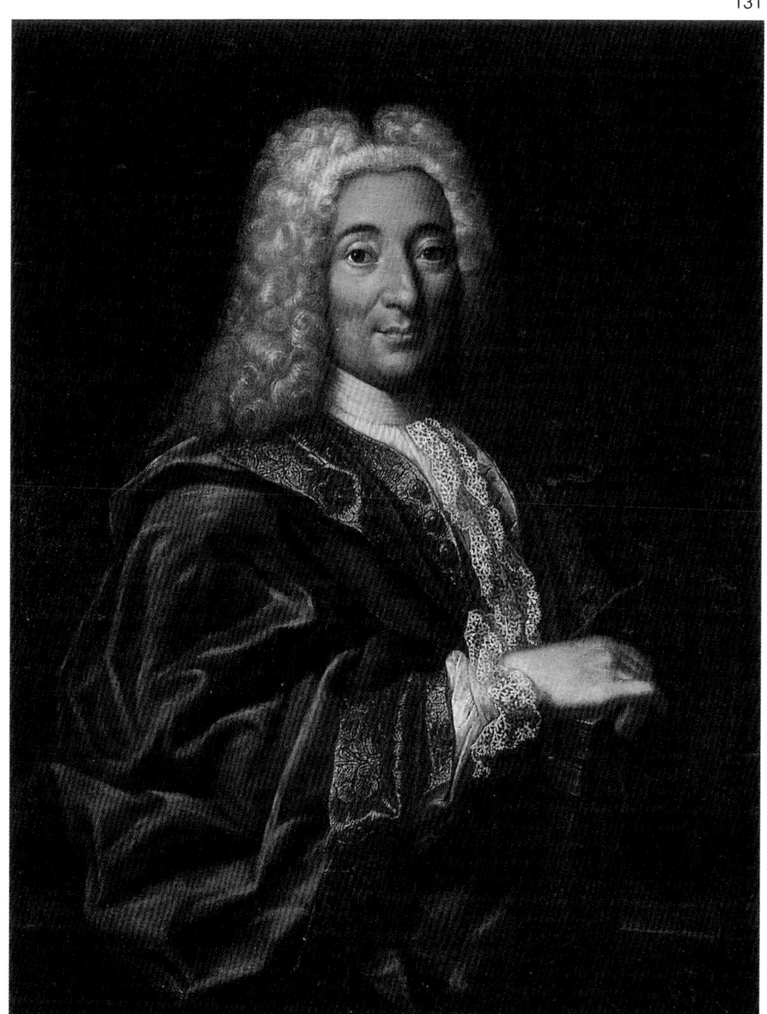

133

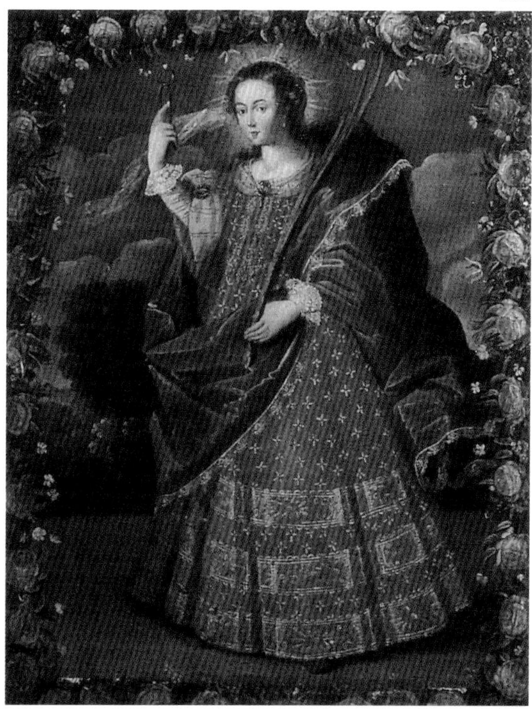

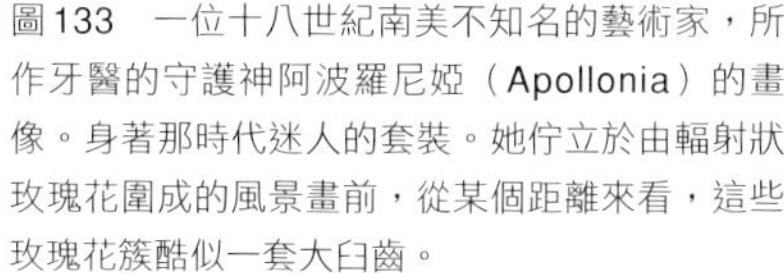

圖133　一位十八世紀南美不知名的藝術家，所作牙醫的守護神阿波羅尼婭（Apollonia）的畫像。身著那時代迷人的套裝。她佇立於由輻射狀玫瑰花圍成的風景畫前，從某個距離來看，這些玫瑰花簇酷似一套大臼齒。
智利，聖地牙哥．貝勒斯（Bellas），國家藝術博物館

這兩頁繪圖都是費查一七二八年出版的《外科－牙科醫》一書的插圖。

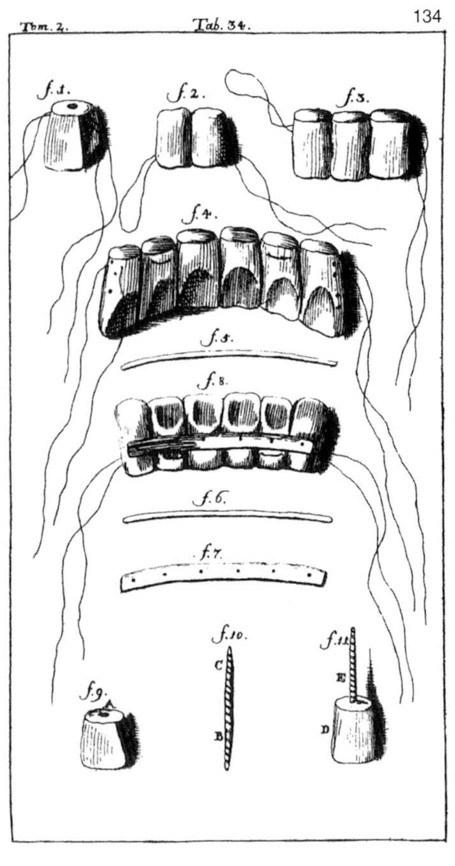

134

圖134　為牙齒的替代品。圖1-4及8是人類牙齒鑽洞後穿以絲繩，固定於自然牙齒上。圖5-7是牙齒背後相連，以銀線強化。圖9-11是伴有銀柱心的自然牙，可置於根管內，似今日的暗筍牙冠（dowel crown）。

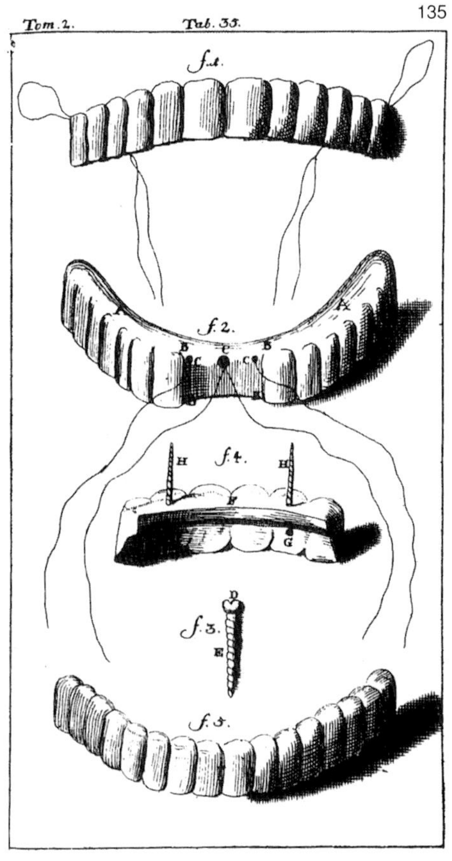

135

圖135　圖1-2將活動假牙以絲繩固定在自然牙齒上。圖3-4藉著柱釘置入根管內的牙橋。

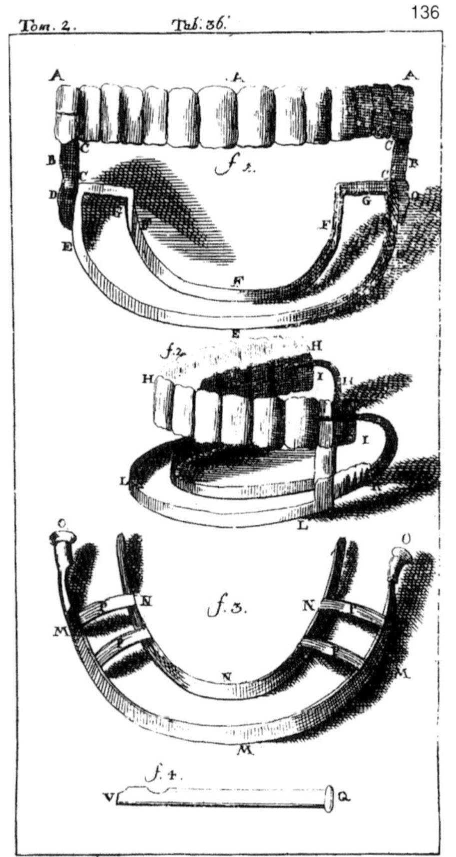

136

圖136　此圖是當下顎仍有自然牙齒存在時，費查用來將上顎全口假牙固定在口內的方法。

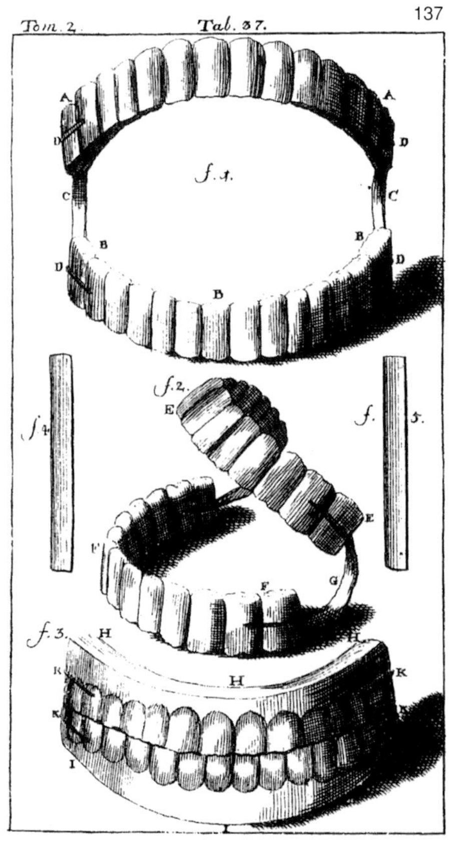

137

圖137　金屬條片作為彈簧用，可將這些象牙製的全口假牙固定在口內。圖3是上釉的金屬基底。

138

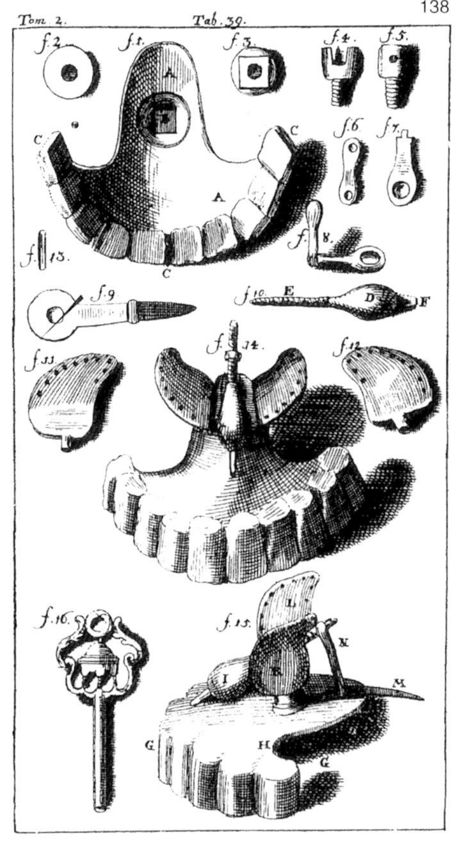

圖138　複雜度高的封閉器，有兩個翅膀，適用於顎裂患者。可藉由分圖6的鎖拔（key）調整高低。

139

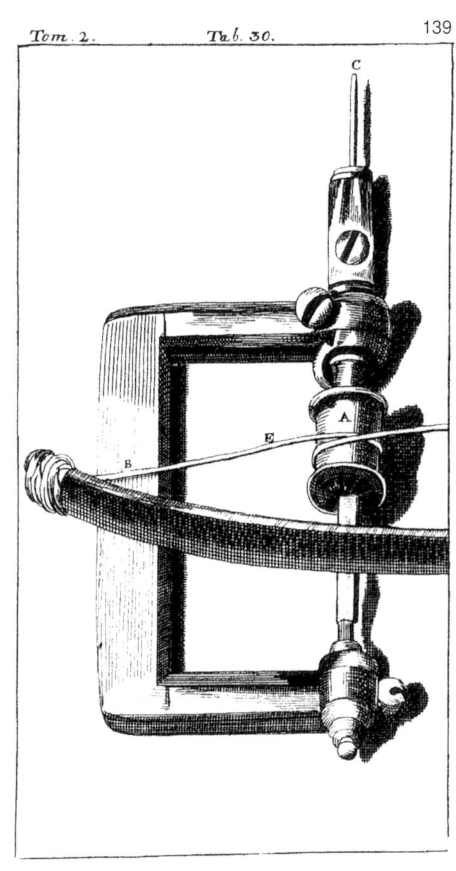

圖139　右圖是費查設計的弓形鑽孔機（bow drill），可用以切割自然牙齒的琺瑯質。

140

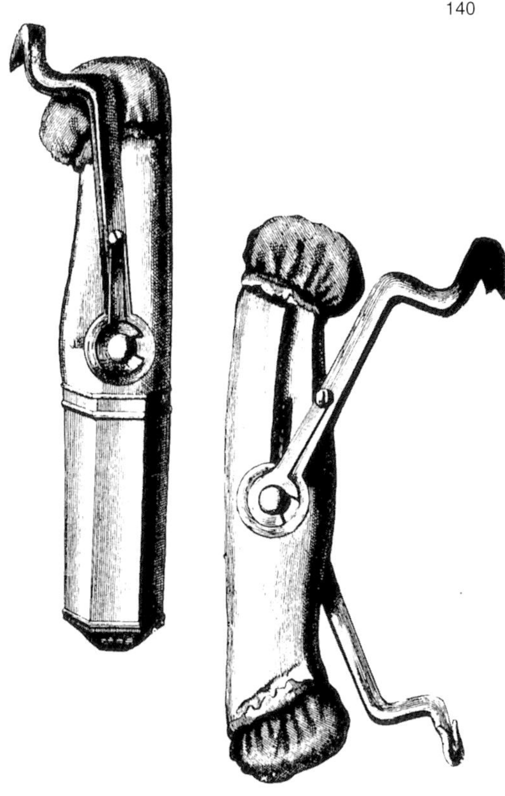

圖140　左圖的鵜鶘（pelican）是拔牙工具，發明年代可上溯自蓋德斯登的約翰（John of Gaddesfen）時期，含有一個固定部分及有鉤狀端的活動把。鉤狀端用以嚙合於要拔的牙齒，而固定端則施力於鄰牙上，頂住作為支撐和支點。圖示為費查所設計的兩種鵜鶘（右側是雙端設計），要當作槓桿施力的牙齒則以皮革覆蓋，保護齒列。

141

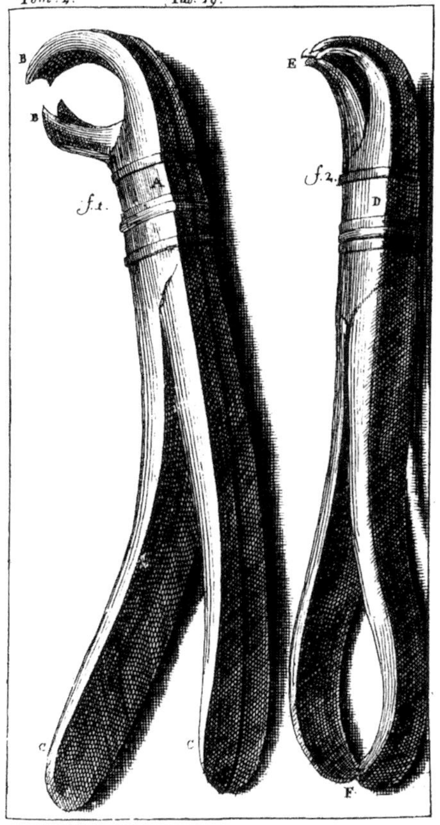

圖141　費查認為右圖所示兩種拔牙鉗比較沒有效率，但比起鵜鶘危險性較小。

142

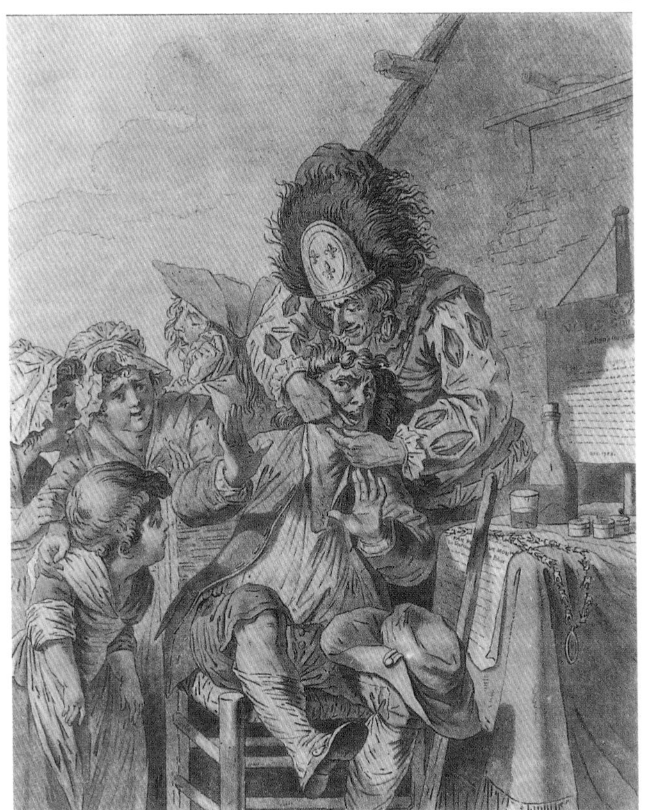

143

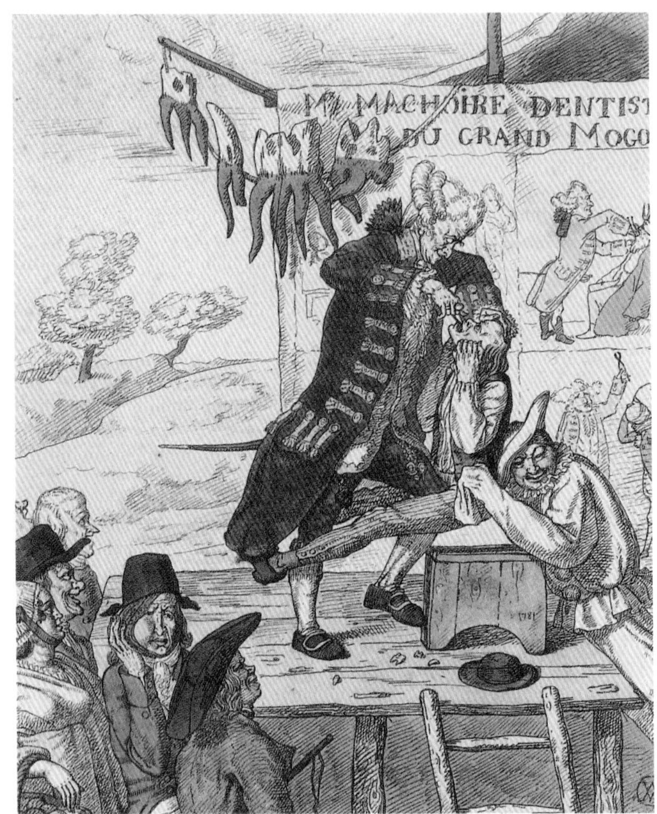

圖142　像許多的江湖密醫，這些巡迴的法國拔牙者在街道上做起了生意。以華麗的衣著吸引人們的注意。然而在一串拔下的大臼齒底下，他展示著一張政府允許他執業的執照。一七八八年小維爾（Wille the Younger）的彩繪。
貝什斯達（Bethesda），國家醫學圖書館

圖143　此為亞德里安．維多．奧格（Adien-Victor-Auger，一七八七年）所作的彩色版畫。穿著華麗的江湖密醫宣傳自己是蒙古帝國（the Great Mogul）的牙醫生，正在為一位掙扎的病人拔牙，而其助手奮力抓住病人。雖然這是一八一七年的作品，但本質上其景象自費查（Fauchard），甚至帕雷（Paré）時期以來，並沒有什麼改變。
貝什斯達，國家醫學圖書館

144

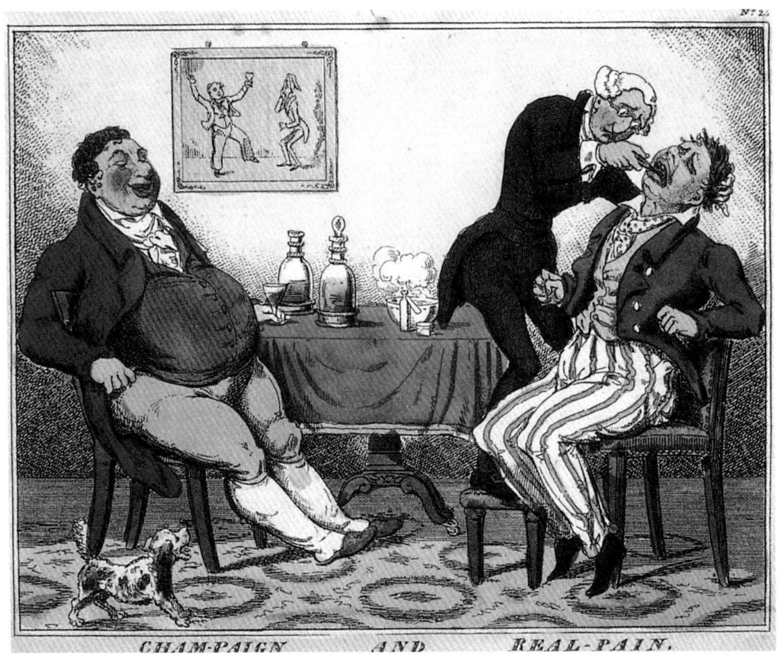

圖144　在麻醉發現以前，香檳和較便宜的酒精飲料被用以減輕牙科手術的疼痛，例如這幅一七八〇年英國的漫畫展示的。
芝加哥，西北大學牙醫學院

DICKEY GOSSIPS the MAN
GOSSIP
Barver Dentist Bleeder &c. Teeth drawn
and others put in. N.B. Drugs and Medicines
Of the best sort
Corns Cured
Cloaths made & repaid
1
When I was a younker I first was apprentic'd
Unto a gay barber so dapper and airy,
I next was a carpenter, then turn'd a dentist,
Then a taylor good lord, then an apothecary.
CHORUS
But for this trade or that,
They all came as pat
As they can;
For shaving and tooth-drawing,
Bleeding cabbaging and sawing,
Dickey Gossip's the Man.
2
Tho' taylor and dentist but aukwardly tether
In both the vocations I still have my saving
And two of my trades couple rarely together
For barber and carpenter both deal in shavin
3
But blunders will happen in callings so vari
I fancy they happen to some who are prouder
I once gave a patient whose health was preca
A terrible dose of my best shaving powder.
Published Aug. 19. 1795 by I. Marshall No 4
Aldermary Church Yard London

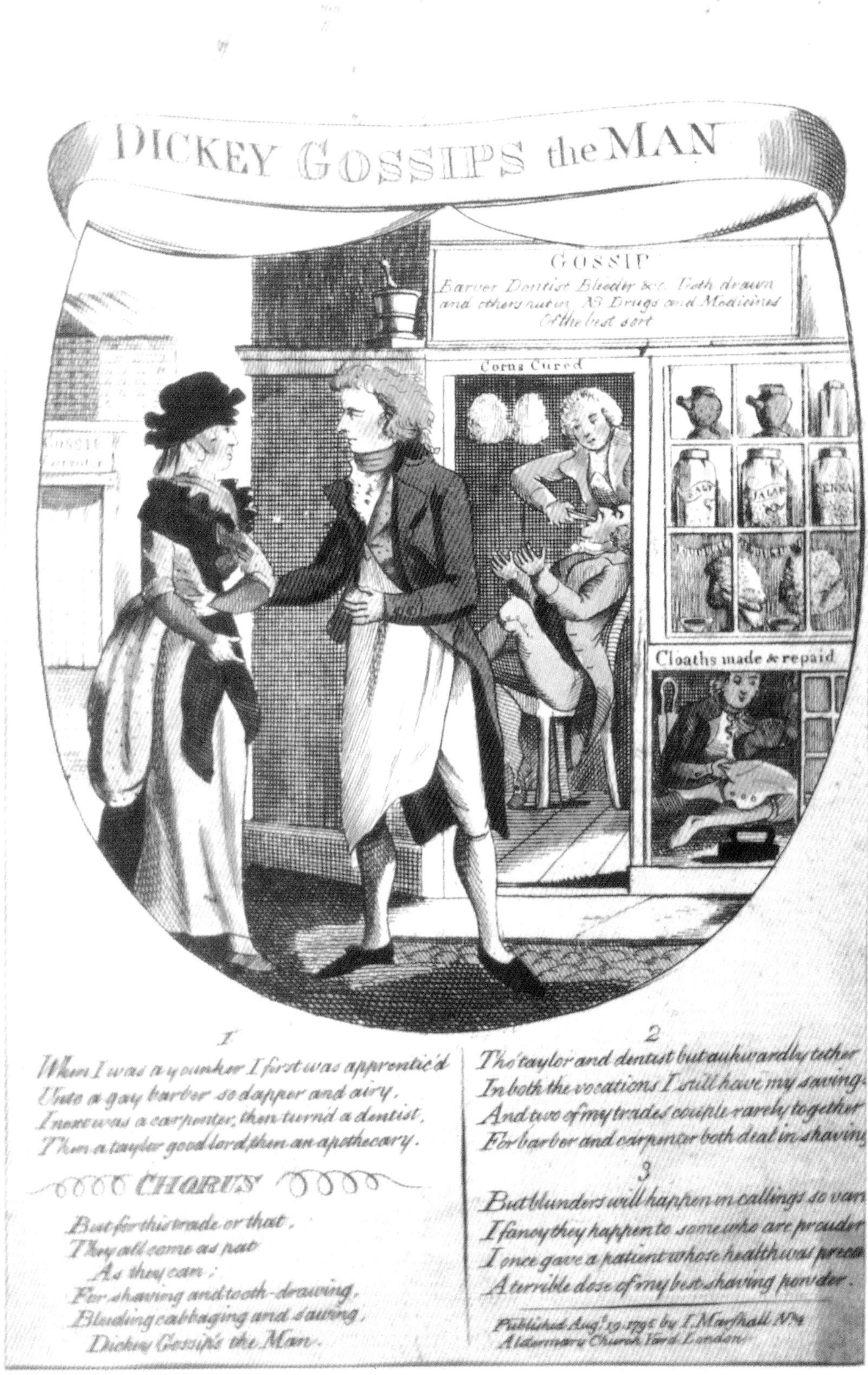

圖145　此份一七九六年的廣告，寫著提供Dickey Gossip服務，其主要的職業寫在門上，而其他有關的服務則張貼於該店的各個角落。
莫斯科，伯納醫師（Dr. Bernard S.）收藏

他去除齲齒及以鉛或錫填補的方法，他也熱衷於贋復牙科學，闡述了如何製作個別牙橋（見圖134，162頁）、部分活動假牙和全口假牙（見圖135～137，162頁）。此外，他還提到使用人類牙齒或河馬、大象的牙齒用於假牙製作上。他發明了一套以金屬片或螺旋彈簧來連接，並固持上下顎假牙的方法。他曾經完成了三個無彈簧的假牙，以大氣壓力的原理固定在口腔內，此原理在現代假牙中仍然適用。不過，當時他並沒有去了解其中的原理，也沒有進一步加以探討。但是他極力要求對於假牙基底的著色與上釉，以便能更像自然牙齦，這項先驅研究鼓舞了後繼者去製作出更栩栩如生且配戴得更舒適的假牙。

費查對於牙周病的見解也是獨步當世。他堅信洗牙及清潔牙根表面才是牙周病的預防之道，並強烈主張預防牙醫學，建議漱口藥水是居家照顧的一環，同時也提供了許多調製配方（令我們訝異的是，如此一位思想先進的牙醫師居然會堅信一早起來時，舀數湯匙自己無用的新鮮尿液來漱口可以確保健康）。

費查對於他所設計發明的器械以及贋復的裝置，提供了可行的建言，並附以精美的插圖，他對於牙科診療室的尊嚴與禮節也表示了他的看法，他認為病人不應坐在地板上（見圖146），而是應該坐於穩定堅固且有舒服把手的椅子上，椅背應該有一個軟枕，可依病人的高度調整上下；特別是可以針對牙醫師的身高來做適當調整。

費查終其一生，名聲響亮且深獲尊敬。他有效地將牙科自較大範疇的外科中獨立出來，他居功厥偉，甚至斷然地自拔牙者的行業中分離，使牙科成為獨立的專科，明定其義務、服務的範疇並擁有自己的名稱——費查自創「外科—牙科醫」（surgeon-dentist）一詞，時至今日，法國人仍用此名稱來稱呼他們的牙醫師。

無人能夠如美國牙醫師哈利斯（Chapin A. Harris）對費查的成就做出實質的評價，他說：「以當時的環境而言，費查是牙科科學高貴的先驅與堅實的締建者。雖然他的所做所為是粗糙的，但也是當時時空環境使然，但他的研究卻是科學的，比較上也是優越且成功的，這些當歸因於其天縱英才。」

146

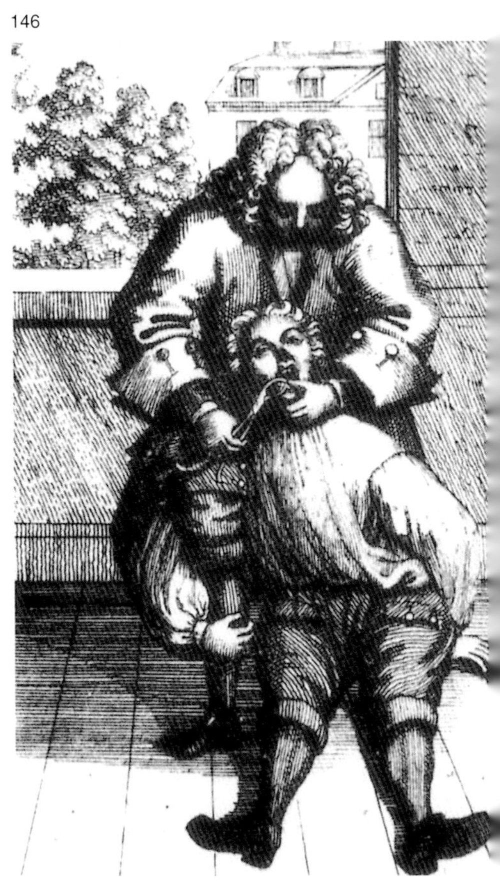

圖146　十八世紀時，一般認為在拔牙時，病人最好的位置應低於牙醫師。路德維希．克隆（Ludwig Cron）喜歡將病人置於地板上，病人穩固地抓住醫生的大腿的方式，處理病人。如圖144所示。此圖摘自一七一七年所著《放血與拔牙》（*Bloodletting and Tooth-drawing*）。

法國與德國的後繼者

費查（Fauchard）的創舉是將其經驗提供大家分享，使得其他的牙科外科醫生得以有所遵循。接著，法國及其他國家的牙醫師也開始能夠對他們的知識及技術暢所欲言。在巴黎執業的布農（Robert Bunon，一七〇二～一七四八年），在一七四〇年代就撰寫了許多小冊子，在書中他挑戰了當時所廣為信仰的「上顎犬牙不應拔除」，因為這會傷及眼睛的說法；他也駁斥了孕婦不可接受牙醫治療的見解，反而主張此時此刻，孕婦更需要接受牙科的照顧。

莫頓（Claude Mouton，卒於一七八六年）曾擔任法王的牙醫師，他在一七四六年出版了機械牙醫學（*Essay d'odontotechnie*），這是一本關於機械牙醫學（mechanical dentistry）的專門論著，又稱之為「牙科技術」（dental technology）。他設計了一種可以黏著在根管內，以黃金柱心連接的黃金冠，這

圖148（168～169頁）　一七八七年的蝕刻版畫顯示羅蘭森（Thomas Rowlandson）嘲笑著英國人時髦的牙齒移植。一位有錢的貴婦，正不悅地凝視著一顆由窮人口內，移植到她嘴巴的牙齒。而那剛要賣掉一顆牙齒的貧窮女孩，撫住疼痛的臉頰，看著她所獲得的少許報酬。
貝什斯達（Bethesda），國家醫學圖書館

147

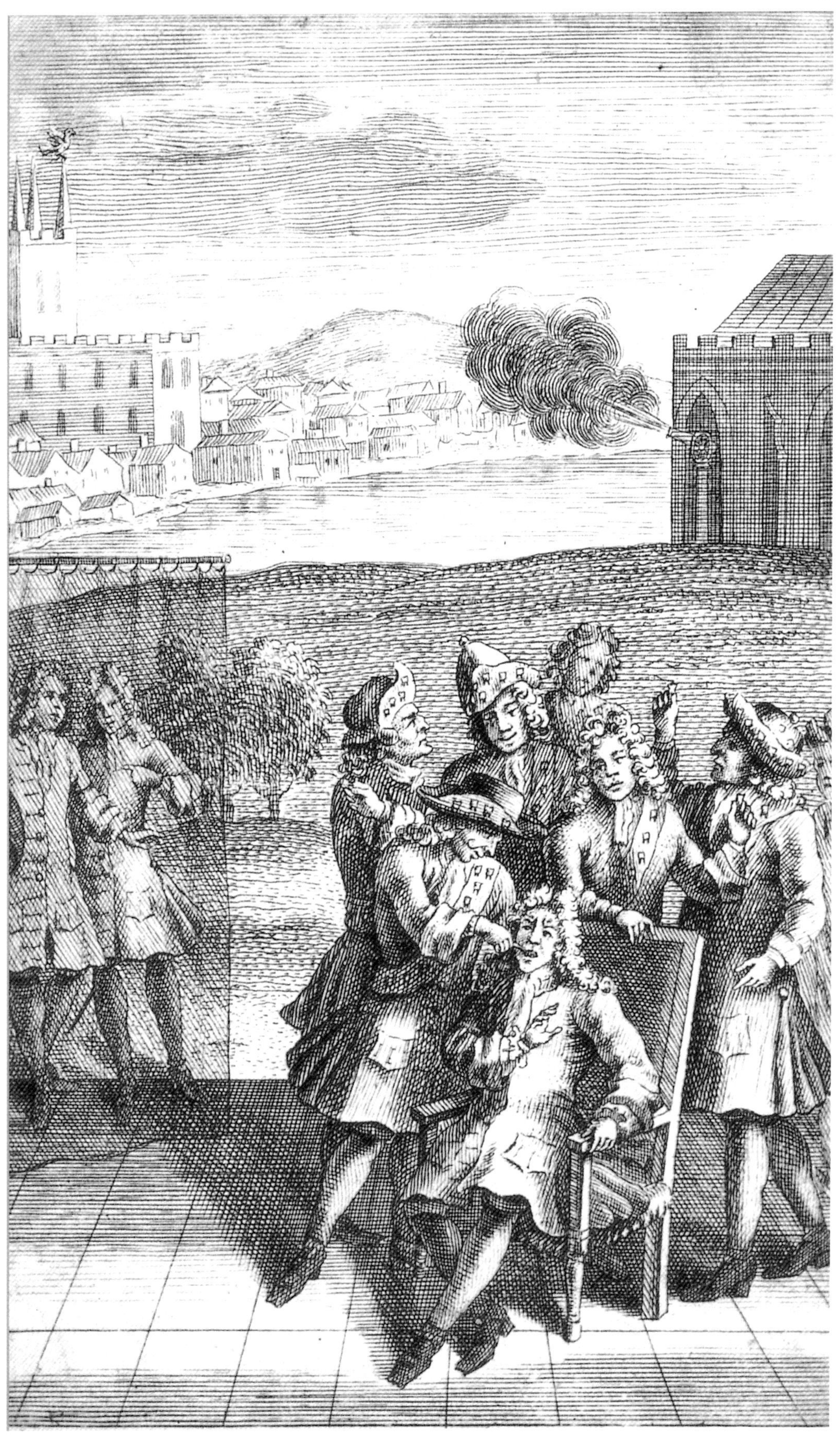

圖147　法國舊社會的一位牙醫師正在為坐在椅子上的貴族拔牙，病人冷靜沉著，既不抓住醫生也沒有緊抓著椅把，但可看出他的右手正「優雅」的流露著些許害怕。

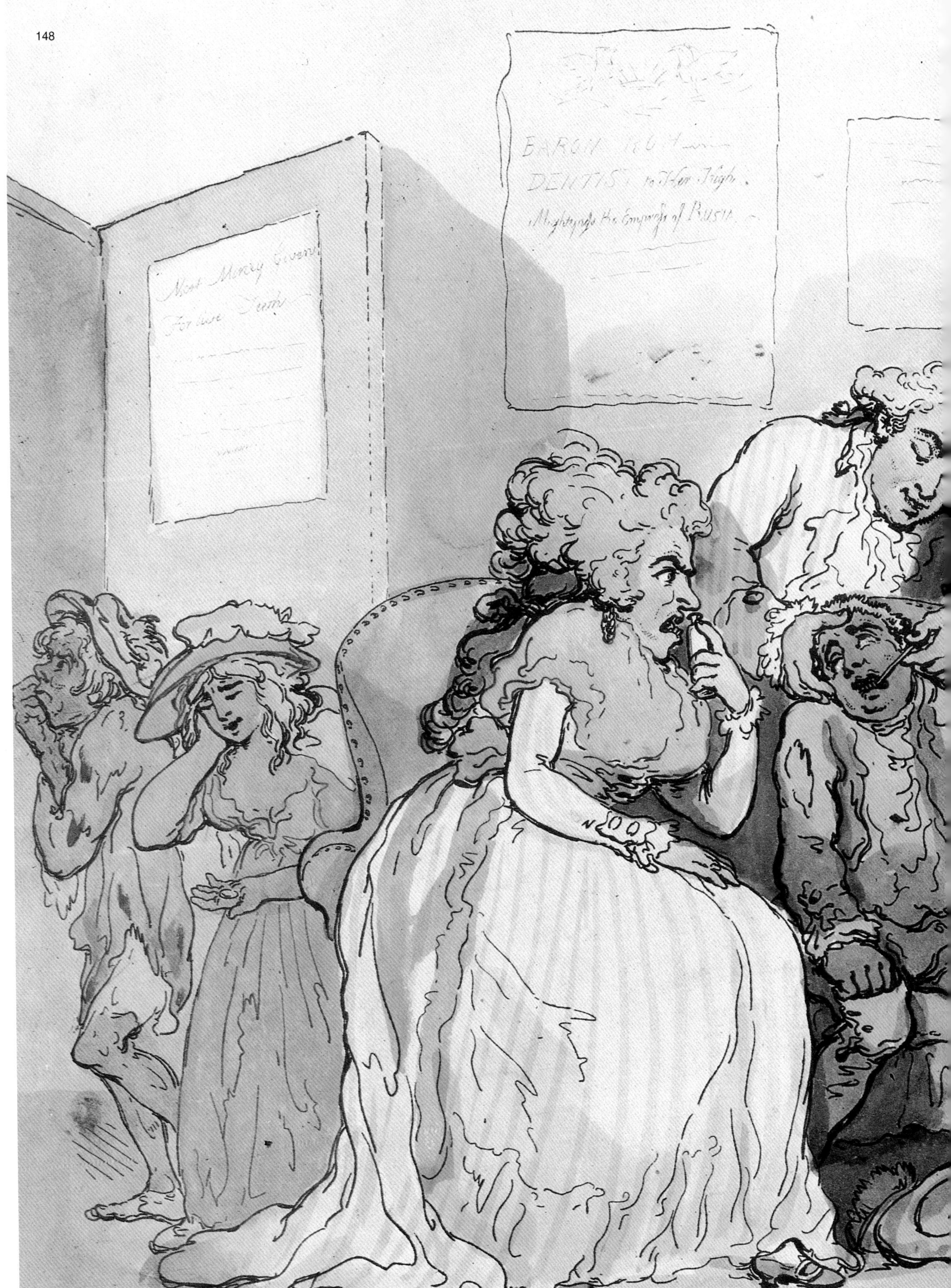
Most Money Given
For live Teeth
BARON
DENTIST to Her High
Mightyness the Empress of Rusia

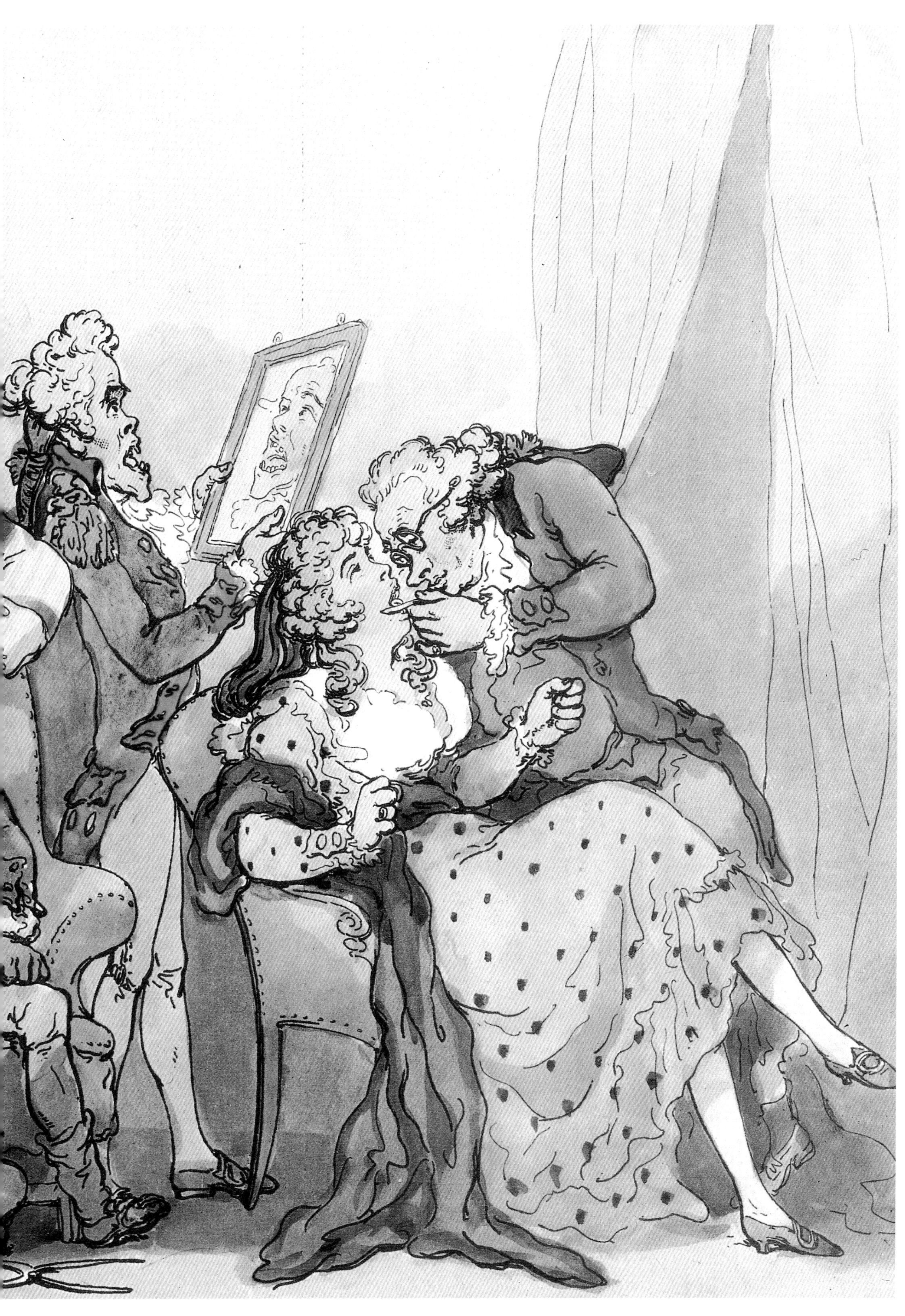

是自早期羅馬的黃金套冠（shell crown）以來，第一次發表用以保護破裂的大臼齒，以免繼續被破壞的贗復裝置。為了使前牙牙冠更美觀，他建議在假牙唇側上釉；他的另一項發明是利用兩個黃金彈簧，固定活動牙橋，這是第一次使用鉤子以固持假牙的設計。

費查最重要的後繼者之一是波爾德特（Etienne Bourdet，一七二二～一七八九年），他推崇費查的引導與奉獻，並在其著作中廣泛引述了費查的論述。他在莫頓之後成為皇家牙醫師，一七五七年出版了《牙科的研究與觀察》（*Recherches et observations sur toutes les parties de l'art du dentiste*），歷經數次再版。波爾德特的主要貢獻是在牙周病的研究與治療，在本質上，如同現代的牙齦切除術；他也主張拔除第一小臼齒以緩和口內齒列的擁擠，與當今的做法相當類似，他還使用象牙製的咬合板（splint，見圖149），繫以絲繩將排列不良的牙齒矯正到正常位置。

他的新穎設計是以黃金作基底，中間鑿以似牙齒齒槽窩的小洞（見圖149）。由齒槽往上凸出的釘子（pin），可插入自齒頸部以下被切斷的自然牙齒內。不同於費查使用鋼製彈簧來固定假牙，波爾德特使用的是不會腐鏽的黃金彈簧。

直到一七〇〇年代中葉，鵜鶘一直都是拔牙的主要工具。波爾德特率先提出一種新的拔牙器械「鎖拔」（key），後來還風行一時。他的這項發明，大體上要歸功於一位名叫加蘭吉奧特（Garangeot）的牙醫師。波爾德特還設計了一種可以交互變換末端的「鎖拔」，用以拔除難拔的牙齒。

費查著作的德文版問世使得德國牙科文獻復活。一七四二年以前，德國發表的一五〇篇論文著作，但皆非出自牙醫師之手，執筆者不是內科醫生，就是外科醫生或髮匠。普法夫（Philp Pfaff，一七一六～一七八〇年）是腓特烈大帝（Frederick the Great of Prussia）的牙醫師，於一七五五年出版《人類牙齒及其疾病的論述》（*Abbandlung von den Zahnen des menschlichen Körpers und deren Krankheiten*），書中大部分以費查的著作為基礎，少部分為創新的論述，包括以軟蠟印模、以石膏（plaster of pareis）製模以及以金薄片做的套子（capping）覆蓋暴露的活牙髓，不以燒灼殺死牙髓等。

在牙科文獻上也有重要貢獻的還有數位德國牙醫師，其中包括著名的巴金（Johann Bücking，一七四九～一八三八年）在一七八二年出版《執業外科醫生之拔牙完全手冊》（*Complete Handbook on Tooth Extraction for Practicing Surgeons*），以及布倫納（Adam Brunner）在一七六五年出版《牙醫師之必須知識簡介》（*Introduction to the Knowledge Necessary for a Dentist*）的兩本著作。從布倫納的著作中可以得知，當時假牙的製作通常委託車工及工匠負責，而牙體復形學才是牙醫師的重要領域（美國牙醫師也到了十九世紀末期才親自製作假牙，許多牙醫師是以木工匠或象牙車工起家。可能是因為這個原因，美國多年以來都將牙醫學歸為手工藝）。布倫納反對使用菸草及土製菸斗，認為它會磨耗牙齒，他也編寫了一本當時相當罕見的綜合目錄學。

149

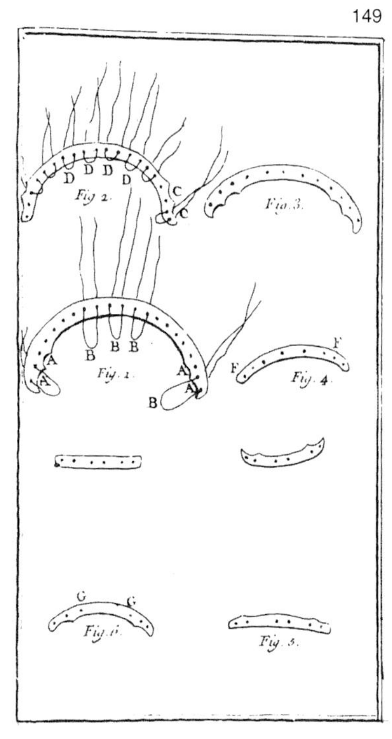

圖149　波爾德特（Etienne Bourdet）是一位具有創意心思的上進牙醫師，他利用象牙咬合板（ivory splint）拉動位置不正的牙齒，矯正齒列。下圖所示是他設計發明的金屬假牙。第一排有可容納自然牙的齒槽（人牙以金屬釘固定）。第二排是自然牙直接釘在尖椿釘（pin）上，固定於金屬基底。摘自《研究與觀察》（*Recherches et observations*），一七五七年版，第二冊。

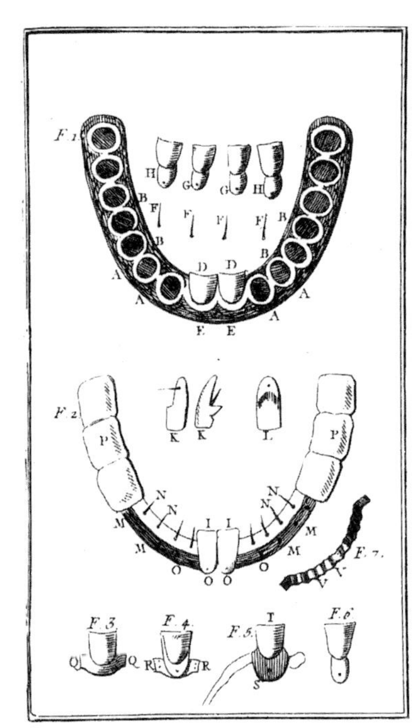

150

圖150　一七五七年一位英國江湖醫生的海報，宣傳著牙痛的神奇治療，一般人讀後會視之為一封芬芳的信件。

A Surpriſing Cure for the Tooth-Ache.

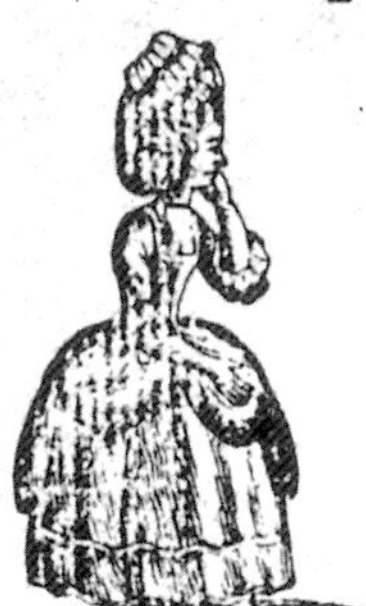

I am come to you to get Relief for a moſt violent Tooth-Ache.

My Letter, that ſmells ſo very pleaſant, when delivered, is your Relief.

WHICH

Has never been known to fail.

TO the Nobility, Gentry, and Others. If the Pain be ever ſo violent, and if the Teeth are rotted away below the Gums, nay even to the Stumps, the Patients are ſure to get rid of the Pain, cauſed by the Tooth-Ache, and that in leſs than two Hours, after I have delivered to them a ſmall Letter (ſealed up).

This Letter ſmells very pleaſant when delivered, which the afflicted are to put into their Pocket, and as the Tooth-Ache leaves them, this agreeable Smell leaves the Letter. But if not the Tooth-Ache, this reviving Smell will not leave the Letter.

Any one that is not ſatisfied in their own Opinion of the above Cure, and think it impoſſible, I beg leave to mention thoſe Families I have cured, and I believe that will give them the greateſt Satisfaction. I have cured ſeveral Thouſands of the Tooth-Ache, for above theſe Twenty-three Years. But I ſhall only trouble you at preſent to read theſe few Names, and where they live, which are as follow:

Mrs. King and her Daughter, No. 19, Old Bailey.

Mr. and Mrs. More, No, 42, St. James's-ſtreet.

Mrs. Griffiths and Mrs. Richards, Tufton-ſtreet, Weſtminſter.

Mrs. Crowder, No. 9, Queen's-Head-Court, Pater-noſter-row.

Mrs. Jordan, No. 100, St. Martin's-Lane.

Mrs. Salt, No. 21, Panton-ſtreet.

The two Head Cooks of St. George's Hoſpital.

If not cured, nothing is expected; but I am ſure, with God's Bleſſing, to cure every one that comes to me with the Tooth-Ache; and before they go from me, they are deſired to return the ſmall Letter to me again, and on telling me they have no Tooth-Ache, I then leave it to their own Generoſity to ſatisfy me for their Cure.

My Patients often get rid of their Tooth-Ache in leſs than One Hour after coming to me, but I am deſirous that every one who comes to me to be cured, will ſtay at leaſt Two Hours with me. This great Secret is not known to any one but myſelf.

Removed from No. 9, YEOMAN'S-ROW, BROMPTON, to No. 100, ST. MARTIN'S-LANE, oppoſite MAY'S-BUILDINGS, near CHAIRING-CROSS. Where I attend at my Apartments every Day, from Eight o'Clock in the Morning till Eight in the Evening, except Sundays.

☞ For the Good of Mankind, it would be a Charity to let this Bill be put up in ſome Part of your Houſe, that this Cure may be made as public as poſſible to thoſe who have the Tooth-Ache.

N. B. The pooreſt Sort of People cured gratis, from Eight till Ten every Morning. [1757.]

151

MINERAL TEETH
Monsieur Dr Charmant from Paris engages to affix
from one tooth to a whole set without pain
can also affix an artificial Palate or a glass
in a manner peculiar to himself
Rowlandson Del

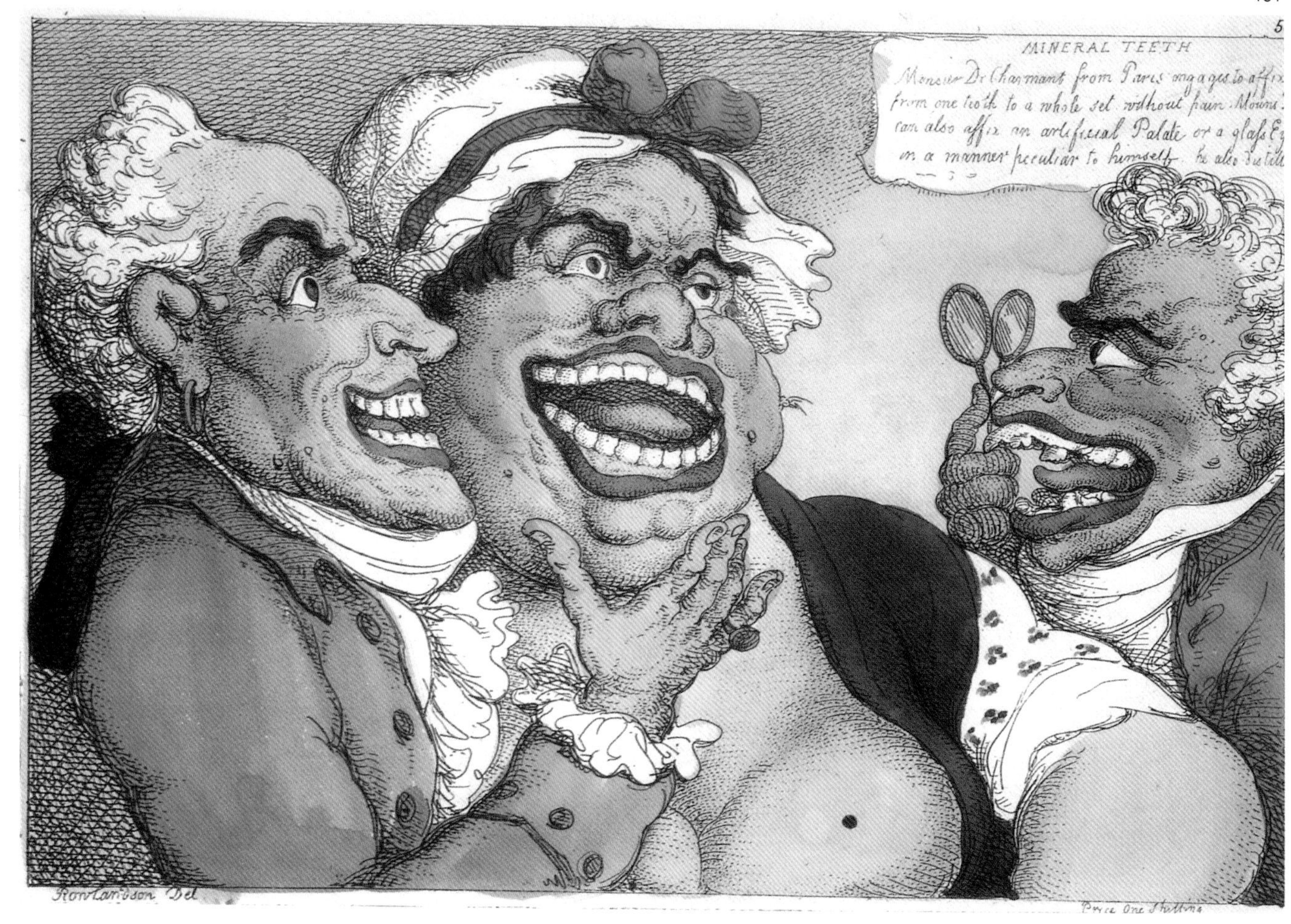

圖151　一七九〇年代尼古拉斯·杜波伊斯·伽曼特（Nicolas Dubois de Chemant）將瓷牙帶到英國時，為上流社會人士所熱烈歡迎。此當時的漫畫是由偉大的諷刺作家羅蘭森（Thomas Rowlandson）所作。

法蘭斯·考特威（The Francis A.Countway）醫學圖書館，哈佛醫學圖書館／波士頓，波士頓醫學圖書館珍本書

英格蘭

十八世紀英國牙醫學的發展不及歐洲大陸。一五四〇年成立的「髮匠外科醫生協會」於一七四五年解散，當外科醫生脫離該協會另組「外科醫師工會」（Surgeon's Company），這個組織後於一七九六年解散，並於一八〇〇年改組為「英格蘭皇家外科醫師學院」（Royal College of Surgeons of England）。部分熱切想改善地位的髮匠選擇了與外科醫生聯合，但這些髮匠仍然被稱為「拔牙者」（tooth-drawer）。然而，顯然是受了法國影響的結果，有些團體開始用起了「牙醫師」（dentist）一詞；而一個醫療範圍包括所有牙科醫療的第三個團體，則選擇了「牙齒手術者」（operators for the teeth）這個名詞。

從一六八七年艾倫（Charles Allen）的《牙齒的手術者》（*Operator for the Teeth*）問世後到一七四二年間，在英國並沒有任何有關牙醫學的書籍出版。後來才由在倫敦執業的外科醫生赫拉克（Joseph Hurlock），率先出版了《關於齒列之實用論述》（*A Practical Treatise upon Dentition*）一書，他在書中提到用柳葉刀切開小孩子的牙齦，讓牙齒能順利萌發。此療法雖然缺乏令人信服的論證，但當時的確頗受歡迎。遲至一八五三年，美國牙醫師李維森（J. L. Levison）在《美國牙科科學期刊》（*American Journal of Dental Science*）發表專論，文中提及

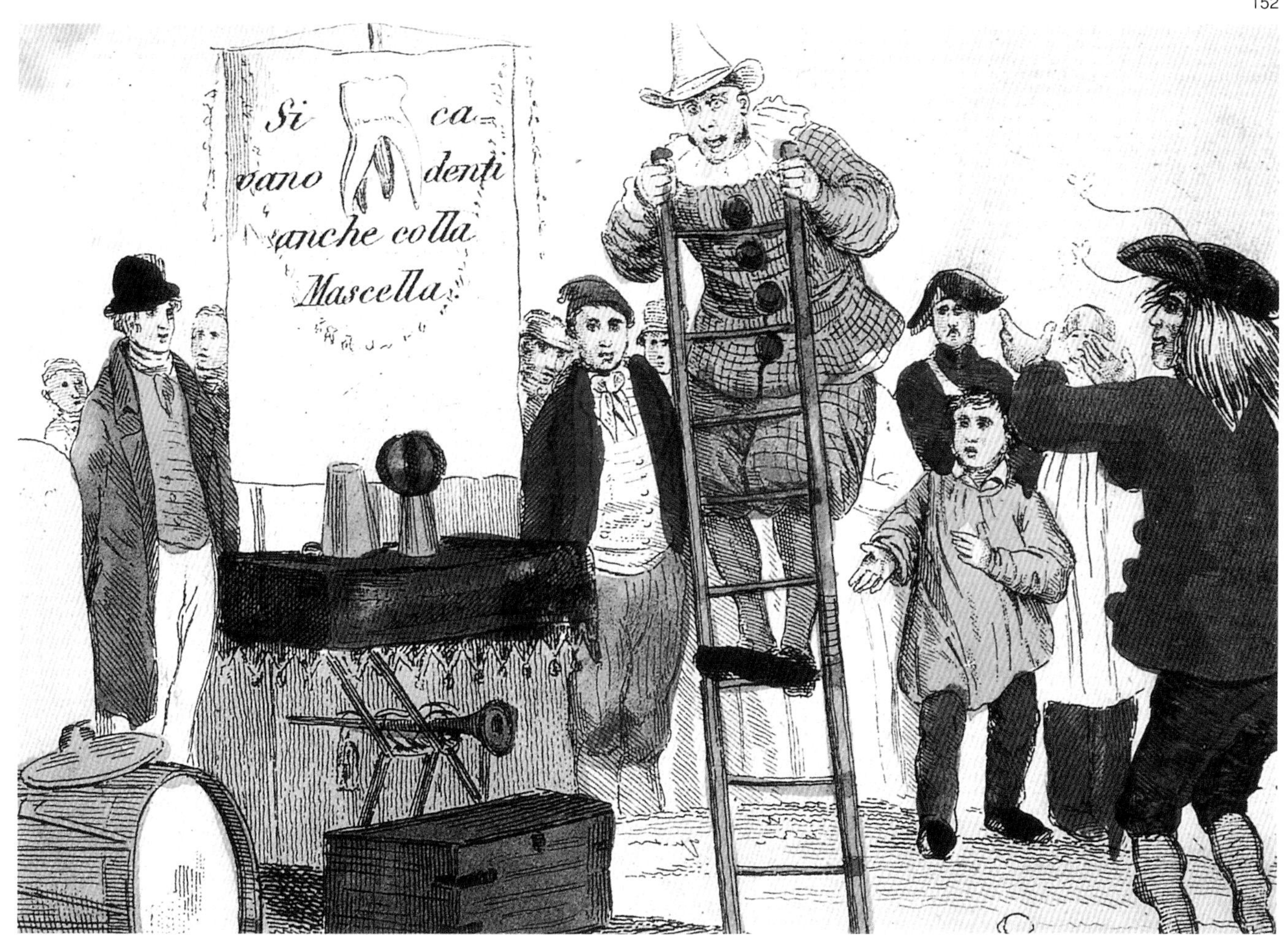

圖152　約一八〇〇年義大利的油畫，為當時極為風行的街頭牙科，增添了許多趣味。一位耍把戲的雜技者爬上梯子吸引群眾。他的招牌寫著：「我們拔牙和摘除下巴。」
巴爾的摩，馬里蘭大學，健康科學圖書館（Health Sciences Library）

他曾處理一名九到十個月大嬰兒的情形：

> 留意到嬰兒的斜視症狀時，我指著嬰兒的眼睛，告訴了他的母親並請她儘速離開房間，以便我能切開牙齦，拯救小孩免於一死。但她斷然拒絕，認為「小孩只是發燒而已」。過了幾天，小孩腦部出現了病變。召來醫生後，醫生診斷小孩罹患「內腦水腫」（*hydrocephalus internus*），雖採取了……積極的措施，但在我見他的一週之後，就回天乏術了。

一七六八年英王喬治三世的牙醫師博德摩爾（Thomas Berdmore，一七四〇～一七八五年）出版了《關於牙齒牙齦疾病與異常之論述》（*Treatise on the Disorders and Deformities of the Teeth and the Gums*），誇耀說他的論著都是根據自身觀察而得，他還說「可供引述參考的也就只有幾位以撰述聞名的法國醫生而已。」而當他說到他寫作此書的目的是「為了那些不喜歡閱讀的藝術家」時，他對讀者教育程度的惡劣觀點不言可喻。

博德摩爾雖然自視甚高，但對牙科醫學卻了無新意，事實上，他的經驗可說相當狹隘。他治療牙痛的方法主要是施以藥劑，有時會用上燒灼劑，有時則是拔牙，或用鉛或黃金填補蛀牙，然後再植回齒槽窩內，並自認為這是英雄式

153

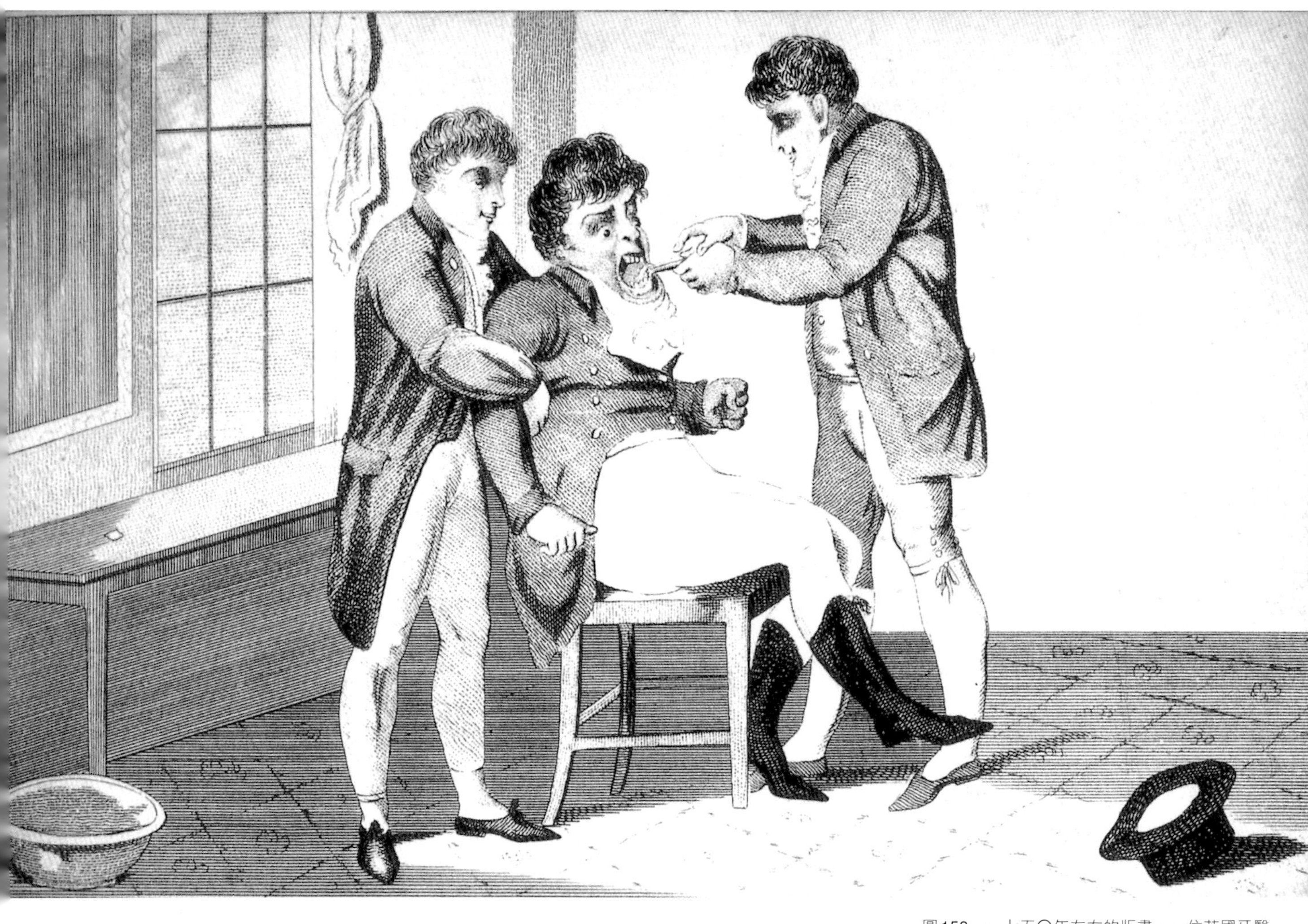

圖153 一七五〇年左右的版畫，一位英國牙醫師正使用著一種叫做「鎖拔」（key）的器械拔牙。

的創舉。他還提到使用絲繩來矯正不良的齒列，但是在贋復治療方面卻語焉不詳，我們認為他在此方面乏善可陳。

約翰・亨特

在英國的醫學歷史中，約翰・亨特（John Hunter, 一七二八～一七九三年）大名頂頂，無人能出其右。他是十八世紀最偉大的外科醫生，早年即研究牙醫學，且以牙齒作為第一本主要著作的主題（見圖158）。

約翰・亨特誕生於蘇格蘭的格拉斯哥（Glasgow），在十個孩子中排行老么。十三歲喪父，因為母親的經濟拮据，他只接受了初步的教育。大他十歲的哥哥威廉（William Hunter）卻能夠前往倫敦，並成為出色的解剖學家及產科醫生，並成功地建立了一所可供外科醫生研究的解剖學校，而獲致名聲。約翰・亨特二十歲那年到了倫敦工作，與哥哥一起研究。他在倫敦及時找到工作，負責包紮傷口及觀察外科手術，後來終於成為著名的外科醫生波特（Percivall Pott）的學生。一七六八年，他獲准加入外科醫師工會，在其專業生涯的早期與多位成功的牙醫師成為摯友，特別是史賓斯（James Spence）和他的兩個兒子以及凡・布契爾（Martin van Butchell）。凡・布契爾是當時倫敦最時髦又華麗古怪的

154

LE CHARLATAN.
L'argent fait à chacun jouer ici son rôle.
Pendant que sur son char cet hardi Charlatan
Enleve avec son sabre, une dent à ce drôle,
Sa belle, à ses cotés, vend son orvietan.
Un nouveau débarqué qu'un grenadier engage
a Paris,
Se vend chez Miger Graveur, Rue Montmartre
à coté de celle des Vieux Augustins.
Du metier des héros va faire apprentissage.
Avec sa Colombine Arlequin en gaieté,
Faisant sur leurs treteaux mille bouffonneries
Excitent des passants la curiosité
Pour se faire payer leurs plates Comedies
Miger Sculp

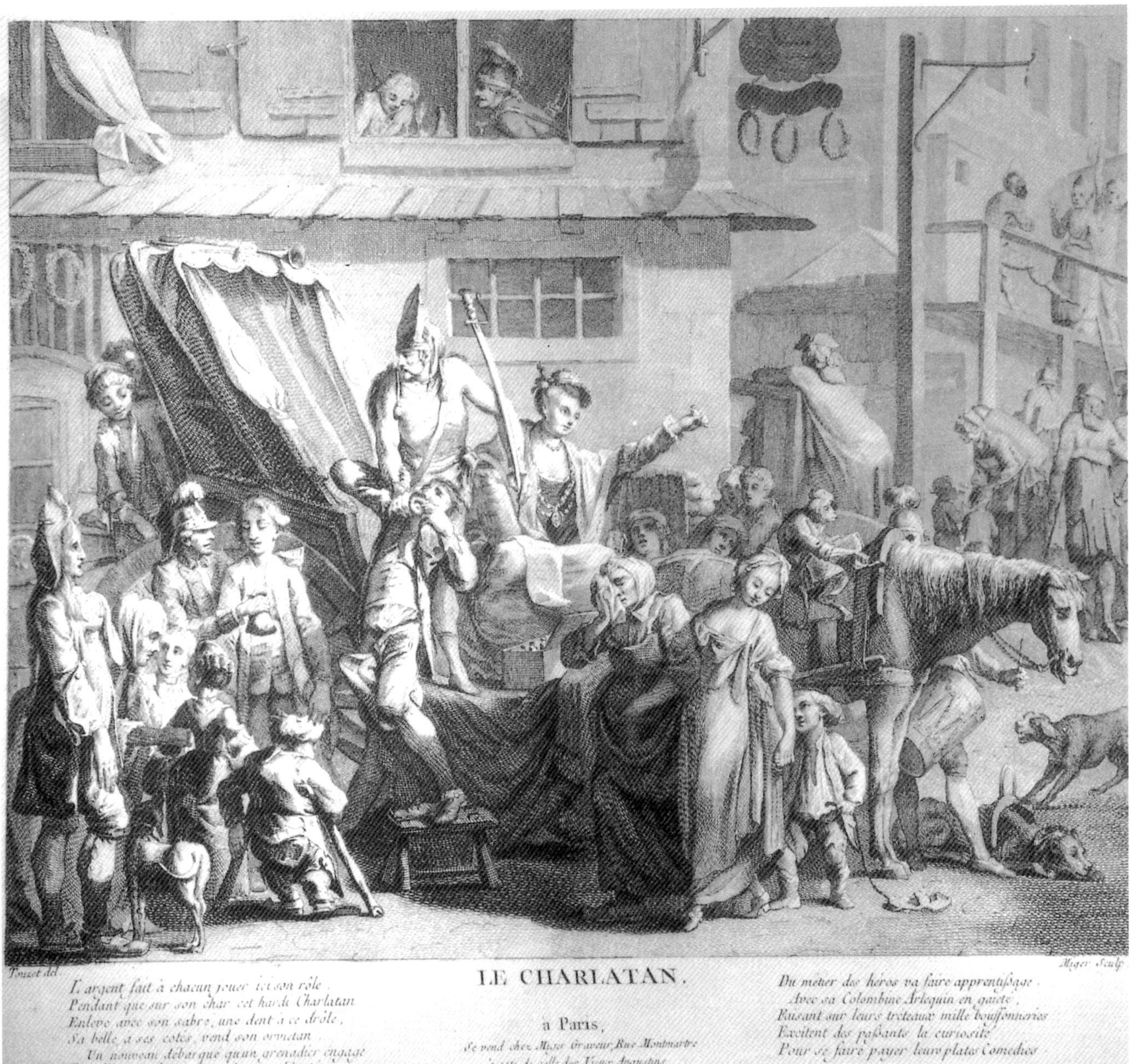

圖154　科隆（Colonge）德國牙醫協會（Bundesverband der Deutschen Zahnärzte）的收藏版畫。一位十八世紀身著士兵製服的江湖密醫，將用他的劍拔牙。相比之下，此方法優於髮匠，且極為受歡迎。路易十四（Louis XIV）的家庭外科御醫皮耶．狄翁尼斯（Pierre Dionis）談到街頭牙醫用劍的目的是為了要讓大家相信，他們不需藉助更精緻的器械，即可不費吹灰之力，使牙齒飛出嘴巴之外。

155

"Such welcome and unwelcome things at once
'Tis hard to reconcile."

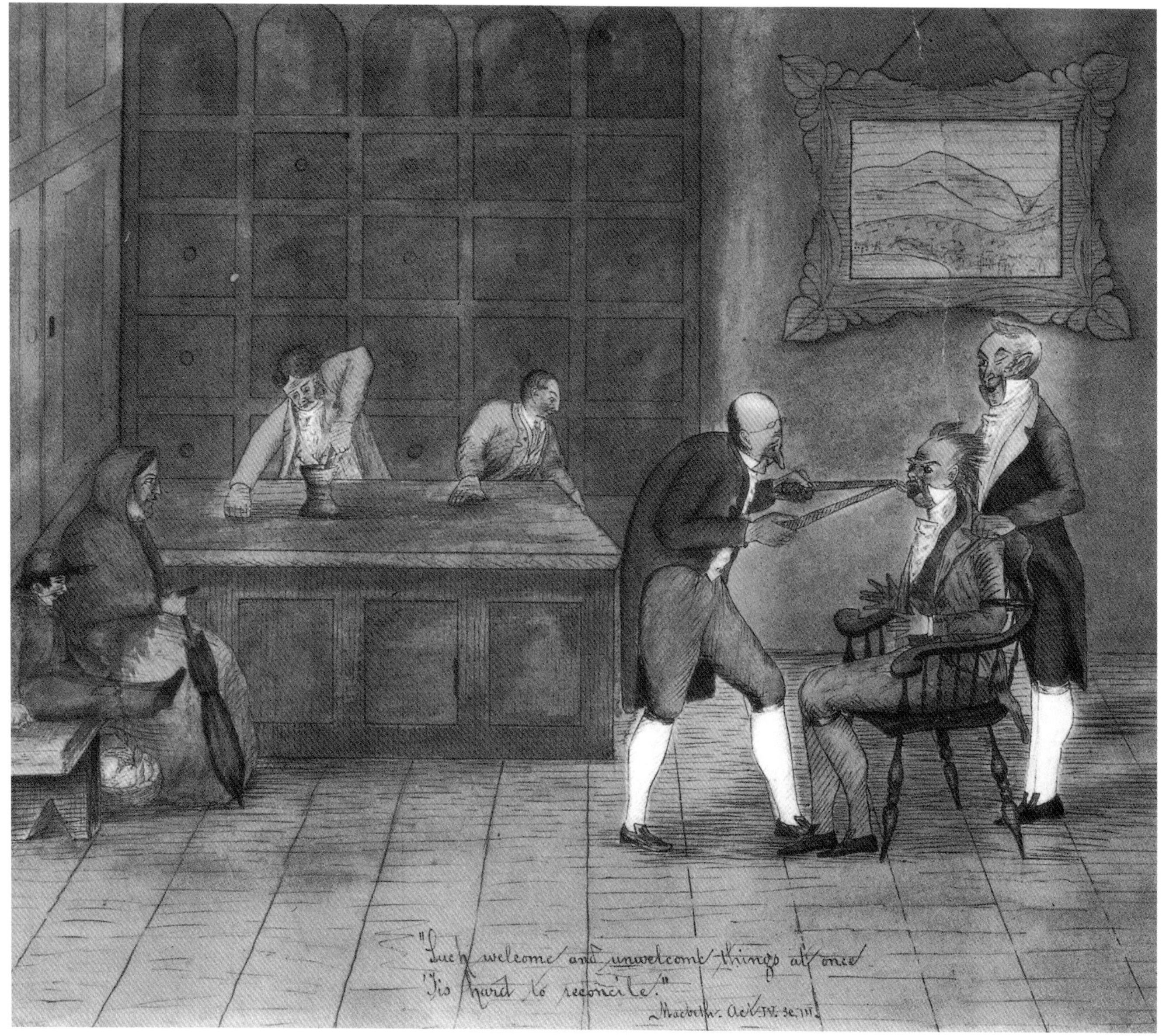

圖155　由史密斯（J. Smith）以鋼筆、墨水和水彩所繪的漫畫作品。描繪了一七八〇年代的牙科候診室和檢查室。作品標題引述自 *Macheth*，想必在當時人們的耳中觸動了憐憫的絃音（a sympathetic chord in contemporary ears）。

156

GAMBACORTA
A CHI NON PUO
SLARGAR LA
BORSA LI CAVA
RATELLO MIO NON AVER TIMORE CHE PAURA IO NON Ó, O DENT O GANASSA

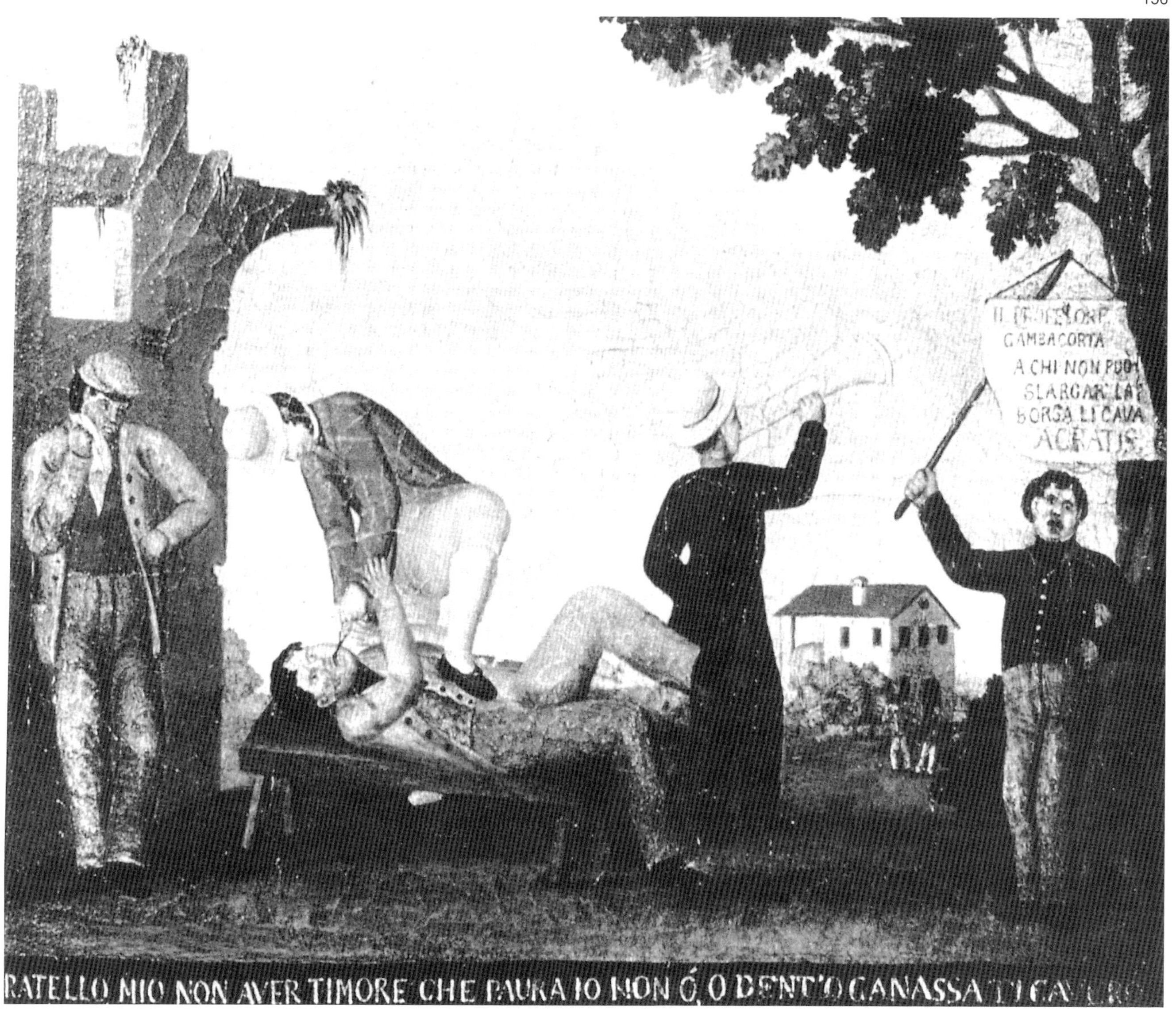

圖156　一八〇〇年左右的義大利油畫，一位自稱是「教授」的人，威脅說如果病人不付費用的話，要把他的牙齒拔光。
羅馬，Ospedale S. Spirito

157

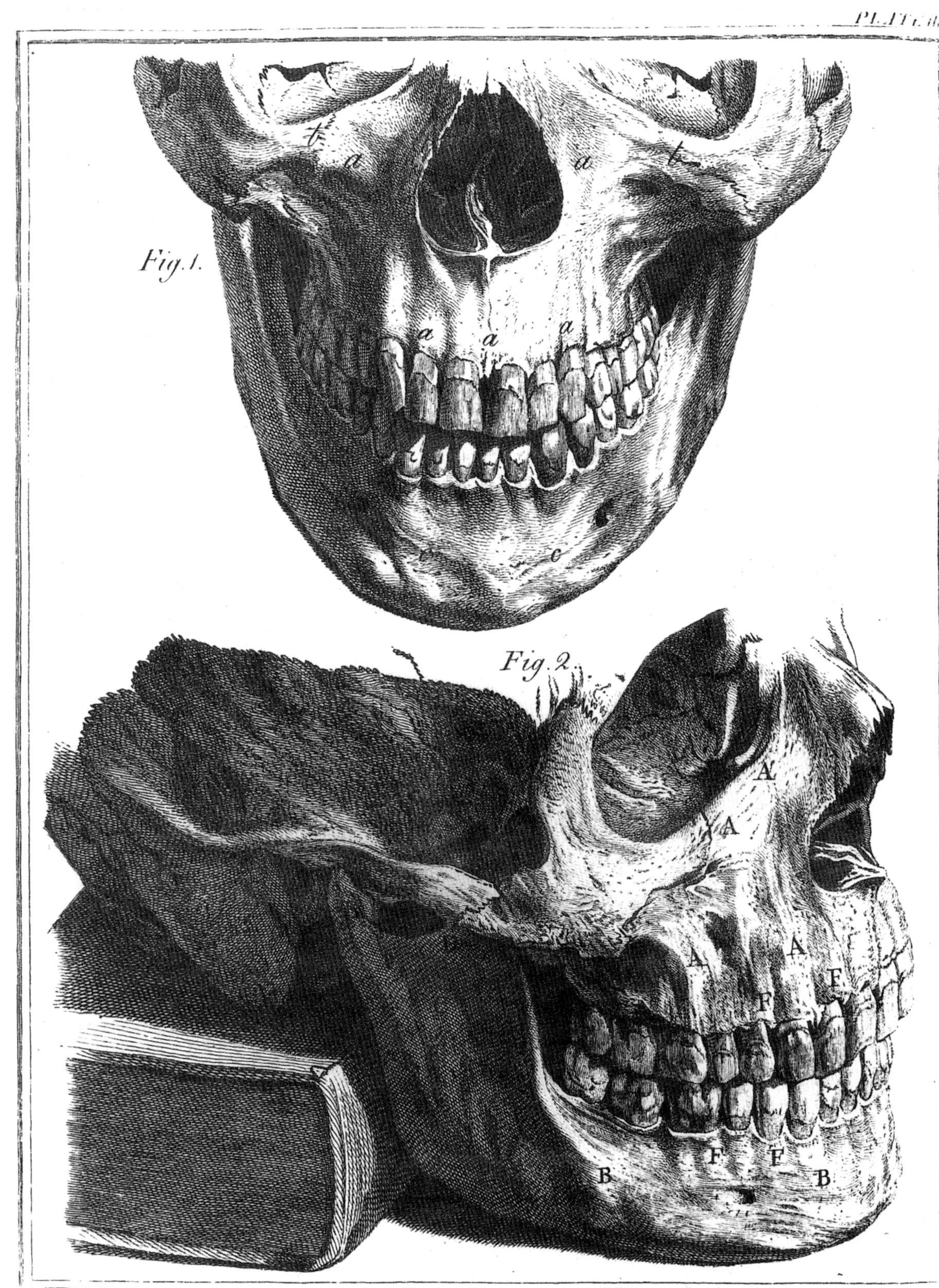

圖157　摘自約翰・亨特（John Hunter）所著《人類牙齒的自然史》（*Natural History of the Human Teeth*）的第三頁插圖，展示了人類顱骨下半部的正面觀和側面觀。
貝什斯達（Bethesda），國家醫學圖書館

牙醫師，他也是另一位勤勉上進的牙醫師雷伊（William Rae）的好友。在亨特的邀請下，一七八五年於他的家中發表了一系列有關牙齒的演講。

亨特仔細觀察這些醫生和他們的病人，接著他仔細研究「盜屍賊」（偷偷自墳墓搶得屍體的人）供應給他的屍體，特別是口腔及顎部。一七七一年，他出版了第一本偉大的著作《人類牙齒的自然史：構造、使用、形成、成長與疾病之說明》（*The Natural History of the Human Teeth: Explaining Their Structure, Use, Formation, Growth and Diseases*）。此書的問世即獲得了熱烈的迴響，數年之內即有德文、荷蘭文、義大利文及拉丁文等諸多譯本出版。其中由帕爾姆利（Eleazar Parmly）註解的美國版本，則於一八三九年起，系列刊登在《美國牙科科學期刊》（*American Journal of Dental Science*）上。

亨特著作的傑出之處在於精確無比的插圖（見圖157），而且他對解剖學的大部分論點迄今不變。他對於顎部的成長與發展，以及顎部與咬合肌肉群之間的關係，更是描述得完美無缺。在科學命名上，他也有一些寶貴的貢獻，其中他創造了門牙（incisors）、犬牙（cuspids）、小臼齒（bicuspids）等名詞。此外，他也明確地表示他反對拔除乳牙，以利恆牙的萌出；他堅信牙齒終生不會再長大，並說已長出的牙齒，在喪失對咬牙的情形下，會再長長一些。不過他也犯了一個錯誤，那就是當顎部空間不足時，可以犧牲第一大臼齒來改善。

一七七八年亨特出版了他的第二本著作《牙齒疾病之實用論著》（*A Practical Treatise on the Diseases of the Teeth*），不過重要性遠不及《人類牙齒的自然史》，主要是因為該書內容並非植基於他個人的經驗。書中提及的許多步驟都只是膚淺的治療，無疑的是他不曾採用或根本沒有看過。他提到拔除化膿的大臼齒，將之煮沸後，立即放回齒槽窩內，因為他認為該牙已經「死亡」，不會再有疾病了。

亨特的著作中，有些論點倒是合理的。雖然他錯以為蛀牙會由牙齒內部向外擴展，卻能將患病的牙齒以及由「腐敗所引起的蛀牙」，在不同時期的發炎狀態描繪出相當精確的圖譜。此外，他雖然將牙周病歸因於壞血病，而未能分辨出其為局部疾病，但他提出的牙周病療法，如同牙齦切除術，倒是值得稱許。

圖158　約翰．亨特（John Hunter）被譽為現代外科學之父。一七七一年撰寫了第一本重要的著作《人類牙齒的自然史》（*Natural History of the Human Teeth*），為牙科解剖學的歷史立下了里程碑。仿約書亞．雷諾茲（Sir Joshua Reynolds）之畫像。
貝什斯達（Bethesda），國家醫學圖書館

158

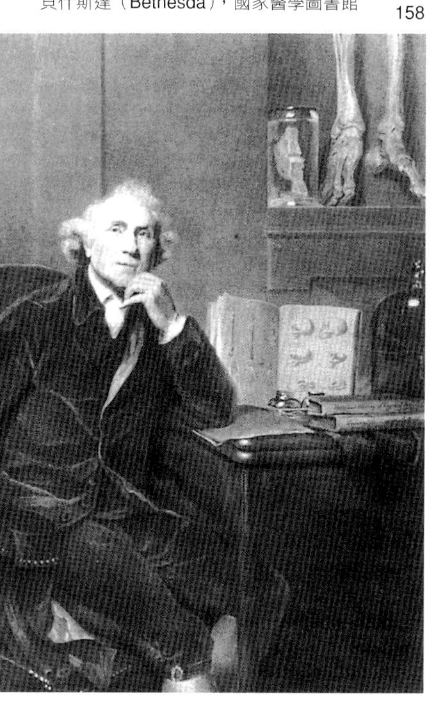

贗復牙科學

牙齒移植

在早期人工假牙的來源不是來自動物，如象牙、動物牙齒及骨頭，就是來自死人的牙齒。前者因為會吸收臭味和變色，很難令人滿意，而死人的牙齒卻稀少而昂貴，再說病人對於在其口腔內置入死人的牙齒，也自然地感到厭惡。因此，亨特在十八世紀時就主張使用活人牙齒來進行移植的好處。雖然博德摩爾堅決反對，但因為亨利如日中天的聲望，使得此一尚未成熟的手術廣獲支持。亨特本人對此一新穎的想法信心十足，並著手進行了一個實驗。他將一顆人類牙根尚未發育成熟的人類牙齒植入雞冠之中，然後他看見雞冠的血管長入牙髓腔內，而牙齒也穩固地長在雞冠上（見圖159）。此實驗讓他更確信可將一

顆「欲移植的人類牙齒」（scion）保存在年輕人的口中。我們現在看來，這個建議當然是荒謬的：因為牙醫師必須找到許多牙齒捐贈者，才能保證找到剛好可以移植的牙齒。倘若第一顆牙齒的尺寸與齒槽不合，則必須再試第二顆，直至試到合適為止！我們實在很難想像的是，一個曾以科學研究與實際經驗為基礎的現代外科學之父，曾經如此堅定地捍衛著一個會招致反對的手術方法。

在公開的幾次失敗之後，以及被認為這種移植有傳染疾病（尤其是梅毒）的危險之後，漫畫家羅蘭森（Rowlandson）等人也開始對該移植手術冷嘲熱諷（見圖148，168～169頁）。最重要的是，在引進「礦物」或瓷牙（porcelain）之後，這種持續至十九世紀的移植手術終於逐漸銷聲匿跡了。

「礦物」牙齒

杜查圖（Alexis Duchâteau，一七一四～一七九二年）是巴黎藥劑師，他發現在嚐過他所製備的混合藥物後，口中的象牙製牙齒竟然變了顏色且有臭味。為了解決這個問題，他到古爾哈德（Guerhard）陶瓷工廠想要試做一副陶瓷假牙，但因他不是牙醫師，不諳印模而以失敗收場。直至他與巴黎牙醫師杜波伊斯．伽曼特（Nicolas Dubois de Chémant）合作之後，才成功製作出令他滿意的假牙。之後，杜查圖放棄了對陶瓷的興趣，重操舊業，而杜波伊斯．伽曼特卻為了讓發明更臻完美而孜孜不倦，這是個艱鉅的任務，因為一體成形的假牙在烘製時需要有抵抗變形的能力。在實驗的過程中，杜波伊斯．伽曼特兩度改變原始的礦物膏的組成，以改善顏色及保持穩定，同時也改進瓷牙黏著於瓷基底的強度，結果令人滿意。一七八八年，他將此重大的發現以小冊子形式發表，至一七九七年才正式出版《人工假牙論著》（*A Dissertation on Artificial Teeth*）一書。一七八九年，杜波伊斯．伽曼特向科學院（Académie des Sciences）及巴黎大學醫學部（Faculty of Paris University）提出他的新發明，兩個團體都對他的發明讚賞不已，杜波伊斯．伽曼特還因此獲得一份來自路易十六的皇家專利證書。

正因為如此，讓杜查圖心有不甘，宣稱杜波伊斯．伽曼特剽竊其發明，要求撤銷他的專利，但被否決。同時杜波伊斯．伽曼特的同僚也心懷忌妒，與杜查圖聯手控告杜波伊斯．伽曼特剽竊智慧財產權，但法律終究支持杜波伊斯．伽曼特，再度確認專利有效。

一七九二年，杜波伊斯．伽曼特因為法國大革命而前往英國。在英國，他申請並獲得他所謂的「礦物膏假牙」十四年的英國專利權，他將此種假牙命名為「不朽之牙」，成為廣為流傳的名詞。事實上，「不朽」（incorruptible）一詞與瓷牙同義，且使用數年之久。

杜波伊斯．伽曼特在贗復牙醫學的進展上一直扮演著舉足輕重的角色，他的假牙也持續受到青睞，直到下一個世紀豐吉（Giuseppangelo Fonzi）引進個別烘培的瓷牙為止。

159

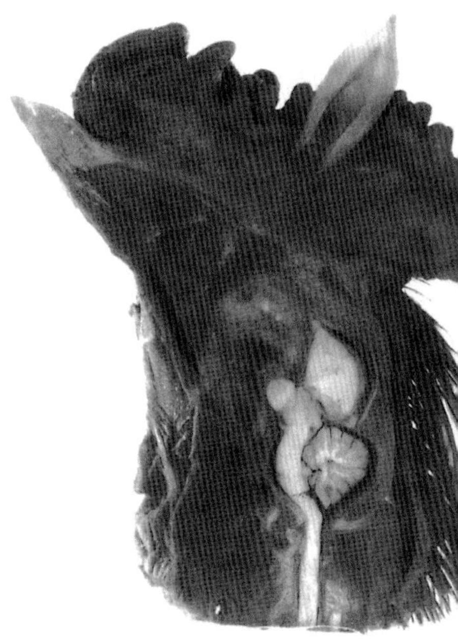

圖159　此圖是一隻公雞雞頭的縱切面觀。其雞冠上長有一顆約翰．亨特（John Hunter）所植入未成熟的人類牙齒，此牙齒穩固地長於雞冠之上，且雞冠的血管也已經長入了牙髓內。此實驗說服了亨特認為人類牙齒移植的可行性。
倫敦，英國皇家外科醫生學院，亨特博物館（Hunterian Museum）

160

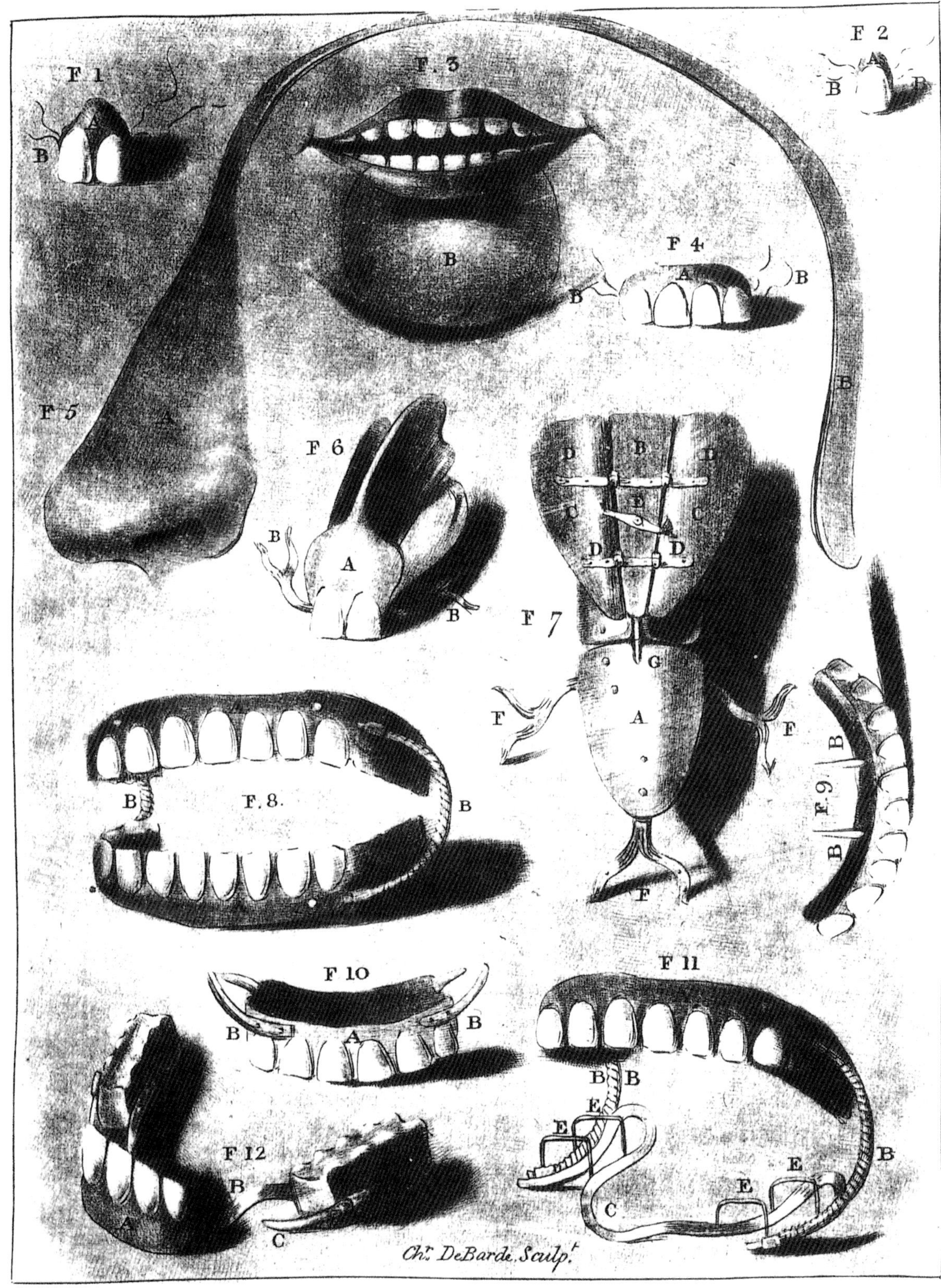

圖160　此頁選自尼古拉斯．杜波伊斯．伽曼特（Nicolas Dubois de Chemant）的《假牙專論》（*A Dissertation on Artificial Teeth*），展示了最早期的瓷牙和瓷鼻。
貝什斯達（Bethesda），國家醫學圖書館

161

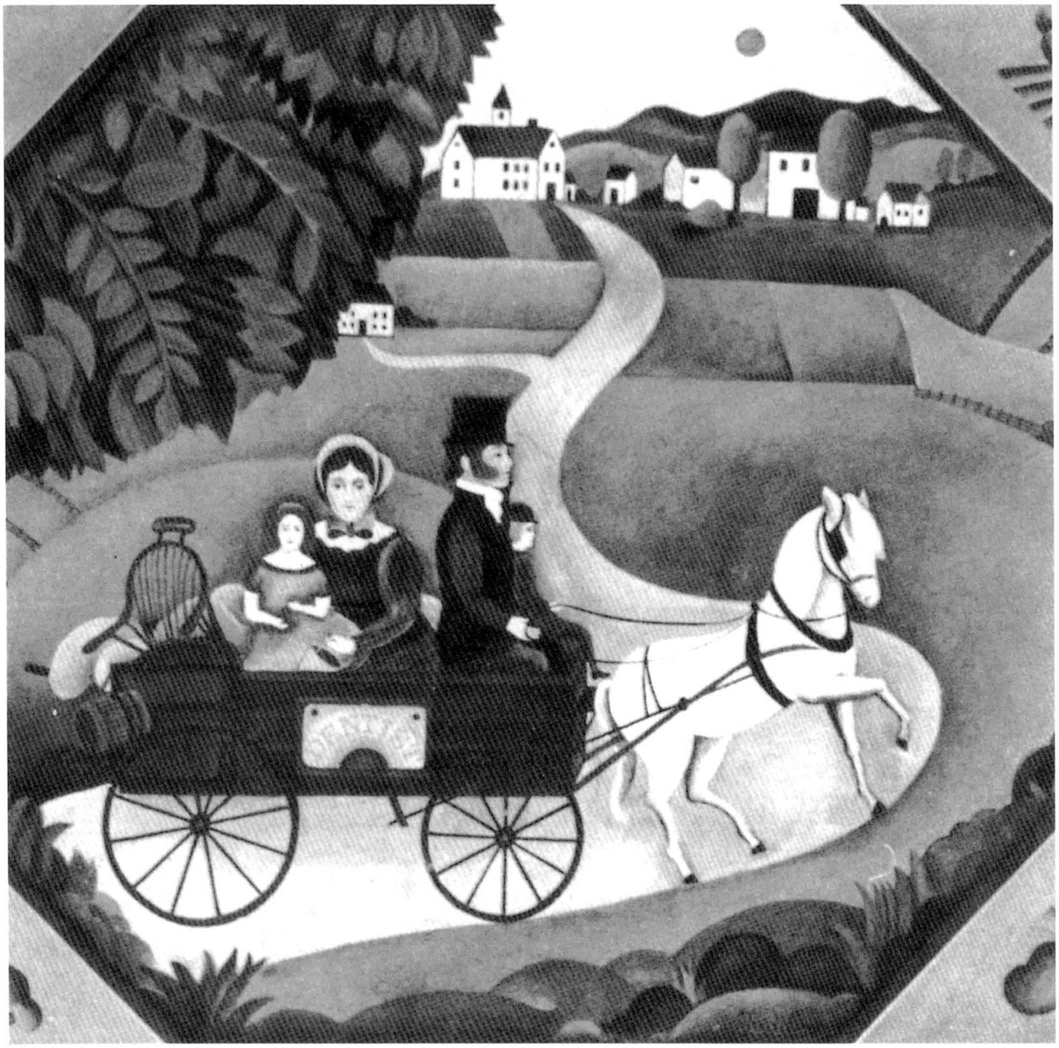

圖161　一位叫做希達（Hedda）的美國自學藝術家所繪，一八〇〇年左右的巡迴牙醫師和他的家人。

第十一章 美國：早期到十九世紀中葉

「未得緩解的牙痛之苦」

162

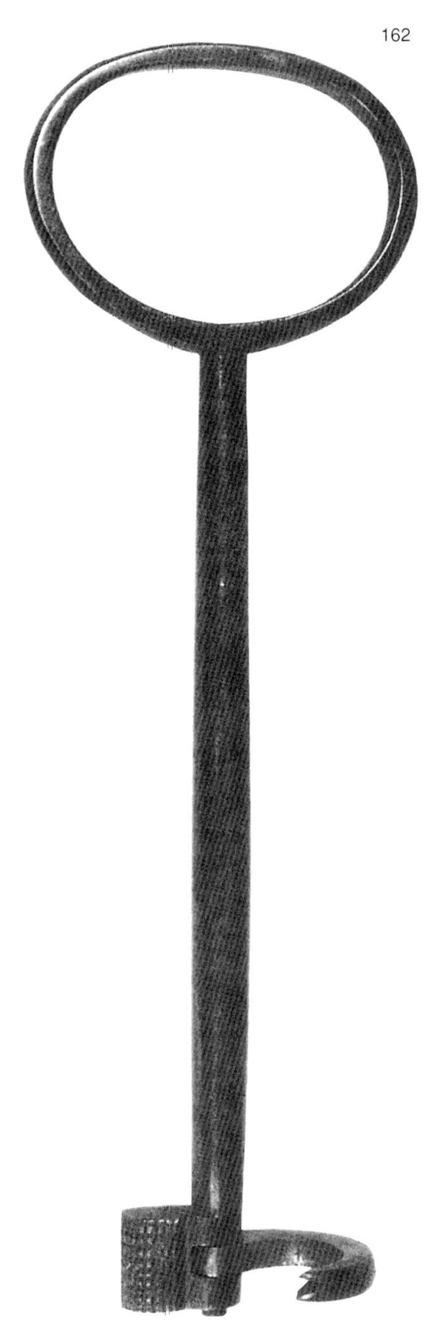

圖162 早期美國人所用的拔牙器械叫做「鎖拔」(key)，可能是由新英格蘭的鐵匠所做。它是十九世紀以象牙或骨頭為柄的更精緻器械的先驅。波士頓，哈佛大學醫學博物館

早期美國的生活的確是倍極艱辛。房舍簡陋，難以抵擋嚴冬和酷暑，公共衛生措施付諸闕如，疾病蔓延經常一發不可收拾。瘧疾引起的寒顫與發燒相當普遍；散布於美國境內的沼澤、泥塘和濕地，更助長了以蚊子為媒介的傳染疾病，例如黃熱病（yellow fever）的擴散。惡劣的衛生條件也使得斑疹傷寒（typhus）及傷寒症（typhoid fever）到處肆虐，導致大量年輕人死亡。大部分殖民地的居民從未享受過專業的醫療及牙科醫療的照顧。

這塊殖民地在十七世紀及十八世紀初葉期間，醫療專業人士相當缺乏，那些少數具有讀寫能力且擁有些許先進教育的神職人員，就成為照料病患的主力軍（一六○○年代的醫學知識是如此貧乏，因此只要具備基本的讀寫能力就足以學習，並高尚地執行簡單的醫療照護。）

馬瑟（Cotton Mather，一六三三～一七二八年）是波士頓公理教會的牧師，也是才華洋溢的飽學之士，他在一七二四年出版了美國第一本醫學小冊子《貝塞斯達的天使》(*The Angel of Bethesda*)。除了一般疾病以外，馬瑟還撰寫了有關口腔疾病，他提醒世人：亞當和夏娃的罪惡就是由口腔引起的，此痛苦乃由於體液不平衡所致。他列舉了許多治療牙痛的民俗療法，並痛斥醫療專業連尋常疾病都無能為力：「這似乎是內科醫生之恥，因為有如此多的人，甚至是他們本身最親愛的親人，被長期無法緩解的牙疼所苦。似乎該這麼說，各位先生，你們這些內科醫生一無是處，因為你們甚至連牙痛都束手無策。」

英國偉大的聖職人員，也是方法學派（Methodism）理論的創始者衛斯理（John Wesley，一七○三～一七九一年）撰寫了一本醫學小冊子《原始醫學或治療多數疾病的簡單方法》(*Primitive Physic; Or an Easy Method of Curing Most Diseases*)，在一七六四年到一七九五年間再版多次，在美國出版的一七八八年版中，衛斯理告訴殖民地的人民，如何在缺乏適當醫療援助的情況下，以最好的方式來照顧自己。

衛斯理堅信簡單、自然療法的價值，反對使用具有潛在危險性的藥物。他的著作中也包括了牙齒的相關論述：有解剖學及疾病、基本口腔衛生以及預防牙痛的簡單法則等（他不認同牙蟲理論）。他建議口含溫水以隔絕引起牙痛的冷空氣，並以鹽水一天漱口三次，如此「可以殺死使牙齦耗損的微動物(animalculae)」。為了「緩解口腔麻痺（顏面神經麻痺）」，他建議「徹底清洗」，然後經常咀嚼芥末子或以鼠尾草（wood sage）汁來漱口。

美國第一批醫療專業人士，是由麻薩諸塞海灣公司（Massachusetts Bay Company）派遣到普利茅斯（Plymouth）服務居民的三名髮匠－外科醫生

163

CHARLES WALKER, M.D.
DENTIST.
ROOMS AT HIS RESIDENCE IN KING STREET,
NORTHAMPTON, MASS.
PERFECTION will be the first desideratum in all his
dental operations; to make his prices reason
able and to be ready with promptness to
attend to the calls of those who require his
adviceor professional services WILL BE HIS NEXT CARE.
O.H.Throop, Del. & Sc.

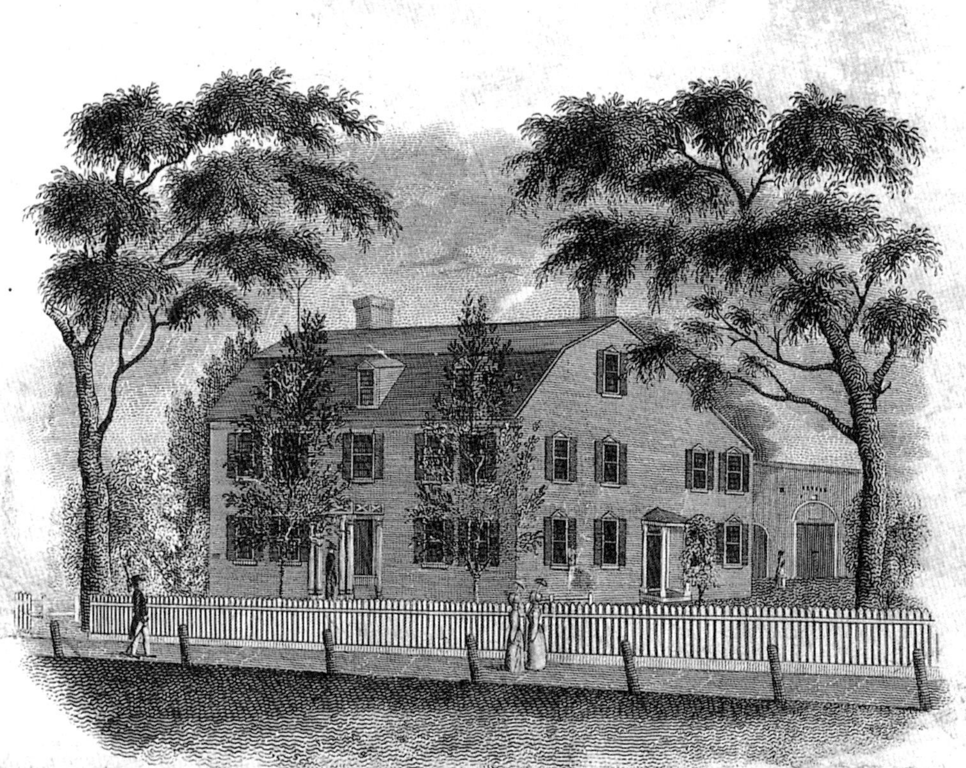

圖163　沃克（Charles Walker）是麻州北安普敦（North Ampton）的一位內科醫生，一八四〇年左右於名片上宣布將開始執行牙科醫療。蘭道爾（Bella Landauer）收藏品，現存於紐約市紐約歷史協會（New-York Historical Society）。

圖164　許多殖民地的牙醫師，經常需要長途跋涉去看病人。此屬一七〇〇年左右的器械，兼具鵜鶘及拔牙鉗的功能，因此可以減輕醫生裝備的重量。
華盛頓特區，國立美國歷史博物館，史密森學會（Smithsonian Institution）

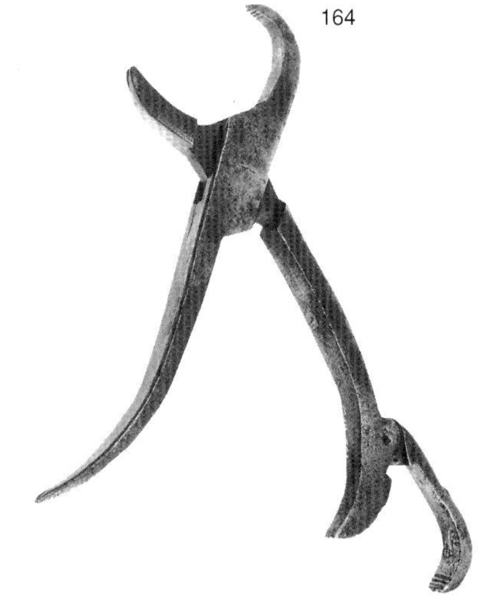
164

（barber-surgeons），除了簡單的醫學治療之外，他們也提供牙科照顧——拔牙。事實上，其中之一的丁利（William Dinly），在一次前往居民小屋欲拔除一顆疼痛的牙齒途中，死於暴風雪。

在殖民時期，許多內科醫生也執行牙科醫療業務。到了十八世紀末葉，大部分的內科醫生都能熟練使用「鎖拔」（key）來拔牙，不過除了開一些醫療價值不明的藥方之外，並沒有提供額外的牙科服務。由於拔牙成為內科醫生的經常性醫療項目，因此紐澤西醫療協會（New Jersey Medical Society）在一七六六年制定了一套收費標準，明訂「拔一顆牙付一先令六便士」。

此一時期由於要接受正規大學教育非常困難，因此美國早期的內科醫生就以參加演講會的方式，來增進自己的專業技能。一七八七年，福爾凱醫師（Dr. Fowlke）就曾經在巴爾的摩報紙上刊登廣告說，他「將舉辦有關解剖學、外科學、切開術（dissection）及助產術（midwifery）方面的演講……；此外，還有五場有關牙齒的形成、疾病和治療手術的演講，期能使醫療從業人員可以成為有用且專精的牙醫師。」

當時大部分的美國人都依賴著簡單的居家治療來緩解或治療牙疾，秘方代代相傳，在廣泛流通於殖民地的曆書中也出現類似療法，一七三六年由費城富蘭克林（Benjamin Franklin）所出版的一本頗受歡迎的居家醫療手冊，頭頁中即寫到：「每個人都是自己的醫生，或是可憐殖民者的醫生。他們提供簡單平常的處方治療自己或因氣候引來的疾病，收費低廉。醫學正於此國度中萌芽茁壯。」除此之外，羅列於手冊中且廣為流行的療法是使用「芸香汁」（juice of rue）滴入患有牙疼一側的耳內，以及使用煙灰摩擦牙齒來治療牙痛。牙痛一定曾經讓這些移民者苦不堪言，一七四七年到一七五一年間奉命在殖民地進行科學調查的瑞典植物學家卡爾姆（Peter Kalm），將當時的觀察所得記錄在《北美之旅》（*Travels into North America*）一書中，他就提到：「治療牙疼的方法多如一年天數，一位老婦人就可告訴你數十種方法，而且堅信療效絕對可靠，並可快速獲得緩解；效果之快如同藉著麵包與水歷經一個月齋戒後，就可消除惱人的大腹便便。」

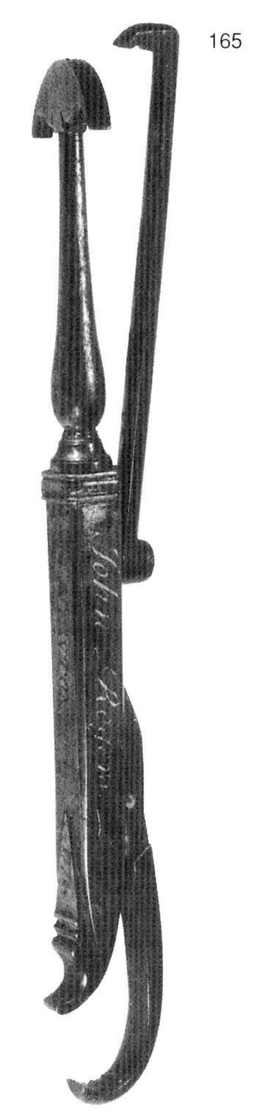
165

圖165　手藝精巧的麻州牛頓（Newton）的約翰．羅傑斯（John Rogers），一七七四年驕傲地在此雙端的鵜鶘（pelican）上署名。
波士頓，哈佛大學醫學博物館

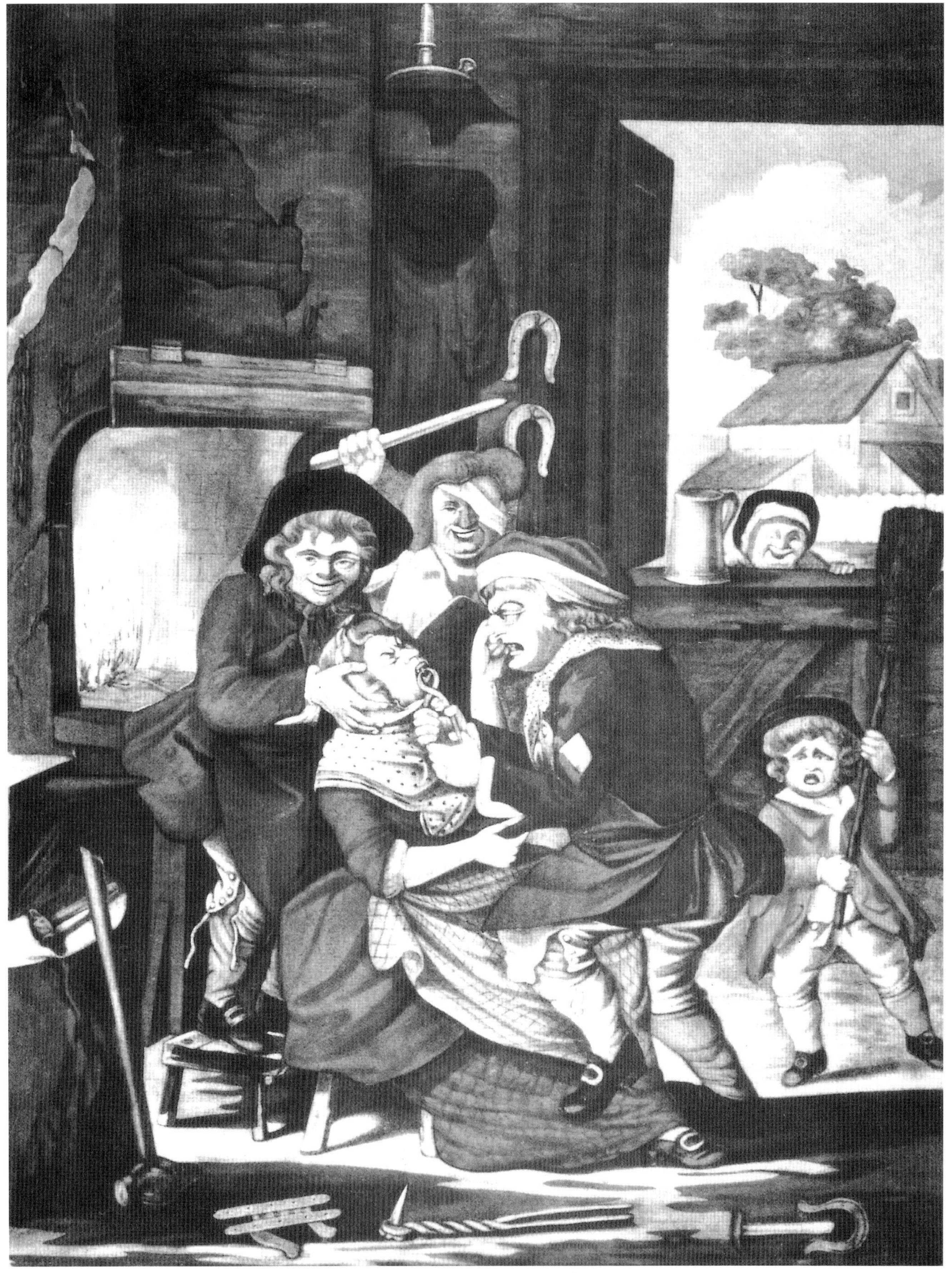

圖166　在英國及美洲殖民地的農村地區，當地的鐵匠經常充當牙醫師。在此幅一七八四年羅勃特．黛頓（Robert Dighton）的油畫中，一位鄉村的拔牙者，身旁放置著鐵匠的工具，正在治療一位病人。
科隆，德國牙醫協會文化歷史陳列館（Kulturhistorische Sammlung des Bundesverbands der Deutschen Zahnärzte）

當所有的居家療法都失敗後，拔牙就成為唯一的解決方法，而執行者則包括流動的拔牙匠、附近的醫生或髮匠，或是當地的鐵匠。然而，隨著殖民地的日漸成長，也陸續出現了一批卓越耀眼的牙科醫生，他們主要來自於工匠及技工，他們原本就熟諳精巧的工作，決定投身牙科。其中有一些人來自英國、法國，在他們尚未抵達新世界以前，就已接受過不同程度的醫療訓練。

專業牙醫師抵達殖民地

第一位抵達殖民地執業的專業牙醫師是伍芬德爾（Robert Woofendale），他聲稱自己是博德摩爾（Thomas Berdmore）的學生，就是我們前面提過的英王喬治三世（King George III）的牙醫師。伍芬德爾於一七六六年抵達紐約，並於同年十一月十七日的《紐約水星報》（*New York Mercury*）上刊登廣告：「他可以處理牙齒、齒槽窩、牙齦及顎部的所有手術，以及製作固定、幾可亂真的人工假牙。」回顧過去，在一七〇〇年代中葉，每天的報紙幾乎成為這些醫療從業人員刊登廣告的主要傳播媒介。我們目前知道第一則由牙醫師刊登的廣告，出現於一七三五年一月六日的《紐約每週期刊》（*New York Weekly Journal*），刊登者是假髮商人米爾斯（James Mills），他宣稱：「他可拔牙……並可既安全又輕易的取出破舊殘牙。」不久之後（自一七三八～一七四二年），懷特布雷德（William Whitebread）也在費城刊登了一則廣告，說他自己是「牙齒手術者」（operator for the teeth）。

兩年後，在紐約宣稱他已製作完成殖民地第一套人工假牙的伍芬德爾返回英國，並在英國待了二十七年。在這段期間，他出版了《人類牙齒之實用觀察》（*Practical Observations on the Human Teeth*，一七八三年），這是繼博德摩爾之後最重要的牙科教科書，並為我們勾勒出牙醫學在十八世紀由英國傳至美國非常優越的圖像。一七九五年，伍芬德爾返回紐約，兩年後退休，並將牙科執業傳予其子。

在伍芬德爾之後不久，貝克（John Baker）也抵達了殖民地，並在一七六〇年代末期，開始在波士頓的報紙上刊登廣告。他來自愛爾蘭的科爾克（Cork），在愛爾蘭時，他已研讀了牙科，因此聲稱：「他能以最簡單的方法拔除牙齒及殘根，即使是深處於牙齒窩槽之內」，他也自稱能以黃金或鉛來填補牙齒，並治療「壞血病」（可能是指牙周病），還能「以純黃金製作可持續穩固數年的人工假牙」。他刊登廣告一向署名為「醫學博士約翰・貝克」（John Baker M.D.），但他是否真正接受過正規教育而獲得學位則不得而知。而他之所以如此，可能是為了提升他的專業地位而已。

貝克經常四處旅行，從一七六七年到一七八六年間，他的廣告出現在波士頓、紐約、威廉斯堡（Williamsburg）及安納波里斯（Annapolis）的報紙上，他的顧客中有一位相當了不起的人物——喬治・華盛頓，在華盛頓的帳簿中記載了貝克因為專業的服務所獲得的報酬。貝克於一七九六年去世，生前積累了龐大財富。

在波士頓期間，貝克收了銀匠雷維爾（Paul Revere）為徒。因為法國與印第安人的戰爭而導致奢侈品貿易蕭條，讓雷維爾決心改行，投身牙醫。他在一七六八年九月五日的《波士頓公報》（*Boston Gazette*）上刊登廣告說他可以為「那些不幸失去前牙的人提供服務」，廣告中還提到雷維爾師承「外科—牙醫師」（Surgeon-dentist）約翰・貝克。

雷維爾執行牙科達七年之久，他當時的日誌（流水帳）、帳冊和現金簿除了明列出收入之外，也一一記下了他做過的各式各樣的牙科診療，包括填充、清潔及牙齒置換（製作假牙）。雷維爾對牙科最偉大的貢獻之一就是驗屍鑑定：他曾經為波士頓醫生瓦倫（Joseph Warren）製作了兩套牙橋，瓦倫於一七七五年在邦克丘（Bunker Hill）戰役中陣亡，英軍將之葬於萬人塚中。一年後，英軍撤出波士頓，麻薩諸塞州居民想要重新安葬他，依例打開墳墓，取出屍體，卻發現屍體已腐爛得無法辨識，當時雷維爾根據他為瓦倫所做的牙橋，而確認了他的身分。這是有史以來，根據牙科證據為屍體進行法醫學鑑定的首例。

在班澤明・富蘭克林（Benjamin Franklin）的私人文件中，有一封是一位英國年輕移民的求助信。信中說他要向富蘭克林借貸二十元，以「拯救一位沒有錢的年輕牙醫師脫離牢獄」，並幫助他建立牙科診所。至於富蘭克林對該封請求信如何回應，我們就不得而知了。這位在信末署名史金納（R. C. Skinner）的年輕人，以成為倫敦著名牙醫師路斯賓尼（Chevalier Bartholomew Ruspini）的學生而聞名於世，並且成功地在一七九〇年順利在紐約設立了牙科診所行醫四十五年。史金納也行巡迴醫療服務，每次為期數週，到過許多城市，為的是要對極需要牙科醫療的居民提供更多服務。在他所經過的城市中，有跡可循的有奧巴尼（Albany）、巴塔維亞（Batavia）、紐約、哈特福（Hartford）及康乃狄克州（Connecticut）等。

史金納因為以下三個理由而留名牙科青史。首先，他於一七九三年九月向甫成立的紐約診所（New York Dispensary）申請成為醫院牙醫師，結果欣然獲得錄取，此舉象徵著美國第一個醫院牙科門診（in-hospital dental clinic）的建立。

167

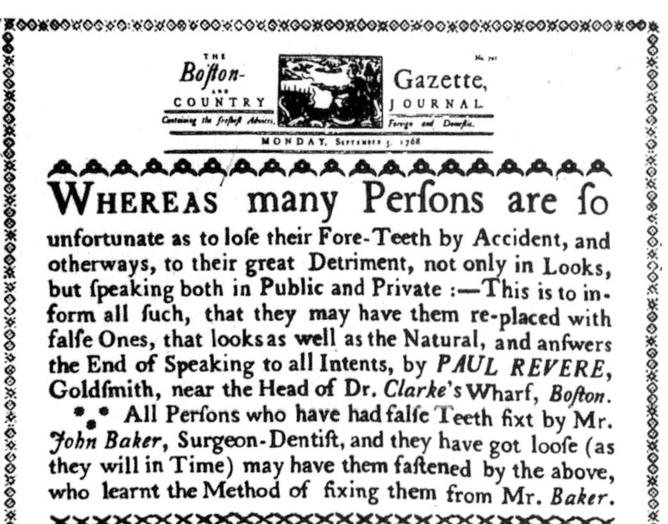

THE Boston-Gazette, AND COUNTRY JOURNAL.
MONDAY, September 5. 1768

WHEREAS many Perfons are fo unfortunate as to lofe their Fore-Teeth by Accident, and otherways, to their great Detriment, not only in Looks, but fpeaking both in Public and Private :—This is to inform all fuch, that they may have them re-placed with falfe Ones, that looks as well as the Natural, and anfwers the End of Speaking to all Intents, by *PAUL REVERE*, Goldfmith, near the Head of Dr. *Clarke's* Wharf, *Bofton*.

*** All Perfons who have had falfe Teeth fixt by Mr. *John Baker*, Surgeon-Dentift, and they have got loofe (as they will in Time) may have them faftened by the above, who learnt the Method of fixing them from Mr. *Baker*.

圖167　保羅・雷維爾（Paul Revere）在一七六八年九月五日的《波士頓公報》（*Boston Gazette*）上刊登他的牙科服務廣告。

先生：

診所事務委員會（Board of Managers of Dispensary）已經收到你的申請──他們指示我告訴你的獲准，此舉對於診所將有所裨益。先生，令人喜悅的是此一建立於如此動機的機構，將與你的仁心仁術，相互輝映。

先生，我是敬重您的秘書

威廉・科克（Wm Cock）

史金納先生（Mr. Skinner）

外科－牙醫師（Surgeon-dentist）

168

TREATISE

ON THE

HUMAN TEETH,

CONCISELY EXPLAINING THEIR STRUCTURE,

AND CAUSE OF

DISEASE AND DECAY:

To which is added,

THE MOST BENEFICIAL AND EFFECTUAL METHOD OF TREATING ALL DISORDERS INCIDENTAL TO THE TEETH AND GUMS; WITH DIRECTIONS FOR THEIR JUDICIOUS EXTRACTION, AND PROPER MODE OF PRESERVATION: INTERSPERSED WITH OBSERVATIONS INTERESTING TO, AND WORTHY THE ATTENTION OF EVERY INDIVIDUAL.

By R. C. SKINNER,

Surgeon Dentist.

NEW-YORK:

Printed by JOHNSON & STRYKER, *No.* 29 *Gold-Street,*
FOR THE AUTHOR.

1801.

Copy-Right secured.

圖168　一八〇一年出版，史金納（R.C Skinner）所著《人類牙齒專論》（*Treatise on the Human Teeth*）是美國第一本牙科書籍。此為其封面。

其次，史金納醫師也曾經在第一所為貧民設立的牙醫門診部，即紐約市救濟院與醫院（Hospital and Alms House of New York City）提供免費的專業醫療服務。他對牙科的第三項貢獻是一八〇一年出版了美國第一本有關牙科的專業書籍《人類牙齒專論》（*Treatise on the Humman Teeth*），全書共二十六頁，這是一本針對一般大眾所撰寫的小冊子（見圖168）。他在書中列舉了口腔衛生的金科玉律，並闡明牙科疾病的本質與治療方法，向病人強調牙齒預防保健的必要性。此書之問世讓他贏得了美國「牙科文獻學之父」的尊稱。

在十八世紀末期，當法國也成為先進牙科醫療的中心時，有許多法國牙醫師選擇定居美國。第一位抵達的是玻利（Michael Poree），他在一七六八年八月二十五日的《賓西法尼亞公報》（*Pennsylvania Gazette*）上聲稱他是費城的「牙齒手術者」（operator for the teeth）。一七七一年後他巡迴各地，曾經短暫待過紐約市、巴爾的摩及波士頓。在玻利之後陸續抵達美國的法籍牙醫師，包括勒博姆（Joseph Lebeaume），他在一七七四年抵達查爾斯頓（Charleston）；雷蒙（Frederick Raymond）一七九二年定居巴爾的摩；另一位僅知其姓的李布雷頓（LeBreton），據說是殖民地第一位為病人裝置陶瓷全口假牙的人，他在一七九四年到達費城。還有兩位法籍的傑出牙醫師是加爾德特（Jacques Gardette，一七五六～一八三一年）以及死於一八〇六年的勒梅尤（Jean Pierre LeMayeur）。

加爾德特在一七七三至一七七五年間，就讀於巴黎皇家醫學院（Royal Medical School）。當法國政府為了保護美國革命者而派遣船隻到美國時，他被派為法國海軍的外科醫生，他於一七七八年抵達美國。辭去軍醫後，他在羅德島（Rhode Island）的新港（Newport）執業，後於一七八五年移居費城，歸化美國籍後在費城開設診所。四十五年後，他重返祖國，直至終老。

加爾德特是第一位在美國期刊上公開發表牙科科學文章的人。他所寫的〈對牙齒疾病的評論〉（Remarks on the Diseases of the Teeth）一文刊登在一七九〇年五月份的《美國博物館或環球雜誌》（*American Museum, or, Universal Magazine*）上。他強烈要求牙醫師必須具備專業素養，他說：「在許多的病例中，專業牙醫師是絕對必要的：牙齒何時萌發或脫落？何時蛀牙？何時會因不規則或鬆動而令人苦惱？何時變成中空的等等。面對這些不同情況時，只有技藝精湛的牙醫師—藝術大師（a master of the art）才能提供必要且適切的幫助。」

勒梅尤在抵達紐約前，原在倫敦執業。一七八一年，他到達了當時尚在英軍佔領下的紐約。他手持介紹信，晉見英軍指揮官柯林頓爵士（Sir Henry Clinton）。獲錄用後，隨即開始了獲利匪薄的牙科醫療。後來，因為看到一份反法宣言而讓他憤而離開，而他的離去也引起了喬治・華盛頓的注意，並邀請他到新堡（Newburgh）總部，加入了專業醫療的行列。直到一七八七年，都由他負責照顧華盛頓的牙齒。在此期間，他也在費城、里奇蒙（Richmond）及紐約執業；西元一七八九年歸化為美國公民，定居維吉尼亞州，直到一八〇六年逝世為止。

格林伍德（Isaac Greenwood）是波士頓一位手藝精巧的象牙車工，他也製作象牙假牙，後來逐漸地將牙科當成副業，他的四個兒子都憑著本身的條件而成為出色的牙醫師，包括小伊薩克·格林伍德（Issac Greenwood, Jr）、克拉克（Clark）、威廉·比特（William Pitt，他生前見證了「美國牙科外科醫生協會」的成立），以及四子之中最優秀的約翰·格林伍德（John Greenwood）。在一七八九年的廣告中，伊薩克·格林伍德建議大家說：「拖延是危險的，要關心你的牙齒並保持健康美麗，而遠離齲齒。」他也列舉了他所經營的日用品，包括牙刷、牙粉、雨傘、油絲、浴帽、音樂器具、枴杖、鞭子、相框、西洋棋、骰子和撞球，他執業到一七九六年。

約翰·格林伍德（一七六〇～一八一九年，見圖169），他早在十年前的一七八六年首先宣布成為牙醫師，他定居紐約市，聲名遠播而獲得喬治·華盛頓的青睞。雖然他缺乏正規教育，卻是一位能幹的牙醫師，作風前衛。他強調定期清潔牙齒的重要性，雖然他誤將牙齒結石的原因歸咎於呼吸，但卻正確主張要定期清除牙結石。他的論據敏銳，他認為牙結石會切斷血管及支持性的牙周纖維，當這些被破壞時，牙齒就會鬆動並脫落。他也了解自幼年起照顧小孩牙齒的重要性，因此他提供了家長們一個前瞻性的選擇，那就是以低廉費用換取全年照顧的服務。

格林伍德有兩點與約翰·亨特（John Hunter）的看法相左，他不認同移植牙齒是一種「痛苦的手術」，也不贊成齲齒的破壞有時是源自於齒內的說法。他的執業規模龐大，聲望可觀，而且是喬治·華盛頓最後也是最信賴的牙醫師。

169

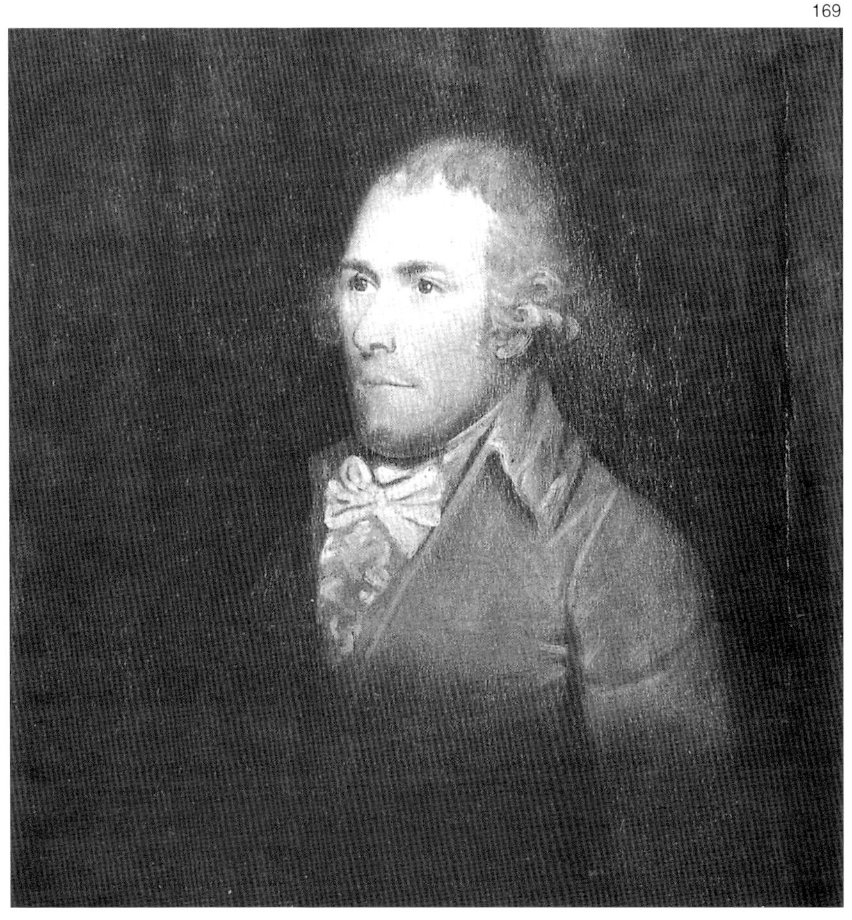

圖169　洛維特（Will Lovett，一七三三～一八〇一年）繪製，格林伍德（John Greenwood）的肖像畫。格林伍德是喬治·華盛頓信任的牙醫師。現藏於紐約市紐約歷史協會(New-York Historical Society)。

170

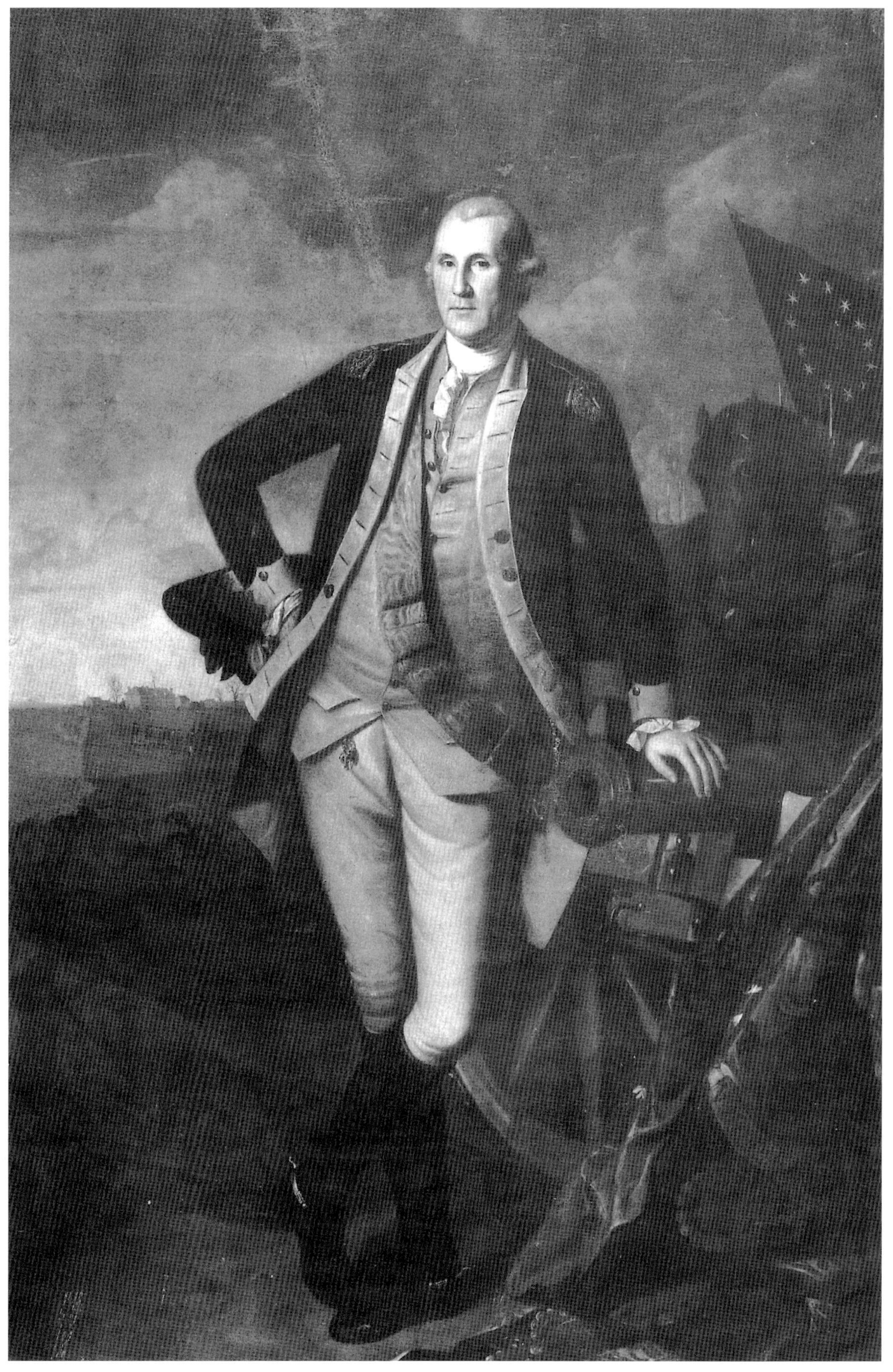

171

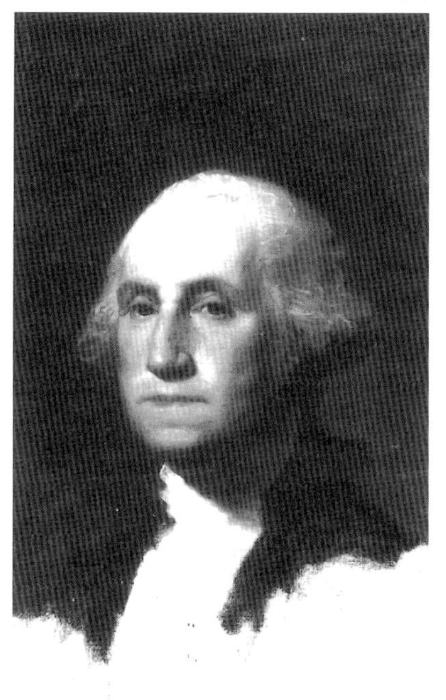

圖171　此幅繪於一七九六年的喬治・華盛頓（George Washington）畫像，是在他僅剩一顆牙齒之後所作。為了這幅畫像，吉伯特・史都華（Gilbert Stuart）在總統的嘴唇內，填滿了吸水性的棉花，以恢復嘴巴的自然線條。
波士頓美術博物館（Museum of Fine Arts）及華盛頓特區國家畫像美術館（National Portrait Gallery）、史密森學會（Smithsonian Institution）共同擁有。

喬治・華盛頓：一個病例史

讀者此時已經注意到喬治・華盛頓的牙醫師群是由在殖民地及聯邦美國（Federal America）執業的傑出牙醫師組成，包括芬達爾（Benjamin Fendall，根據紀錄得知，他也曾為華盛頓夫人瑪莎製作了一副部分活動假牙）、約翰・貝克（John Baker）、史賓塞（ Spencer）、勒梅尤（Jean Pierre LeMayeur）、加爾德特（Jacques Gardette）、史賓斯（Andrew Spence）、懷特拉克（Edward Whitlock）以及約翰・格林伍德（John Greenwood）。有時華盛頓也會請內科醫生科雷克（James Craik）幫他拔除疼痛的牙齒。顯然終其一生，美國國父都為牙痛所苦。四十七歲時，當他坐下來讓皮爾（Charles Willson Peale，這位自詡多才多藝的畫家，還曾一度想要製作瓷牙）為他作畫時，他的臉頰還留有一個可能是由膿腫牙齒所引起的瘻管，疤痕清晰可辨（見圖170）。在華盛頓的日記中，記載著許多關於他牙痛發作的情形，想來將軍眾所周知的火爆脾氣應該是與他長期與牙痛苦戰有關。隨著年紀增長，華盛頓的牙齒接二連三地脫落；一七九〇年，就在他要就任美國總統之際，他只剩下一顆左下小臼齒。

華盛頓夫妻的私人信件就像是綿延不斷的牙疼連禱文（litany），有時還包括一些不尋常的請託。一七八三年，當華盛頓在新堡指揮聯軍時，他寫信給貝克：「我會非常感激你能提供一些石膏，你可用白色粉末〔在蠟中〕以取得口腔模型製作假牙，並告知如何混合及使用。當你完成這些事後，我會馬上送回我的牙齒模型，讓你幫我製作我所需要的假牙。」

一七九九年，瑪莎十萬火急地從費城寫信給她的牙醫師，說她將會「萬分感激懷特拉克先生為她製作一套牙齒，此假牙的前牙有些大且厚……，倘懷特拉克醫生能盡快做好，她將會非常高興，因為她現有的假牙已經不管用了。」

約翰・格林伍德為喬治・華盛頓製作了四套活動假牙，使用的材料有黃金、河馬牙、象牙及人牙（見圖186），與傳說不同的是，其中並沒有木製牙齒。由於其中一副假牙太短，因此當史都華（Gilbert Stuart）為華盛頓作畫時，他發現到華盛頓的臉頰凹陷，不得已用棉花將唇頰墊高，讓臉孔表情能夠更自然正常。即使如此，與華盛頓早年牙齒健在時的模樣對比，這時齒牙全無的華盛頓已顯得垂垂老矣。

一七九八年，華盛頓向格林伍德抱怨說，他所製作的假牙已經變了顏色。當他退回假牙之際，格林伍德解釋說：這些假牙的色素「來自於你平日所喝的紅葡萄酒，因為紅葡萄酒的酸侵蝕了所有光澤……我建議你喝完酒後要取下假牙，用清水沖洗，再換上另一套，或以刷子和一些白粉刷洗乾淨。」

圖170　由查爾斯・威爾森・皮爾（Charles Willson Peale）一七七九年所作。在此張普林斯頓（Princeton）的將軍畫像中，清晰可見喬治・華盛頓左臉頰上的疤痕。此疤痕可能是由於牙齒膿腫引起瘻管（fistula）所造成的。
費城賓西法尼亞美術學會（Pennsylvania Academy of the Fine Arts）

約西亞・佛烈格：早期共和國的著名牙醫師

十八世紀末期未曾治療過喬治・華盛頓的牙醫師是佛烈格（Josiah Flagg）。佛烈格曾受教於父親的合作夥伴雷維爾（Paul Revere），他是一位超越時代的先進牙醫師，在一七八三年的廣告中，他自稱有能力治癒環繞波士頓所有小城鎮

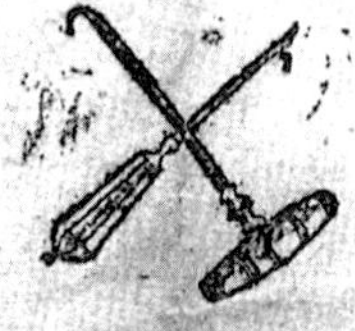
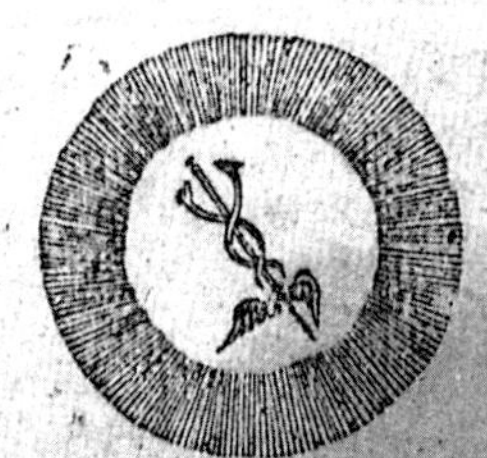
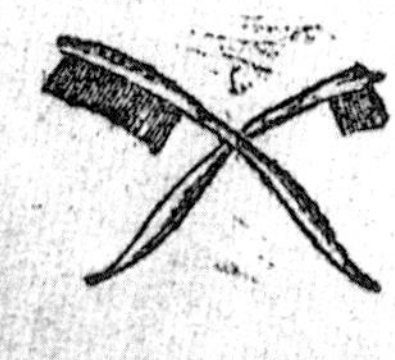

JOSIAH FLAGG,

Surgeon Dentiſt.

Informs the public, that he practiſes in all the branches, with improvements. [*i. e.*] Traiſplants both live and dead Teeth with greater conveniency, and gives leſs pain than heretofore practiſed in Europe or America ;---Sews up Hare Lips ;---Cures Ulcers ;---Extracts Teeth and ſtumps, or roots with eaſe ;---Reinſtates Teeth and Gums, that are much depreciated by nature, careleſſneſs, acids, or corroding medicine ;---Faſtens thoſe Teeth that are looſe ; (unleſs waſted at the roots) regulates Teeth from their firſt cutting to prevent feavers and pain in Children ;---Aſſiſts nature in the extenſion of the jaws, for the beautiful arrangement of the ſecond Sett, and preſerves them in their natural whiteneſs entirely free from all ſcorbutic complaints---and when thus put in order, and his directions followed, (which are ſimple) he engages that the further care of a *Dentiſt* will be wholly unneceſſary ;---Eaſes pain in Teeth without drawing ;---Stops bleeding in the gums, jaws or arteries ;---Lines and plumbs Teeth with virgin GOLD, FOIL, or LEAD ;---Fixes *Gold Roofs and Palates*, and artificial Teeth of any quality, without injury to and independent of the natural ones, greatly aſſiſting the pronunciation and the ſwallow, when injured by natural, or other defects.——A room for the practice with every accomodation at his houſe, where may be had Dentifices Tinctures, Teeth and Gum Bruſhes, Maſtics, &c. warranted approved and adapted to the various ages and circumſtances :--Alſo Chew-ſticks, particularly uſeful in cleanſing the fore Teeth and preſerving a natural and beautiful whiteneſs ; which Medicine and Chew-ſticks are to be ſold wholeſale and retail, that they may be more extenſively uſefull.

*** DR. *FLAGG*, has a method to furniſh thoſe Ladies and Gentlemen, or Children with artificial Teeth, Gold Gums, Roofs, or Palates, that are at a diſtance and cannot attend him perſonally.

☞ *CASH* Given

for Handſome and Healthy Live TEETH,

At No. 47, Newbury-Street, BOSTON, (1796.)

圖172　約西亞・佛烈格（Josiah Flagg）是美國第一位本土全職的牙醫師。它提供了自贗復到矯正的全方位牙科服務。在此張一七九六年的傳單上，顯示佛烈格如同他的許多同僚，購買了活牙，或用以移植，或用於活動假牙。
波士頓麻州歷史協會（Massachusetts Historical Society）

居民的牙疾。一七八五至一七九二年他定居於波士頓，並自一七九二年開始，就在查爾斯頓（Charleston）、南卡羅來納州等地執業，一七九五年重返波士頓。從他的廣告內容看來，除了拔牙之外，他還可進行「兔唇」的口腔外科。矯正也是他的精湛技藝之一，他堅信「擴張顎部的本質乃是為了獲得第二齒列的美麗排列」。他最精湛的技藝則表現在根管治療學（他可藉由簡單、安全、容易的手續移除牙齒神經的感覺）、贋復學（固定黃金頂及顎部）以及牙體復形學（以純金金箔或鉛填補牙齒）等方面。

一八一二年，他自願加入海軍服役，卻為英軍所俘，後來遣送回英國，因戰爭曠日持久而獲得假釋。在英國期間，他仍從事牙科診療，並繼續在此領域鑽研。據說他曾經參加由知名外科醫生庫柏（Astley Cooper）所舉辦的演講，庫柏當時正為了一根無法拔除的小臼齒牙根而不知如何是好時，他求助於佛烈格，佛烈格就向珠寶商借了一支酷似牙鋌的工具，放入病人口中，瞬間牙根就跳躍而出。

一八一六年，佛烈格在返回美國的途中，因為船難而使得健康情形每況愈下。當他回到查爾斯頓（Charleston）後，本想利用溫暖的氣候好好養病，最後卻感染了黃熱病而去世，得年五十三歲。

佛烈格對牙科的貢獻之一，是他在一七九○年發明了第一張牙科診療椅

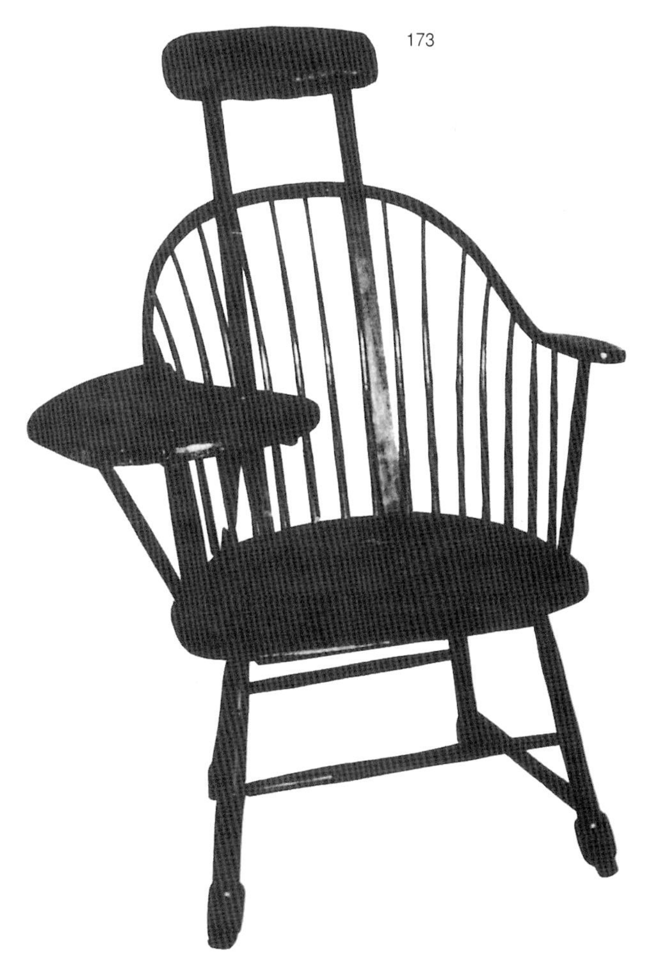

173

圖173　約西亞・佛烈格（Josiah Flagg）是第一張牙科椅的發明者。擁有著可調式的枕頭及扶手擴大，以置器械。舒適便利大為增加，遠遠地超越了較早期的配置（例如見圖146，147）。

174

DIRECTIONS by DR. J. FLAGG, to use his DENTIFICES, or TINCTURES, (viz.) Use Cold Water, and a Brush, every day after rubbing the Gums hard with your finger to make them bleed what you can · rinse them clean with Cold Water, holding the water in your mouth untill the keenness of the air is off before you apply it to your teeth: After which use with the Brush the warranted and approved Antiscorbutic Tincture But not rinse it off for some time :——It may be used every day for the first week or ten days, and once or twice a week afterwards at discretion :——When once in good order, there is no further need of a DENTIST or Medicine. — N.B. Fear not the stiffness of the brush; — And if your Tincture is too potent for the Gums, add to it Port Wine to your likeing; But not mix the whole in the vial. —

Josiah Flagg

To Mr. J. Green —

May, 1800

圖174　佛烈格（Josiah Flagg）為病人提供全方位的牙科服務。這是他所開立的處方單，鼓勵病人要多漱口、刷牙及按摩牙齦。

（見圖173），他承襲了高背斜腿的木椅──溫莎牙科椅（Windsor chair）的造型，另外再增加了可以調整高度的頭枕，並將扶手加寬用來放置器械，轉型成為一張非常符合實際效用的裝備。

美國獨領風騷：一八〇〇年至一八四〇年

雖然法國是現代牙醫學的搖籃，但到了十九世紀時，因為種種因素，領導的地位移轉到了美國。第一個主要的原因就是法國大革命的動亂，讓法國在科學的發展上幾乎完全停擺，而在甫建立民主制度的新興國度美國卻像旭日初升一樣，科學的發展蓬勃地展開。第二個原因是在這個新生的國度中，處處都是機會，因此吸引了舊世界的一些傑出牙醫師來到了彼岸的美國。因此，在一八〇〇到一八四〇年間，不論是數量或重要性，美國的牙科文獻都有驚人的成長，先後發表了四十四篇論文。第三個原因就是急速膨脹的人口，因此需要大量的商品貨物以改善生活，從而促使新一代的修補匠及發明家的誕生。其中許多人將其精力與才華投入到牙科領域的發展中，因此帶動了牙科的成長與進

圖175　某位巴黎牙醫師在一八一九年發放的袋裝牙粉及牙齒居家保健小冊子。
哥本哈根大學醫學歷史博物館（Medicinsk-Historisk Musieum）

175

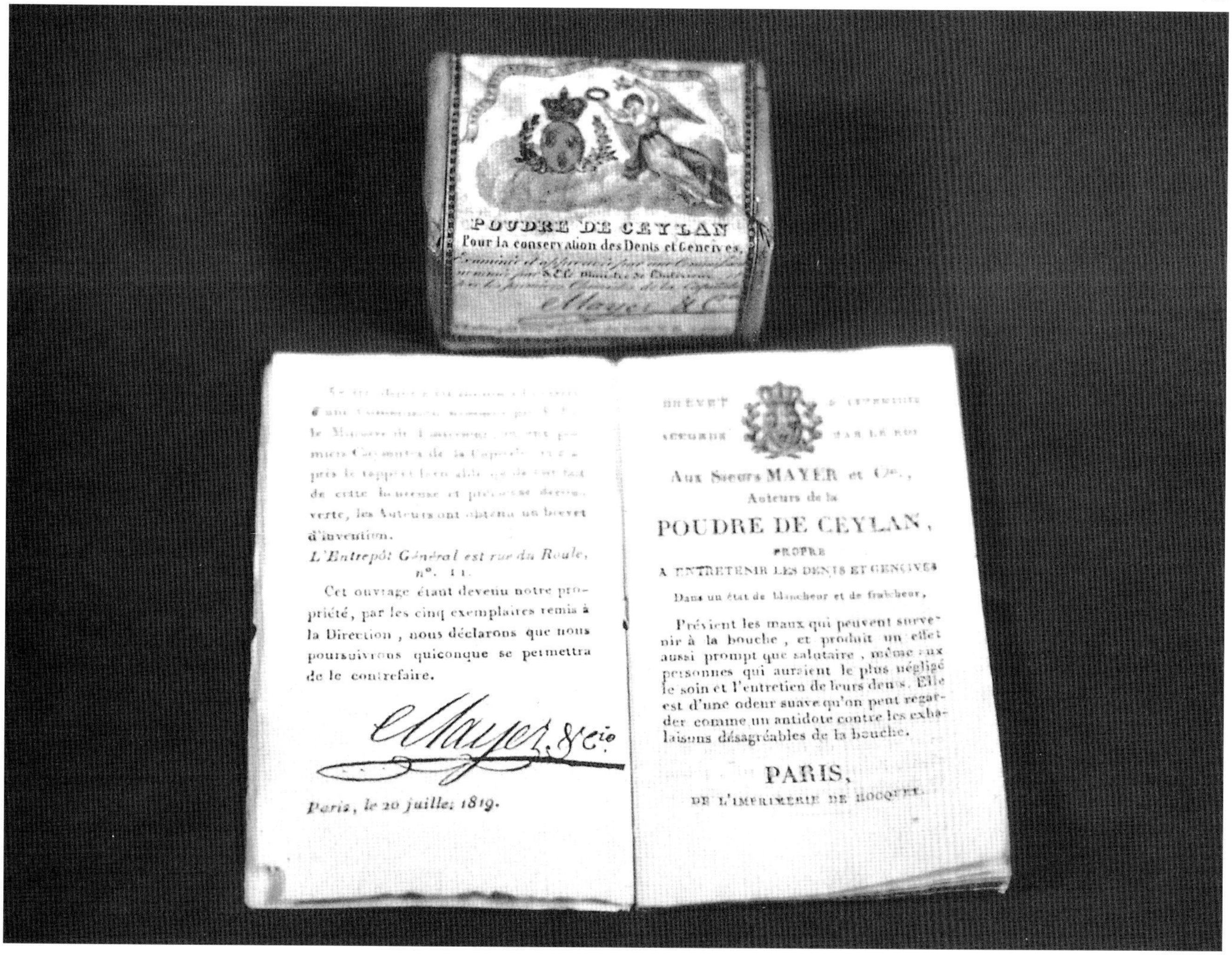

176 **Brooklyn Dentistry Establishment**

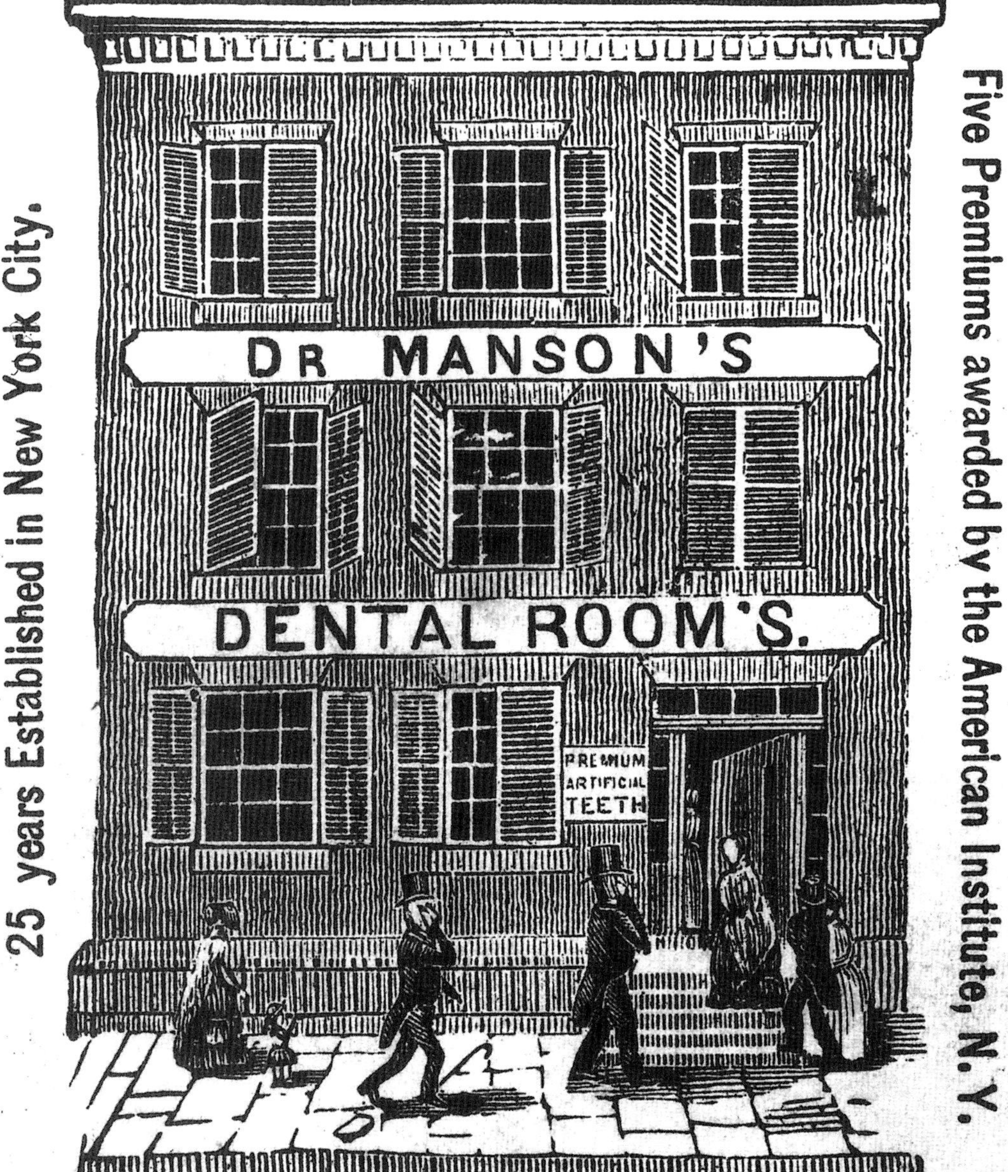

Now Located at

223 Putnam Ave., near Bedford Ave.

First Class Dentistry in all its branches. Our style, "Gumotype" Sets of Teeth, magnificent for their beauty and utility. Artificial Teeth, on fine gold, &c. Filling Decayed Teeth with gold, &c. Teeth Extracted with Benumbing Gasoline, (no pain or danger.) Special reception hours, 8 to 12 M.

Charges for "DENTISTRY" very moderate.

Ladies and Gentlemen respectfully invited to call.

圖176　此張出現於一八三〇年、極不尋常的名片，用來宣傳曼森（Dr. Manson）醫師的牙科診療室。醫師顯然使用類似於汽油之類的東西作為鎮痛劑，因為全身麻醉技術則遲至十九世紀後半期才開始使用。
紐約市紐約歷史協會（New-York Historical Society），貝拉．蘭道爾（Bella Landauer）

步。第四個原因是美國免費公共學校的普遍設立，這使得美國人民得以閱讀報章雜誌及書籍，而獲悉由牙醫師所提供的種種好處，因而也孕育出一批訓練有素的專業人士。到了一八二六年，曾在巴爾的摩、費城、倫敦執業過的牙醫師科耶克（Leonard Koecker），發表了一本著作《牙科外科學原理》（*Principles of Dental Surgery*），書中談到：「舉世無處，牙科的藝術能臻於比此更高的造詣與地位。」

十九世紀初，牙科醫療分別由四群牙醫師所執行，但其品質迥異。在最基層的地方自己即為醫生；因處那早年自我依賴的年代，居家自我醫療相當普遍。普受歡迎的居家醫藥叢書與年鑑，提供了許多療法，但結果往往未能如其所願。當時任誰都敢在閱讀那本《家庭醫生與健康指南》（*The Family Physician and Guide to Health*）（1833年出版於北部之紐約州）期刊之後，拾起拔牙的「鎖拔」（key）拔牙以及在疼痛的齒列上治療了。「任何人只要遵循著書中的指導，即被認為是美國最優秀的外科醫生一般，具有資格可執行拔牙。」那些指導是什麼呢？只是「牙齒要（用鎖拔）內外翻轉，但發現最方便的是雙牙向內而單牙（前牙）向外。」

不過，大部分的人還是求助於地區性的內科醫生。他們的診療項目包括簡單的拔牙、用刀（柳葉刀）切開及放血。每一位內科醫生的裝備中，至少都有一支「鎖拔」及拔牙鉗，而據我們所知，他們可能都是在不斷的錯誤嘗試中使用這些器械（見圖162、164）。

當然，此時期也出現了一批以牙科為主要醫療的專業醫生。其中有些是正規牙醫師的學徒，並在所居住的鎮上自行開業者；有些則是與正規內科醫生一起研究的內科醫生，或是已達到公認的醫學院標準後取得學位的醫生。直到一八五〇年，幾乎所有的傑出牙醫師都是內科醫生，他們選擇牙科，而非一般的醫療項目為其職業。

此外，還有執行拔牙的巡迴者（itinerant），他們到處兜售牙粉及偽藥，經常使用有問題的材料來填補齲齒，結果當然可疑。這些流動「醫生」鮮少受過專業訓練，因為居民越來越重視日常用品，以及對牙科治療的殷切需求，所以他們才投身於此行業中。至於各地的鐵匠、理髮師、藥商兼做牙科醫療者，這些人也是「牙科從業人員」的一分子，不過對於專業牙醫的發展毫無影響。

到了一八三〇年，紐約、波士頓、哈特福（Hartford）、奧巴尼（Albany）、費城、巴爾的摩、里奇蒙和查爾斯頓等美國主要大城市都有固定的牙醫師。不過，較小的社區還要仰賴往來於城市間負責牙科醫療照顧的合格牙醫師的幫忙。他們進入村莊，寄宿在客棧、供膳宿舍或旅館內，然後以散發傳單或在地區性報紙刊登廣告等方式招攬客人，隨身帶著醫療用的盒子就開始工作。但是因為沒有可攜帶式的牙科椅及設備，而只能提供拔牙、補牙、製作假牙和其他必要的服務。這些專業人士中不乏極高水準的牙醫師，當時他們優異的表現隨處可見。雖然他們的資源不足，旅行行醫，有時是為了增加收入，但也是出於真誠地渴望去幫助他人。

大體上來說，這些早期的牙醫師可以套一句羅賓森（J. Ben Robinson）的

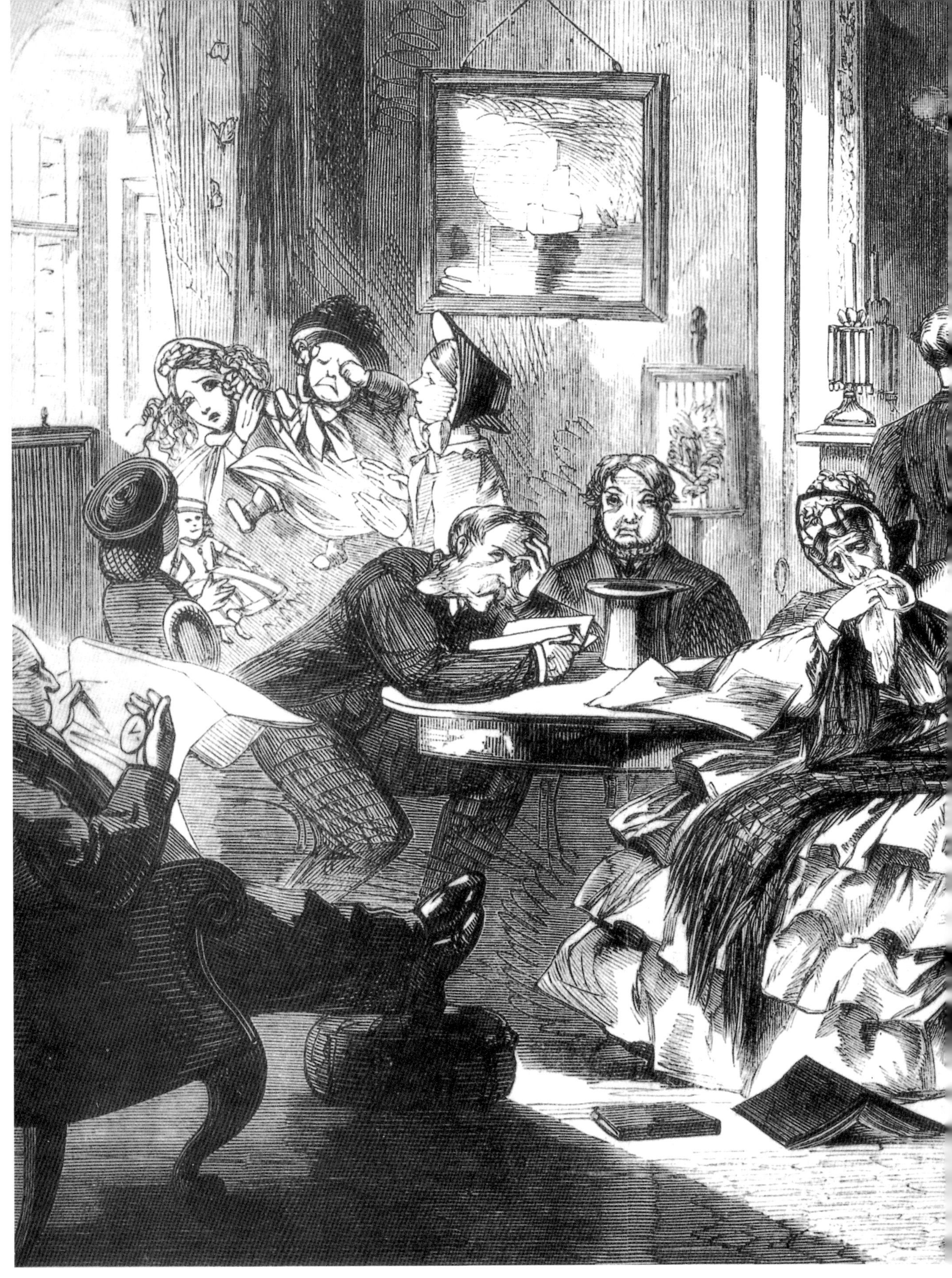

圖177　此幅漫畫問世之時，以道德教誨（Old Mortality）聞名於費城的大衛·貝茨（David Bates, 一八一〇～一八七六年）寫下：「瓊斯（Dr. Jones）醫師牙醫師在嗎？牙痛使我躁狂！但似乎有緩解疼痛的東西-，或許醫生你可以拯救它！牙齒拔掉了，再一次抽動跳躍的神經已經平息安靜。讀者你要避免這疼痛嗎？那麼需將崩壞的牙齒補好！」此圖雖非闡述貝茨的詩章，但此詩的美學涵義和藝術家完美契合。

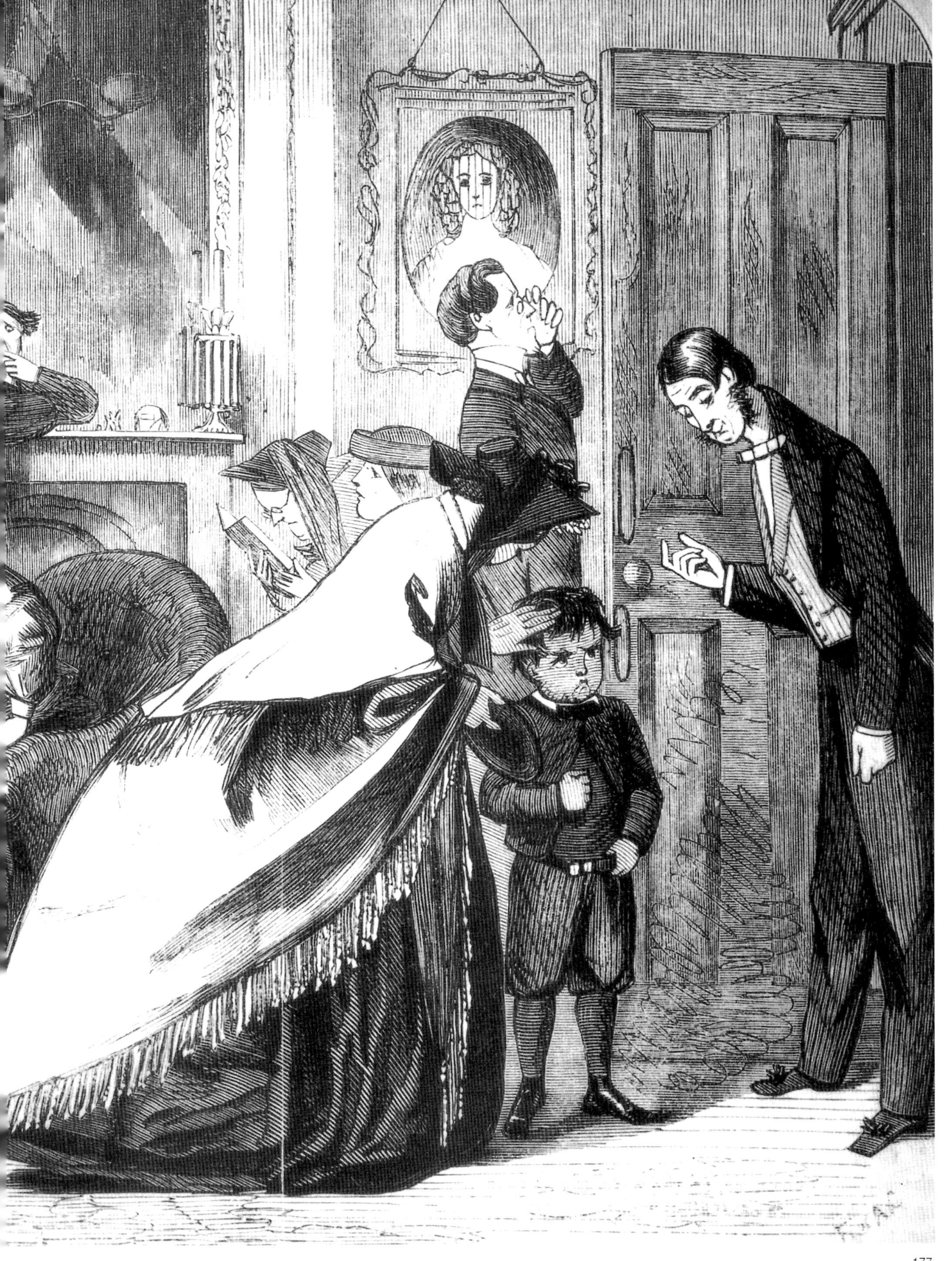

177

178

DENTISTRY,

— BY —

N. W. GILBERT, D. D. S.,

(GILBERT & WELLINGTON,)

NORTHFIELD, VERMONT.

The undersigned will be

AT WAITSFIELD

A few days, commencing March 30th, 1881.

Rooms at the house of

CHENEY PRENTIS.

Prices low and work warranted to give satisfaction.

Please call as early as convenient.

N. W. GILBERT.

圖178　十九世紀末、二十世紀初，美國的巡迴牙醫師依然在鄉村治療病人。這幅於一八八一年春天懸掛於佛蒙特（Vermont）諾斯菲爾德（Northfield）的宣傳海報宣告著吉爾伯特（Dr. N. W. Gilbert）醫師的到達。
紐約市紐約歷史協會（New-York Historical Society），貝拉・蘭道爾（Beda Landauer）

話，他們「能幹、訓練有素，是具有大眾情懷的牙科外科醫生，他們辛勤的充實自我，以便能滿足適當的牙科醫療需求。他們對於提升牙科醫學與藝術和提高牙科尊嚴及技藝殫精竭智，不遺餘力。」當然，他們的奮鬥是艱難的，因為尚無法令規章可以規定只有真正經過訓練的牙科醫生才能執行牙科醫療。此一時期，任何人都能購買一支鎖拔或拔牙鉗，然後掛出招牌開始營業，即使他完全缺乏解剖學或治療學的基本知識。技藝精湛、訓練有素的牙醫師苦口婆心的呼籲民眾正視，那些存在於剝削他們的江湖騙子與受過訓練的手術者之間的極大差別。一八〇二年，在美國出版的第二本牙科著作《牙科治療》（*A Treatise on Dentistry*）的作者隆波索姆（B. T. Longbothom）在前言中有段精彩的描述，指出「牙科的專業已經超越於僅是拔牙與刮牙之上。」

> 「牙醫師」一詞已被無知的冒牌者不名譽的濫用，一般大眾冷漠以對，我無法忍受而必須告訴大眾我所認知的原始真義，即牙醫是「一個人所要執行的專業，不僅能夠潔牙、拔牙、移植牙齒及製作假牙，還要能夠以其擁有的牙科知識，保存病人口內健康的牙齒，並能夠相當程度的保護那些已經鬆動或已經蛀掉的牙齒，避免進一步受到傷害；此外，還必須能夠保衛那些容易罹患疾病的牙齒、牙齦及口腔，避免受到疾病的侵犯。」只有經過正規教育，歷經冗長與廣泛執業的人，才能獲得絕對必要的知識，此知識是所有「外科牙醫師」（Surgeon dentist）都應該具備的資格。

然而，三十幾年後，密醫依然當道。一八三〇年，居領導地位的牙醫師史普納（Shearjashub Spooner），在其著作《健康牙齒指南》（*Guide to Sound Teeth*）中警告社會大眾說：

> 「有一件事情是確信的，那就是此專業不是往上提升，就是向下沉淪，倘不使出鐵腕手段壓制和反對那些佔大多數、不良之徒的不法醫療。因為這些人利用牙科服務，目的只是為了賺錢，那麼牙科專業勢將沉淪。自此之後，對那些少數正在撐起牙科專業、有能力且受過良好教育的人，將會放棄在我們這一積極進取的國家中，為這聲名狼藉的事業而努力，並將他們的心力轉移到某些與他們意氣相投且可敬和聞名的人身上。」

贗復牙科學的進步

杜波伊斯・迦曼特（Nicolas Dubois de Chémant）的革命性全口假牙，讓早期使用有機材料製成的假牙往前邁進了一大步，因為有機材料長期置於口內會發生腐敗、分解、吸附色素和臭味等不良情形。然而，杜波伊斯・迦曼特一體成型的假牙也不是全無缺點，這種假牙容易收縮及變形。十九世紀初，豐吉（Giuseppangelo Fonzi, 一七六八～一八四〇年）的發明催生了現代贗復學。

一八〇八年，豐吉向阿特納奧斯藝術（Athenaeum of Arts）和巴黎醫學會

179

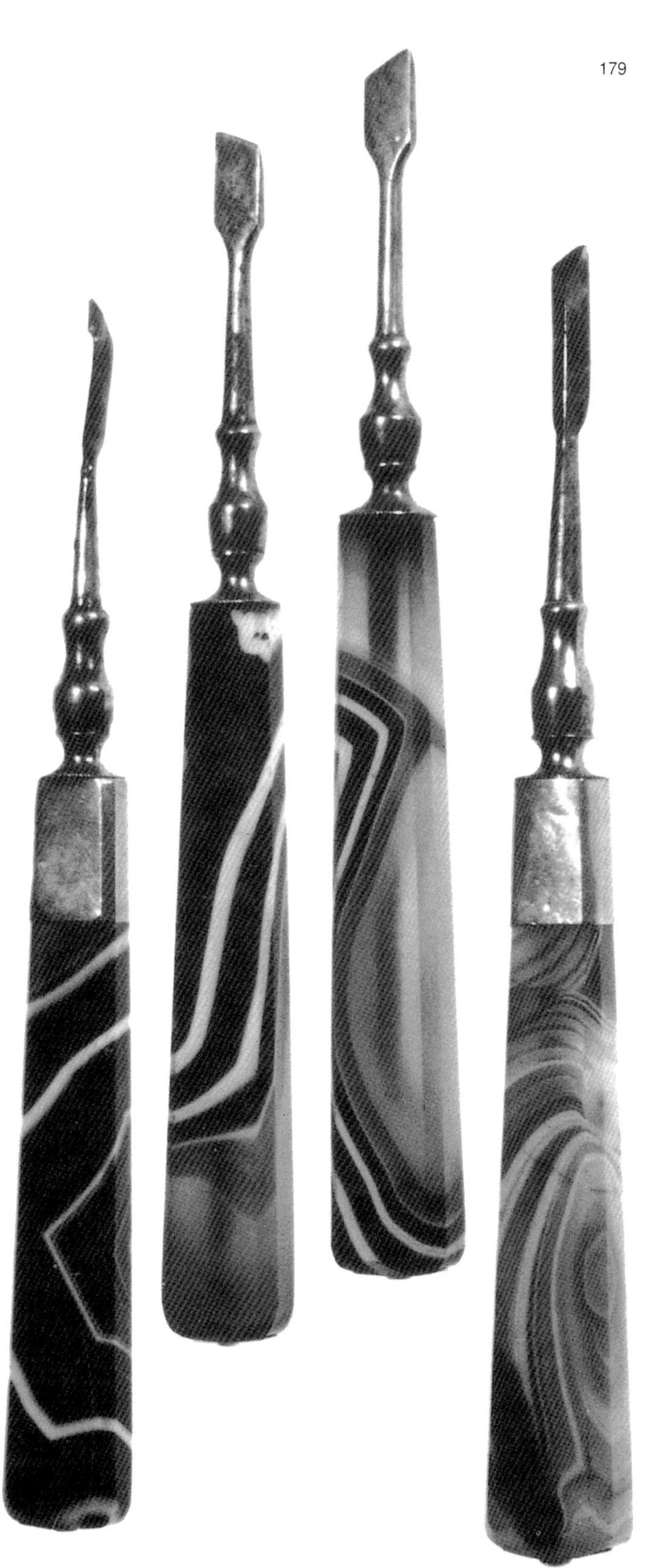

圖179　十九世紀中葉大部分的牙醫器械都用骨頭或象牙做成握柄，這些是一八六〇年左右的鑿子和牙根鋌（握柄是縞瑪瑙）。
波士頓，哈佛大學醫學博物館

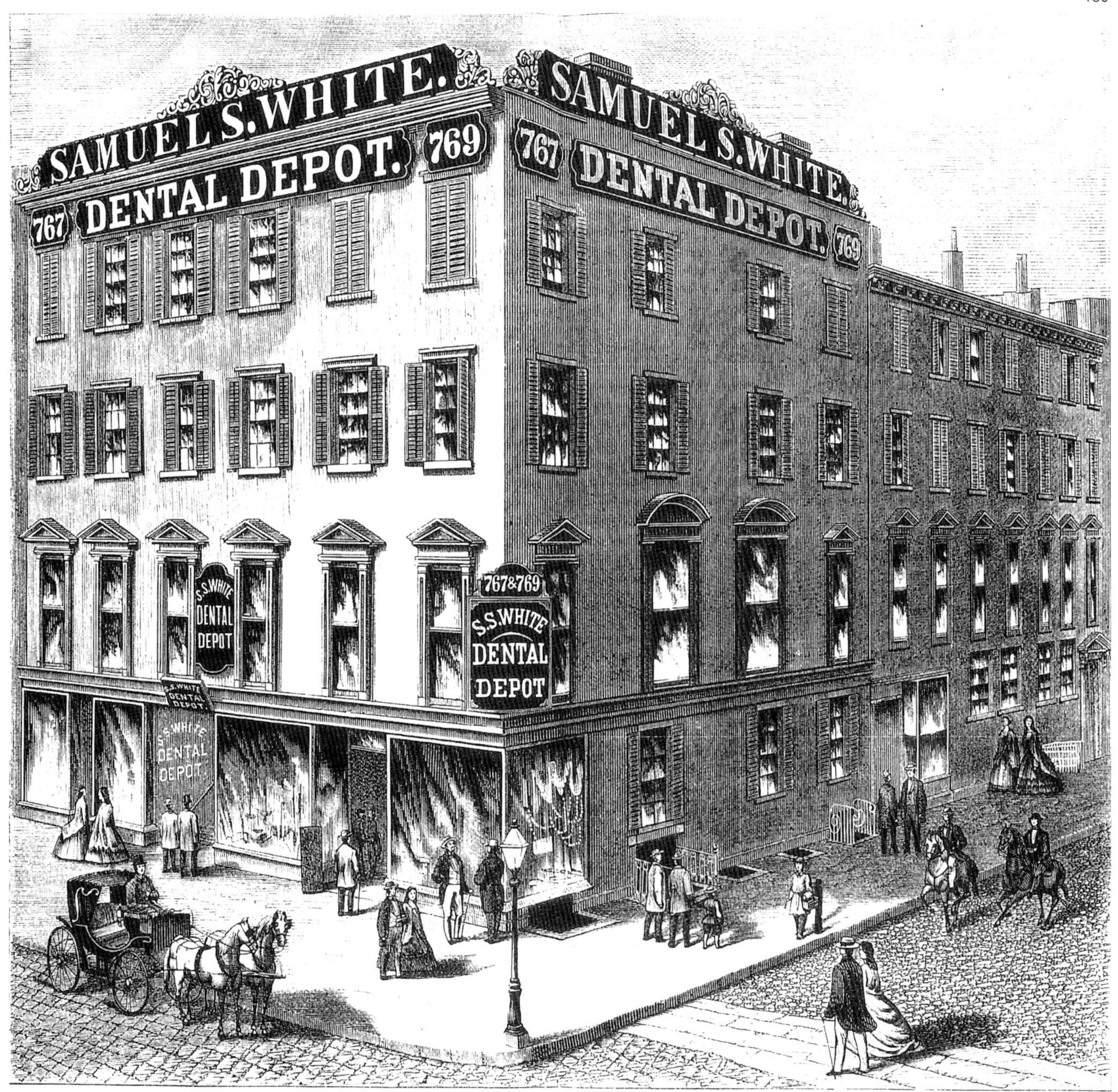

NEW YORK DEPOT.

圖180　一八四〇年代創建於費城的懷特公司（S. S. White Company）最終成為世界上最大的牙材製造公司。像這間位於紐約市的懷特公司材料供應機構，在十九世紀，在美國大部分的主要城市及海外成立。
法蘭西斯・考特威（Francis A. Countway）醫學圖書館哈佛醫學圖書館／波士頓波士頓醫學圖書館珍本書收藏

（Academy of Meclicine of Paris）代表的「科學委員會」出示了他親自命名且發明的「鐵一金屬不朽物」（terro-metallic incorruptibles），這些團體給予該發明無條件的背書。豐吉設計出一種可以製作個別瓷牙的模型（見圖185），烘烤之前，先用白金釘子嵌埋在每顆牙齒的背面。之後，這根釘子會被焊接在由黃金或銀所製造的基底上。接下來，則由其他技工加以改良，藉由加入不同的金屬氧化物來烘培，以改進顏色，並將模型雕琢得更加精巧，期使假牙看起來更加栩栩如生。在英國，則有金匠艾許（Claudius Ash），在一八三七年開始生產精細的瓷牙。幾年之後，又發明了一種可以插在假牙支柱（post）上的「管牙」（tube tooth），並被廣泛應用在牙橋與全口假牙上。一八五一年，辛辛那提的艾倫（John Allen）取得了「連接牙齦牙齒」（continuous-gum teeth）的專利權。「連接牙齦牙齒」是在一塊顏色有如牙齦的小瓷塊上附著二或三顆瓷牙的構造，這些瓷塊必要時可以連附於假牙基底上，但是製作此種瓷牙的方法耗力又費時，而且生產有限。因此，人類的自然牙齒仍然廣泛用在牙齒的移植上，而且持續了數年。

單顆瓷牙由法裔牙醫師普蘭圖（Antoine Plantou）於一八一七年引進美國。他教導新大陸的牙醫師製作方法，並收取費用。我們有一封一八二七年八月十一日普蘭圖寫給波士頓著名牙醫師基普（Nathan Keep）的一封信，信中普蘭圖表示六百元即可成交，「不僅可拿到收據，也可收到已經配製好的牙齒材料。」

先後有許多美國人都想試著改良及生產瓷牙，結果費城的珠寶商人史達克頓（Samuel W. Stockton），他與助手也是他的姪子懷特（Samuel S. White）一起在小工廠中大量生產瓷牙。懷特從叔叔處學得製牙的過程以及牙科的其他技術，一八四三年他離開叔叔自立門戶，此後成為世界上領導牙科產品生產的公司，一八四六年他放棄了牙醫，全心投入牙科產品的生產製造，後來成為全球的領導品牌。

牙體復形學的進步

「當今的科學牙醫師認為，多數人的牙齒經過正確處置後，都能夠終生保存下來。」史普納（Shearjashub Spooner）於其著作《健康的牙齒指南》（*Guide to Sound Teeth*）的觀察，他的觀點顯然大異於前一個世紀（十八世紀）許多人的認知，包括醫學專業的觀點。前人認為拔牙是牙科治療中不可避免的方法之一，但到了史普納年代，牙科專業人士卻是積極尋找填補蛀牙的改進方法，讓蛀牙能夠恢復原來的功能。在這百年的試驗當中，從蜘蛛網到松香（rosin）許多千奇百怪的材料都曾試用過。大約在一八五〇年左右，才找到了一種堪稱適合的充填物，即由赤鐵科的常青樹中萃取出馬來膠（gutta-percha），再混以石灰、石英和長石，始被提出。這種混合物最初以Hill's Stopping之名銷售，使用相當廣泛，不僅用作暫時性的充填，當牙齒蛀得太厲害或太脆弱而無法使用金屬填補時，也可用馬來膠作為非永久性的復形。

以低熔點熔化金屬再灌入牙齒窩洞內的技術，很快就被棄置不用，因為金屬的高熱通常會破壞牙髓，而且冷卻金屬邊緣的細縫還會殘留著導致蛀牙的物

圖181　此為治療拿破崙一世（Napoleon I）牙疾的器械手提箱
里昂（Lyons）牙科博物館（Musée de la Chirurgie Dentaire）

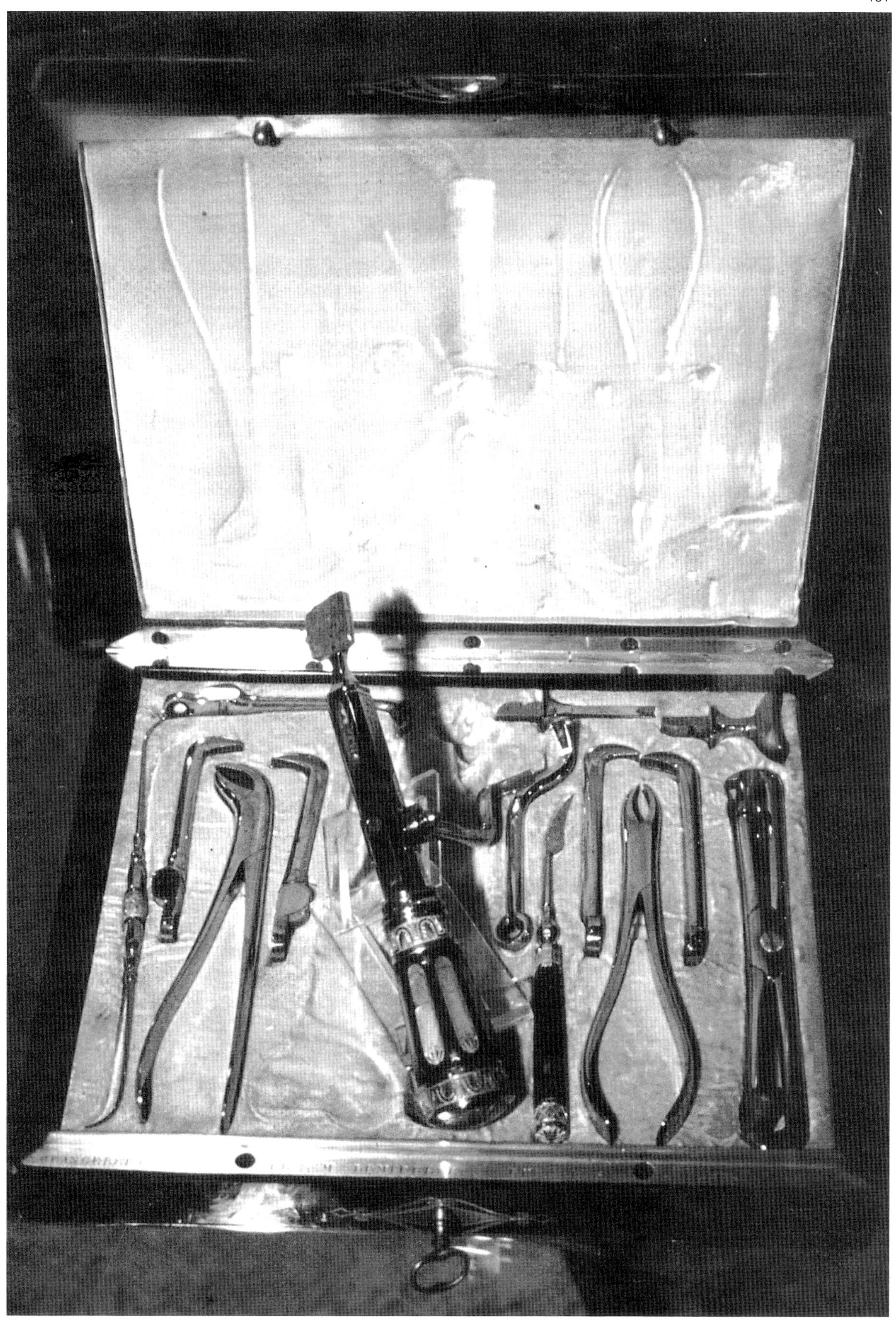

質。至於銀箔和錫箔的使用，成功有限。各式各樣的黏著劑雖然也曾風行一時，但也如同馬來膠的命運一樣被廢棄不用，或只是用作暫時填補的材料。信譽良好的牙醫師堅持只用金箔來補牙，例如著名的牙醫師科耶克（Leonard Koecker）就堅持金箔是唯一的選擇。

一八三三年，有兩位名叫科羅庫爾（Crawcour）的法國人來到了美國，他們聲稱擁有一種新的補牙材料，那是一種粗製的汞劑，叫做 Royal Mineral Succedaneum，它是一種由錢幣切塊的削屑，再混合足夠的水銀，所形成的泥濘膏狀物。但是，科羅庫爾的炫耀廣告，以及將蛀牙物質殘留在齒內的惡習，招致了許多著名牙醫師的憤怒。幾個月後，他們被迫返回法國。然而，在他們四處旅行所做的短暫停留中，這種補牙材料卻留在許多人的口中。許多美國的牙醫師都深深體會到金箔的填充操作困難且相當費時，而積極謀求解決之道。雖然許多居於領導地位的牙醫師都不使用銀汞膌來充填蛀牙，但還是有許多牙醫師開始實驗銀汞膌（silver amalgam）。

專業牙醫的建立

專業牙醫學以教育、組織和文獻三個環節為根基。在一八三九年到一八四〇年間，代表牙醫專業精神的鐵三角在美國各地首次創立，牙醫學也被提升至前所未有的卓越水準。這樣的輝煌成就自然是多數牙醫的辛苦貢獻砌築而成，而其中有兩位出類拔萃者，那就是首推海頓（Horace H. Hayden）及哈利斯（Chapin A. Harris）。

締造者

海頓（一七六九～一八四四年，見圖182）出生在康乃狄克州一個有教養的家庭，早年就展露出對自然與生物科學的天分。他以地質學家身分開始了工作生涯，而且相關的著作都獲得很高的評價。一七九二年，他在紐約市時為了要治療牙齒而求診於約翰·格林伍德（John Greenwood）。格林伍德的風範深深地吸引了這位年輕人，並讓他下定決心選擇牙科為終生志業。他後來是否成為格林伍德的學生不得而知，只知道沒有多久，海頓在牙醫學及醫學方面皆有傑出的表現。

起初，他選擇在紐約北部執業，一八〇〇年搬到了巴爾的摩，在此正式獨立執業之前，先在當地數一數二的牙醫師漢米爾敦（Thomas Hamilton）手下擔任助手。海頓迅速累積聲望，並且在專業期刊發表文章，內容涵蓋醫學與牙科兩方面，例如潰瘍性扁桃腺炎、嬰幼兒萌牙之解剖及病理探究等。一八一〇年負責審核會員資格的馬里蘭醫學與外科學院（Medical and Chirurgical Faculty of Maryland），頒給海頓全美第一張准予執行牙科醫療的牙醫證書。

一八一九年，他應邀前往馬里蘭大學，對醫學院學生演講牙醫學，接著在一八二三年至一八二五年間他也做了一系列的公開演講。一八三七年費城的傑佛遜醫學院（Jefferson Medical College） 以及一八四〇年馬里蘭大學分別頒給

182

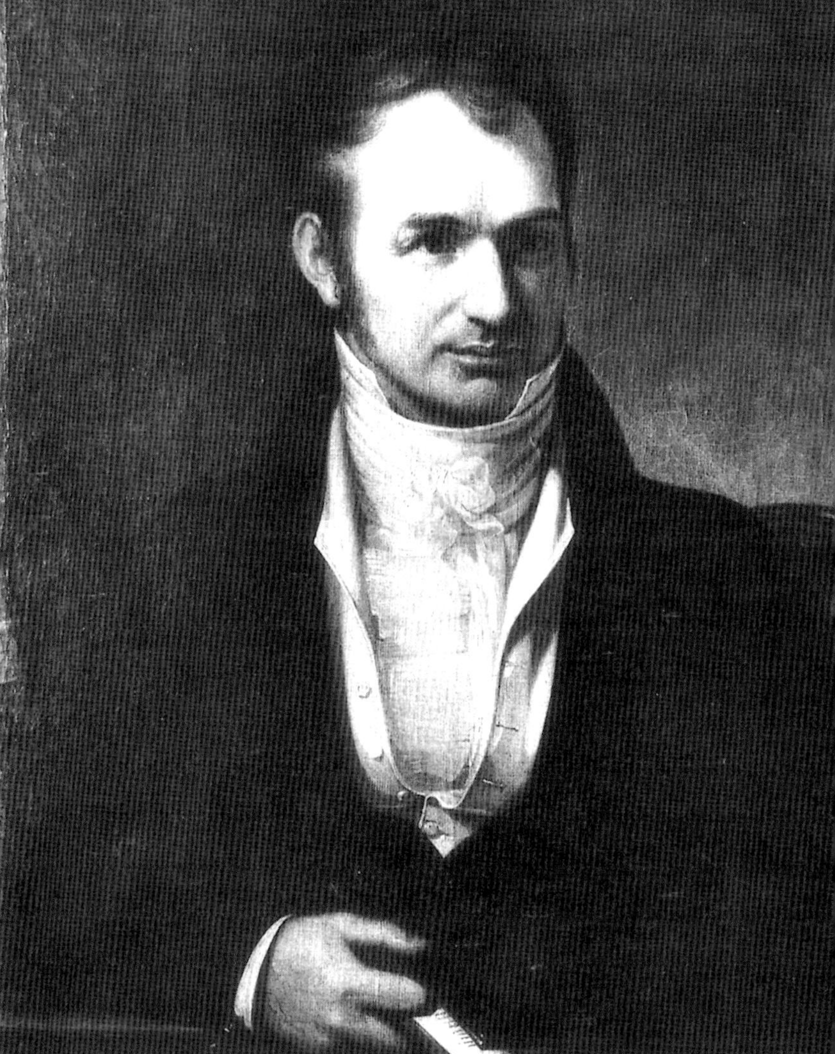

圖182　倫勃朗・皮爾（Rembrandt Peale）為豪雷斯・海頓（Horace Hayden）繪製了這幅畫像。海頓是美國專業牙醫學的締造者之一，此幅畫像現收藏於巴爾的摩大學馬里蘭醫學及外科學院（Medical and Chirurgical Faculty）

183

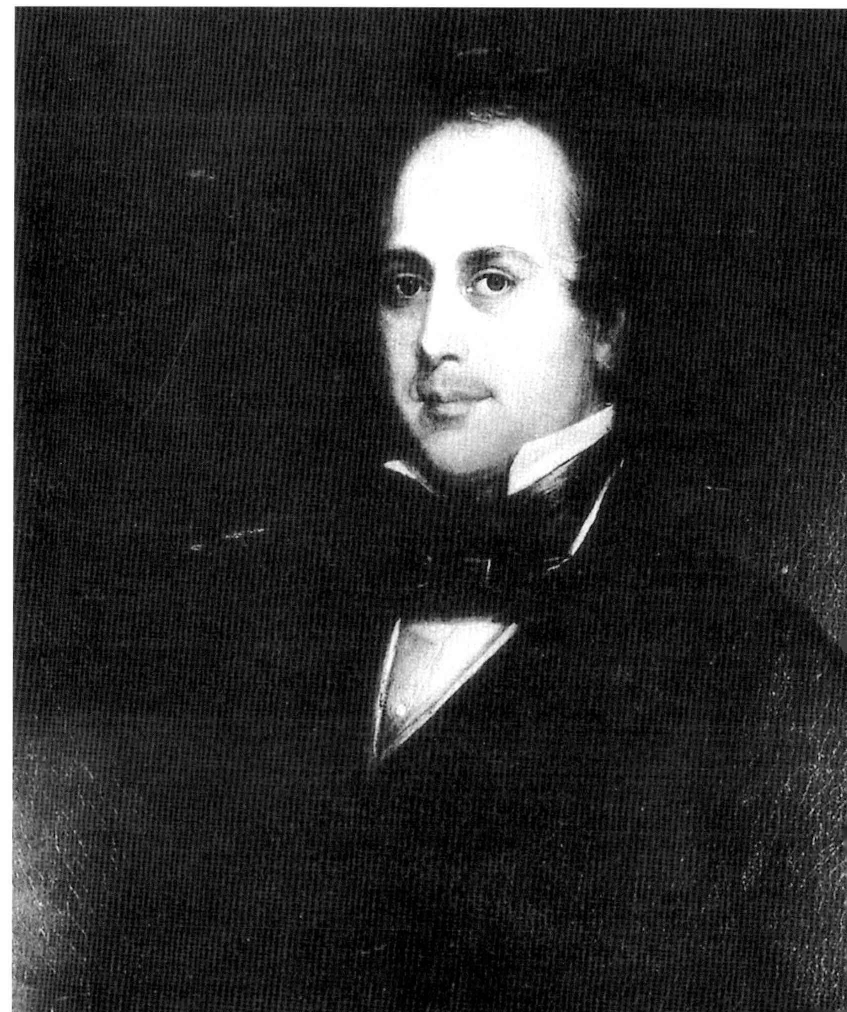

圖183　查賓・哈里斯（Chapin Harris）協助創立了全世界第一所牙科學院，也成立了全美國第一個全國性的牙醫協會以及建立了第一個具有權威性的牙醫期刊。此為伍德華德（David Acheson Woodward）所作的畫像，現藏於馬里蘭大學醫學院巴爾的摩口腔外科學院（Baltimore College of Dental College）

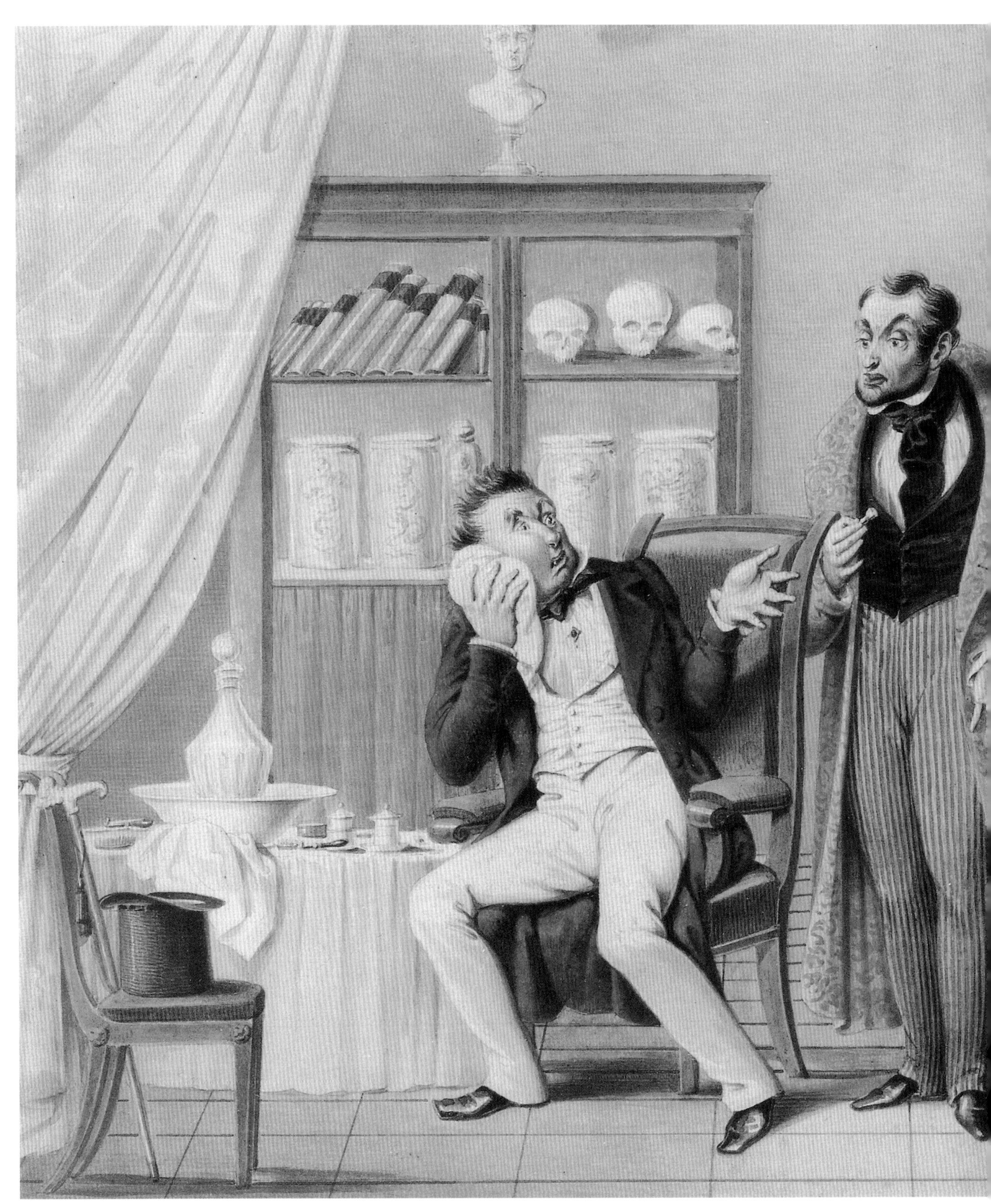

圖184　九世紀時，阿布卡西斯（Albucasis）曾說病人可能會因為疼痛的錯覺而誤將好牙當病牙。在此，由左安・克里斯汀・紹爾勒（Johann Christian Schoeller）於一八三九年所作的彩色版畫中，形勢已經完全逆轉。牙醫師誤判拔錯牙齒，而病人怒氣難消。
貝什斯達（Bethesda），國家醫學圖書館

184

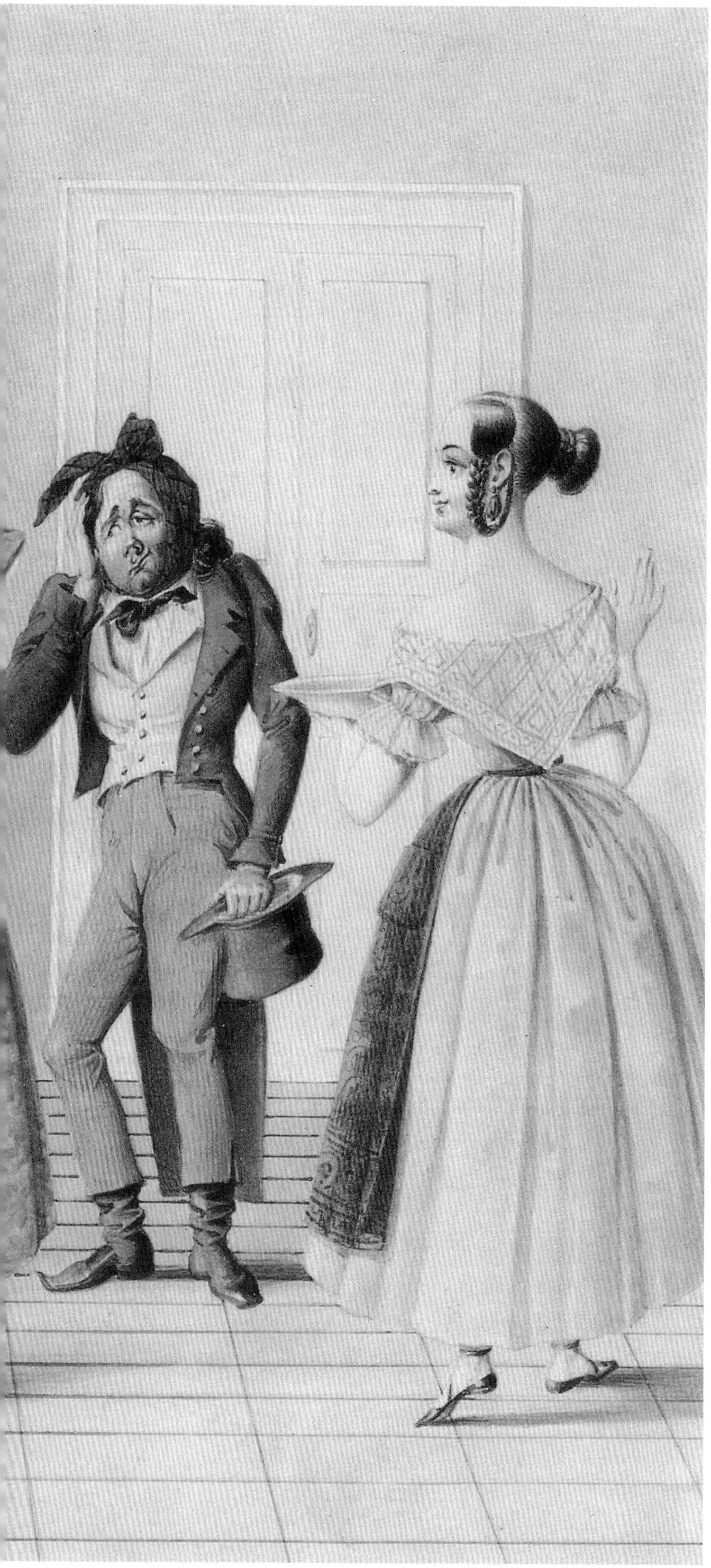

185

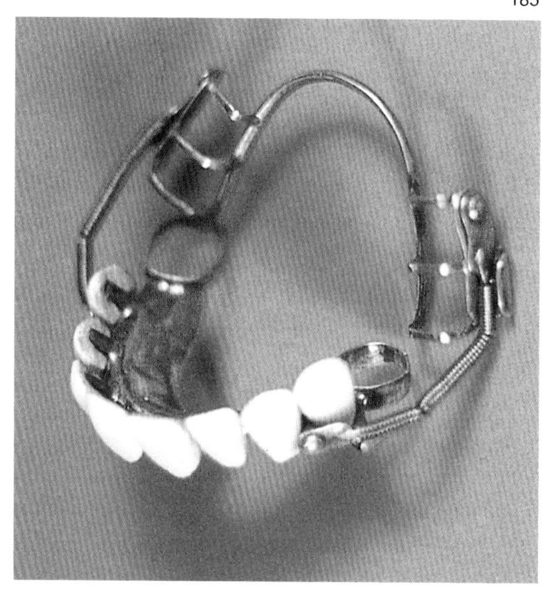

圖185　朱塞潘傑羅・豐吉（Giuseppangelo Fonzi）是一位具有時尚巴黎醫療風格的義大利牙醫師。他發明了個別瓷牙，在十九世紀初葉革命了假牙的製作。在此一八三〇年左右所作的部分活動假牙中，豐吉所設計的瓷牙被焊接於黃金支架上，而整副假牙則以金屬線固定於下顎的自然牙上。
哥本哈根大學醫學歷史博物館（Medicinsk-Historisk Museum）

186

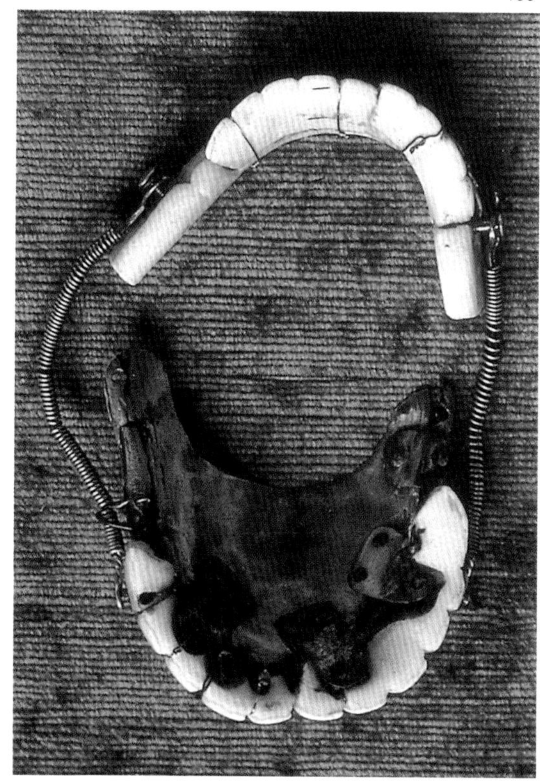

圖186　喬治・華盛頓（George Washington）最後的一副假牙是由約翰・格林伍德（John Greenwood）為他所做。顎部是由一片黃金鍛造而成象牙固牢其上；下顎假牙則含有一塊象牙雕成的牙齒，上下假牙由鋼製彈簧相連接。
華盛頓特區，國立美國歷史博物館，史密森學會（Smithsonian Institution）

BARNABY FACTOTUM.
Draws Teeth Bleeds & Shaves
WIGS made here, also Sausages
Wash Balls. Black Puddings.
Scotch Pills Powder for the Itch
Red Herrings. Breeches Balls
and small Beer by the maker
IN UTRUMQUE PARATUS
Rowlandson Sculp 1823
THE TOOTH ACHE, OR, TORMENT & TORTURE.
PUBLISHED AUGUST 1, 1823, BY JOHN FAIRBURN, BROADWAY, LUDGATE HILL.

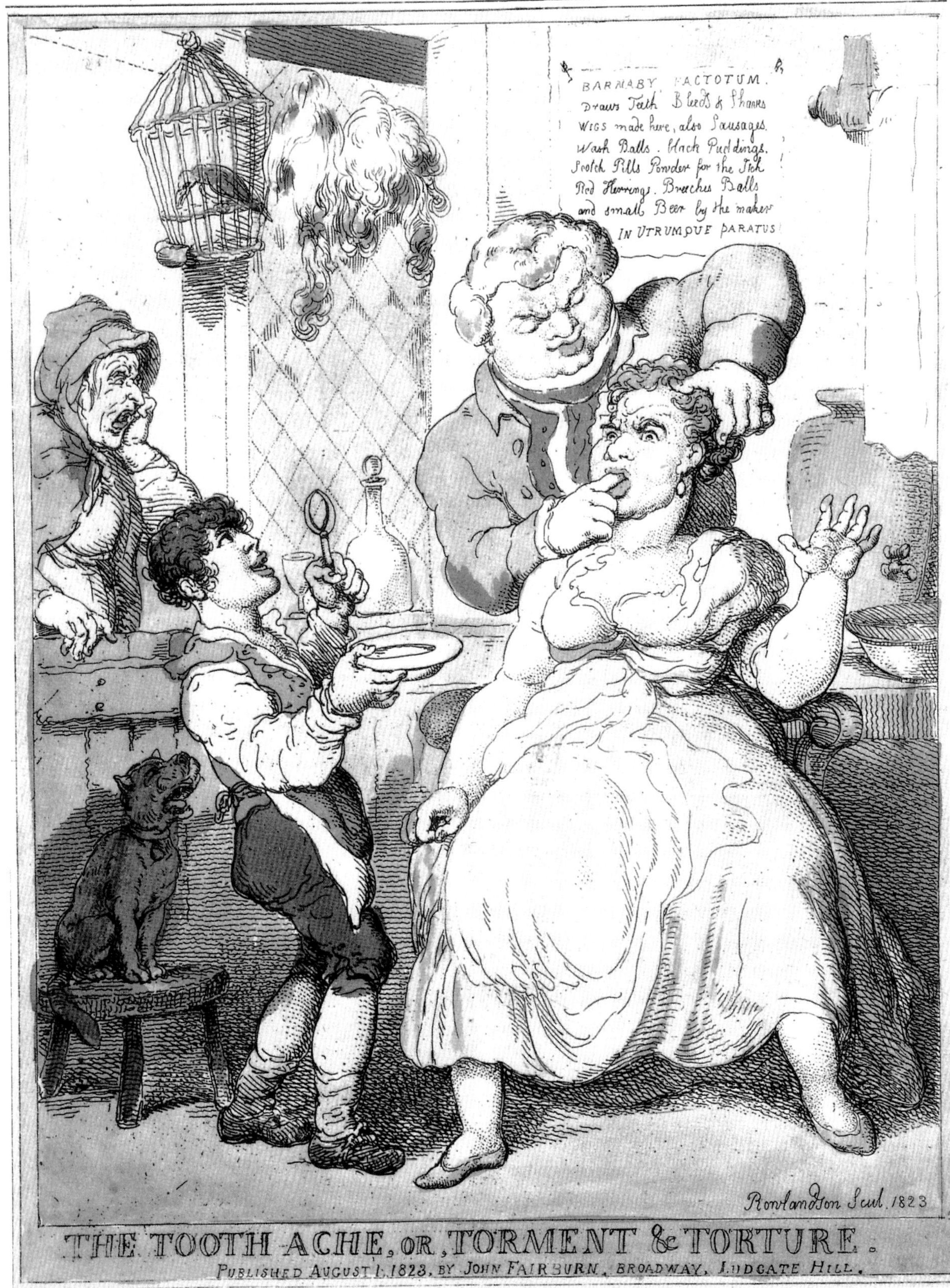

圖187　英國第一所牙醫學院創立於西元一八五九年。在此之前，牙醫均由毫無資格的人員，如能做多種不同工作者（jack-of-all-trades）來執行。他們聲稱說他們可以放血、做假髮、香腸、黑布丁、止癢粉、鯡魚乾（red herrings）以及酒性溫和的啤酒。此為羅蘭森（Thomas Lowlandson）於一八二三年所作的諷刺畫。
法蘭西斯．考特威（Francis A. Countway）醫學圖書館，哈佛醫學圖書館／波士頓波士頓醫學圖書館

他榮譽醫學學位，美國歷史上僅有兩位牙醫師獲此殊榮。

哈利斯（見圖183），一八〇六年出生於紐約州的龐貝（Pompey）小鎮。我們對於他一八二三年以前的童年時代，無從得知，一八二三年他前往俄亥俄州的班布里奇（Bainbridge），在其兄長約翰．哈利斯（John Harris）的指導下研讀醫學。一八二四年，他開始在俄亥俄州的格林菲爾德鎮（Greenfield）正式執業。根據一八二八年的記載顯示，他也兼行牙科醫療。

一八三〇年代初期，他離開俄亥俄州，前往巴爾的摩，正式成為海頓的門生。在他前往南方到處旅行，並於維吉尼亞州的佛瑞德利克堡（Fredericksburg）行醫一段時間之後，最後在一八三五年定居巴爾的摩。

哈利斯創立了一座統攝文學與科學的大型圖書館，並於1839年出版了《牙科藝術：牙科外科實用專論》（*The Dental Art : A Practical Treatise on Dental Surgery*），豐富了牙科的文獻，此書是牙醫界已出版的最重要圖書之一。在往後的七十四年間，曾經再版十三次之多，成就非凡，無人能出其右。

一八三八年，他就讀於華盛頓醫學院（Washington Medical College），在兄長的指導下完成醫學的研究，雖然沒有證據顯示他正式獲得了醫學學位，但他仍在名字上加上「M.D.」的字母縮寫。可以確定的是，一八四二年伊利諾州阿爾頓（Alton）的索特列夫學院（Shurtleff College）正式頒給他榮譽「藝術碩士」（M.A）學位，因為「他在科學上所達到的成就，足可媲美於大學的研究生。」

教育

西元一八四〇年三月六日，全世界第一所牙醫學院——巴爾的摩牙科外科大學（Baltimore College of Dental Surgery）在馬里蘭州政府的特許下正式創立，海頓及哈利斯居功厥偉。這所全球僅見的專科學校以「監察委員會」統籌監督下，此委員會一共包括了九名內科醫生、四名牧師及兩名牙醫師，分屬四個學院。這兩個牙醫師就是海頓及哈利斯，海頓是牙科生理學及病理學的教授及學院校長，而哈利斯則是實用牙科學教授兼教務長。其中的兩名內科醫生是邦德（Thomas E. Bond, Jr.），他是特殊病理學及治療學的教授，另一位是教授解剖學和生理學的巴克斯里（H. Willis Baxley）。

第一期只招收了五位學生，十一月三日開學。該校新設置了「牙醫外科博士」（Doctor of Dental Surgery, D.D.S.）的學位要求標準，如果修業成績比「牙醫外科博士」低的話，則授予「M.D.」（Medicinae Doctor，醫學博士）。入校學生修業兩年，與「M.D.」的修業年限相同，每年上課四個月。其餘時間則在牙科診所接受臨床實務的實習訓練。最後，只有兩位順利畢業，其中之一是來自巴爾的摩的亞瑟（Robert Arthur）。他在一八五二年，以創設美國第三所牙醫學院——費城牙科外科學院（Philadelphia College of Dental Surgery）聞名於世。此後，他又創設了賓州牙科外科學院（Pennsylvania College of Dental Surgery），並在一八五六年出任該學院院長。

組織

海頓和哈利斯攜手合作共同成立了美國第一個全國性的牙醫學會。毫無疑問的，這是海頓的構想。由於和馬里蘭大學醫生的密切接觸，讓海頓深深體會到成立全國性牙科組織的好處。他在一八一七年、一八二九年及一八三八年先後三次籌組學會都告失敗。後來，因為哈利斯強而有力的宣傳與說服力，才促使此構想開花結果。哈利斯首先對地區性的組織——成立於一八三四年的「紐約州暨紐約市之外科牙醫師協會」（Society of Surgeon Dentists of the City and State of New York, SSD）展開遊說，也許是參與反對聲名狼藉的科羅庫爾（Craw cours）銀汞臍事件及其他密醫行徑，該協會在歷經內部的紛擾不安後，最後在一八三九年解散。因此，該協會的成員以及一些來自其他州的牙醫師，就在一八四〇年成立了全世界第一個牙醫師的全國性組織——美國牙科外科醫生協會。協會成員公推海頓為第一任會長，來自紐約的帕姆利（Eleazar Parmly, 一七九七～一八七四年）出任副會長，哈利斯是執行秘書，布朗（Solyman Brown, 一七九〇～一八七六年）為記錄秘書。

圖190　全球第一所牙科醫學院——巴爾的摩牙科外科學院（Baltimore College of Dental Surgery），於一八四〇年十一月三日敞開大門迎接五名學生。

188

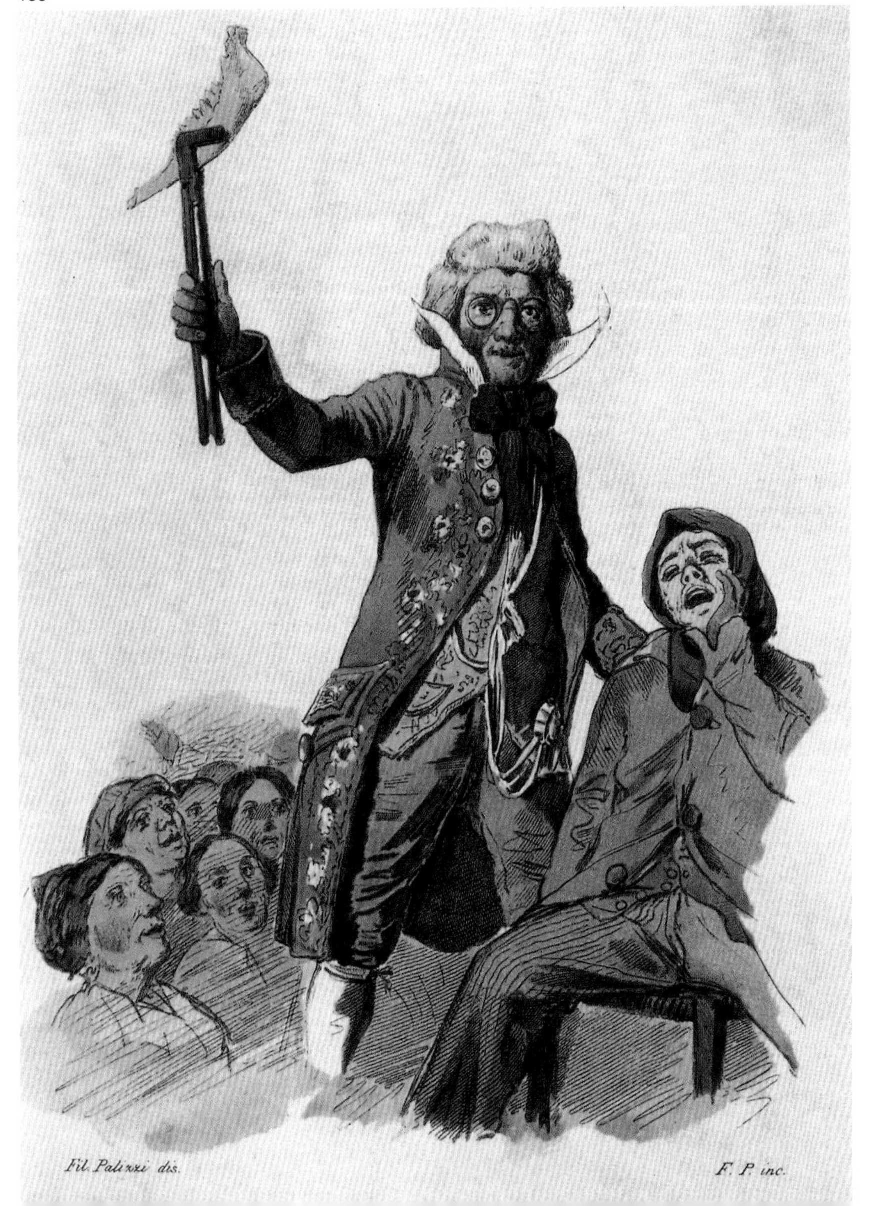

189

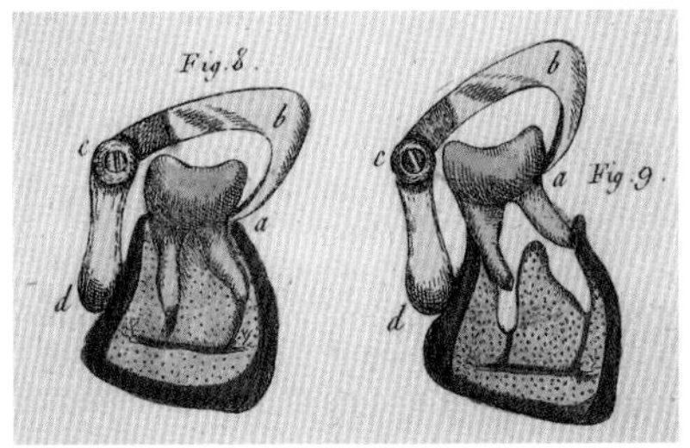

圖189　此由德拉巴里（Christophe Francois Delabarre）所繪的拔牙圖，顯示「鎖拔」（key）在拔除牙齒時的作用。摘自 *Odontologie; ou, observation surles dents humaines*（一八一五年）

圖188　十九世紀歐洲的牙醫學遠遠落後於美國，而且密醫橫行各地。菲利波．帕利吉（Filippo Palizzi）所繪題為 *Il Caccia-Mole in Carnevale* 的畫中，一位義大利的江湖密醫藉著假裝是從一位痛苦的病人口中，拔出了一個動物的下顎來吸引大眾。
巴爾的摩馬里蘭大學健康科學圖書館（Health Science Library）

190

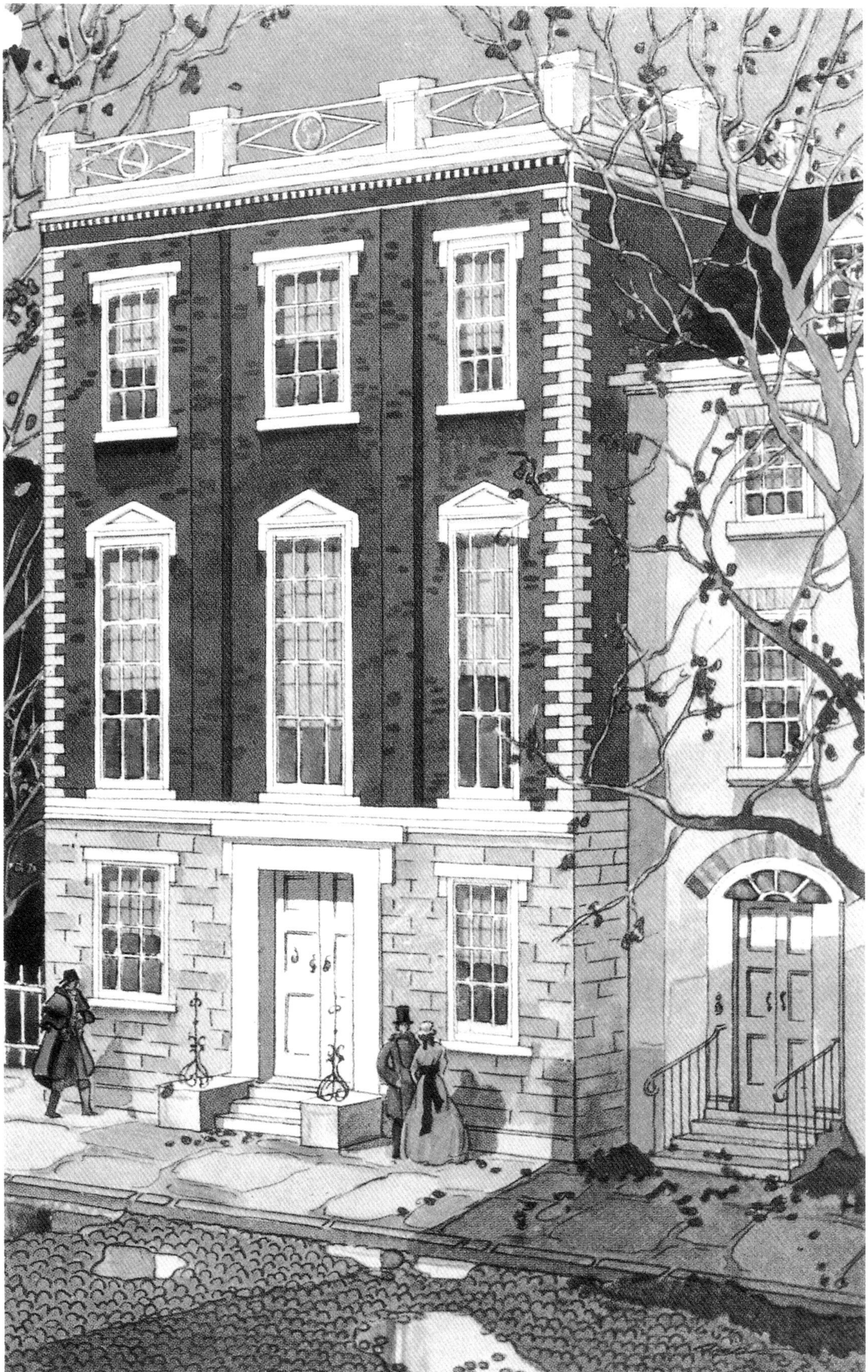

文獻

一八三九年，哈利斯洞悉了具權威性之牙科期刊的重要性，那著手幫助建立了，世界上第一份牙科期刊《美國牙科科學期刊》（*American Journal of Dental Science*）。事情的開頭可以追溯到一次在布朗紐約市家中召開的會議，當時與會的哈利斯、海頓、帕姆利及其他領頭的牙醫師都一致同意，從事牙科醫療的牙醫師需要從一份可信賴且定期出版的刊物上不斷擷取新知。雖然海頓當時憂心此期刊會淪為江湖庸醫提供膚淺的學習而傷害牙科專業，不過他仍按照大家的共識推動計畫。

帕姆利、貝克（Elisha Baker），布朗擔任出版委員，而哈利斯和帕姆利則是編輯，不過顯而易見的，身為委員會秘書的布朗負責了第一期的編輯，而哈利斯則負責第二期，並開始尋找訂戶（哈利斯和帕姆利各認捐了一百美元，而貝

191

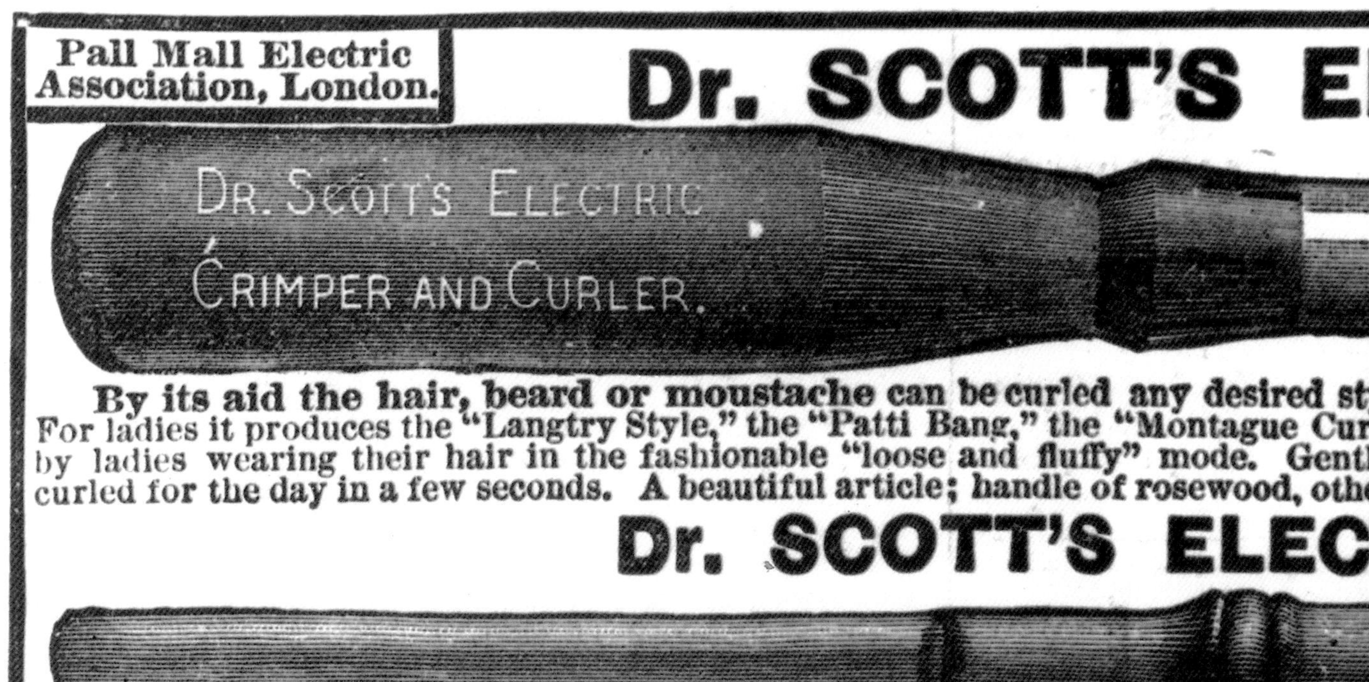

圖191　對十九世紀的人來說，電仍是新鮮玩意兒，因此將神奇的治療特質都歸功於它。牙刷柄可能是真的「以電磁電流充電後，在毫無電擊的感覺下，作用在牙齒和牙齦的神經和組織……遏止了蛀牙……並恢復琺瑯質的雪白原貌。」這是密醫刊登於一八八六年二月三日《哈伯斯週刊》（*Harper's Weekly*）上的一則廣告。

波士頓，哈佛大學醫學博物館

克、布朗及其餘九人則各捐了五十美元）。說帖冗長，詳細闡述為何需要一份如此專業的期刊：「能夠對實用的牙醫學所有主題，賦予尊嚴與重要性。對於所有教授們及整個社會裨益良多。」「此一工作，在比例上，勢可逐漸將密醫驅逐於牙科醫療之外，因為他們曾使牙醫蒙羞，同時也可以廣泛消除社會大眾的無知。」

創辦這份期刊有個更理想主義的想法是，透過《美國牙科科學期刊》將來自各方面的最新訊息帶給牙醫師，而且不管他們人在哪裡，大家都是可以「兄弟」相稱且團結一氣的專業醫師。

一八三九年六月一日第一期的《美國牙科科學期刊》正式出版，這一期的作者群包括貝克、布朗、帕姆利以及福斯特・佛烈格（J. Foster Flagg，約西亞・佛烈格的孫子），還有布朗對哈利斯新書《牙科的藝術》（*The Dental Art*）的介紹，以及由哈利斯加註的德拉貝利（Antoine Delabarre）作品《第二齒列》（*Second Dentition*）一書的摘要等。

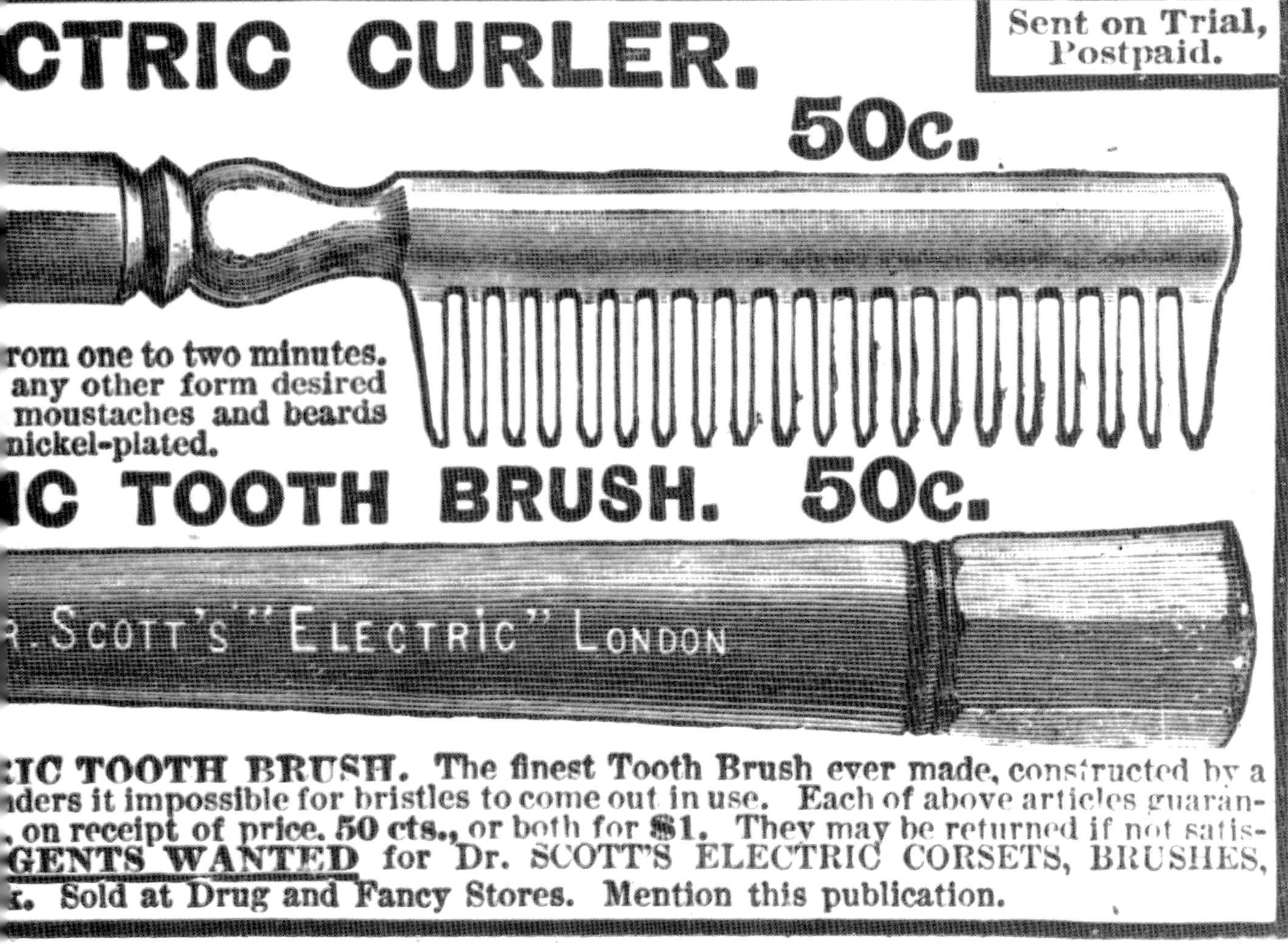

192

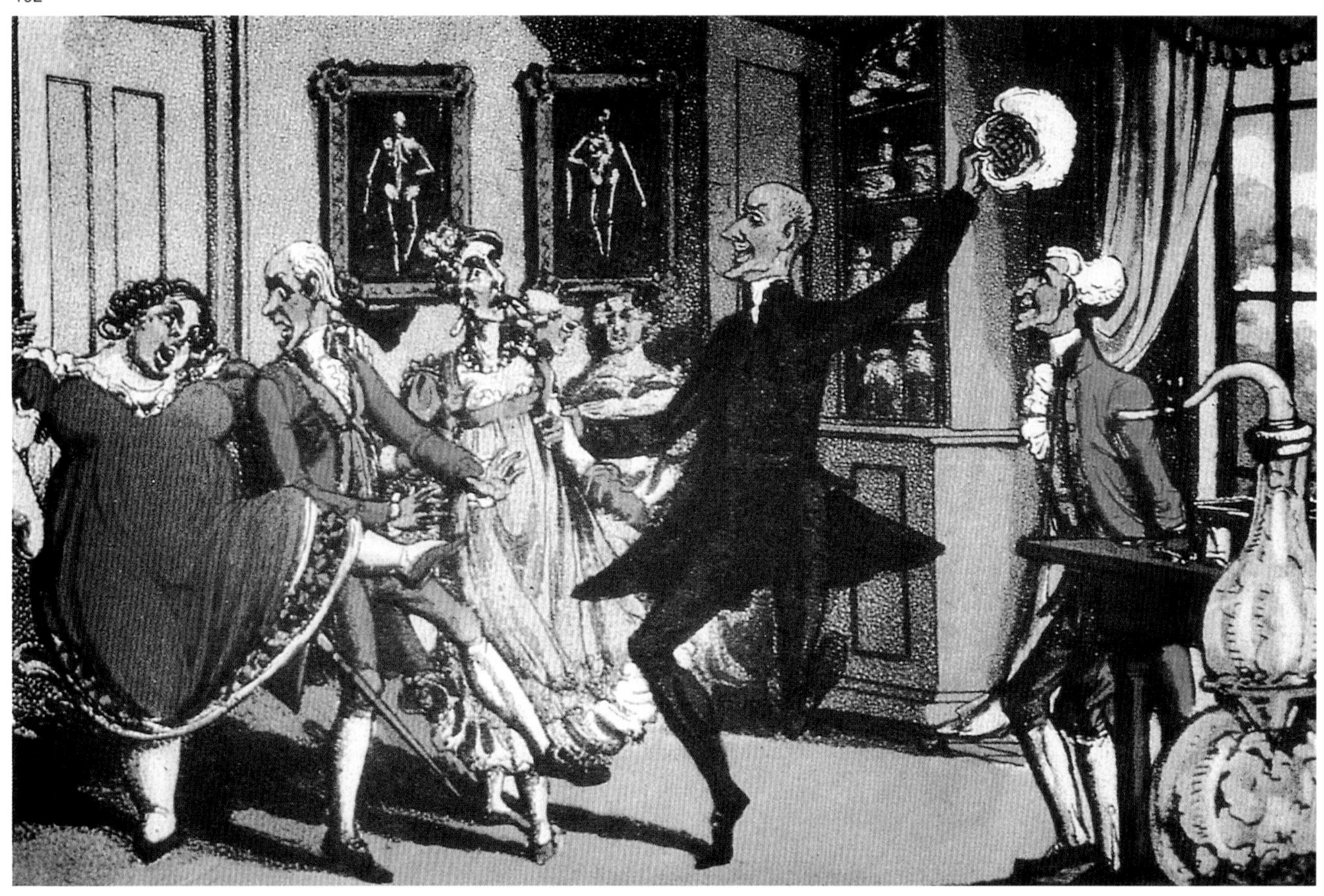

圖192　此幅一八二〇年諷刺性的英國彩畫，主題是描述一位叫做辛塔克斯（Dr. Syntax）醫生的拉丁教師旅遊歐洲，尋找新穎經驗而普受歡迎的故事。他和他的太太自右邊的玻璃容器內吸入笑氣（nitrous oxide），當藥力發作後，令在場人士一陣錯愕！直到一八四〇年代，笑氣方被使用於牙科作為麻醉。

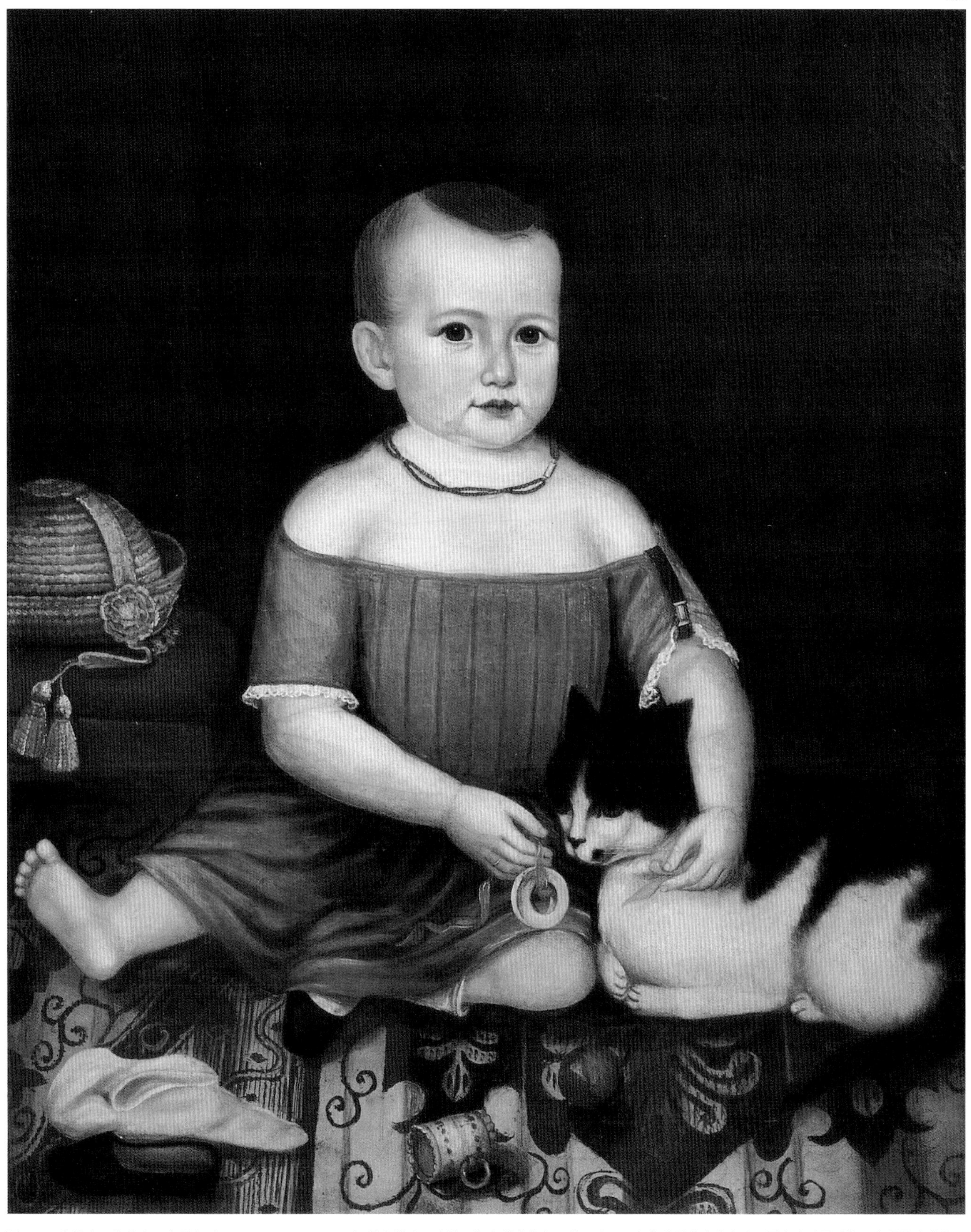

圖193　約瑟夫・懷特寧・史塔克（Joseph Whiting Stock）是麻州春田市的一為自學藝術家，於一八四五年作此引人注意之畫。圖中小孩子手持嬰兒長牙時咬的玩具，今日通常由塑膠製成，在早期（對富人而言）是由珊瑚製成（見圖201），可促進乳牙長出牙齦。
巴倫荷茲（Barenholtz）收藏

刊登在第一期的訂閱名單出現在該期刊的最醒目處，這些在十九世紀奉獻專長的牙醫師分布在二十三個州和哥倫比亞特區、英國、法國、古巴、百慕達（Bermuda）等地，其中大部分定居在美國東部的主要城市波士頓、紐約、費城及巴爾的摩。

《美國牙科科學期刊》在歷經兩年的財務困窘之後，由甫成立的「美國牙科外科醫生協會」（American Society of Dental Surgeons）在一八四一年第二屆年會中，投票通過取得該雜誌的擁有權，並宣布將之列為該協會的正式雜誌。

汞膌戰爭

不幸的是，「美國牙科外科醫生協會」（American Society of Dental Surgeons）甫成立於因為科羅庫爾（Crawcours）兄弟以其新汞膌而吹皺了一池春水之後。科羅庫爾兄弟誇張的廣告，讓稍具道德良知的牙醫師深感威脅。同時，未經訓練且毫無章法的醫療執行者在追求金錢之際，也迫不及待地要擁有這個新問世的補牙材料。畢竟汞膌比黃金更容易填充於牙齒之內。

當時有組織的牙醫師仍是執業牙醫師中的少數，他們開始抵制汞膌，並將宣傳活動定調為宗教的聖戰，誓將汞膌的擁護者徹底根除。最後，美國牙科外科醫生協會的每一位成員都被要求簽下誓約：「依個人之見，堅信汞膌無論如何都不適合塞入齒內或殘根（fangs）之中，我發誓在我的執業行為中，絕對不使用。」拒絕簽下誓約者，則立刻被開除。

但是進步不論以何種形式進行，亦非容易受阻。許多牙醫師（包括許多擁有高名望的牙醫師）不久後就發現，汞膌的確是有效解決復形困難的一個方法。他們在面對窮人需要補牙，但又無力負擔黃金的高昂費用時，就會被迫採用汞膌，另一方面也是為了要與廣泛使用汞膌的密醫競爭。結果到了一八五〇年，許多牙醫師都拒絕簽字，美國牙科外科醫生協會因而被迫取消抵制行動。但是這個安撫性的動作還是來得太遲，原定於一八五六年八月的年度大會，最後因為法定最低人數不足而被迫取消。第一個牙醫師的全國性組織旋即告終。

一八五〇年該協會因為經費短缺，無法支撐《美國牙科科學期刊》（*AJDS*）繼續發行，因此將版權出售給哈利斯（Chapin Harris），哈利斯概括承受一切債務後，再也無法專注於牙科的專業醫療，勇敢地自任出版者與編輯者，直到一八六〇年逝世為止。他的孤軍奮戰，財力逐漸耗盡於雜誌驚人的損失。哈利斯如此的行徑，世人給予了既悲憫又荒唐可笑的評斷：「他的同僚們聚集在紐約市舉辦紀念會，為身無分文的遺孀募款。在遊說了全國的牙醫師之後，共募得了一千美金，結算之後發現，竟在募款的過程中花掉了九一五美金，結果只好將僅剩的八十五元交予哈利斯太太。起初，她馬上且憤怒的嚴詞拒絕，但再三考慮後，因為迫切需要，只好勉強收下。」

194

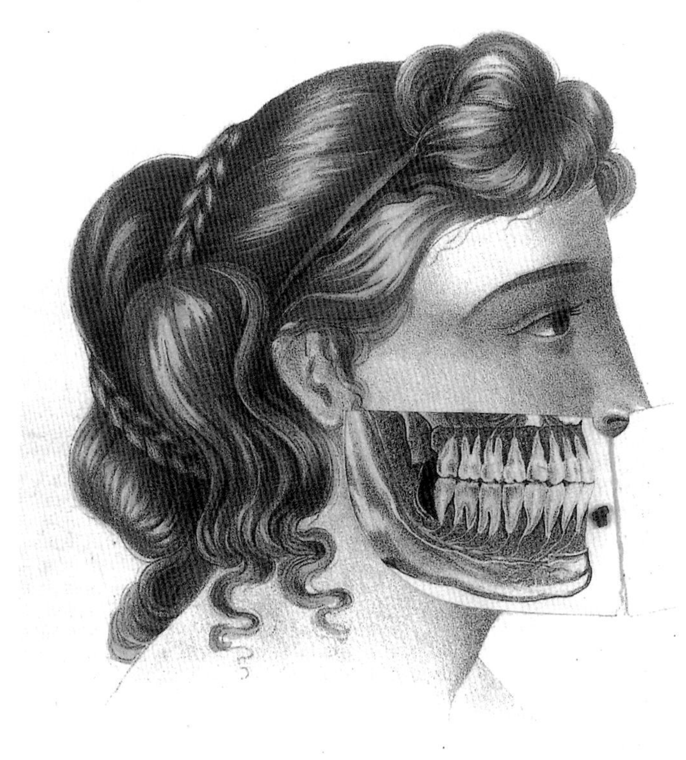

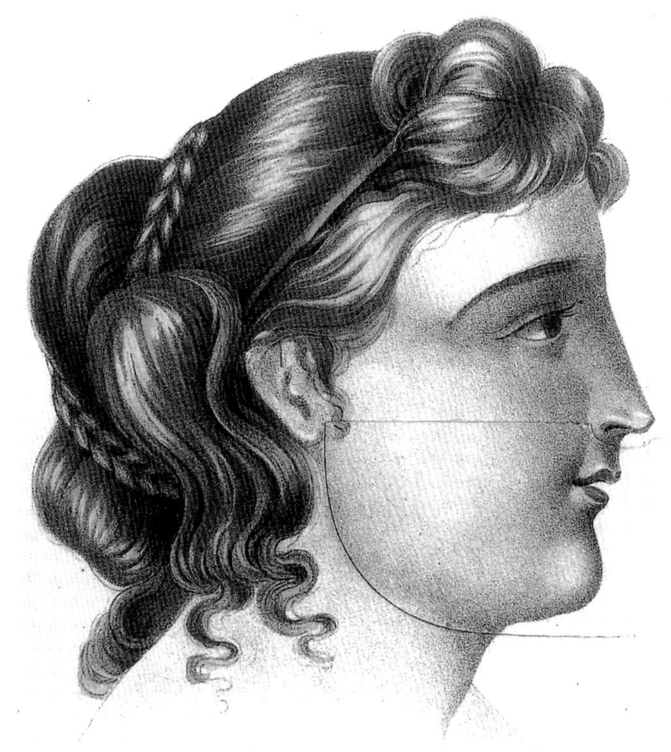

圖194　由喬治・霍斯（George Hawes）所著《牙科精論》（*A Familiar Treatise on Dentistry* ）一八四六年紐約出版，全書以聰明的插畫為特色。當嘴巴部分掀起之後，露出了女人漂亮的牙齒。
法蘭西斯・考特威（Francis A. Countway）醫學圖書館哈佛醫學圖書館／波士頓波士頓醫學圖書館珍本書籍收藏

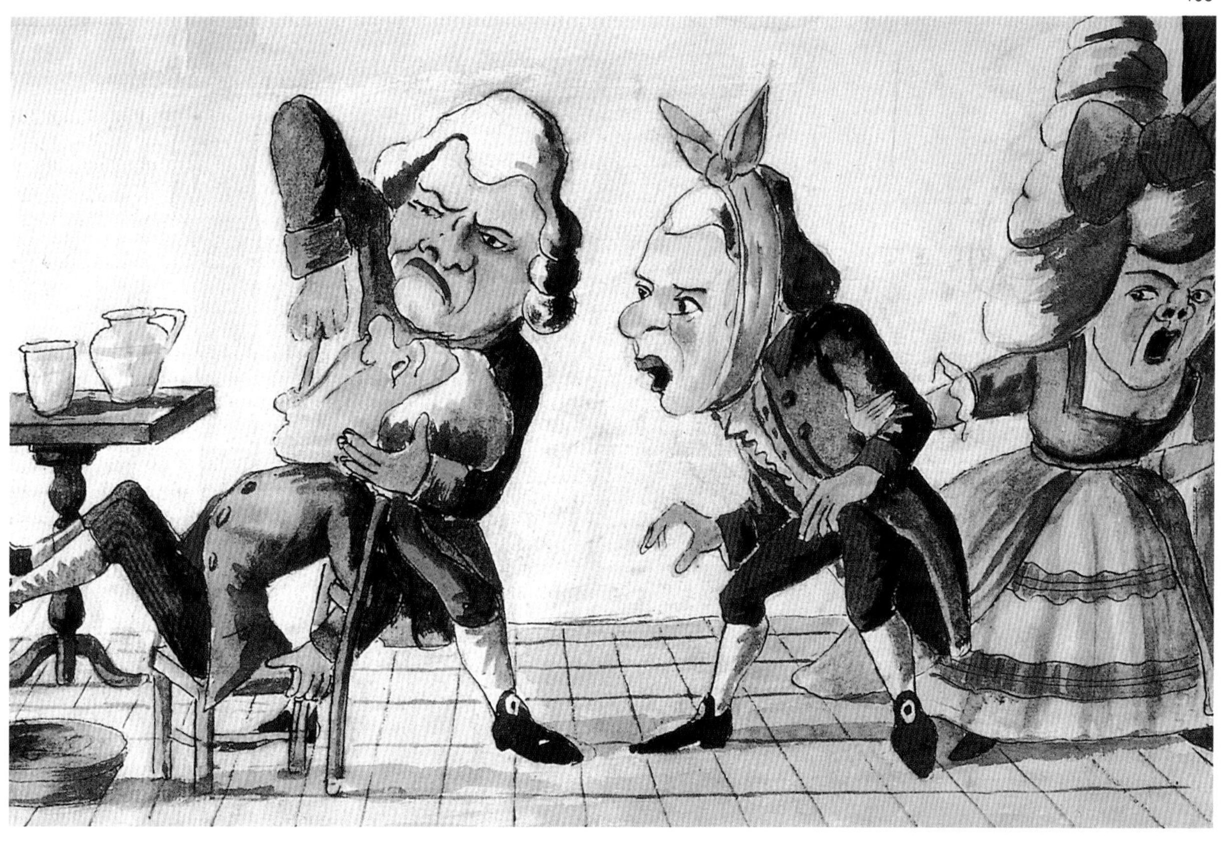

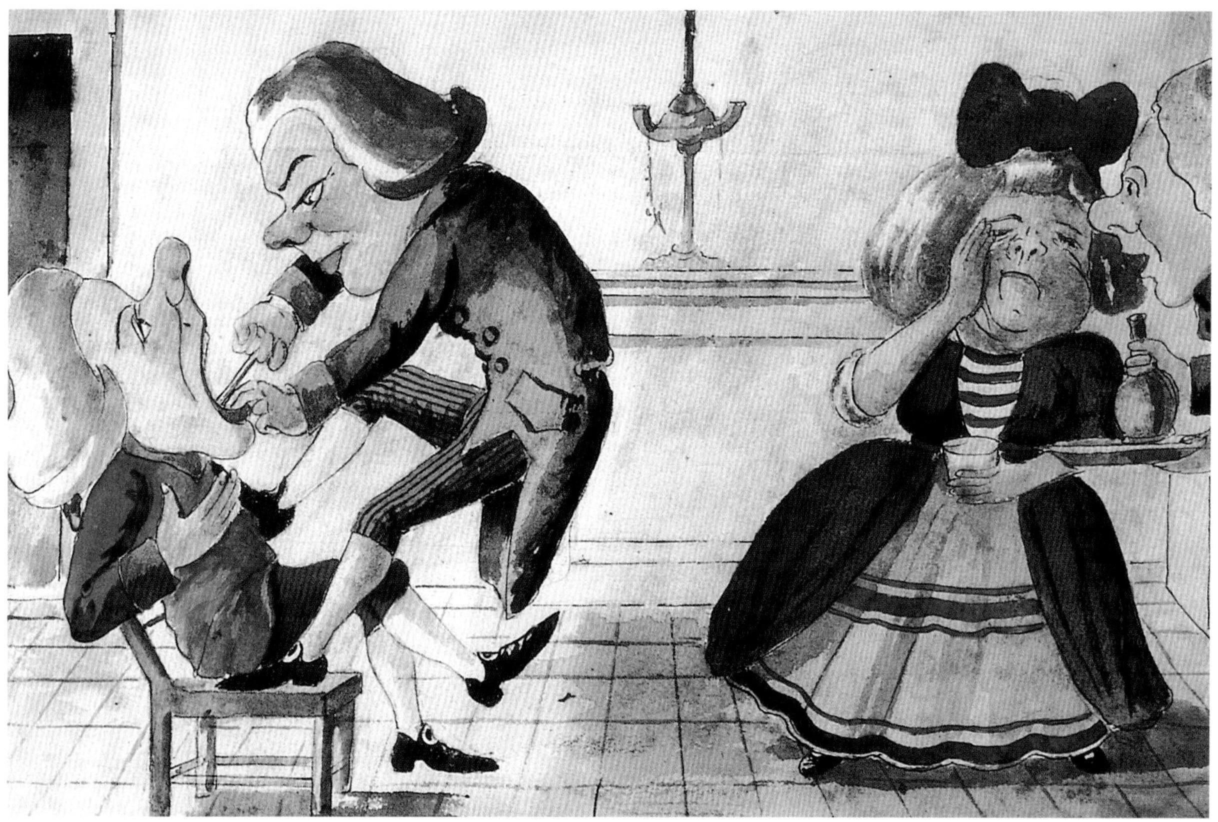

圖195　一位強壯的義大利牙醫師使盡全力拔牙，讓一旁等待看診的病人嚇出了一身冷汗。繪於一八五〇年代。
巴爾的摩，馬里蘭大學健康科學圖書館

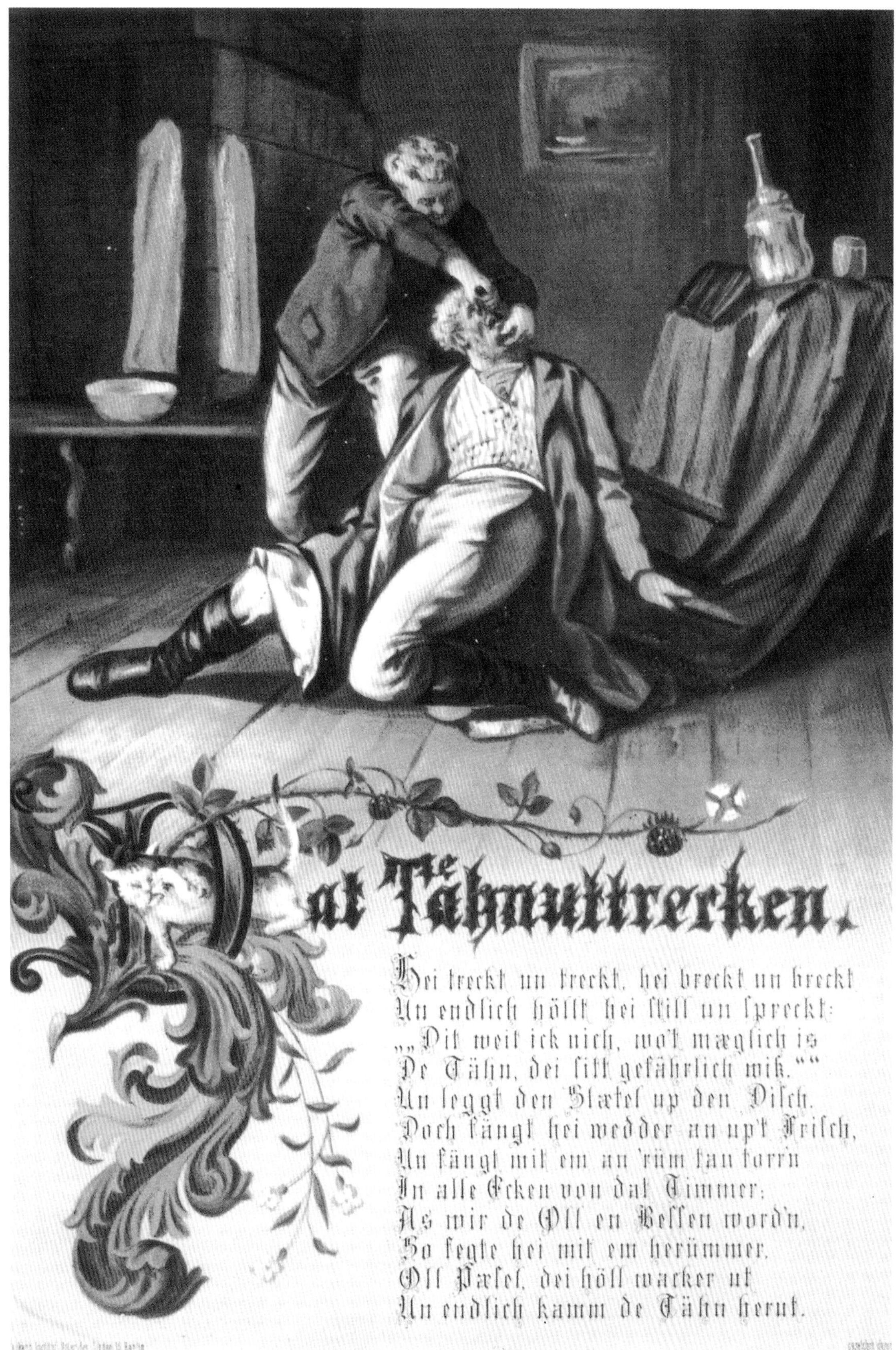

圖196　十九世紀末或廿世紀初由荷蘭藝術家所設計的海報，柏林出版，題為《拔牙》。海報內容寫著牙齒固然重要，但是當疼痛的牙齒被拔掉後，卻令人渾身舒暢快活！

197

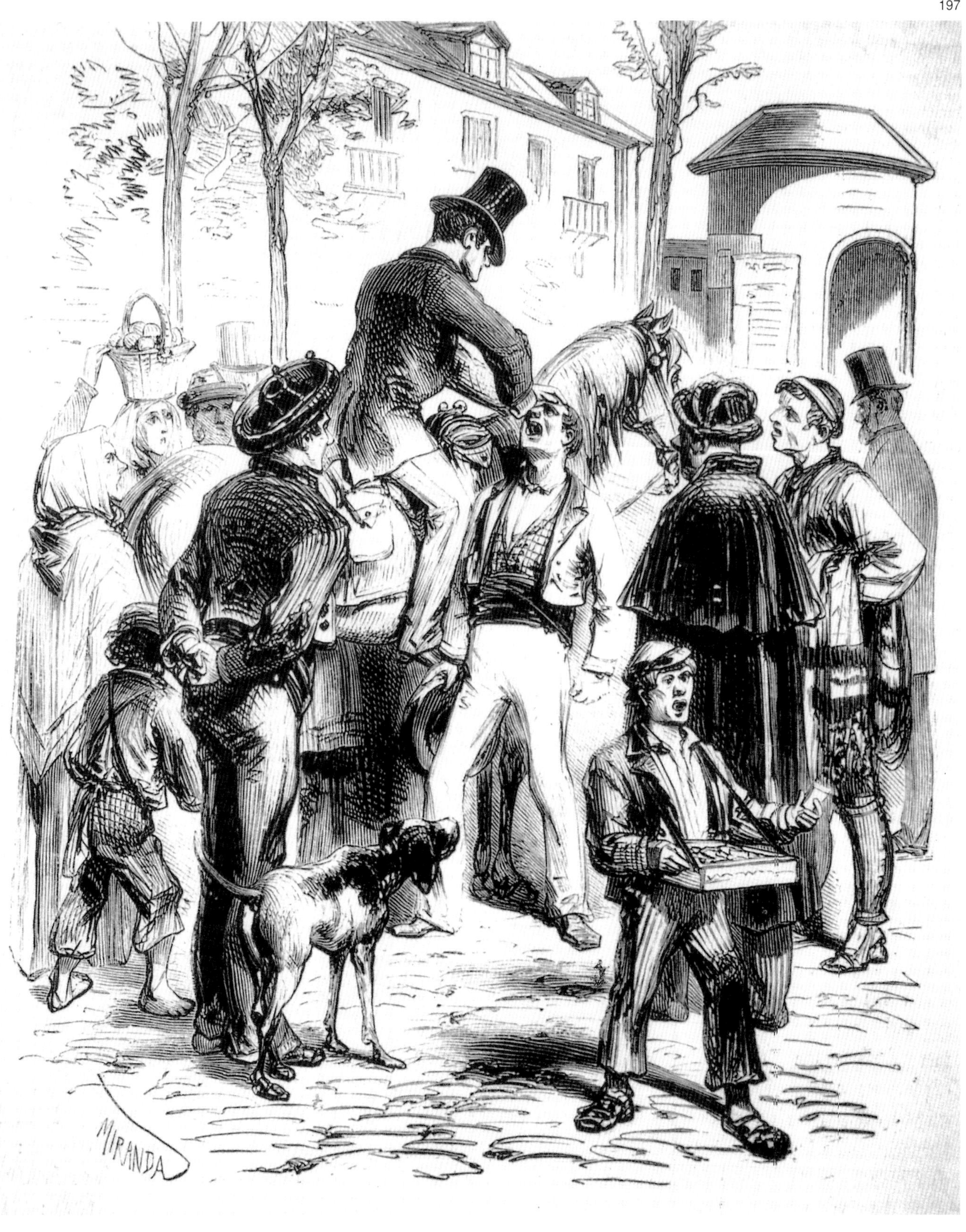

圖197　《來自自然》，庫斯達（Sr. Cuesta）繪。十九世紀期間，西班牙在醫學與文化方面都遠遠落後於歐洲其他地區。畫中描寫一八七〇年代伊伯利安（Iberian）鎮的一個景象，馬背上的醫師除了短夾克和方帽子不同之外，在三個世紀以前同樣一條街道上也出現過相同場景。

198

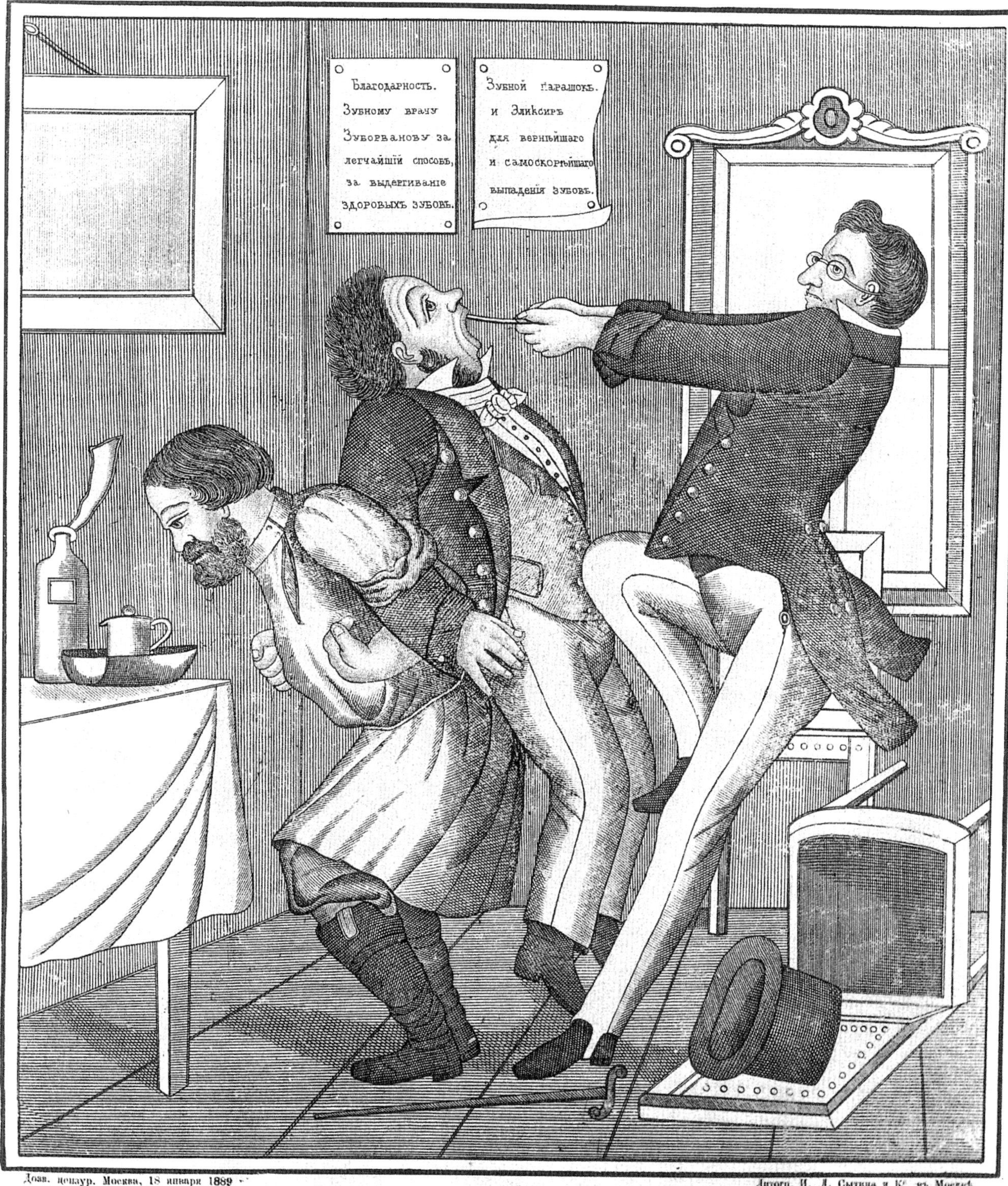

圖198　一八八九年所繪的俄羅斯漫畫，一位牙醫師在其僕人的協助下拔牙。下面的標題是告訴讀者他有這方面的許多經驗。
海牙・狄馬爾（Dr. F.E.R DeMaar）醫師收藏

199

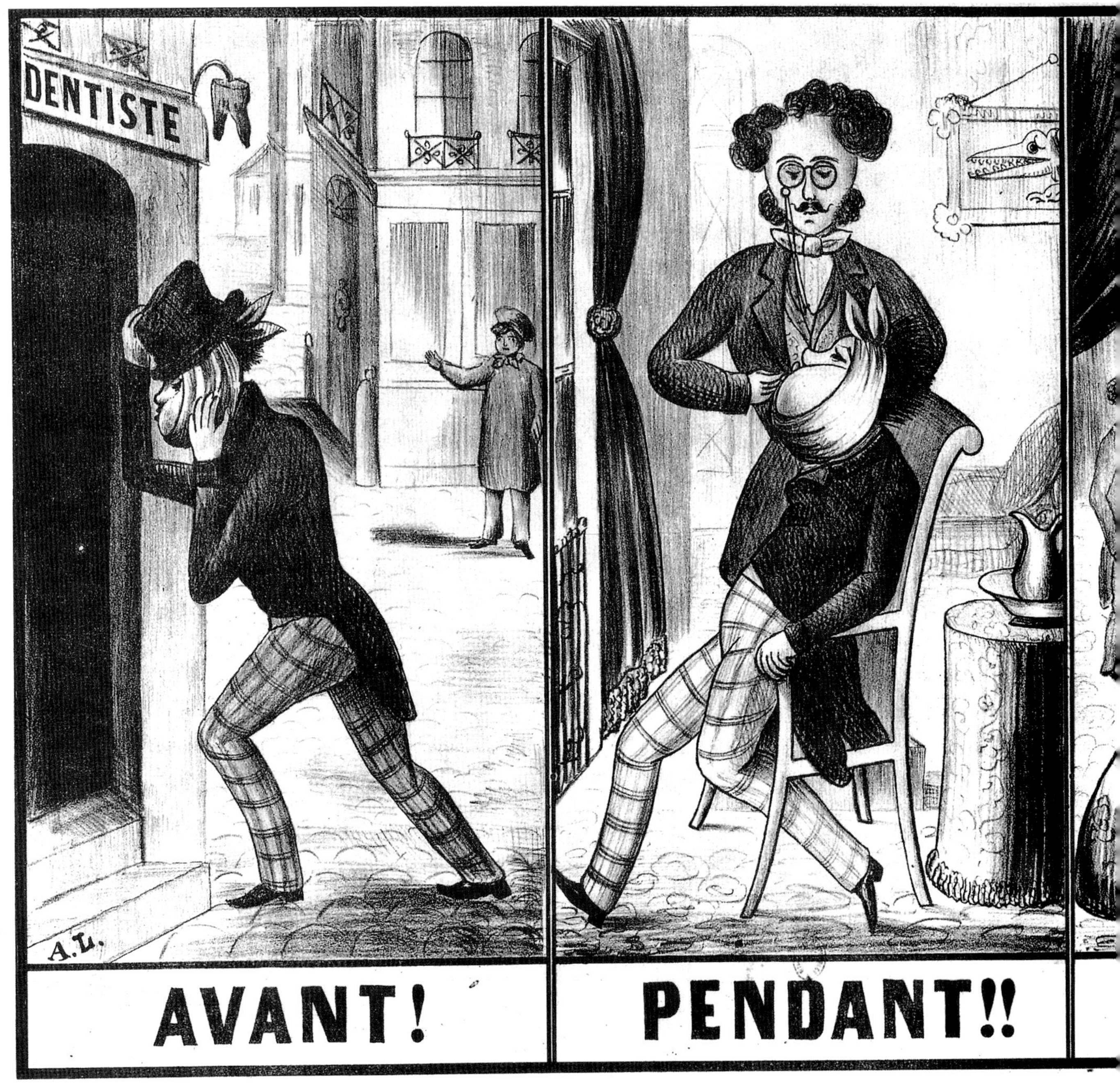

圖199　看牙醫時所會產生的憂慮不安、憤怒以及痛苦緩解，完全囊括於亞瑟・拉米（Arthur Lamy）所繪的這張一八五〇年代的法國漫畫當中。
巴黎，國家博物館

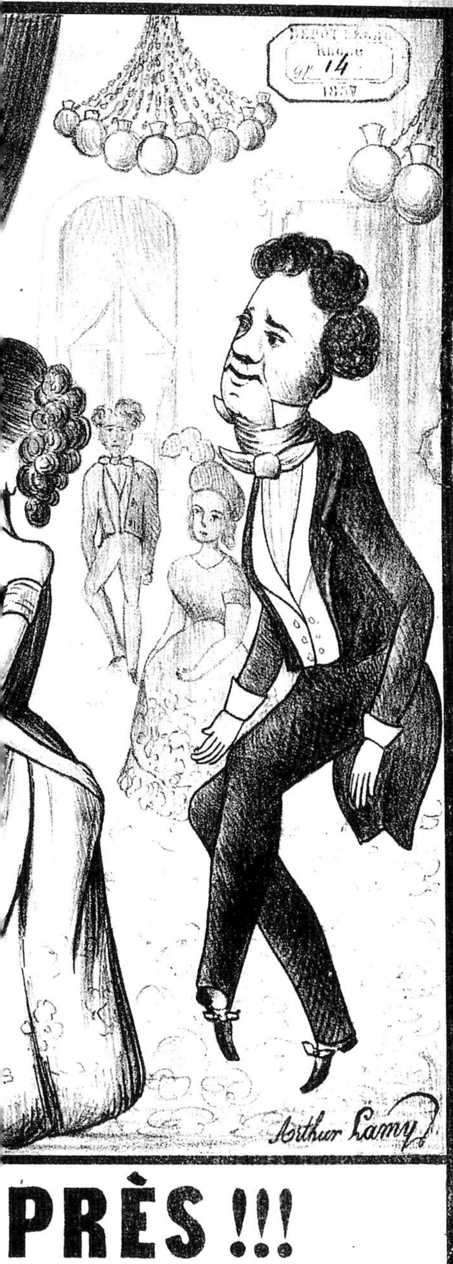

200

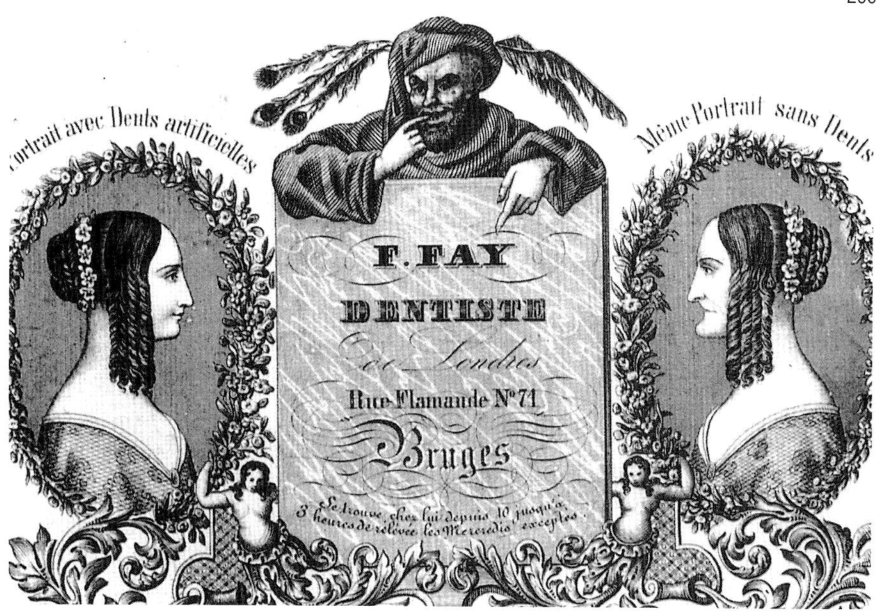

圖200　這是菲（F. Fay）的名片，他是比利時布魯吉斯（Bruges）的一位牙醫師，強調保持良好牙齒以維持迷人外貌的重要性。

201

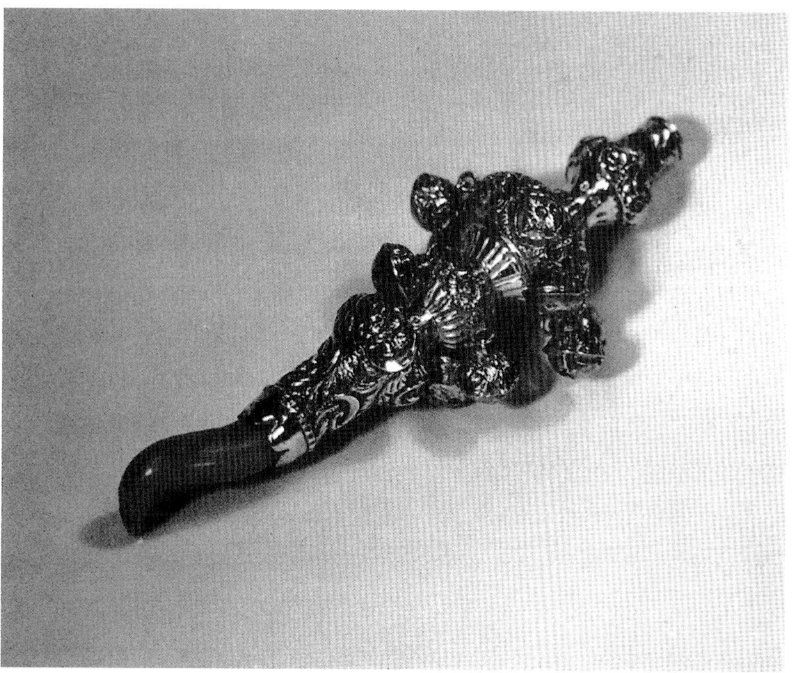

圖201　此為一八七二年英國伯明罕（Birmingham）製作精良的會發生喀啦喀啦聲響（rattle）的東西，銀柄的兩側有兩排鈴鐺和哨子用以逗悅小孩。萌牙用的棒子由珊瑚做成。
多倫多醫學院（Academy of Medicine, Toronto）

202

LAUGHING GAS

COMIC SONG,

Written by

W. H. FREEMAN.

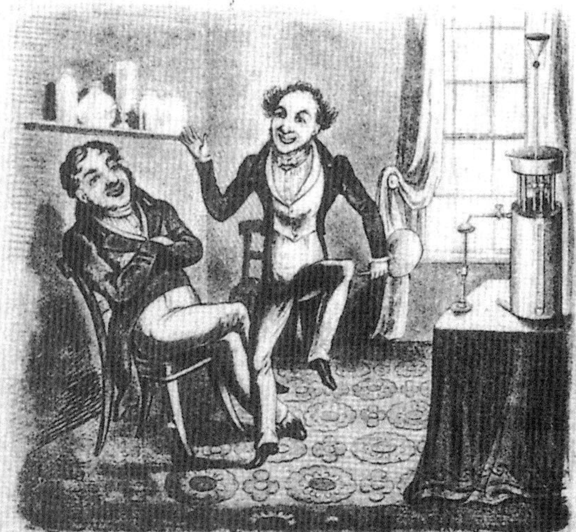

He Swallowed a Bladder of Laughing Gas!

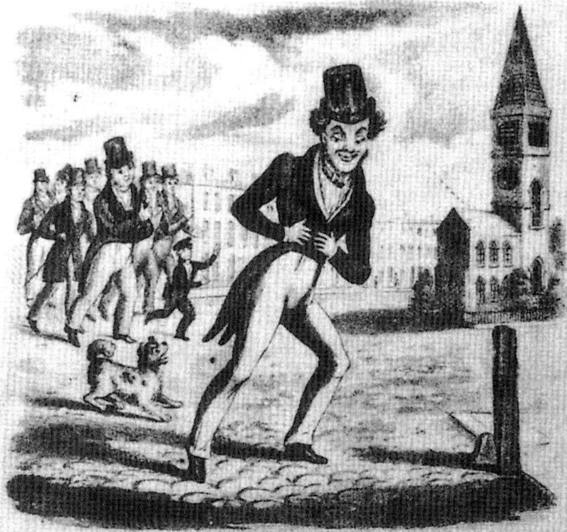

Convulsed with Laughter he homeward goes!

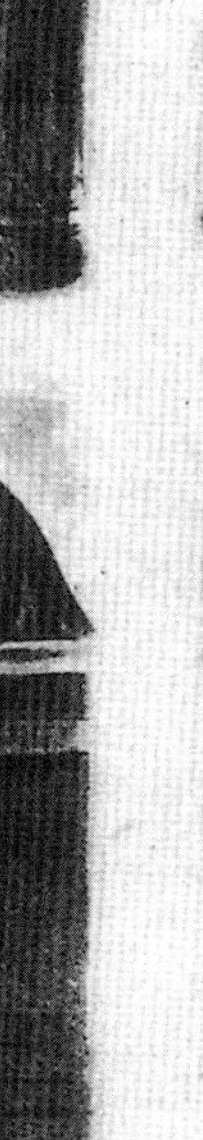

The Clerk said he'd knock him down with his Book!

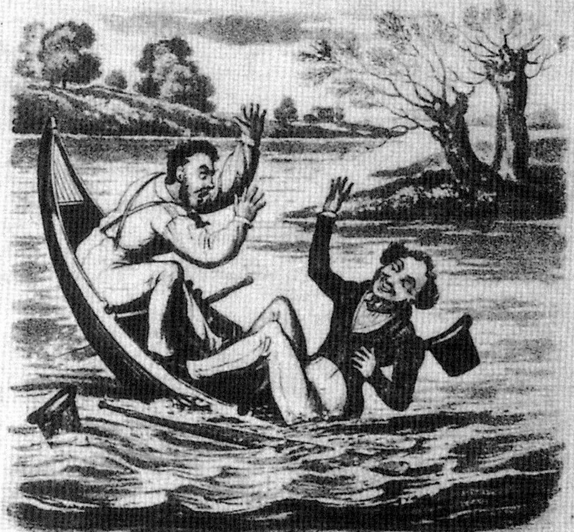

He Laughed as he Sunk to Rise no more!

LONDON.

HART & Co. 22, PATERNOSTER ROW, E·C·

523.

圖202　笑氣（nitrous oxide）能夠緩解疼痛，並產生令人愉快的感覺和興奮。在一八三〇年和一八四〇年代，吸笑氣為樂的風氣極為盛行。在此題為《笑氣》的滑稽之歌中，描述一位年輕人在嘗試笑氣之後樂極生悲。
倫敦衛康研究中心圖書館（Wellcome Institue Library）

第十二章
十九世紀末的美國與歐洲

麻醉學：牙醫學對醫學的偉大貢獻

或許醫學知識的進步，緩解了更多人類許多的痛苦；但再也沒有比得上麻醉學的發現更重要了。此一對人類最大的禮物是一八四四年一位美國牙醫師所發現。

203

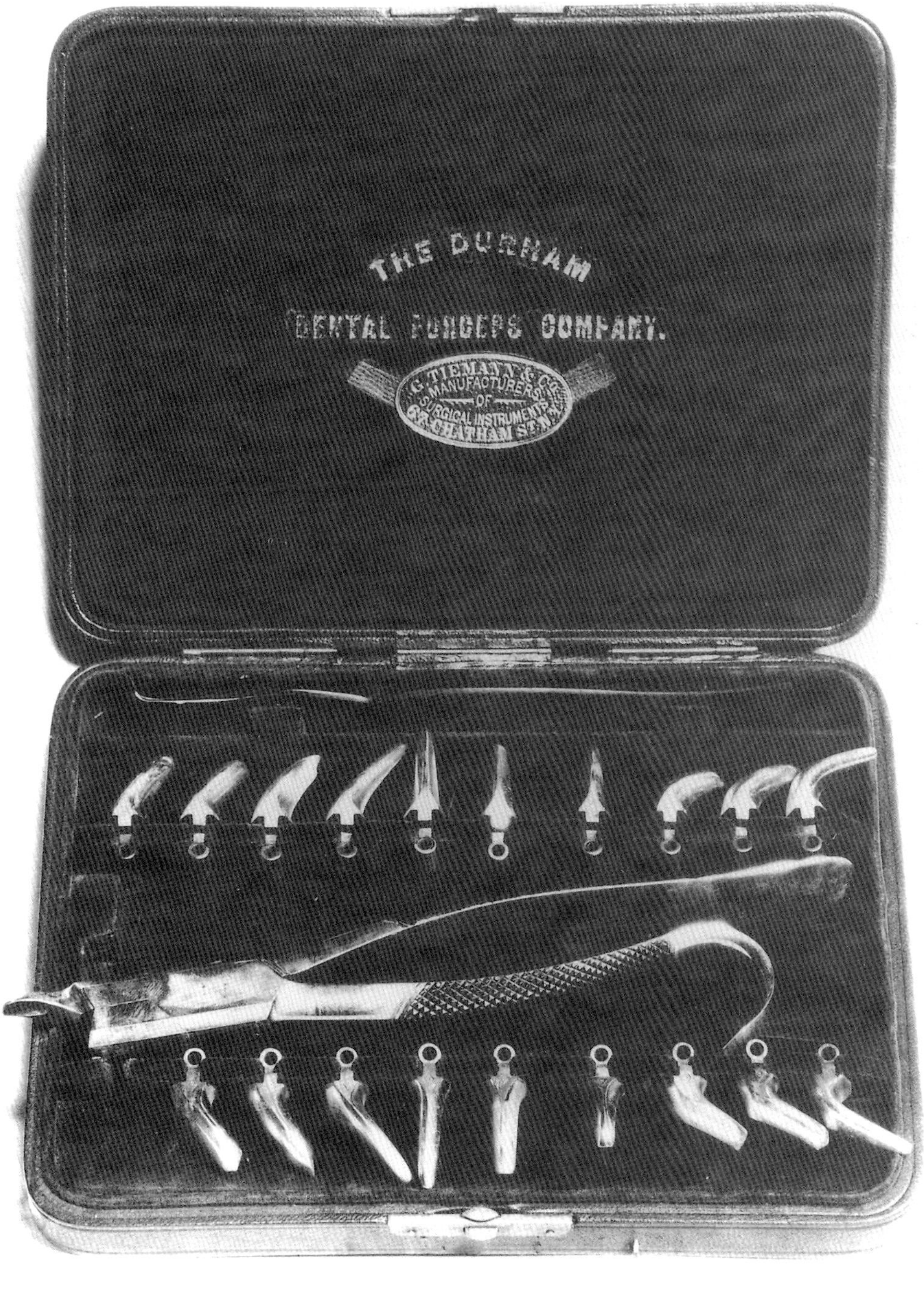

圖203　置於工具箱中的新穎器械是拔牙鉗，擁有可拆卸的鉗嘴設計，以適合任何牙齒，並於一八七六年取得專利認證。
貝什斯達，國家醫學圖書館

204

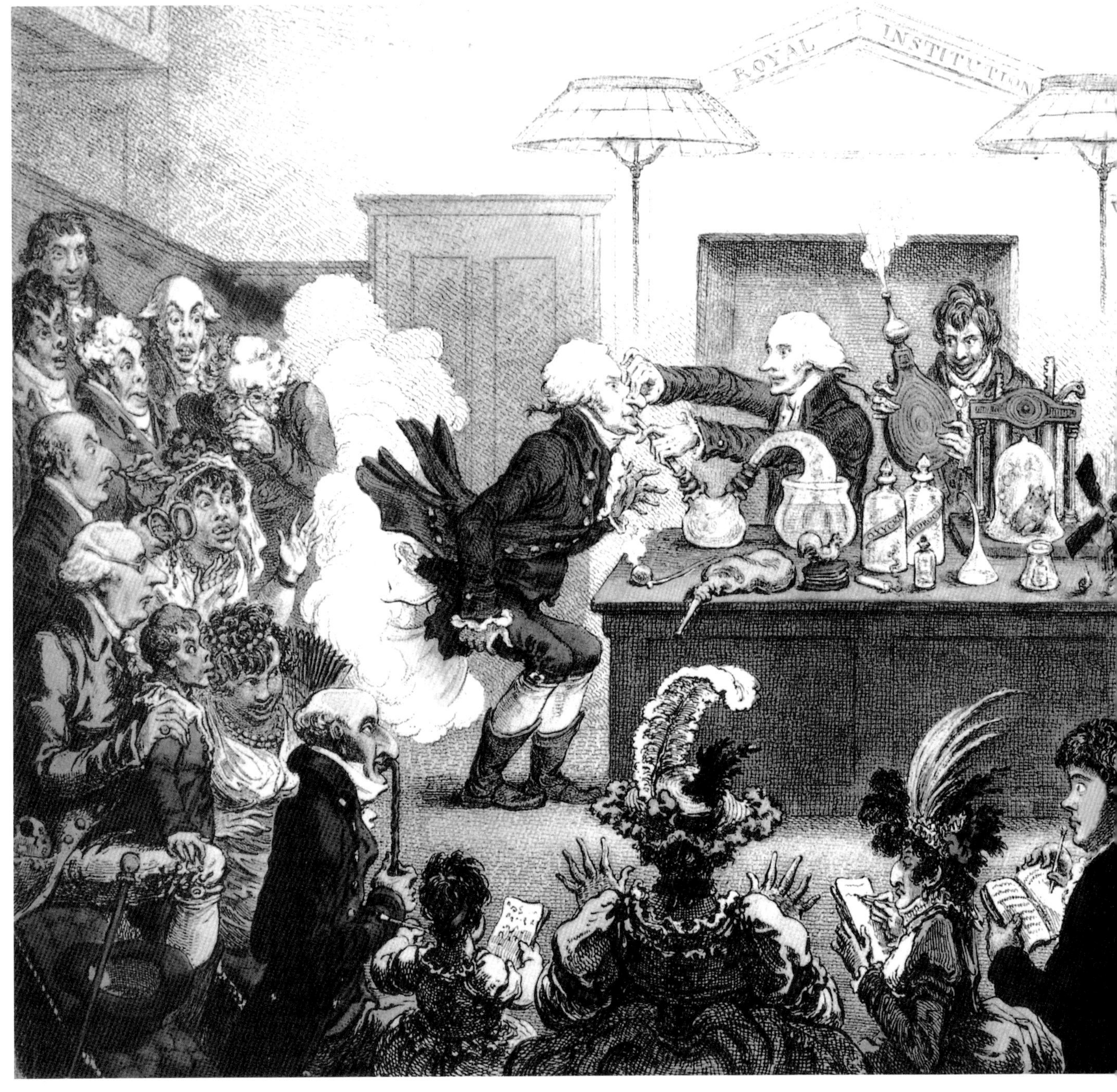

圖204　十八世紀末、十九世紀初的英國有許多關於笑氣性質的研究。這幅諷刺味道十足的漫畫，描寫的是在「氣體研究中心」以人體試驗笑氣後所產生的反應。
芝加哥，西北大學牙科醫學院

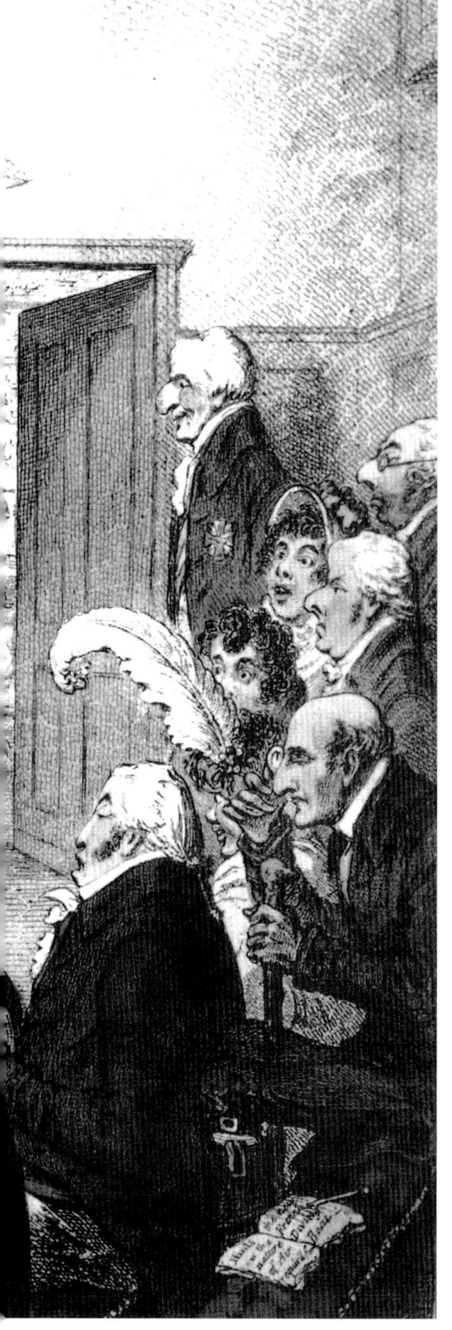

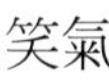

笑氣

化學在十八世紀的後二十五年中進展相當可觀。許多氣體被分離發現，包括一七七二年拉瑟福德（Daniel Rutherford）所分離出來的氮氣，以及一七七四年英國著名的牧師普力史利（Joseph Priestley）分離出來的氧氣，普力史利在一七七二也發現了氧化氮。眾所期待的是，這些氣體可以有效用來治療人類疾病。因此為了進行實驗，醫師及專家成立了「氣體研究機構」，在各類病患身上分別投以大量氣體，從肺結核病人到胃病病人都包括在內。

英國的化學暨物理學家戴維（Humphry Davy，一七七八~一八二九年），二十一歲時就已出任克利夫頓（Clifton）最大氣體研究機構的主管。他在此完成了許多氣體實驗，但對笑氣（nitrous Oxide）卻情有獨鍾。他以自己和動物來試驗笑氣，還做了許多有趣的觀察。其中包括吸了笑氣之後，會產生愉悅的感覺，並降低對疼痛的敏感度。一八〇〇年，他在所出版的《化學與生理之研究：主要關於笑氣》（*Researches, Chemical and Philosophical, Chiefly Concerning Nitrous Oxide*）中大膽預言：「笑氣能緩解身體的疼痛，可以善加利用在外科手術中，而且不會有大量出血的情形發生。」

笑氣的作用起初是讓人產生興奮感，接著是鎮靜及失去知覺。發現笑氣後，醫生還未來得及好好應用其麻醉效果，反而熱衷在笑氣產生的興奮作用。一八三〇至一八四〇年代，醫學院學生將笑氣當作助興的工具，紐約雪城（Syracuse）附近的菲爾費德醫學院（Fairfield Medical College）的一位學生，在一八三八年十一月描述了他的同學說：「明天要使用笑氣的準備工作一切就緒，許多同學都躍躍欲試，我們希望就像平常一樣找點樂子。」在那些年中，一些謔稱自己為教授的流動表演者，在全美四處巡迴表演時，都喜歡使用笑氣。一八四四年四月六日紐約市的地方性報紙《新鏡》（*New Mirror*）上就刊載著「教授」科爾頓（Gardner Quincy Colton，一八一四~一八九八年）執筆的一篇精彩描述。

> 許多躍躍欲試的候選人，有如聖彼得的申請者，使得教授一時難以抉擇。然後一位粗頸瘦骨的年輕人雀屏中選。在取得嘗試權，吸取笑氣約莫1至2分鐘後，藥性發作，蓄勢待發，開始如屠夫之粗暴以拳頭襲擊教授。此時，兩位強壯的男人（被指定保護自願者）衝出解圍，圍觀群眾就拍手吶喊，大聲叫好，年輕人也在隔離了3分鐘後，恢復意識。其他人依序嘗試，受影響程度不一。唯一令我興奮的是一位年輕人，他冷靜的在擁擠的觀眾頭上漫步！……有一位長相像海盜的男子，在台階上衝上衝下，堅信他自己就在船的甲板上追逐著別人，效果奇佳。一位糊塗的年輕人來回走著，嘻嘻發笑，彎腰作揖。另一位扮演理查三世，一位高個子、長相好看的年輕人開懷大笑後，笑聲嘎然而止，反以憤怒與狂吼責問觀眾的取笑。

一八四四年十二月十一日，康州哈特福（Hartford）的一位年輕牙醫師豪雷

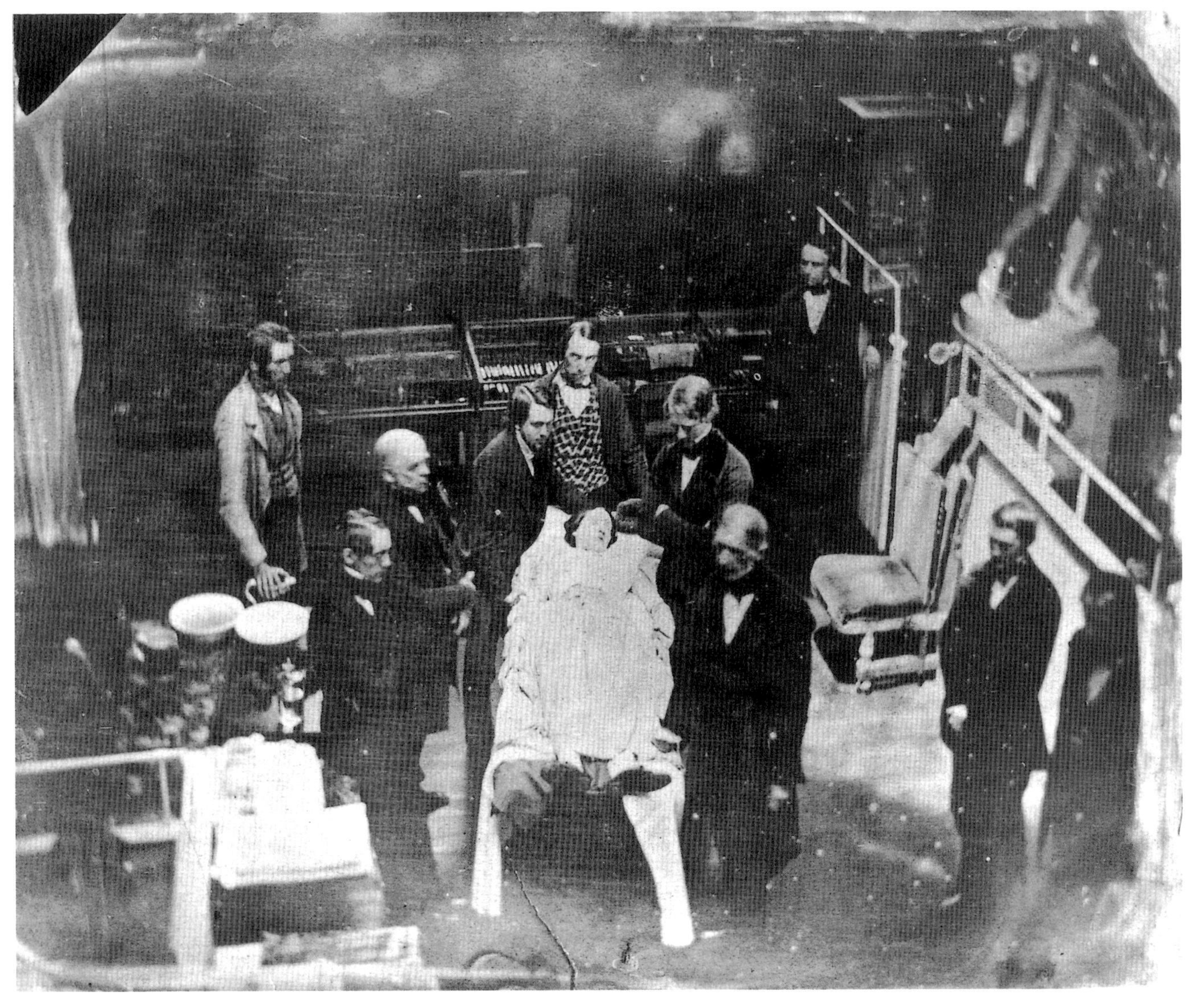

圖205　此為原始的銀板照相，攝於一八四六年十月十七日，在乙醚的麻醉下所進行的第二次手術時。前一天示範時，病人所坐的椅子在右邊。在桌子前面，身著方格背心的是麻醉師威廉・莫頓（William T.G. Morton），外科醫生瓦倫（Warren）站在右前方。
法蘭西斯・考特威（Francis A. Countway）醫學圖書館哈佛醫學圖書館／波士頓醫學圖書館珍本書收藏

206

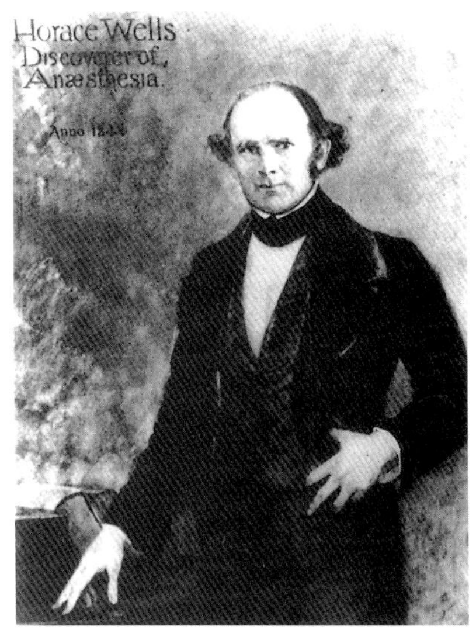

圖206　康州的牙醫師豪雷斯・威爾斯（Horace Wells）是第一位在外科手術中使用笑氣（nitrous oxide）當麻醉的人。在關鍵性突破的一八四四年，作了此張畫像。

斯・威爾斯（Horace Wells，一八一五～一八四八年）參加了科爾頓（Colton）教授的一次展覽會（應是關於笑氣的）。一位觀眾叫做庫利（Cooley）的自願者，與威爾斯熟識，失足於舞台，傷其小腿。當他回來時，渾然不知他已經受傷，威爾斯依其聲望，立即了解到此蘊含之意（即笑氣具有麻醉作用）。翌日清晨，他邀請科爾頓至其辦公室，並提供笑氣。一位同事約翰・里格斯（Dr. John Riggs），在威爾斯吸了笑氣之後，拔掉他一顆大臼齒，甦醒之後說：「我並無感到有刺痛的感覺，拔牙新紀元已經到來。」

在對數位病人使用笑氣麻醉之後，威爾斯請求全國獨領風騷的麻州總醫院（Massachusetts General Hospital）給他一個機會示範其偉大的發現。西元一八四五年一月，威爾斯現身瓦倫醫師（Dr. John Collins Warren）的課堂上，並自一位學生口中拔除了一顆牙齒。遺憾的是當病人尚處於興奮狀態時，即移去笑氣，結果學生伴著刺痛而哀嚎了。雖然學生堅稱說他毫無感覺，威爾斯難免招來一陣噓聲。但勇敢無畏的他，仍然繼續使用笑氣於拔牙之上。他也和他以前的同事，一位開業牙醫師，也就是威廉・莫頓（William T. G. Morton，一八一九～一八六八年，見圖207）討論過。

乙醚

207

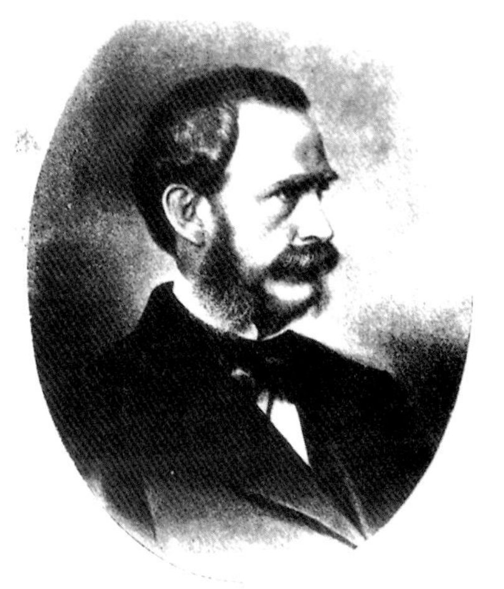

圖207　莫頓（William Thomas Green Morton）是波士頓的牙醫師，他成功地公開示範乙醚（ether）麻醉。

莫頓於波士頓（Boston）接受醫學教育，他有一位指導者，即化學家查爾斯・傑克森（Charles Jackson，一八〇五～一八八〇年），他與傑克森討論研究威爾斯的新穎的鎮痛劑（即笑氣）。傑克森建議莫頓嘗試乙醚。傑克森有吸食乙醚的習慣，經常陷入昏迷，如同酒醉一般，因此，深知乙醚有產生失去知覺的能力。

在對自己和一些動物實驗之後，莫頓準備使用乙醚麻醉來拔牙。結果第一次嘗試即獲成功。

> 近黃昏時，有位波士頓的居民前來求診，因為他的牙齒痛得不得了，要求我能盡快拔除。他害怕拔牙的痛苦，要求可否催眠，我告訴他有更好的方法。我用手帕沾濕乙醚後讓他吸入，他立刻失去了知覺。此時天已暗了下來，海頓醫師手持燈火，讓我得以拔掉一顆牙根緊實的小臼齒，此時病人的脈搏並無改變，肌肉也沒有鬆弛。病人在幾分鐘後甦醒，對於剛才所發生的事渾然不覺，他留了下來與我們討論這次嘗試，此時是一八四六年九月三十日。

莫頓向瓦倫醫師要求給予一示範該新藥的機會，他私下命名為Letheon。幾乎在威爾斯示範成功之後的兩年，一八四六年十月十六日莫頓對一位年輕人亞伯特（Gilbert Abbott，見圖218）使用乙醚之後，由瓦倫醫師自其頸部切除一塊腫瘤。瓦倫隨後向在場鴉雀無聲的觀眾說：「各位，這不是騙局！」

此一劃時代之舉迅速傳遍全球。兩個月後，一項（第一次）重要偉大的手術也於倫敦在乙醚的麻醉下，由英國偉大的外科醫生李斯頓（Robert Liston）操刀完成。此為一八四六年十二月二十一日，他從一位熟睡中的病人身上，切除了一條腿。接著他對一群內科醫生說：「各位！洋基（Yankee，指美國人）的妙計將催眠術打得一敗塗地。」

認證之原告戰爭

當美國國會投票要對於麻醉的發明者頒予一萬美元的獎金表揚之際，威爾斯（Horace Wells）、莫頓（Morton）及傑克森（Jackson）同時提出申請。這時發生了一點小插曲。一位喬治亞州默默無聞的內科醫生科羅福特・隆格（Crawford Long，一八一四~一八七八年）聲稱說他自一八四二年起即開始使用乙醚於外科的麻醉中，且有來自病人的書面證詞以資為證。但其證明顯未被重視，一則因他未能將此麻醉技術應用於日常診療中；二則他未在醫學團體面前撰述或演講。直到威爾斯及莫頓的示範之後，在隆格寫給朋友古德曼（Robert Goodman）的信中，顯示他對於乙醚的更重要性未予察覺。

> 對不起打擾了，我的乙醚已經全部用完，明晚前期能再得到一些……傑佛遜（Jefferson）有些女孩渴望親眼看看它的效果，而且你也知道沒有什麼東西可以比得上這些女孩在場時更令人感到愉悅的了，使用它（乙醚），然後獲得香吻……倘若你無法於明日送達，就麻煩請李斯醫師（Dr. Reese）週三送過來，我可以說服女孩們停留至週三晚間，但我們還是希望能盡快收到。
>
> 你的朋友 隆格

對於麻醉發明者的爭議，激烈地持續數年。國會最後撤銷提議。威爾斯在極力爭取自己的獲致承認無效後，步上自殺之途；傑克森發瘋被逼進入瘋人院；莫頓在歷經長時間的法律纏訟之後，財力耗竭，死於赤貧；隆格則返回小鎮繼續行醫。榮耀該歸於誰呢？為了讓人們能了解一項新技術的真正發現者，那麼必須符合三要件：那就是這東西是人們所不知道的，能了解其意義並且必須要公諸於世。在那些宣告者當中，只有牙醫師威爾斯符合這三要件。

隆格並非是內科醫生中唯一錯失發現麻醉良機者。在一八三六年在參加麻州總醫院的乙醚嬉戲的學生中，有一位叫維曼（Morrill Wymam）的學生，數年後，他因發明用以抽取胸膜分泄物的套管，名噪一時。一八七七年他記得在一次嬉戲中，將乙醚投予被關在玻璃球內的老鼠的情形，他遺憾地說：「在我們的實驗中，我們從未想到在乙醚使用下，測試感覺，甚至於以針試探之，真是失察。」

在喬治亞州華盛頓特區的國會大廈矗立了一尊隆格醫師的雕像，上面刻有「麻醉發現者」。但醫學史家基於此一可理解之一州的驕傲所激勵的聲明，亦未予拒斥。約翰霍普金斯大學（Johns Hopkins University）的威廉・維爾奇（William Welch）也說：「我們無法將外科麻醉知識的歷史發展所受的影響，或是對引入世界的貢獻，全部歸功於他。」著名的外科醫生歐文・萬傑史丁（Owen Wangensteen）對於隆格的聲明也不以為然，只是無法決定榮耀該歸於威

208

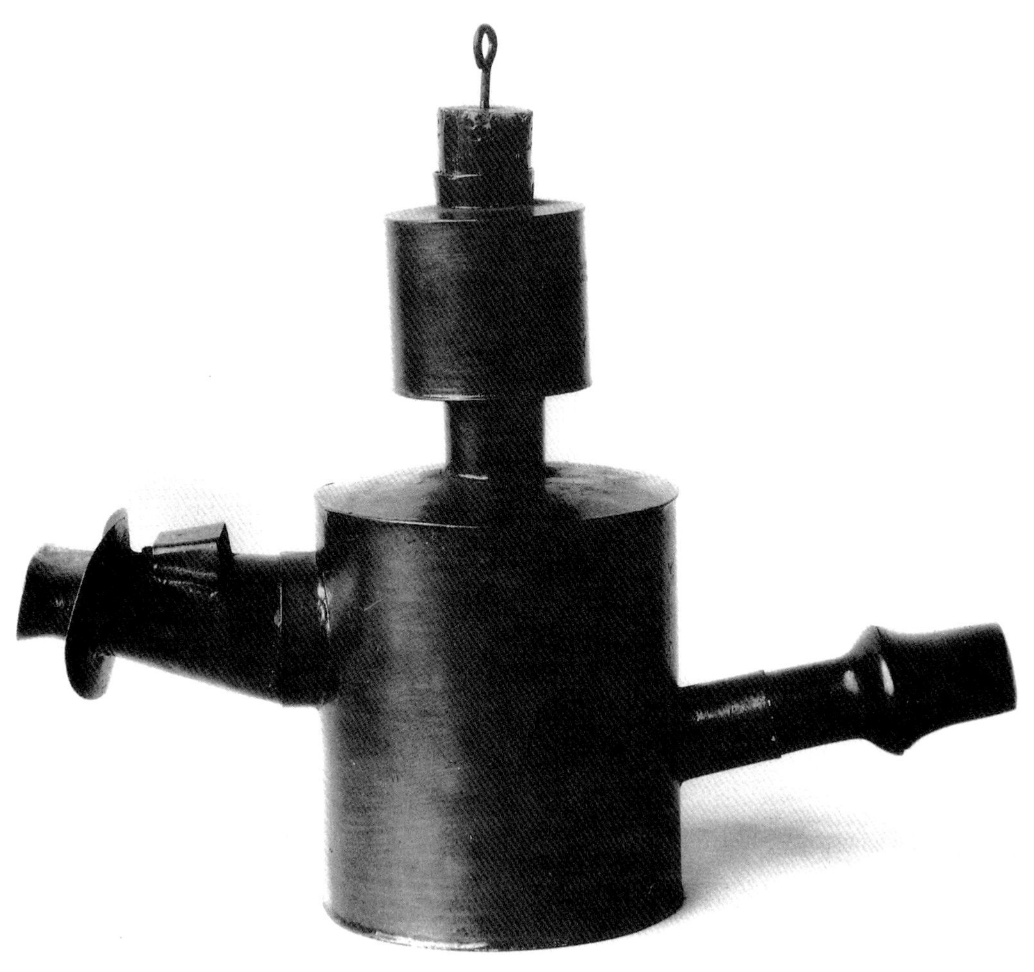

圖208　此由莫頓（William T.G. Morton）所設計的原始獨創的乙醚吸器模型，現收藏於華盛頓特區「國立美國歷史博物館史密森學會」（Smithsonian Institute）。雖然一八四六年在麻州總醫院（General Hospital）示範中所使用的吸器是玻璃製的，但此模型為金屬製成。

209

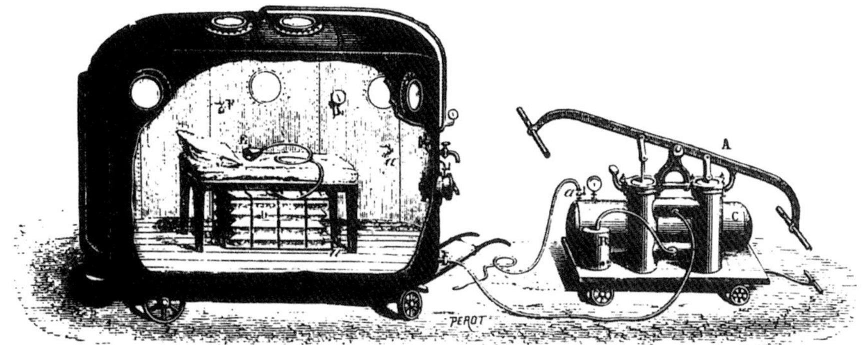

圖209　在早期的麻醉中，醫生認為在控制壓力下，少量安全的笑氣是可以投予病人的。因此，設計了結構複雜的高壓艙，像這個由巴黎的楓丹醫師（Dr. Fontaine）在一八八〇年所發明的可移動式鐘型玻璃蓋（Cloche Mobile），可移動於醫院與醫院之間，最多可容納十名病患。

爾斯或者莫頓。

> 無疑的，莫頓成功的在一八四六年十月示範乙醚的效用，緩解了手術的疼痛，同時也促使麻醉的廣被接受，這些都有著偉大的影響。反之，威爾斯只在一八四七年發表了僅有的一份有關笑氣的科學報告。然而，這份報告卻經得起歲月的考驗，成為判斷優先權的重要標準。一百三十年後的今天，持平而論，榮耀該歸於威爾斯，而莫頓只能分享部分的榮耀吧。事實上，目前在許多臨床上，大多已經不使用乙醚了，但是曾使用在65%麻醉程序中的笑氣，卻依然是歷久不衰的遺產。

主要的專業組織也做成了相似的結論，美國牙科協會（American Dental Association, ADA）率先於一八六四年通過決議案，即對康州「哈特福（Hartford）之豪雷斯・威爾斯（現已過世）在美國擁有麻醉發明的美譽與榮耀。過去幾年，我們竭盡努力嚴斥對真理和對緬懷威爾斯時，所做之非議，特別是阻止國會在最後一次的集會中，將此榮耀授予他人。」

六年後，美國醫學會（American Medical Association）在華盛頓特區的會議中投票表決通過「麻醉技術發明的榮耀應歸屬於已故康州的威爾斯醫師」。

牙科麻醉

在莫頓成功完成示範的兩個月後，以及在外科醫生李斯頓的股骨手術兩天前，一位傑出的倫敦牙醫師羅賓森（James Robinson，一八一六~一八六二年）完成了英國第一樁在乙醚麻醉下的拔牙手術，成功的從一位年輕女孩的口中拔除一顆大臼齒。莫頓的裝備是在玻璃圓球內放置浸泡過乙醚的海綿，而羅賓森和李斯頓兩人的裝備，則與莫頓的設計稍有差異。不久之後，研究人員以不同的設計，進行了氣體（乙醚）的實驗，目的就是想要更精準控制劑量，並使麻醉過程更為安全。

一八四七年十一月，蘇格蘭內科醫生辛普森（James Simpson）則首度將氯仿用於無痛分娩上。與乙醚相較，氯仿確實是一種比較容易施行也比較令人愉悅的麻醉方式。因此，大西洋兩岸的內科醫生、牙醫師及外科醫生都爭先採用。不過，氯仿卻也是一種有危險性的藥物，早期的牙科期刊就曾經報導不少年輕力壯的男女拔牙時，卻死於氯仿的意外病例。因此，乙醚再次成為麻醉的優先選擇。

笑氣作為牙科麻醉劑，則延遲了許多年，正確來說應該是十七年，而且是因為善於表演的科爾頓（Gardner Quincy Colton）才再度炒熱。一八六二年，他在康乃狄克州新不列顛的一次表演中，有位圍觀的婦人要求讓她當場吸笑氣，那麼她的牙醫登漢（Dr. Dunham）就可為她拔牙了。結果科爾頓答應了，而手術也進行得很順利。此後牙醫師登漢就成為用笑氣麻醉的堅定擁護者之一。就在短短的一年之中，他成功的為六百多個病人進行麻醉手術，而供應笑氣給登漢的科爾頓，最後則與幾位頗孚聲望的牙醫們一起在紐約開設了一間診所，不

210

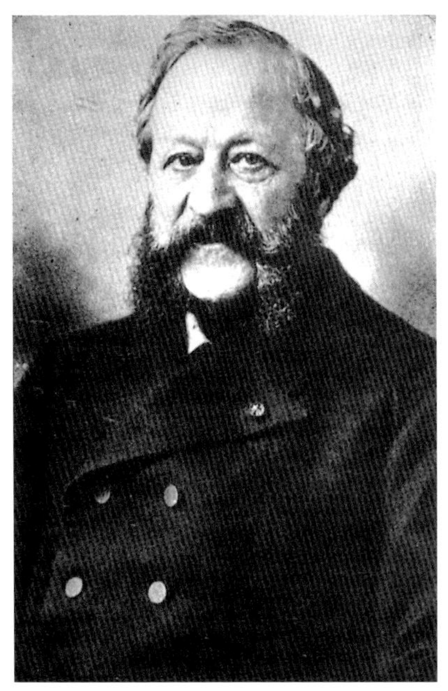

圖210　費城的湯瑪斯・伊凡斯（Dr. Thomas W. Evans）醫師為拿破崙（Louis Napoleon）的牙醫師，致力於將笑氣麻醉推廣於歐洲的手術室。

到十年，科爾頓的牙醫團隊就驕傲的宣布：「我們使用笑氣，已成功進行了兩萬七千多次的麻醉。」

在一八七〇年以前，歐洲牙醫師使用笑氣的人寥寥可數。在美國牙醫師伊凡斯（Dr. Thomas W. Evans，一八二三~一八九七年，見圖210）的努力下，笑氣才得以在美國本土以外廣被接受。伊凡斯在費城完成學業，一八四七年移居法國後，就在布魯斯特醫生（Dr. Christopher S. Brewster）在巴黎開設的牙醫診所工作。在這間著名的診所裡，伊凡斯引進了兩項創新的做法，其一就是使用銀汞膽作為蛀牙填補物，其二就是使用硬橡膠（硫化橡膠）作為假牙基底。硫化橡膠是一種不具彈性的加硫橡膠，便宜、耐用而且質輕。不久之後，他不只成為未來的法國皇帝拿破崙（Louis Napoleon）的牙醫生，同時也是歐洲大陸多數皇族家庭倚重的牙醫師。

一八六七年，伊凡斯以美國特派員的身分，出席了巴黎萬國博覽會（Paris Universal Exposition）。在那裡他巧遇了不屈不撓的科爾頓，科爾頓示範了使用笑氣作為牙科麻醉的技術。此後，伊凡斯也成為笑氣的忠誠擁護者，他說：「在我的指導下，我們在巴黎成功完成了重大的外科手術，成果豐碩。」他是一位細心負責的醫生，詳細研究了笑氣的特性之後，他才決定投予的濃度及最好的投予方式。因為當時笑氣的使用尚處萌芽時期，那時的醫生甚至不了解施予笑氣時，病人是坐著好呢？或是躺下來較好？

就在這一年當中，伊凡斯前往英國，並向他的英國同業推介笑氣。他巡迴全島演講，受到熱情歡迎，不過極端保守的英國醫療體系，對此新穎的麻醉技術還是充滿質疑。一八六八年的醫學期刊《刺胳針》（*Lancet*），甚至對笑氣做了相當負面（及錯誤）的詳細報導：「此氣體被認為是未知、神奇及無害的藥劑；但事實上，這是在全身麻醉中曾經使用過，一種廣為人知、沒啥神奇且最最危險的東西。」

幸好英國牙醫師的偏見不至於這麼深，而且可說很快就接受笑氣麻醉。在英國，一直視笑氣麻醉為最安全且最普通的一種牙科麻醉方式，其領導地位一直未曾被取代。同年，《刺胳針》又發表了一篇極具毀謗性的評論，但是《英國牙科科學期刊》（*British Journal of Dental Science*）對伊凡斯醫生卻推崇備至：「無論（笑氣）的最終命運如何，英國的牙醫師絕對不會忘記伊凡斯醫生的慷慨之舉。他犧牲時間和金錢，向英國同業介紹他認為是對牙科工作有所助益，且是受盡折磨的病患一大福音的一種新進醫療。」

想衡量威爾斯對人類的貢獻到底有多大，只要試著想像一個即將進行手術且沒有麻醉的病人的心情就可得知。一八四一年，當時法國最偉大的外科醫生維爾波醫師（Dr. Alfred Velpeau）曾公開表示：「要在手術中免除疼痛，那是妄想！在我們的年代，這是不可能的冀望。切割的器械與手術的疼痛是病人心中無法分割的兩個念頭，而我們外科醫生也必須承認這兩者相伴相隨。」感謝威爾斯，僅在三年之後，這些令人聞之色變的痛苦再也不必忍受，套句英國詩人華茲華斯（William Wordsworth）的名言：「病人註定不再與疼痛、恐懼與血泊為伍了。」

211

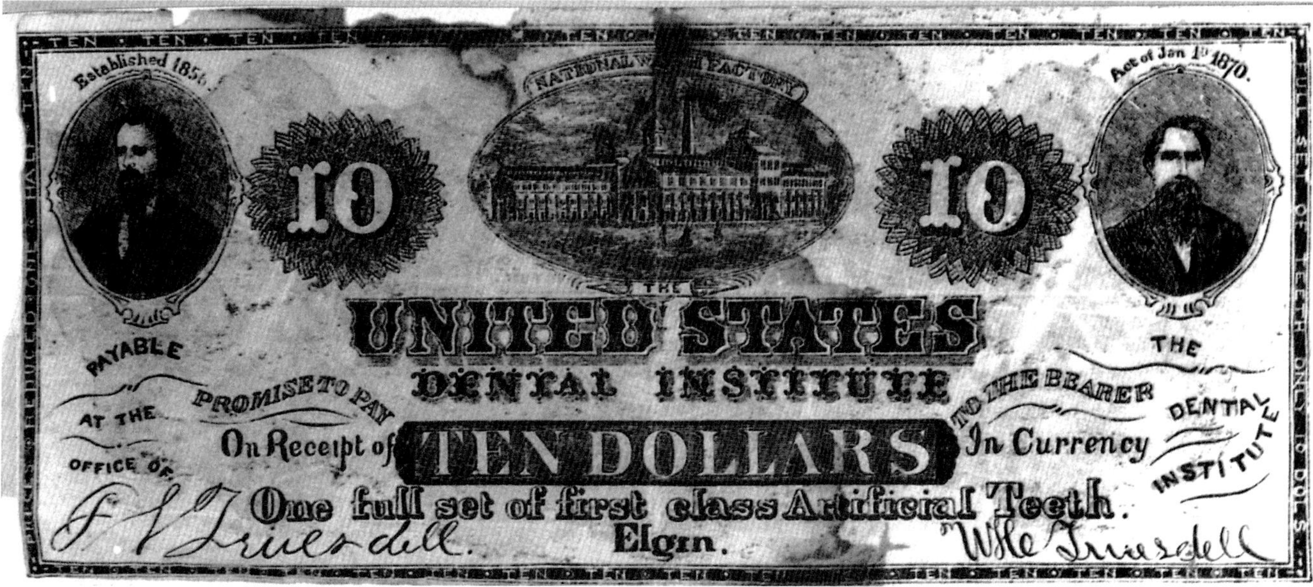

212

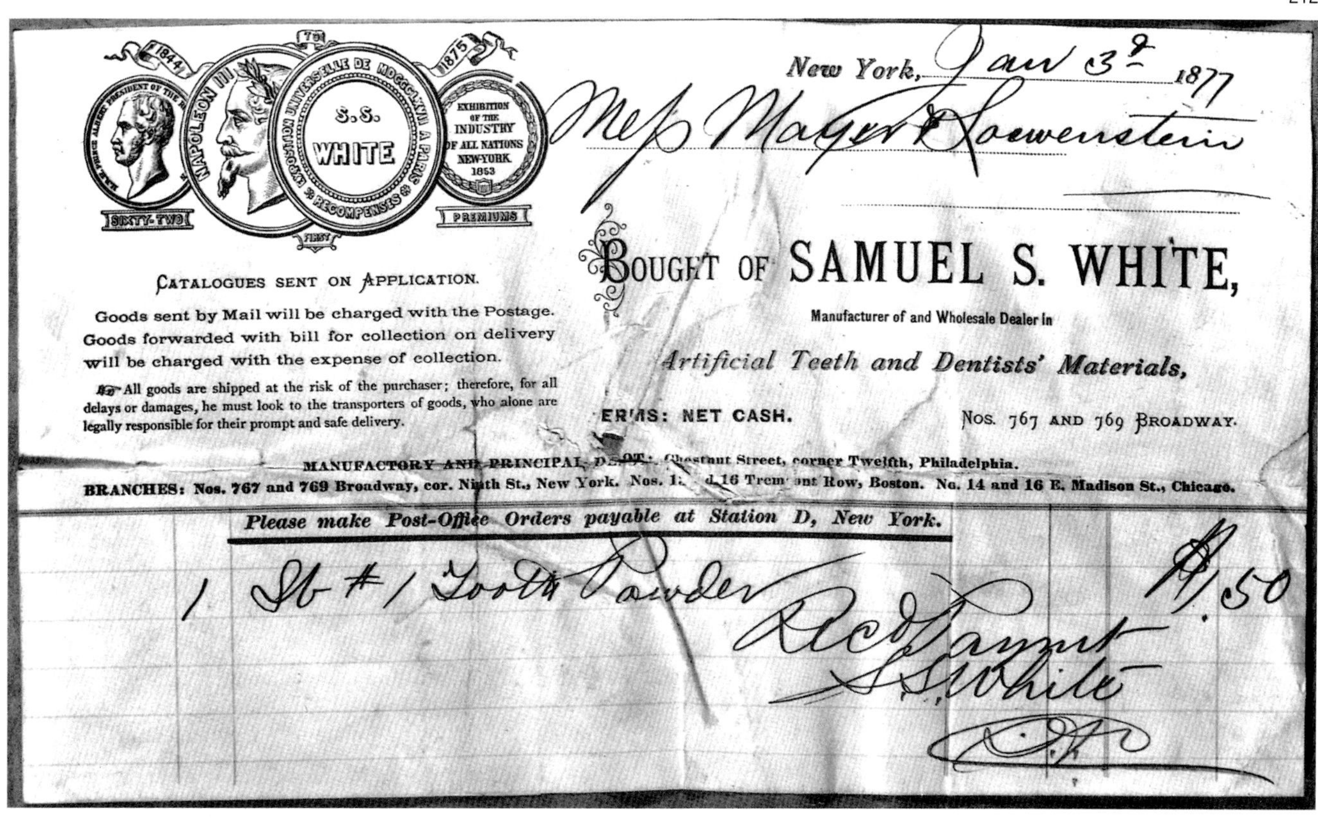

New York, Jan 3rd 1877

Mess Mayer & Loewenstein

CATALOGUES SENT ON APPLICATION.

Goods sent by Mail will be charged with the Postage.
Goods forwarded with bill for collection on delivery will be charged with the expense of collection.

All goods are shipped at the risk of the purchaser; therefore, for all delays or damages, he must look to the transporters of goods, who alone are legally responsible for their prompt and safe delivery.

BOUGHT OF SAMUEL S. WHITE,

Manufacturer of and Wholesale Dealer in

Artificial Teeth and Dentists' Materials,

ERMS: NET CASH. Nos. 767 AND 769 BROADWAY.

MANUFACTORY AND PRINCIPAL DEPOT: Chestnut Street, corner Twelfth, Philadelphia.

BRANCHES: Nos. 767 and 769 Broadway, cor. Ninth St., New York. Nos. 1[illegible] 16 Tremont Row, Boston. No. 14 and 16 E. Madison St., Chicago.

Please make Post-Office Orders payable at Station D, New York.

1 lb #1 Tooth Powder $1.50

Rec'd Payment
S S White

圖211　出示這張約一八七〇年的廣告憑證，再付十塊錢將可獲得來自俄州愛爾金（Elgin）美國牙科研究中心（United States Dental Institute）的一套假牙。
華盛頓特區，國立美國歷史博物館，史密森學會（Smithsonian Institution）

「美國牙科協會」的建立

一八四〇年代到一八五〇年代之間，有不少與牙科醫療相關的組織紛紛在各個州郡及各地成立，例如維吉尼亞州的牙科協會成立於一八四二年，費城與紐約的牙科協會則分別在一八四五年及一八四七組成。到了一八五九年，全美各地的牙科協會已經超過了十二個，其中以一八四四年在辛辛那提成立的「密西西河流域牙科外科醫生協會」最具影響力。該協會發行的主力雜誌《西方牙科名錄》（*The Dental Register of the West*），隨即被公認是美國最出色的牙科期刊。

一八五五年，亦即在「美國牙醫外科醫師協會」（American Society of Dental Surgeons）解散前一年，幾位不熱衷於汞膌戰爭的牙醫師另組新團體，謂之「美國牙科大會」（American Dental Convention）。此團體雖然一直維持至一八八三年，但卻因為其他因素而未能發揮預期的影響力。例如缺乏內部章程、吸收不合格的開業醫生為會員、執行委員會組織僵化，以及忽略大多數委員（開業的牙醫師）的期望與需求等。

一八五九年，分屬於八個牙醫團體的二十五名代表齊聚在紐約州的尼加拉瀑布，籌組成立「美國牙科學會」，該協會早期的重要行動是公布了一項非常先進的倫理道德規範，作為許多州及區域協會團體規範的典型。「美國牙科協會」原本有望成為真正的全國性組織，但因內戰爆發，希望落空。即使在南方邦聯戰敗之後，美國南北方的哀痛氣氛還是使得全國各地的牙醫師無力結合起來。一八六九年，南方邦聯內有四十八位牙醫師共同組成「南方牙醫協會」（SDA），該組織擴張迅速，影響力越過了南方邊界。到了一八九七年，其成員中甚至還包括賓州、紐約州、紐澤西州、康乃狄克州及加州等北方州郡。的確，在世紀交替之際（即二十世紀初），「南方牙醫協會」的陣容確實堅強，影響力也勝過了「美國牙科協會」。

南方牙醫協會與美國牙科協會曾經有意合併在一起，但多次努力均告失敗，直至一八九七年在維吉尼亞州老康佛市（Old Point Comfort）召開的會議中，兩者始合併成一個組織，即「國家牙科協會」（National Dental Association）。

合併之後的會員人數，比起全國開業的牙醫師人數實在是少得可憐。一九〇五年，伊利諾州的布雷克醫師（Dr. Arthur D. Black）提出了一項大膽的計畫，並率先在他的故鄉伊利諾州開始施行。他的計畫就是將每一州的區域性協會結合成單一組織，且任何區域性協會的會員，不僅是該州州協會的會員，同時也具有「國家牙科協會」的會員資格。因此，伊利諾州的會員人數突然在一夜之間，由二七四名暴增到一二〇〇名。

圖212　一八七七年創立於費城、紐約、波士頓和芝加哥的「山繆懷特公司」（Samuel S. White Company）售予梅爾（Mayer）和洛溫斯坦（Lowenstein）兩位醫師一磅上好的牙粉。帳單面額是一塊半美元。
紐約市，紐約歷史協會。貝拉．蘭道爾（Bella Landuer）收藏

在往後八年內，另外十五州的區域性協會在布雷克的計畫下重新組成，且為國家牙科協會於一九一三年的會議中正式採納。一九二二年，國家牙科協會的會員人數已達三萬三千人，組織名稱則又改回美國牙科協會。一九二三年，美國牙科協會將國家牙科組織（National Dental Organization）一名免費提供給黑

213

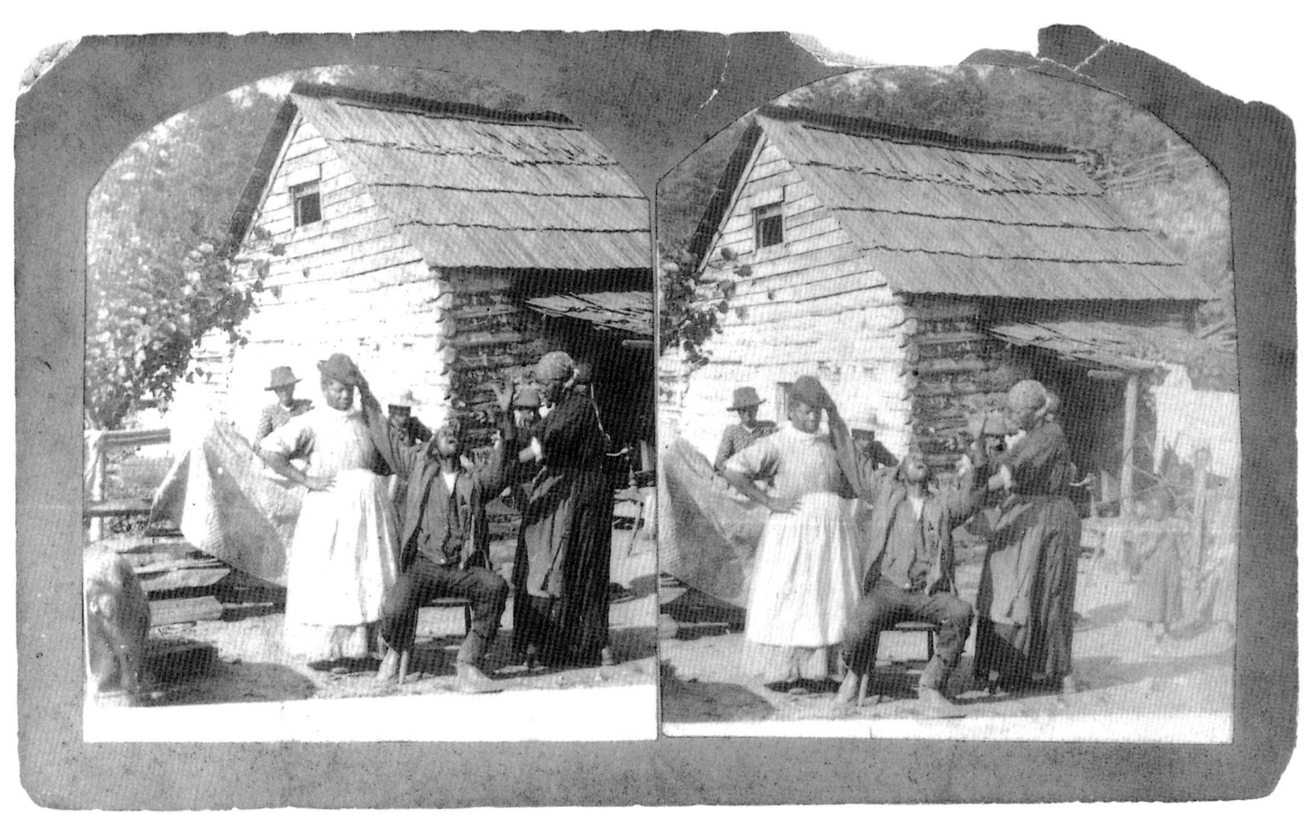

214

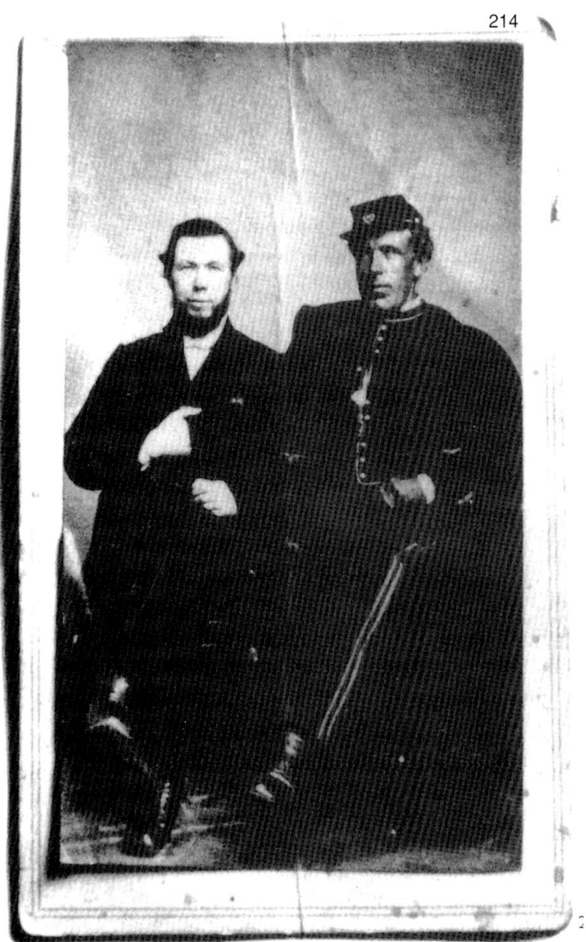

圖213　「蘇非亞阿姨」（Aunt Sophia）是一位維吉尼亞州，羅爾．愛倫（Rorer Iron）礦區未受過訓練的醫生，為黑人礦工進行必要的牙科醫療，主要是拔牙。在此一八九〇年代的實體幻燈片中，她正在拔牙，而她的女兒則在一旁幫忙固定病人。
華盛頓特區，國會圖書館

圖214　內戰時期受雇於聯軍（Union Army）的一位牙醫師與其指揮官合影留念。

215

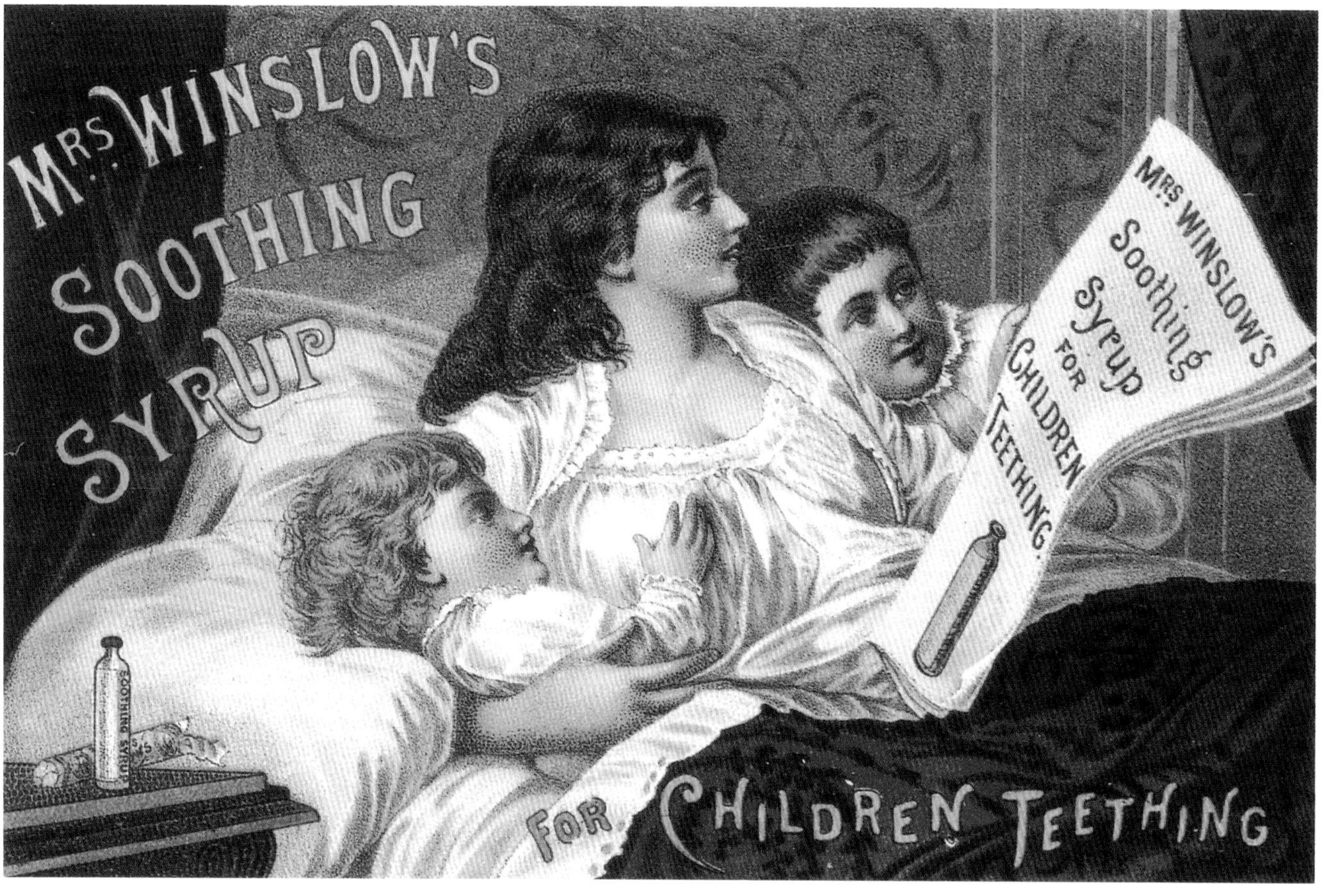

圖215　十九世紀的美國人深信自我療法。溫斯洛太太的撫慰糖漿（Mrs. Winslow's Soothing Syrup）含有高濃度的酒精，是當時頗受歡迎的宣傳成藥，可用以鎮靜長牙中焦躁不安的小孩。

216

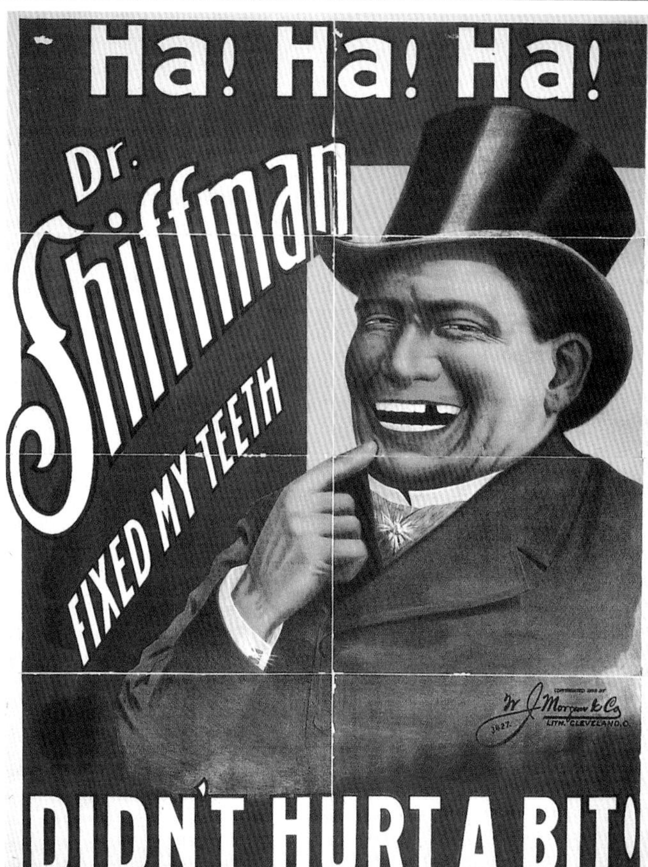

圖216　此為希夫曼（Dr. Shiffman）醫師一八九八年所刊登的廣告。
華盛頓特區，國會圖書館

人牙醫師組成的團體使用。

發明與專利之戰爭

假牙基底之製作

一八五一年，假牙在製作上有了偉大的突破。查爾斯・固特異（Charles Goodyear）的兄弟納爾遜・固特異（Nelson Goodyear）是橡膠硫化方法的發明者，對於將有彈性的橡膠變成硬物質，即所謂的「硫化橡膠」（vulcanite）深有研究。硫化橡膠可以應用在多方面，最重要的應用則是作為假牙基底的材料，透過牙科補給站（即供應商）的銷售，成了牙科界的新秀，在極短的時間內就取代了黃金，成為製作假牙基底的最佳選擇。由於操作簡便且用料便宜，直接反映在牙科醫療上的是費用大幅降低，一副橡膠假牙的費用約為黃金假牙的三分之一。

一八六四年，默默無名的牙醫師卡明斯（John A. Cummings）成功獲得橡膠假牙製程的專利權，包括印模、灌模、排牙及基底製作等所有步驟。至於卡明斯何以能取得專利，至今原因不明，因為美國專利局在過去十二年中，已認定這些製程太過平常，而且也以沿用百年之久的理由而多次拒絕其申請。卡明斯馬上將專利權轉手出售給「固特異牙科硫化橡膠公司」（Goodyear Dental Vulcanite Company），而該公司隨即要求全國的牙醫師，只有在取得他們公司的許可證後才能製作假牙，並依據假牙大小而收取廿五到一百美元不等的費用。此外，每副假牙的製作都要個別付費，數目多寡則視假牙上的牙齒數目而定。

牙醫師的反應不一，當時大約有五百名牙醫師向該公司申購許可證，有些人則走回頭路再度用起黃金，有些人則試著應用其他物質來代替，更多的牙醫師則將假牙的製作轉為地下化，暗地裡使用硫化橡膠。加強收取費用以及起訴告發侵犯專利權的事情，由固特異公司的財務主管培根（Josiah Bacon）負責。他在全國報紙上刊登廣告，警告牙醫師及病人，在沒有任何許可執照的情形下，如果私下製造或交易硫化橡膠假牙者，會因侵犯到專利權而觸法。

牙醫師組成了數個團體回應，在法庭上反對固特異公司的專利權，包括波士頓的「美國牙科聯盟」（United States Dental Union）、紐約的「牙科保護聯盟」（Dental Protective Union）及其他團體，他們共同推舉懷特（Samuel S. White）出任領導人。懷特是一家重要牙科廠商的老闆，曾經具名出版世界上最具影響力的牙科期刊《牙科天地》（*Dental Cosmos*）。懷特奉獻時間、金錢及期刊的大部分篇幅，對抗固特異公司。不幸的是，一八七七年高等法院判決牙醫師敗訴，希望盡快平息此次紛爭。此時，培根仍持續對全國各地有侵權嫌疑的牙醫師窮追猛打，提出訴訟。整體看來，培根是成功的，雖然有些被告在答辯時提出有利的證據證明確實未曾使用過硫化橡膠，而必須讓他撤回告訴，但也只是少數。不過，培根最後卻玩火自焚，惹來了殺身之禍。當時他起訴了一位令人尊敬的牙醫師查爾芬特（Samuel Chalfant），因為查爾芬特拒絕付給固特異公司

217

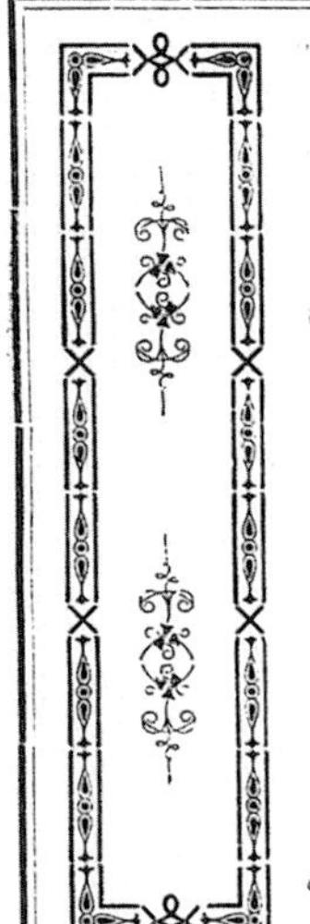

Received A Note dated James Town, Feb. 28th 1872 from E. H. Danforth, for the sum of Fifty Dollars, payable on demand, to the Treasurer of the **Eighth District Dental Society**, on condition that the same shall not become due until after a final decree of the Supreme Court of the United States, declaring VOID the Letters Patent granted to John A. Cummings, dated June 7th, 1864, and all re-issues of the same, and now owned by the Goodyear Dental Vulcanite Company.

But if such a decree shall not be obtained subsequent to a thorough litigation, then the above-mentioned note shall be returned to the maker upon the presentation of this receipt.

Dunkirk ~~Buffalo~~, N. Y., March 13, 1872.

B. Rathbun
Treas.

圖217 一八七二年在西部紐約州的「第八區牙醫協會」(the Eighth District Dental Society)向其會員募款，與「固特異牙科硬橡膠公司」(Goodyear Dental Vulcanite Company)，針對製作硬橡膠假牙過程的專利權，進行法律訴訟。一位詹姆士鎮(Jamestown)的丹佛斯醫師(Dr. Danforth)允諾認捐五十美元，共襄盛舉。作者收藏此收據。

琉化橡膠的使用費用。從威明頓(Wilmington)、德拉瓦(Delaware)、聖路易(St. Louis)到舊金山的纏訟過程中，培根毫不留情地傷害查爾芬特，尤其是最後在舊金山的那場審判，情形更是嚴重，逼得查爾芬特涕泗縱橫。一八七九年，絕望之餘的查爾芬特殺死了培根，此一謀殺案隨即成為全國的新聞頭條。

對抗橡膠公司專利權的結果是，各地牙醫師開始用起了其他替代品，但大多數都沒有硫化橡膠的特性，有些不久就被棄用，其他則苟延殘喘了一陣子。早在一八五一年，也就是固特異公司完成「硫化作用」研究的那一年，杜魯門(Dr. Edwin Truman)已成功的利用馬來膠製作出假牙基底，但缺點是材料性質不穩定，而且製作過程需要複雜的設備。到了一八五六年，哈利斯(Chapin Harris)的女婿布蘭迪醫師(Dr. Alfred A. Blandy)將「cheoplastic假牙」引進了他在倫敦的診所，這種假牙是低熔點的銀、鉍和銻的複合物，哈利斯以石膏包埋蠟模，蠟熔化之後再灌入此金屬複合物，雖然這種假牙沒能成功應用，但其澆鑄與灌模的技術後來則用於硫化橡膠假牙的製作上。

一八五九年，牙醫師們又嘗試了一種槍狀棉花的乙醚溶液柯羅錠(collodion)，結果如同一八二〇年以錫鑄造的結果一樣都告失敗。一八六六年，比恩醫師(Dr. J. B. Bean)引進鋁金屬嘗試，但因為無法降低不準確度且發現無法將牙齒黏附上去而作罷。賽璐珞似乎前景看好，於一八七〇年由牙醫師兄弟檣海亞特兄弟(I.S &J. W. Hyatt)引進，由於透明且質輕，似乎有取代硫化橡膠之勢，但沒過多久就令人大失所望。邵斯維克醫師(Dr. Alfred P. Southwick)是水牛城數一數二的名醫(堪稱是「電動診療椅之父」，率先將操作方法引進紐約州)，發表了他對賽璐璐假牙的使用結果，他說：「一副接著一副的假牙重新回到我手上，我相信，最後一個也會如此，感謝上帝。其中有些直接變得像墨水一樣黑，有些起初還令人滿意，但又逐漸變形，有些……開始脫落。」令牙醫

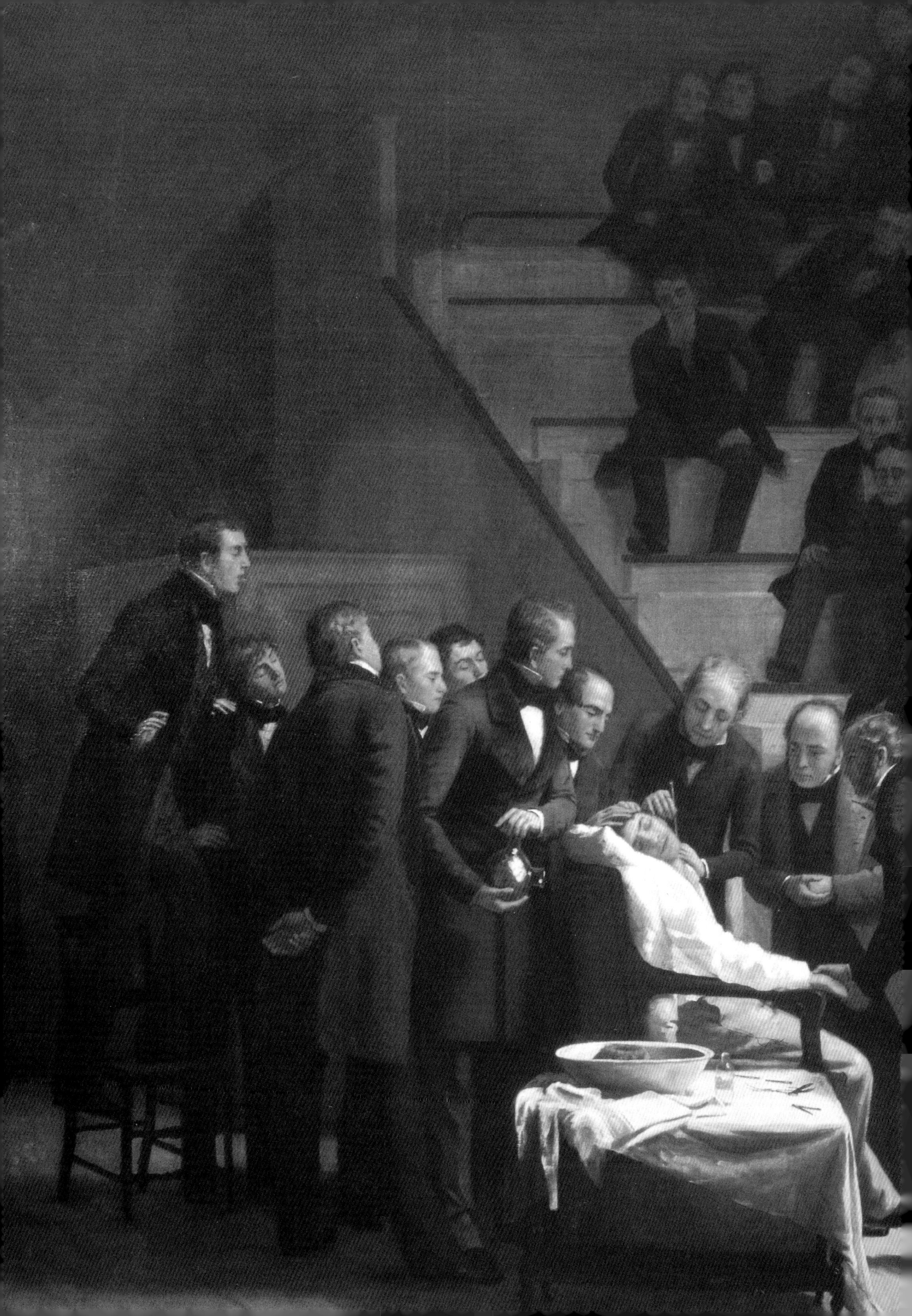

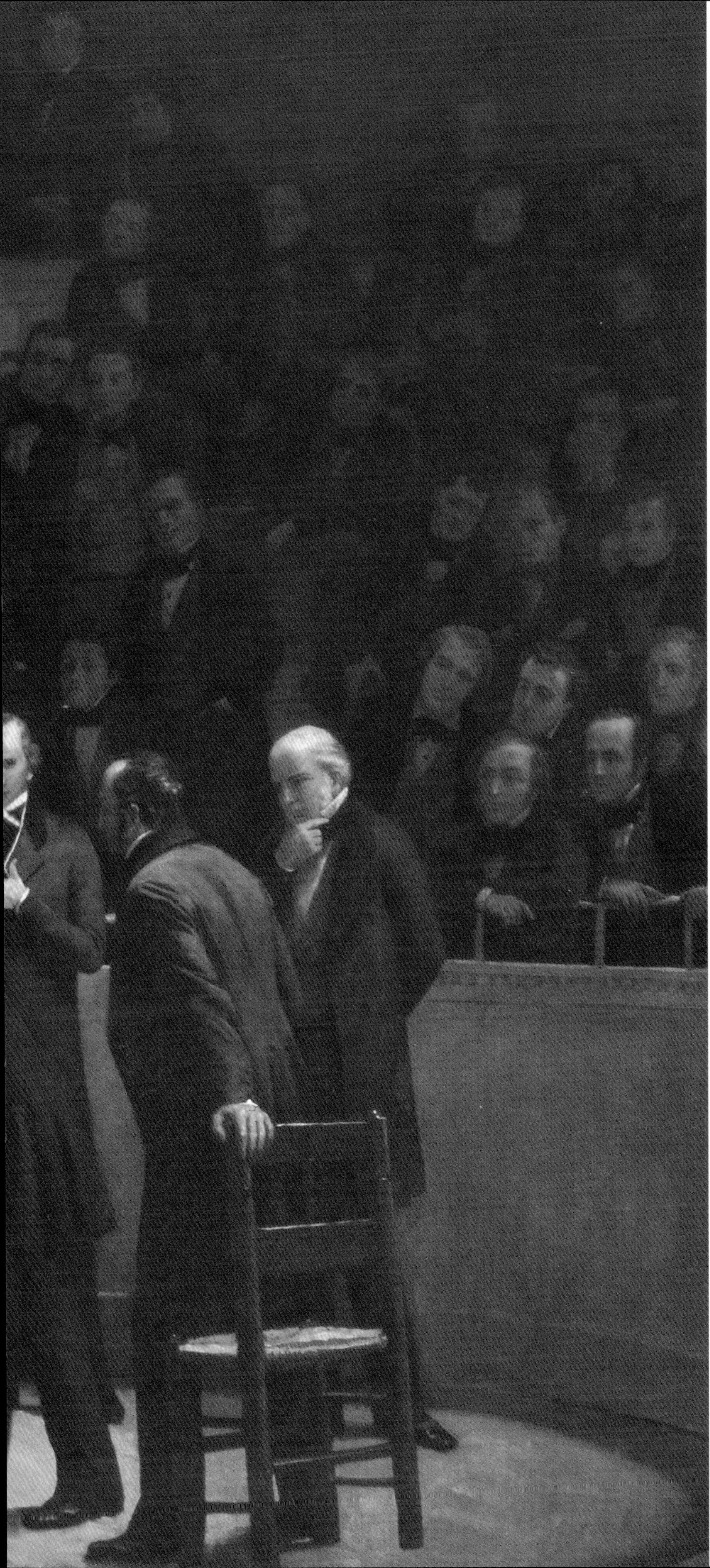

218

219

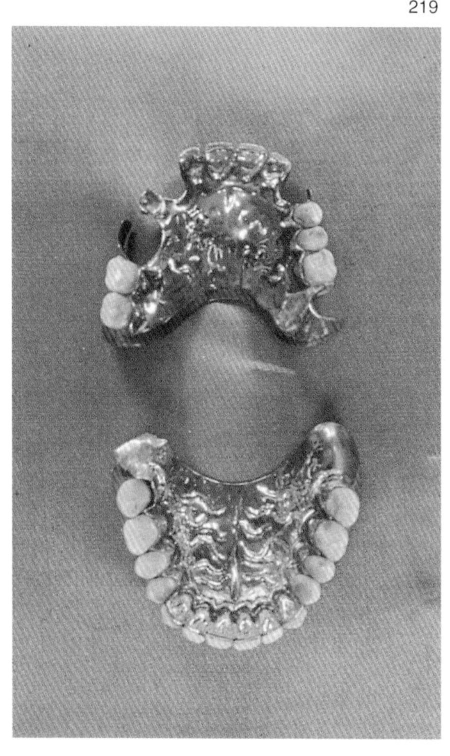

圖219　一八八〇年代，大多數的假牙基底完全由硬橡膠（vulcanite）製成，但此假牙的顎部卻由黃金鍛造而瓷牙安置於硬橡膠之上。
里昂，牙科外科博物館（Musée de la Chirurgie Dentaire）

圖218　在一八八二年的這幅畫作《乙醚日》（*Ether Day*），羅勃特．辛克利（Robert Hinckley）描繪了莫頓（William T. G. Morton）成功地於一八四六年十月十六日在麻州總醫院（General Hospital）示範乙醚麻醉。莫頓是圖中手持自己設計的玻璃吸器者。外科醫生瓦倫（John Collins Warren）手持手術刀正彎向昏睡中的病人，一群肅然起敬的觀眾屏氣凝神注視著。
法蘭西斯．考特威（Francis A. Countway）醫學圖書館，哈佛醫學圖書館／波士頓，波士頓醫學圖書館

界高興的是固特異牙科硫化橡膠公司的硫化橡膠專利權終於在一八八一年失效，該公司再也無法將許可證書強加於牙醫師身上了。

牙冠

繼固特異牙科硫化橡膠公司之後，其他的企業家在十九世紀的最後二十五年，汲汲營營的想從美國發明者的身上獲利。美國的牙醫師以新發明及新技術獨步當世，在那些令人敬佩的進步中，改良幅度最大的首推牙冠及牙橋的成果。就像前面提過的，這些玩意兒早在西元五世紀前的伊特利亞人（Etruscans）就曾經製作過。一八八〇年，里奇蒙醫師（Dr. Cassius M. Richmond）將瓷牙焊接在黃金架上，並取得專利權。四年後，賓州牙醫師羅根（Dr. Marshall Logan）推出全部以高領土製作的全瓷牙（除了在烘燒之前要包埋一支暗釘外），同樣申請到專利權。但不論是里奇蒙或羅根的牙冠，都無法在不殺死牙齒神經和去除自然牙冠的情形下置於口內，但是他們已代表著假牙製作上的重大突破。的確，瓷牙比起金屬牙要美觀得多了。

在相當短的時間內，申請相關項目專利權的案子就超過了二十五件，當時有一群聰明的操作者向這些發明人購買了專利權，並組成了「國際牙冠公司」（International Tooth Crown Company），在全國報紙刊登廣告。牙醫師們深感威脅，因為他們在製作任何牙冠和牙橋時，如果不支付國際牙冠公司一百至五百美元不等的權利金，可能就會被控以侵權。此外，該公司也迫不及待的迅速起訴一些知名牙醫師，以達到警告目的。

絕望險惡的環境再度喚起人們的勇氣，芝加哥的克勞斯醫師（Dr. J. N. Crouse）拒絕受到脅迫，一八八七年他自費旅行全國，發起成立「美國牙科保護協會」（United States Dental Protective Association），敦促全國牙醫師們團結在一起，獲得許多牙醫師的鼎力支持。一九〇〇年，美國牙科保護協會正式反擊，國際牙冠公司的專利被判無效。三年之後，當蘭德（Charles Henry Land，見圖221）研究出革命性的全瓷牙冠時，醫師和病人終於能自由享受其益處。

蘭德是在底特律執業的牙醫師，曾經嘗試過製作瓷牙。一八八八年，他發明一套在薄白金板上製作瓷牙鑲嵌物的方法，並申請到專利，此次只能算是中等程度的成功。因為此鑲嵌物的應用受限，且因瓷粉難以熔合致使密合度不理想。一八九四年因為電爐的發明以及一八九八年發明了低熔瓷粉後，讓蘭德得以在白金上雕塑全瓷牙冠，將假牙製作帶往新境界。一九〇一年，蘭德成功完成了較高溫瓷熔合的方法，並於一九〇三年正式將這種既堅固又美觀的全瓷牙冠應用在牙科專業中。

220

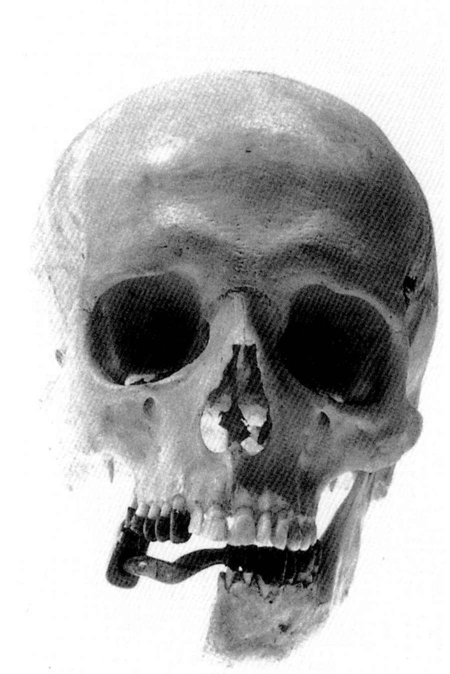

圖220　一八九〇年一位麻州牧師，其右下顎因腫瘤經外科手術切除而製作了一套獨特的牙科復健。此復健包括了焊接在一起的黃金冠及附著於一個樞紐裝置的複雜系統。在置入補綴物後，病人即可恢復咀嚼和講道。
波士頓，哈佛大學醫學圖書館

221

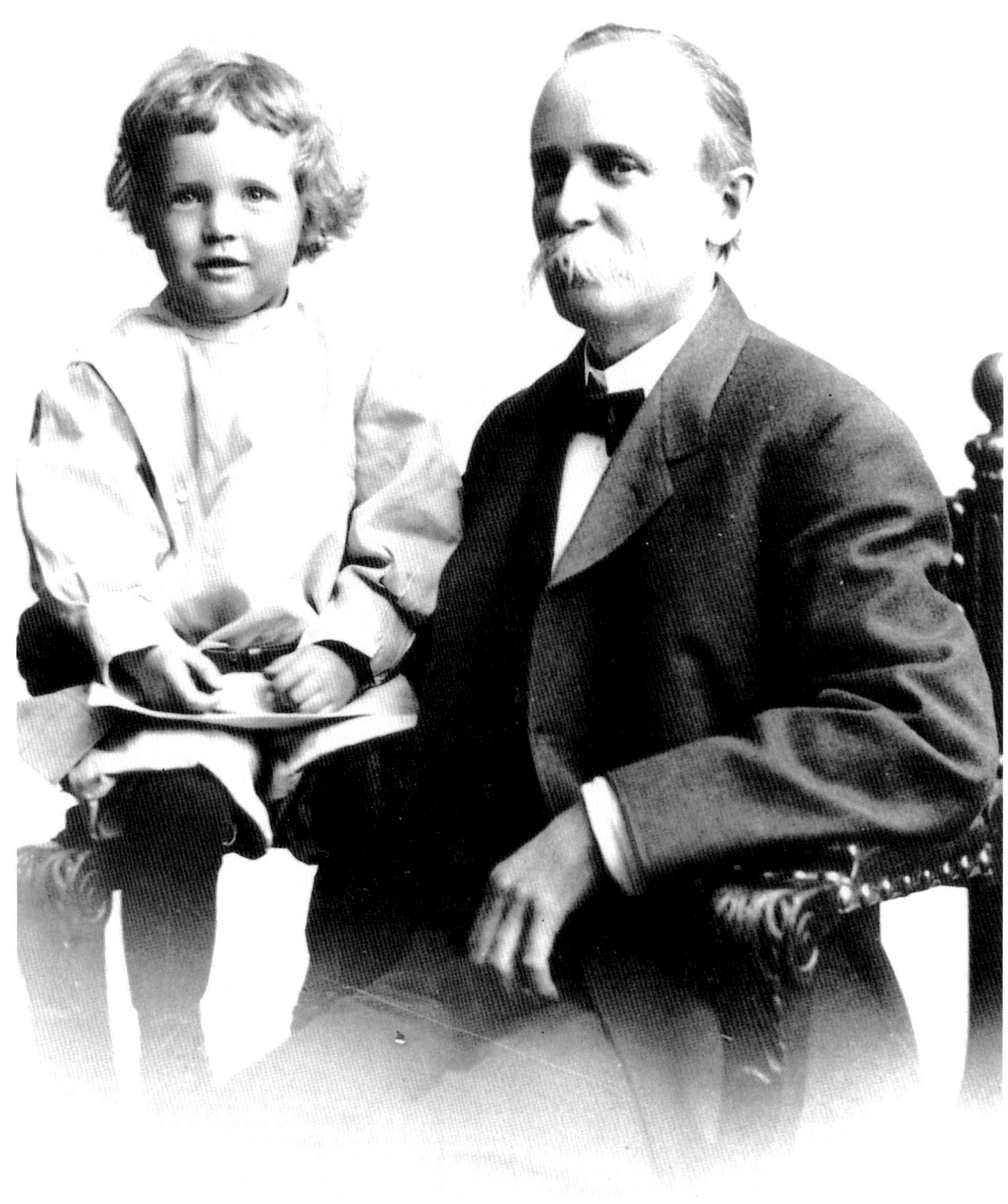

"Me AND My Best Chum"

圖221　此圖所示的是全瓷冠（porcelain jacket crown）的發明者查爾斯．亨利．蘭德（Chailes Henry Land）與其即將名揚四海的孫子查爾斯．林德伯格（Chailes A. Lindborgh）。他後來提到說他的祖父常在他的窯爐內燒小玩具給他。
華盛頓特區，國立美國歷史博物館，史密森學會（Smithsonian Institute）

222

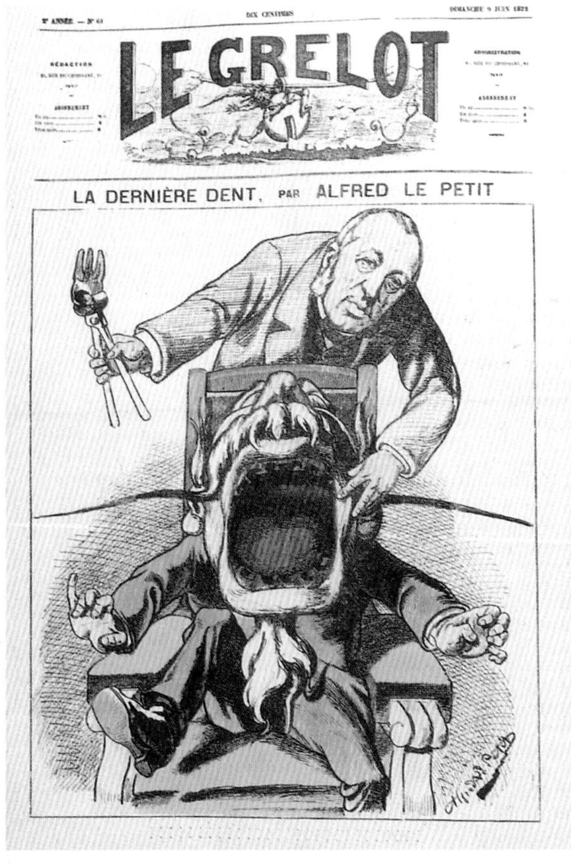

223

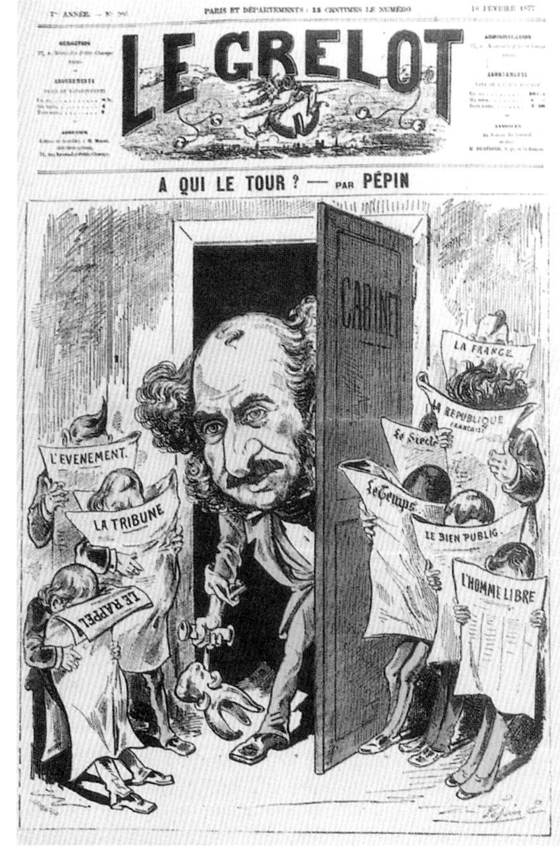

224

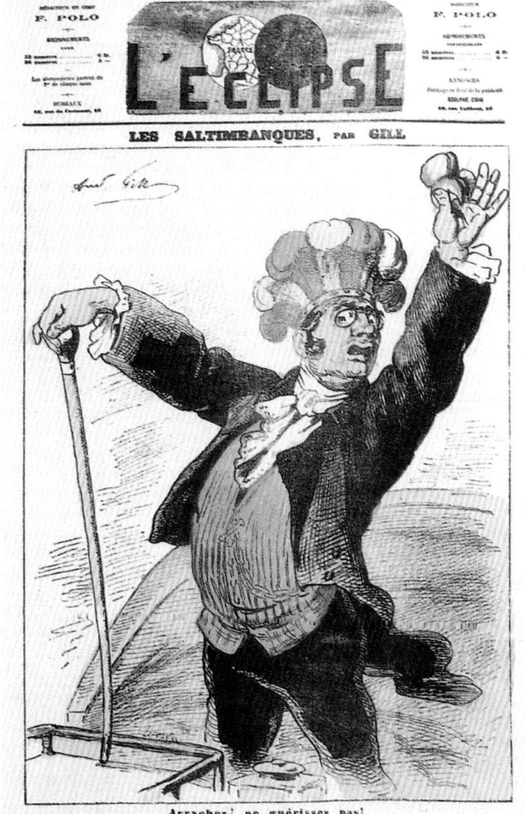

圖222　這是比提特（Alfred Le Petit）為一八七二年六月九日出版的*Le Grelot*著作的封面，題為《最後的牙齒》（*The Last Tooth*）。
紐約，威廉．赫爾方德（William Helfand）收藏

圖223　牙醫師問：「下一位是誰？」結果病人全都躲在報紙後面了。就像十九世紀的許多漫畫作者一樣，裴賓（Pépin）也以類似的諷刺手法，在牙科與政治之間取悅大眾。
赫爾方德藏品，紐約

圖224　「拔掉！不要治療！」是在二十世紀以前牙醫師的主張。此漫畫是吉爾（Gill）所作，題為《江湖騙子》（*Mountebanks*），出現於一八七三年十二月四日*L'Ecipse*發行。
紐約，威廉．赫爾方德（William Helfand）收藏

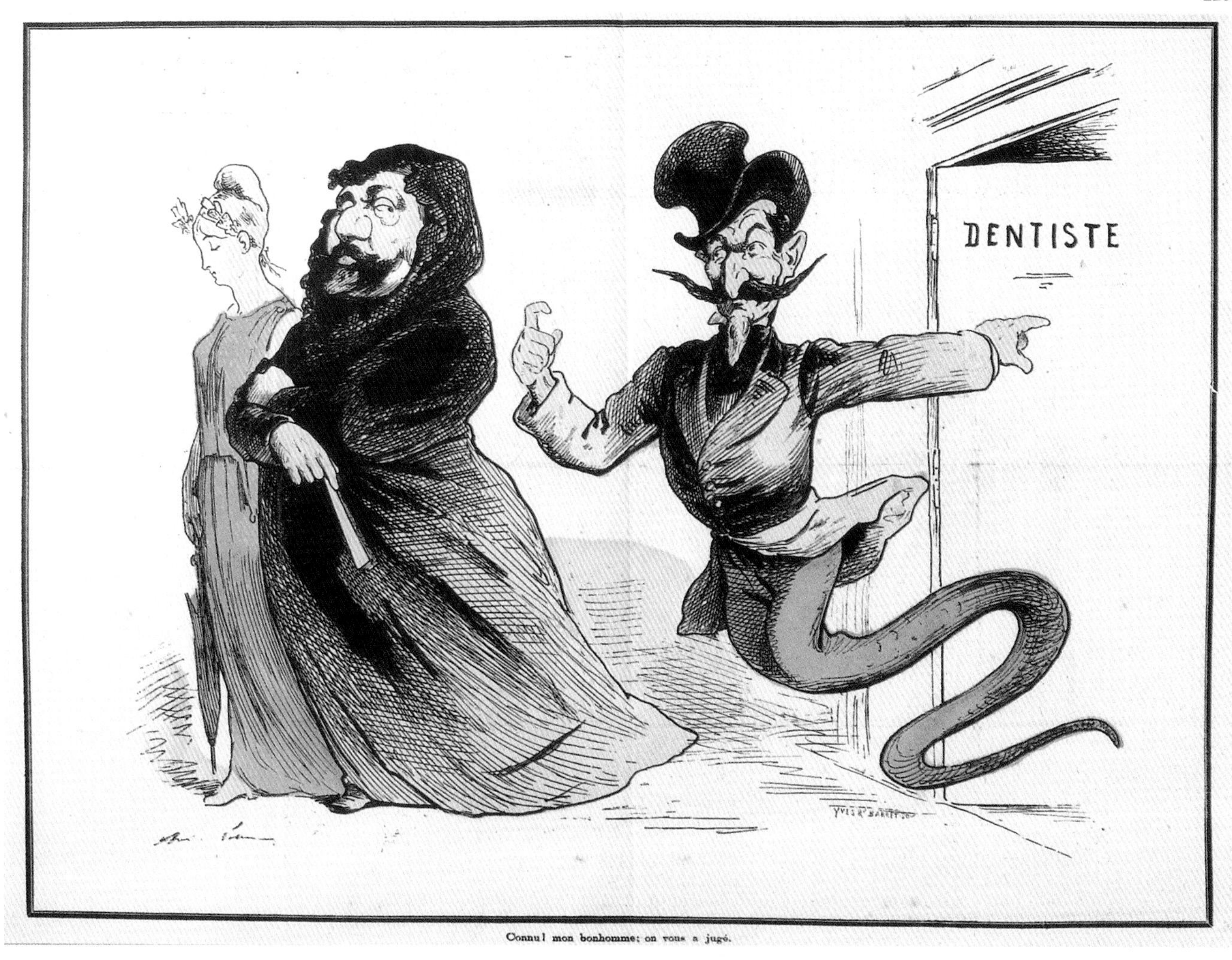

圖225　此幅刊登於 *La Lune Rousse*、由吉爾（Gill）所繪的漫畫，顯示一八七八年之前的牙科診所始終有著邪惡災難的言外之意。紐約威廉・赫爾方德（William Helfand）收藏

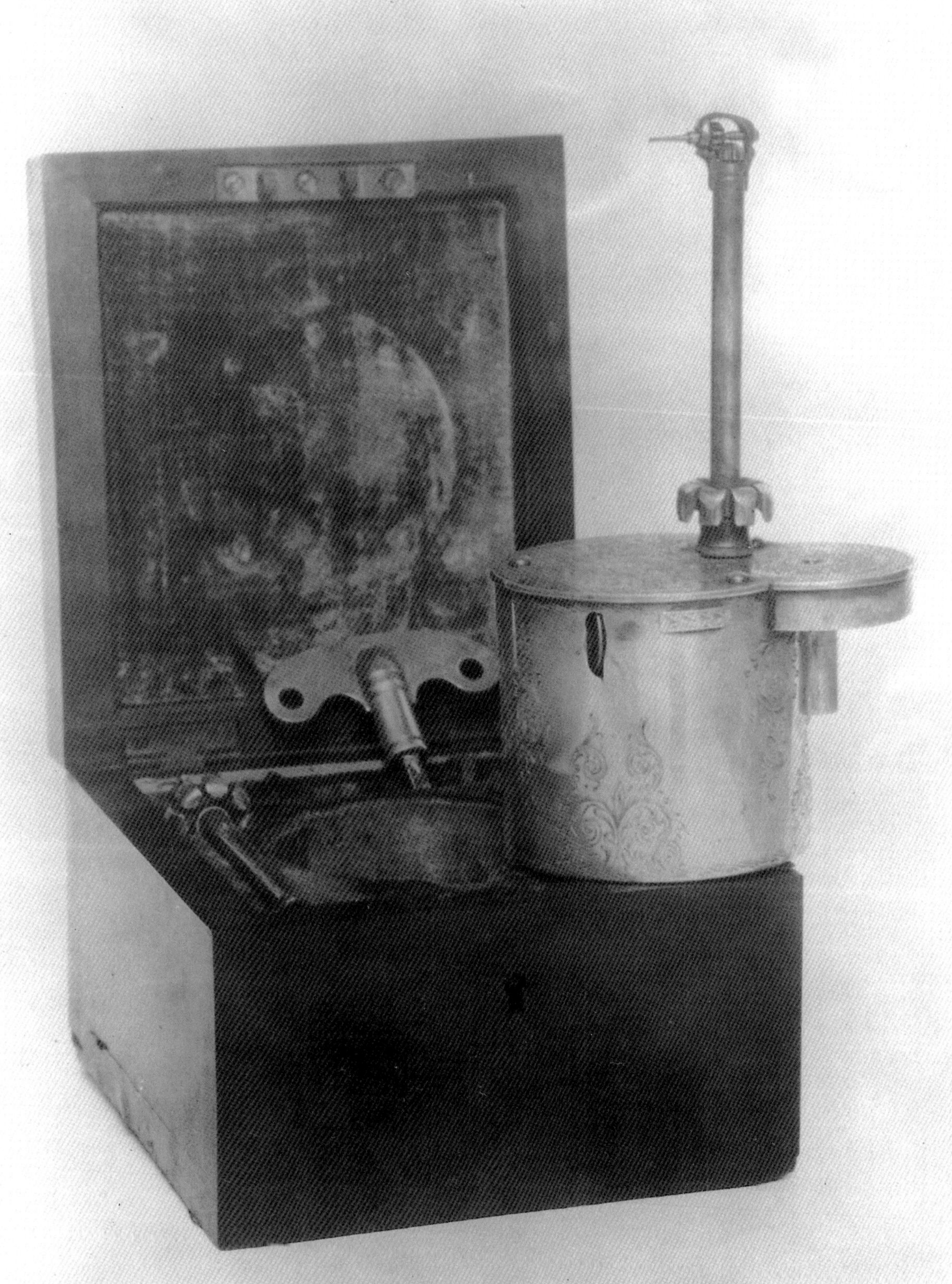

圖226　此發條裝置的牙科鑽孔機（drill）於一八六四年取得專利權，由英國商人喬治·哈靈頓（George F. Harrington）所發明設計。貝什斯達（Bethesda），國家醫學圖書館

228

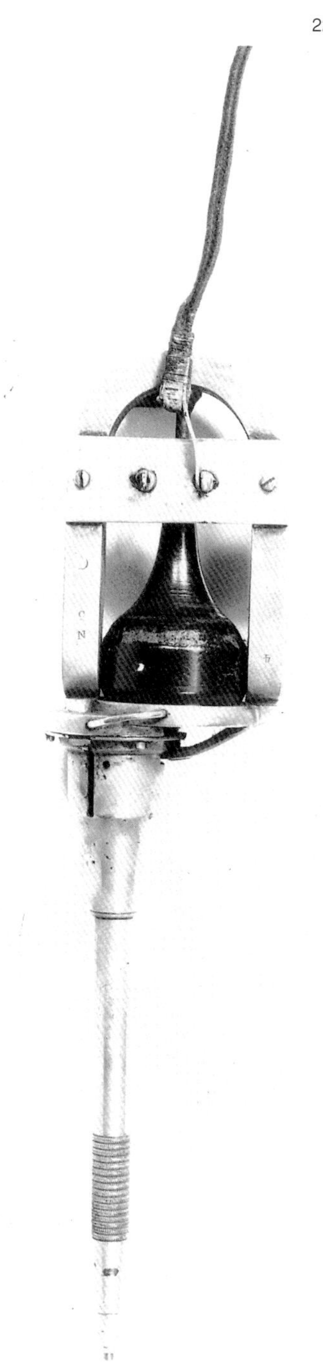

圖228　此早期的照片，第一部電動牙科鑽孔機於一八六八年由懷特公司的技工喬治・格林（George F. Green）所發明。
貝什斯達（Bethesda），國家醫學圖書館

鑽孔機

隨著麻醉及硫化橡膠的發明，拔牙不再讓某些牙醫裹足不前，並成為牙科診所的常見診療項目。然而，牙齒的復健依然困難重重，預防及復健牙科都殷切期待著，希望能發明出讓牙醫師可以精確切割的器械。從費查以後，就有多種不同形式的鑽孔機相繼問世，包括維斯寇特（Amos Westcott）簡單的環狀鑽孔機（可以在大拇指與食指之間轉動），到精心製作但毫無機械效率的器械，例如一八六〇年代出現在英國的那種笨重的發條機械裝置（見圖226）。

辛格（Isaac Singer）發明腳踏板驅動縫紉機後，啟發了聖路易市的摩利（Charles Merry）的靈感，他在一八五八年發明了一種簡單的手持鑽孔機，其中包含了一條短螺旋的纜索，用以驅動及旋轉鑽針。接著，善於發明的莫里森（James Beall Morrison）藉由腳踏板驅動纜索及滑輪組釋出足夠的速度，以便驅動可以平順切割琺瑯質與牙本質的鑽針，旋於一八七一年二月獲得專利權。不久之後，懷特公司（S. S. White Company）改良了莫里森的設計，並以雙向纏繞的方式製成可彎曲的纜索，藉以降低鑽針具有危險性的反撞機會。

一八七二年，懷特公司推出了第一台由格林（George F. Green，見圖228）發明的電力驅動鑽孔機，該機種的配備中有可將馬達併入手機的裝置。不過，缺點是太過笨重而難以使用。雖然在往後的二十年中，電動鑽孔機不斷進行改良，但由於美國大多數地區的診所尚無電力供應，所以多數牙醫師還是使用以腳踏板驅動的鑽孔機。直到一八八〇年代後期，牙醫師凱爾斯（Dr. C. Edmund Kells）才首次將電力引進診所。

227

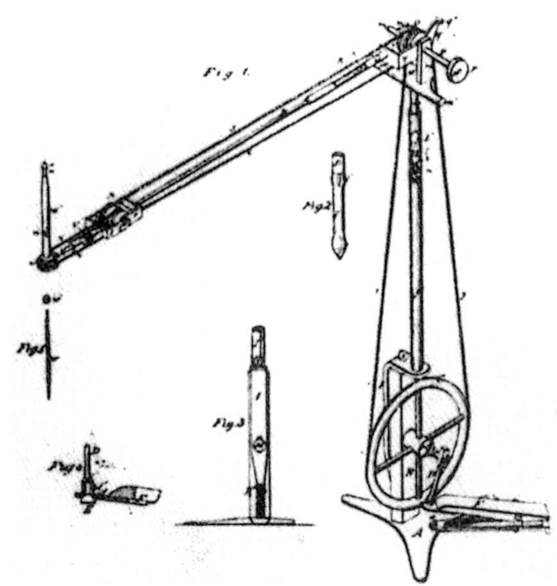

圖227　具有專利之腳踏板鑽孔機（food-treadle drill）的構造圖。此鑽孔機革命了一八七〇年代的牙科醫療。發明者莫里森（James Beall Morison）是俄州東春田市一位四輪馬車製造者之子，亦是銇匠之侄。

229

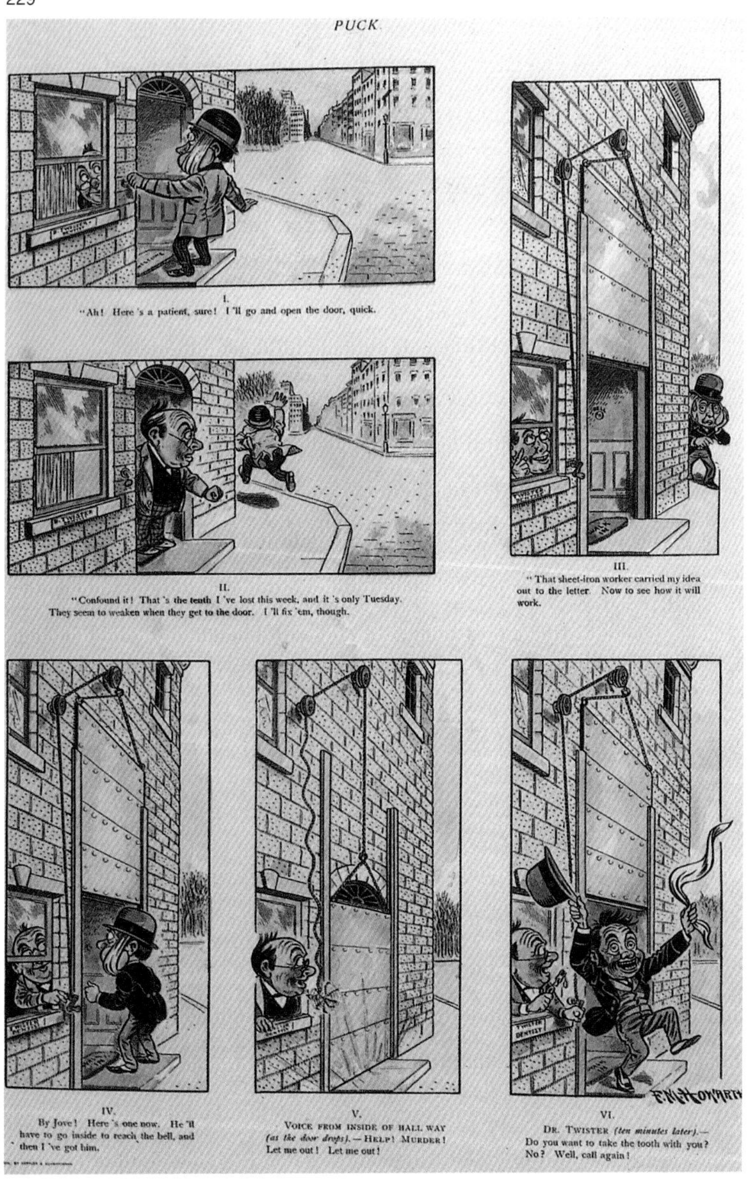

圖229　特威斯特醫師（Dr. Twister）為留住提心吊膽的病人的設計是在病人背後，猛然關上的一扇金屬門。此漫畫為荷瓦士（F. M. Howarth）所作，刊於一八七四年的 *Puck*。
紐約，威廉・赫爾方德（William Helfand）收藏

230

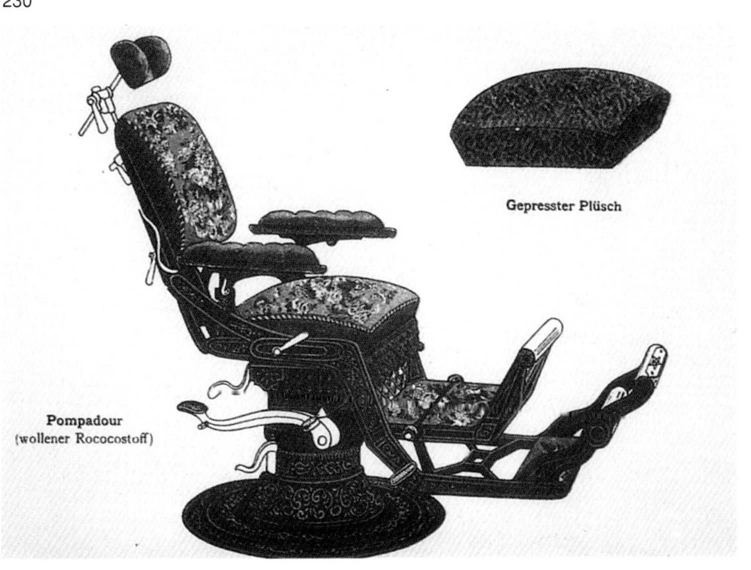

圖230　此布置華麗與裝飾的德國牙科椅，製造於一八九〇年代，可藉著腳踏板調整上下。
賓州大學，牙科醫學院圖書館

圖231　華盛頓特區史密森學會國立美國歷史博物館展出，約一八八五年左右布雷克醫師（Dr. G. V. Black）在伊利諾州傑克遜維爾（Jacksonville）診所所用的診療椅的複製品。

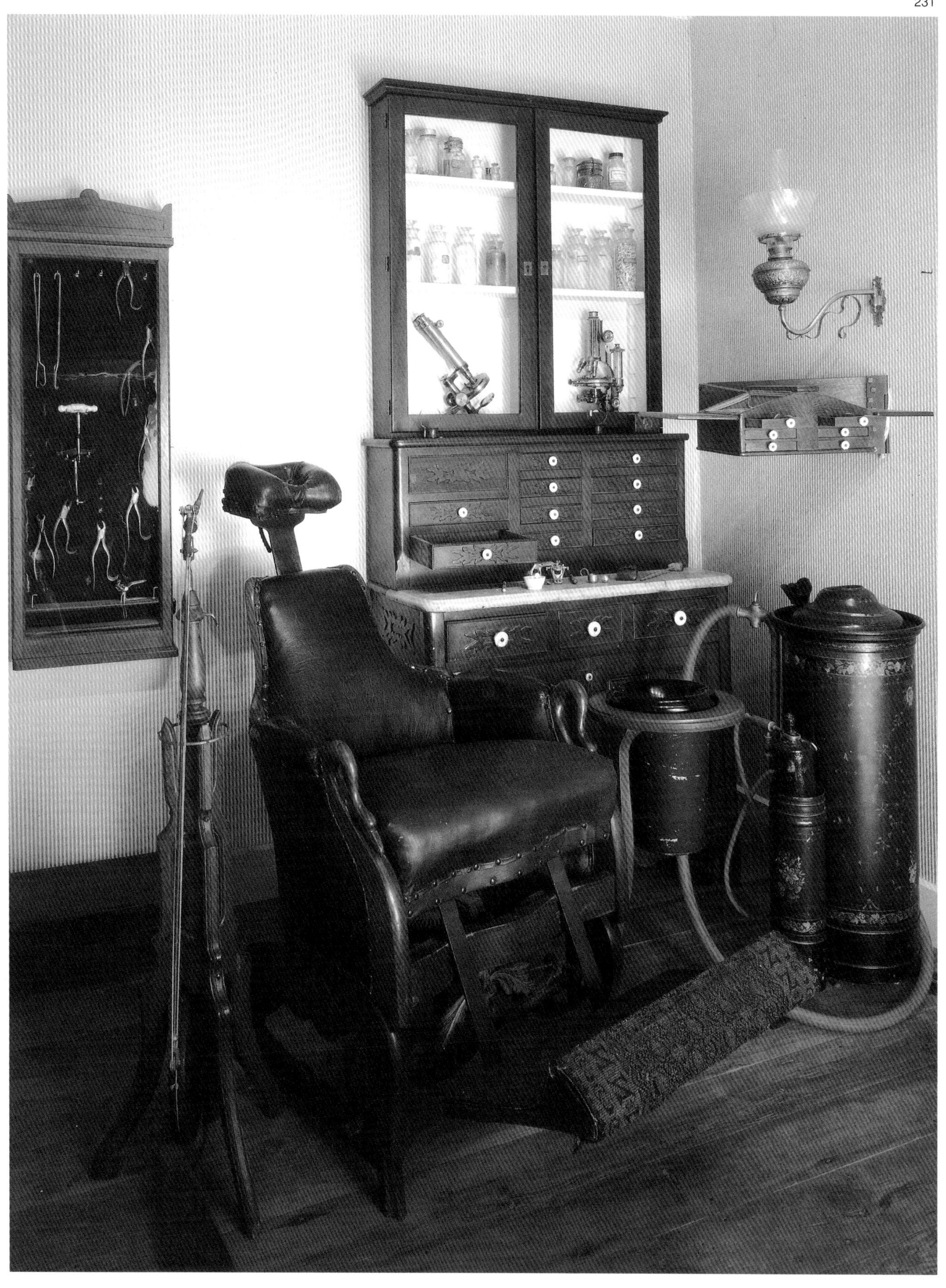

232

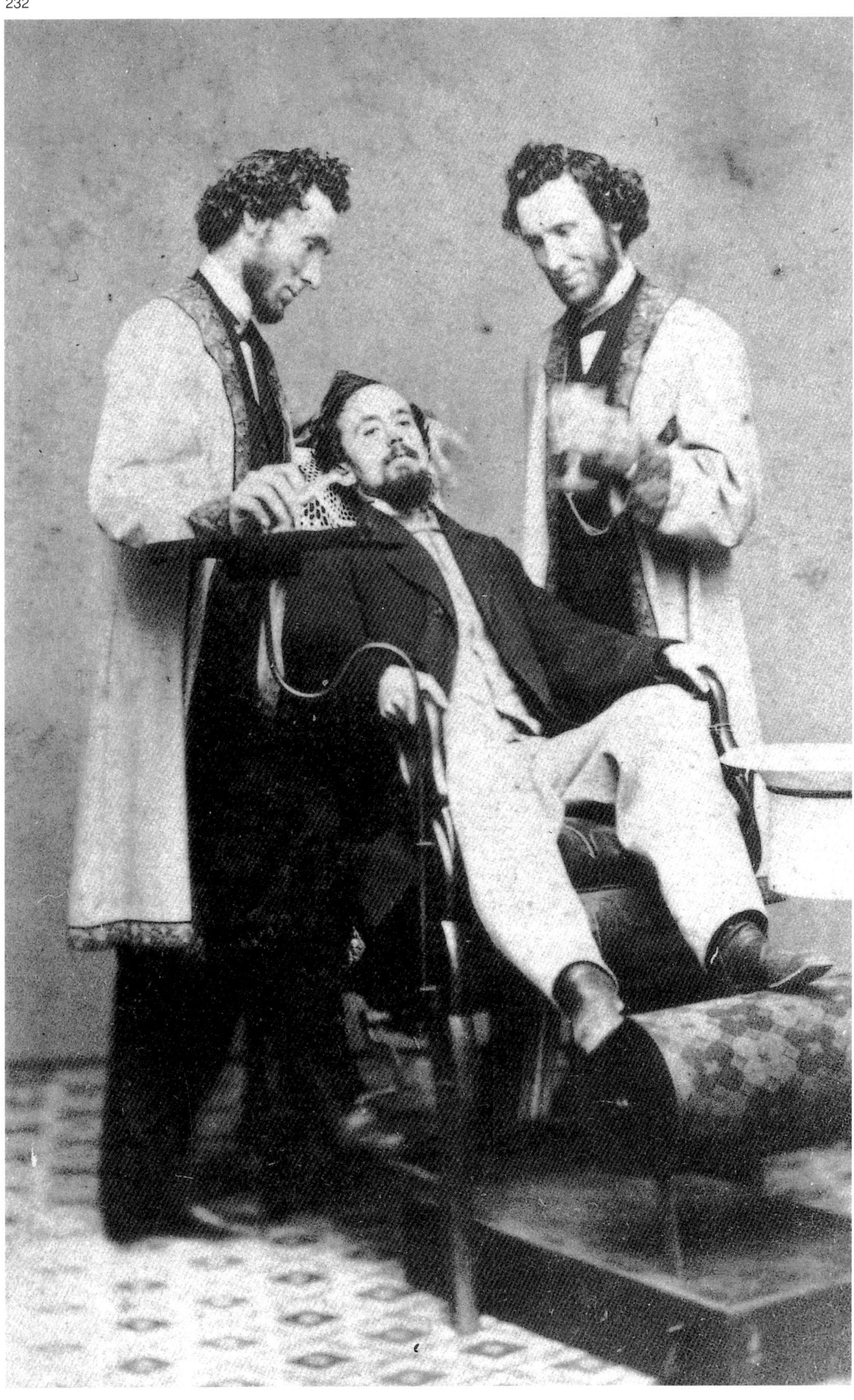

圖232 雙胞胎牙醫師（或是單一個牙醫師經由詐騙攝影手法複製的）正準備以「鎖拔」（key）拔牙。躺在「天鵝椅」（Swan Chair）上的病人已準備就緒，為一八七〇年左右的照片。
愛德華・米納圖書館（Edward G. Miner Library），羅徹斯特（Rochester）大學醫學與牙醫學院醫學歷史收藏

診所的設備

第一張後仰式牙科專用椅在一八三二年由史聶爾（James Snell）設計製造，這是張設計完善、考慮周到的椅子，除了備有一盞酒精燈外，還有鏡子可以巧妙將光線反射到病人的口腔內。許多年以來，牙醫師使用的仍然是平常的椅子，只不過椅子上多了一個一八四七年由瓊斯、懷特及坎本尼（Company）所設計的可提式頭靠，當時宣稱這是「最適合四處巡迴的牙醫師使用」。

一八五〇年代及一八六〇年代，有不少家公司都有推出功能完整的牙科用椅（材質通常是胡桃木、紫檀或紅木，靠背則飾以絲絨布，包括腳踏處），其中最著名的是有「天鵝椅」（Swan Chair ）一名的射手二號（Archer's Number 2），椅臂的造型就天鵝的長脖子一樣。

233

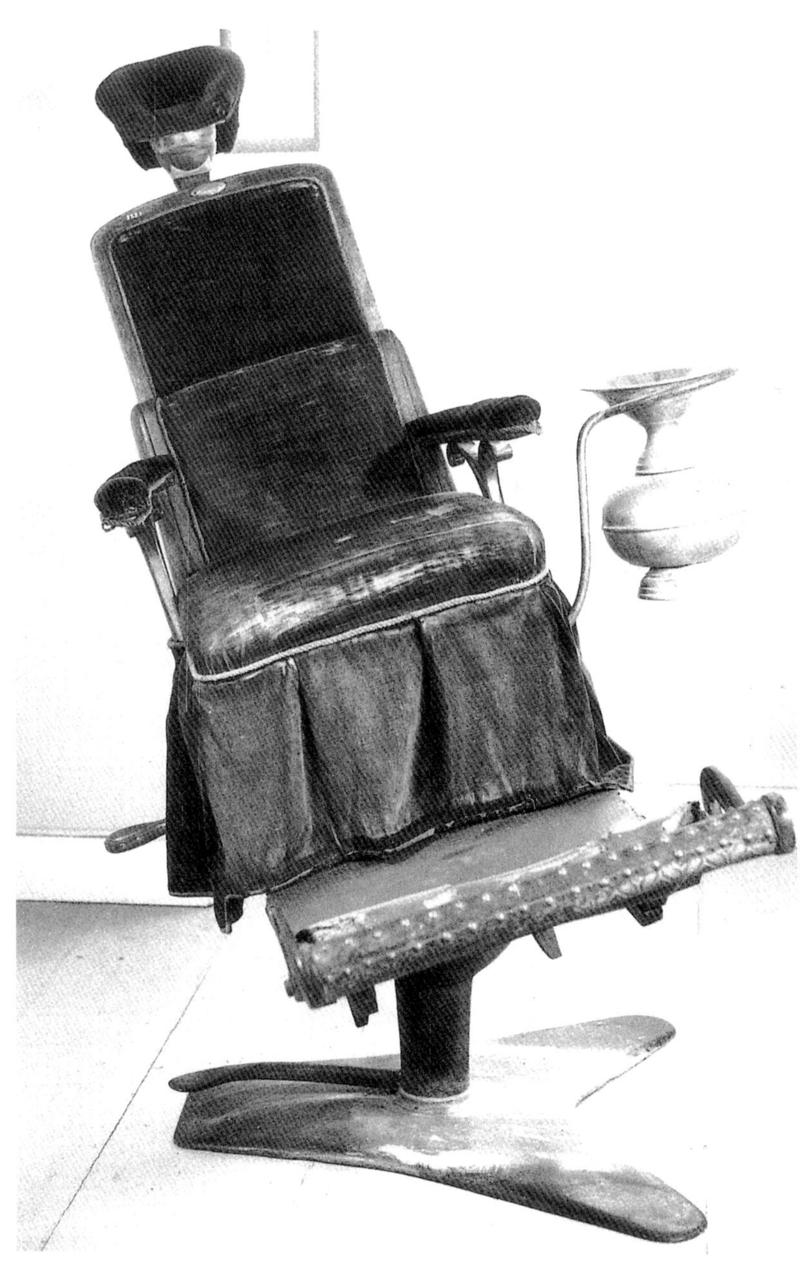

圖233　莫里森（James Beall Morrison）於一八六八年所設計的牙科椅，擁有可以讓牙醫師將其以各方向傾斜的特殊機制。雖然有著明顯的優點，但卻只生產四台。
哥本哈根大學醫學歷史博物館（Medicinsk-Historisk Museum）

234

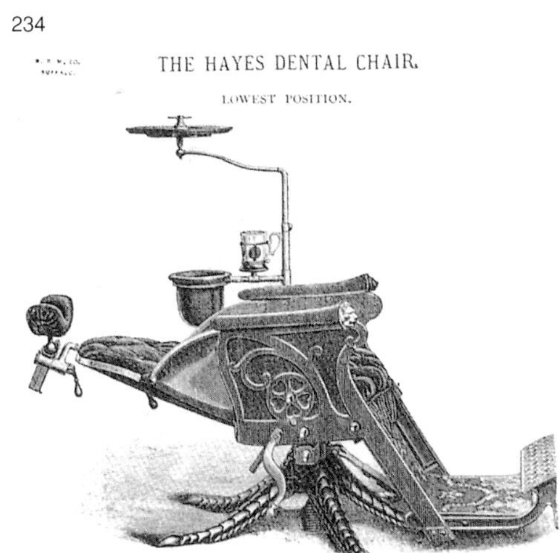

圖234　一八七五年由「水牛城製造公司」（Buffalo Manufacturing Company）製造的「海斯牙科椅」（Hayes Dental Chair），與促銷文案所說的一樣，能夠後傾至讓牙醫師可以坐著工作。但直到一九五〇年大多數的牙醫師依然選擇站著工作。

235

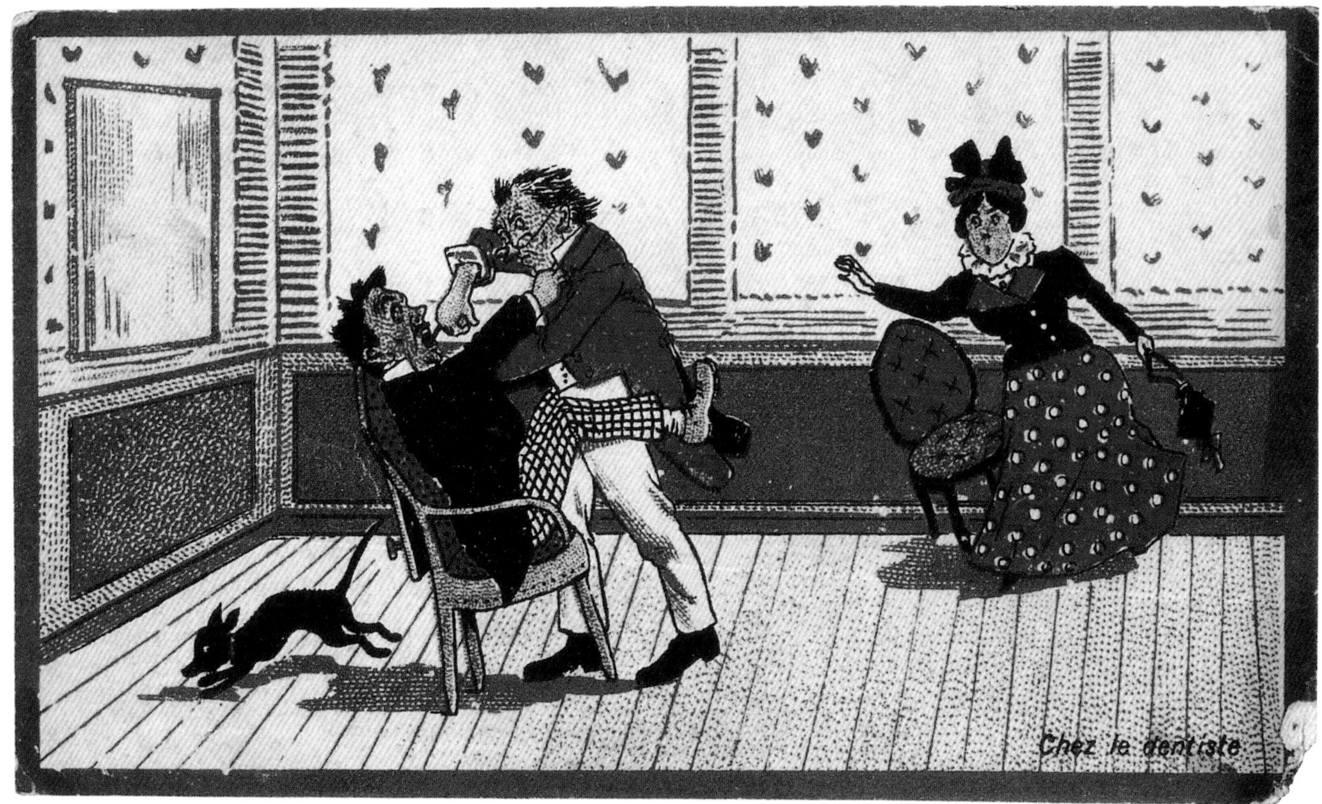

236

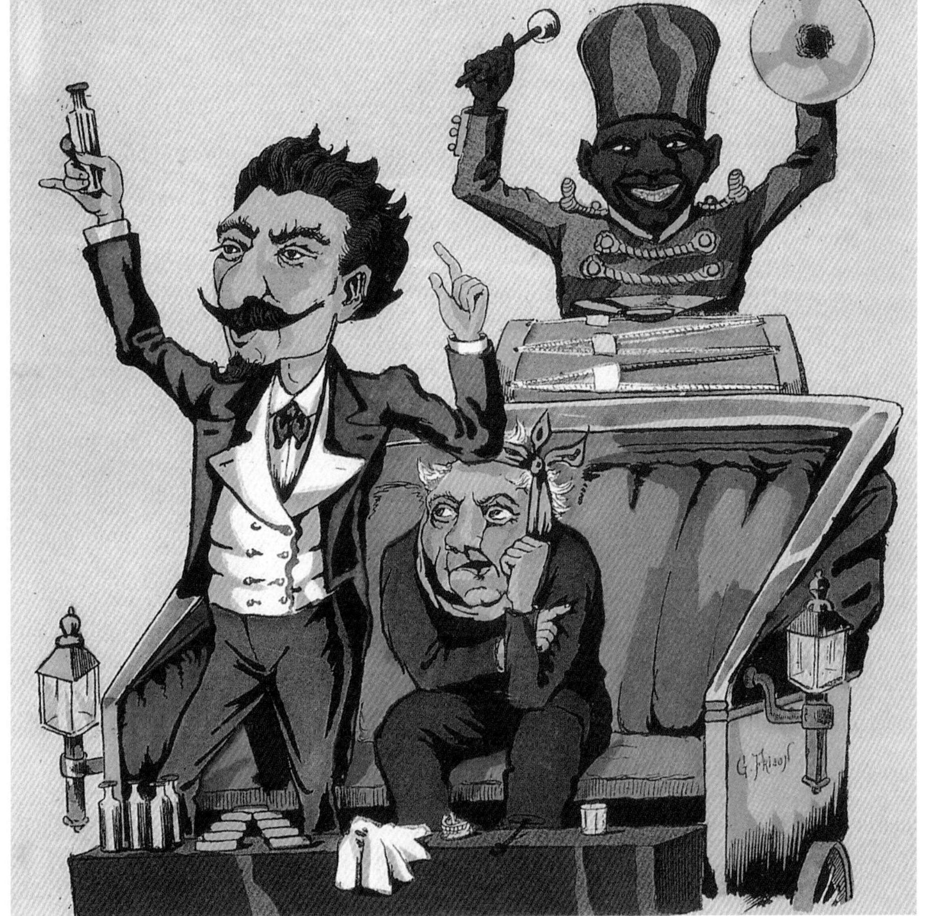

圖235　此一輕鬆愉快的圖畫出現於十九世紀的廣告板上，宣稱在蓋斯比利（Gaspillage）的法國百貨公司的分公司，有著許多不同的交易買賣。
紐約，威廉・赫爾方德（William Helfand）收藏

圖236　漫畫家佛利森（G. Frison）繪於二十世紀初期的作品，用以諷刺巡迴醫生。江湖密醫站在四輪馬車上叫賣推銷，一旁的助手露出不耐煩的表情。他吹噓道：「我不僅能治便秘和禿頭，也能醫治雞牛，還能做招牌及治療牙齒。」
威廉・赫爾方德收藏，紐約

圖237，圖238
從西元一八三五年到一八四八年，法國重要的諷刺畫家杜米埃（Honoré Daumier）為《胡鬧》（*Le Charivari*）創作了許多幽默的漫畫作品。圖237所示，病人哭喊著：「哇！哇！」但隨即被安慰說，「痛」就表示牙齒終於鬆動了。在圖238中，一位拔錯兩顆好牙的牙醫師，立刻辯解說反正這些牙齒都已經腐敗了，接著又說：「假牙從未讓人感到疼痛，現在每一個人都有戴。」
紐約，威廉・赫爾方德收藏

LES BONS BOURGEOIS.

237

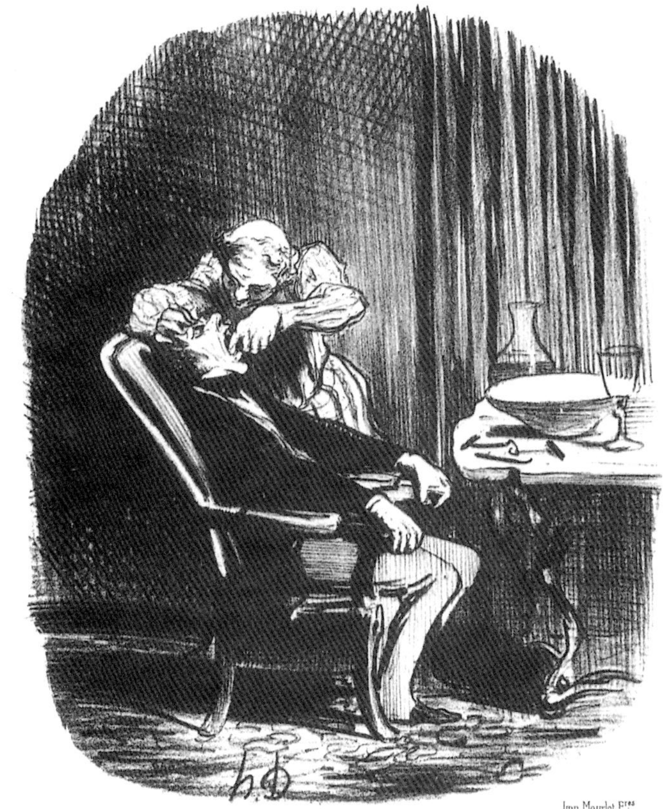

— Oh! la . . . . la . . . . la . . . . . . la !
— Tant mieux . . . . . tant mieux . . . . . . ça prouve qu'elle vient ! . . .

238

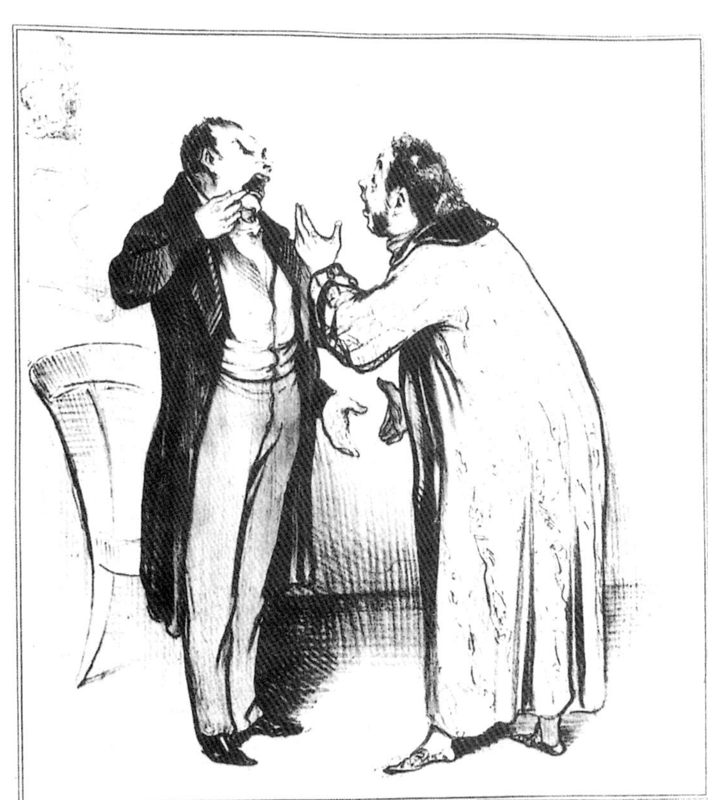

Robert Macaire Dentiste.

Sapristi ! Mr le dentiste, vous m'avez arraché deux bonnes dents et
mauvaises . . . . (Rob. M. à part) Diable !! . . (haut) sans doute ! et j'avais mes raisons
sommes toujours à temps d'arracher les mauvaises . . quand aux autres, elles auraient
se gâter et par vous faire mal . . . Un ratelier postiche ne vous fera jamais souffrir
bien meilleur genre, on ne porte plus que ça.

239

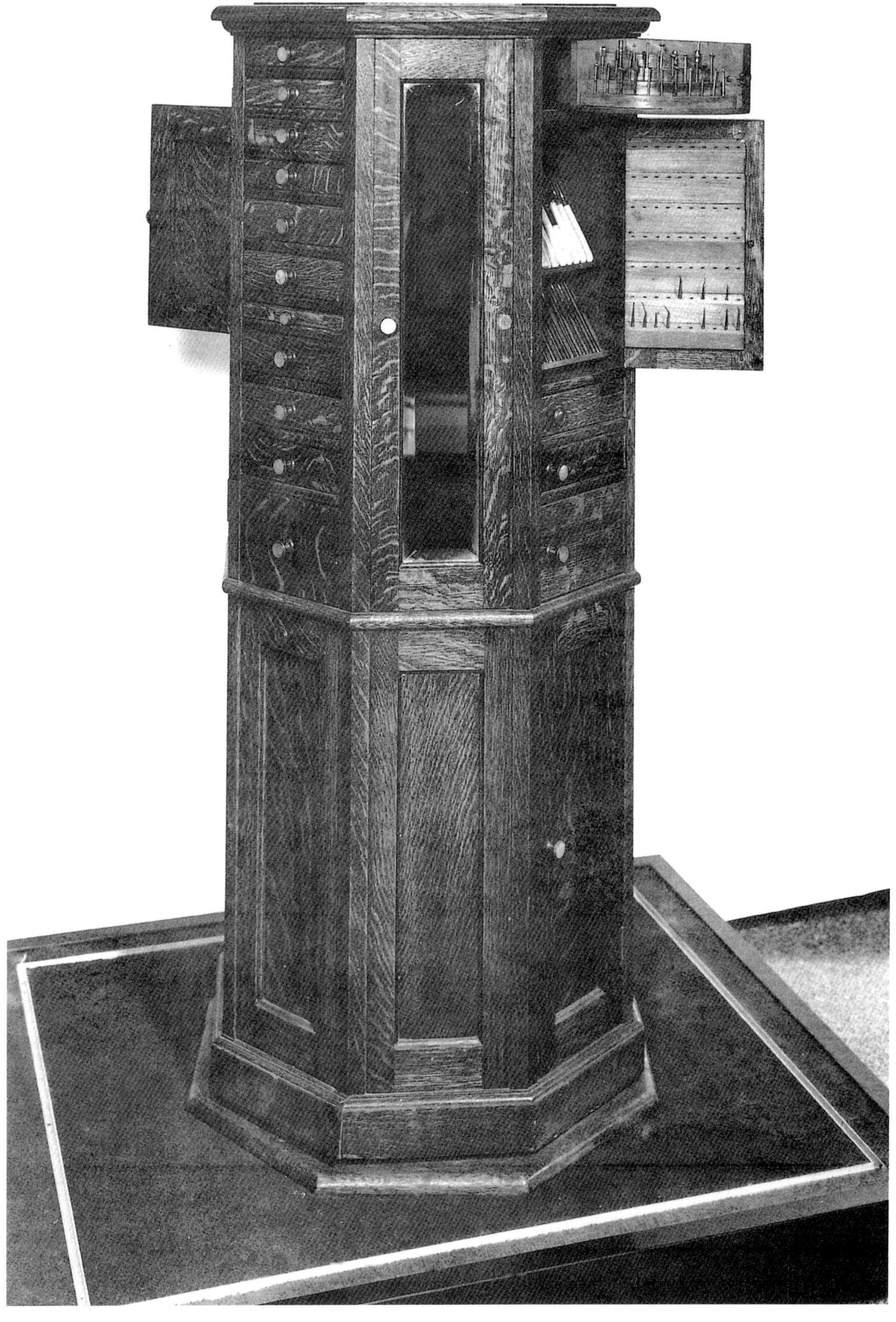

圖239　此旋轉型牙科櫃於一九〇五年取得專利權。有十二個抽屜、五個櫥櫃、二個藥櫃、六個開放式抽屜及二個可置拔牙鉗的隔間。華盛頓特區，國立美國歷史博物館，史密森學會（Smithsonian Institute）

240

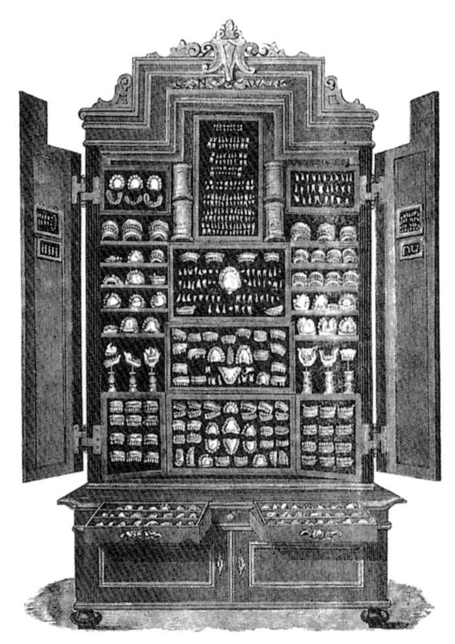

圖240　此件一八七六年在義大利設計的寬敞便利的牙科櫃，裡面堆滿著牙齒，假牙及教學用的模型。
法蘭西斯・考特威（Francis A. Countway）醫學圖書館，哈佛醫學圖書館／波士頓，波士頓醫學圖書館，珍本書收藏

241

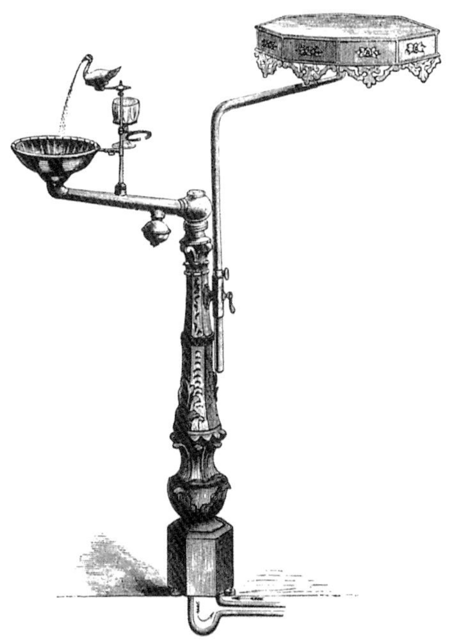

圖241　此為一八六七年懷特公司（the S. S. White Company）製造的「懷克姆人造噴水痰盂」（Whitcomb Fountain Spittoon），為世上第一部標榜著自動給水的設備。
法蘭西斯・考特威（Francis A. Countway）醫學圖書館，哈佛醫學圖書館／波士頓，波士頓醫學圖書館，珍本書籍收藏

一八七一年，亦即莫里森發明踏腳板驅動鑽孔機的那一年，懷特公司也推出了第一張全金屬製造的牙科治療椅，可以藉著轉動中央螺桿來調整椅子的高度。一八七七年，「維克森牙科椅」（Wilkerson chair）問世，這是第一張幫浦型水壓式牙科用椅，創新之處是提供了補償性的靠背（牙醫師可以藉著移動靠背，維持相對於病人背部的相同位置）。

一八六〇年代，多數牙科診所都無水電供應，病人漱口後即吐入附著在椅臂上的舊式銅製裝置（盆槽）。即使痰盂設計融入迷人的盆槽內，還需用手倒掉。第一套可以自動清潔的痰盂（當然需要現代化的供水設備系統）在一八六七年問世，即懷克姆人造噴水痰盂（Whitcomb Fountain Spittoon，見圖241）；水的供應經由圍繞在缽旁的輸送管的許多小孔噴出，而飲水則經由悠閒棲息在洗滌槽連接桿上的天鵝口中流出。

沖水痰盂的發明，也促使了現代吸唾器在一八八二年問世。許久以來，牙醫師就一直為了如何讓要填補復形的牙齒得以保持乾燥而傷透腦筋，並積極尋找解決之道。他們嘗試了許多設計，例如用夾子夾住唾管開口，用棉巾摺疊後，塞入口內；吸水紙、蠟圍堰；甚至還使用一種非常有創意，可由病人操作的吸球將唾液自口中吸出，然後存放在地板上的儲存槽內。劃時代的創舉發生在一八六四年，巴爾倫醫師（Dr. Sanford C. Barnum）因為唾液滲流的問題，幾乎讓他無法工作而深感挫折，當時在紐約卡茲吉山區（Catskill Mountain）執業的他發明了橡皮布（rubber dam）。數年之後，他回憶說：「一八六四年的三月十五日，有個病例是下顎大臼齒上有蛀洞，但病人口內的潮濕狀況就如同湧自每一條管子可以比擬。」在大臼齒旁塞滿了吸水紙後，巴爾倫在瀕臨絕望的狀況下，在護巾上割了一個洞，然後他將一個橡皮圈套入齒頸部，高興的說：「在牙齒上可行，我發現我將橡皮圈與護巾結合了，這就是橡皮布。」兩個月之後，他向正在卡茲吉山開會的紐約牙科協會出示了他的偉大發明，雖然嘲笑者眾，但到了一八六七年，美國各地及其他國家都普遍採用了巴爾倫所發明的橡皮布。

十九世紀末葉，在牙科診所內經常可以見到一種用來儲存笑氣的容器，牙醫師通常會用買來的曲頸瓶製備笑氣，然後再儲存於精飾的鍍鎳槽的水面上，此金屬槽謂之「儲氣槽」（gasometer）。

至於醫藥櫃的樣式則經過多次改變，有些製作得十分精巧漂亮，醫藥櫃的共同特徵是有許多小抽屜，小抽屜會在意想不到的地方蹦出或轉出，由橡木或紅木精製的櫃子一個要叫價一百美元，至於尺寸大小則不一定，可以適用於不同地區的診所。其中有一種創意十足的八角櫃，安置在穩定基座上後可以旋轉，不僅不佔空間，還可提供足以儲藏所有器械材料及藥品的廣大空間，非常適合當時的牙醫師使用。

我們現在常見的的牙科診療椅當時還沒有出現，十九世紀末葉的牙醫師使用的是固定在牆上、連著一支伸縮臂的托架桌來放置診療器械。這種桌子上也設計了一些小抽屜，用來擺放鑽針及小器械。直到有電力供應之前，牙科診療都只能在白天進行，病人面向窗外坐著。包括桌子及各種盆器等設備與家具，

就是當時一般牙科診所的基本配備，那時診所設備尚未標準化。

復形材料

一八七〇年代由著名牙醫師佛列格（J. Foster Flagg）所領導的一群牙醫師，發起了他們所謂的「新起點」（New Departure）活動，主要的用意在於徹底消除由汞膾戰爭所引起的敵意。活動的基本宗旨就是承認沒有哪一種填充材料可以完美的適用在任一個病例中，黃金有優缺點，銀汞膾亦然。（事實上，這群牙醫師仍認為銀汞膾是兩種材料中比較優秀的。）

自科羅庫爾（Crawcour）時期以來，牙醫界就為了改善汞膾的收縮努力不懈，在歐洲推廣使用銀汞膾的大功臣是伊凡斯（Thomas W. Evans），他以錫、鎘與水銀混合物做實驗。雖然，最後他發現還是必須加入銀來降低錫的收縮。即使到了今天，銀依然是牙科填充物的一種基本成分。當時強斯頓兄弟（Johnston Brothers）大力鼓吹使用銀汞膾，加上旋入牙本質的固持釘（見圖242），並於1871年取得專利權；同年，隔片固持器（matrix retainers）及隔片（matrices）也先後問世。

終結汞膾戰爭的是人稱「科學牙醫學之父」的布雷克（G. V. Black）。1895年，他發表了真正令人滿意的汞膾組成配方。他歷經多年的實驗，以自己所設計的器械去測量銀汞膾的硬度、流動性及其他特性。布雷克想到了一種本質上幾乎沒有改變過的金屬混合物：銀68%、銅、錫及鋅少量，配合這種新合金的膨脹及收縮，就能精確加以控制。

同時，黃金仍然頗受歡迎。的確，當一八五五年亞瑟醫生（Dr. Robert Arthur）發明了結合性金箔後，黃金仍佔有一席之地。自德阿可利（Giovanni d'Arcoli，一四一二～一四八四年）首度使用金箔充填以來，薄片黃金就一直被用來填補牙齒的四壁窩洞，讓四壁窩洞可以使力。但是，脆弱或危險的牙齒則不能以黃金修復。亞瑟於一八四一年畢業於巴爾的摩牙科外科學院（Baltimore College of Dental Surgery），他是全世界第一位取得牙醫學位的人。他發現藉由韌燒（anneal）黃金，並透過酒精燈的火焰來提高黃金的結合力，就能輕而易舉的將黃金置入牙齒窩洞內，並以鋸齒狀的擠壓器，進行精巧及廣泛的填補。

此時，牙科專用的黏著劑也問世了，這種黏著劑改良自用來黏貼馬賽克瓷磚的一種氯化鋅物質。由於氯化鋅對牙髓有害，因此必須重新調整配方，以弱磷酸取代鋅化物，即為現代氧化磷酸鋅（zinc-oxyphosphate）黏著劑的前身，最早於一八七九年問世。

為了讓填補材料更貼近牙齒本色，以著名藝術家兼牙醫師佛克（Adelbert J. Volck）為首的一群專業人士不斷進行研究。佛克早在一八五七年就陸續發表了一些不甚令人滿意的產品，而最好的產品一直要到下一個世紀才會出現——現代合成瓷牙或矽酸水門汀（silicate cements）。能密合窩洞的瓷嵌體（inlays）則約在一八八〇年間問世，但是這些材料的用途都有限。

242

圖242　約一八七一年強斯頓兄弟（Johnston Brothers）刊登的廣告，宣稱此為「安全牙科填充的改良方法」——旋入牙本質的釘子，用於復形嚴重破壞牙齒時，固持汞膾。

圖243　約一八〇〇年由攝影師，或許就是牙醫師本身，拍攝位於馬里蘭州巴爾的摩的牙科診所。此全金屬的牙科椅是莫里森（James Beall Morrison）所設計。一八七二年引進後，成為第一張擁有補償性靠背的特點。沒有牙科用的組件，但有可放置器械的活動托架。診所內，雖有自來水，卻無電力供應，繫於牆上的氣燈，則作為照明用。
巴爾的摩，馬里蘭大學，健康科學圖書館（Health Science Library）

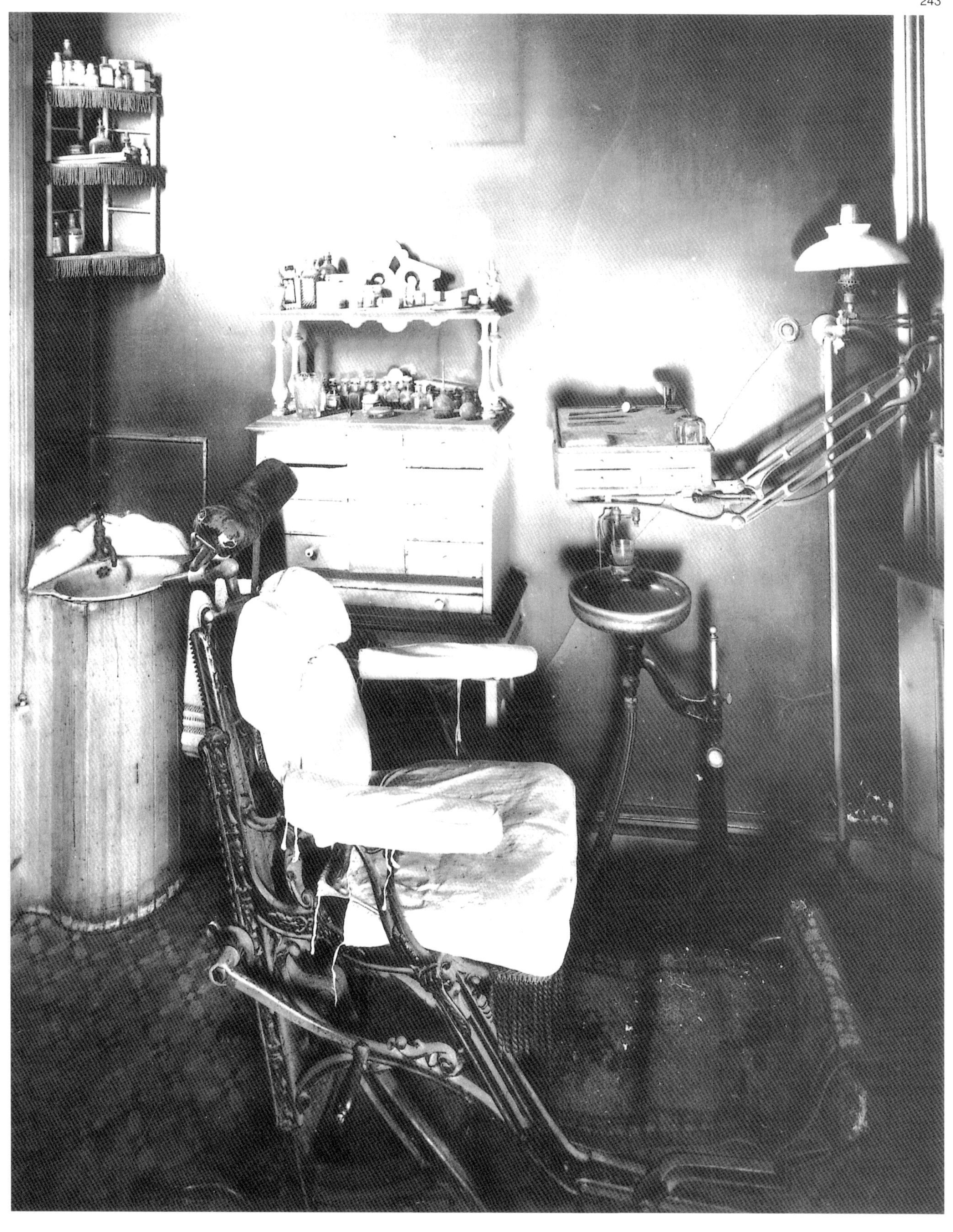

下列圖示為一八四〇年到一八八〇年間，以不同材質所製作的各種全口假牙。
法蘭西斯・考特威（Francis A. Countway）醫學圖書館，哈佛醫學圖書館／波士頓醫學圖書館珍本書收藏

245

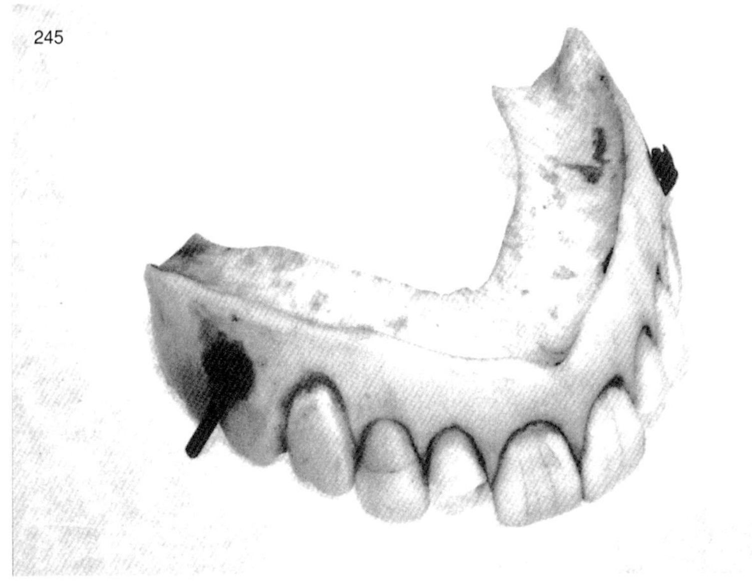

圖245　象牙雕成的上顎全口假牙，以彈簧固定於口內，人類自然牙自頸部切開排列固定於基底，一八四〇年作。

244

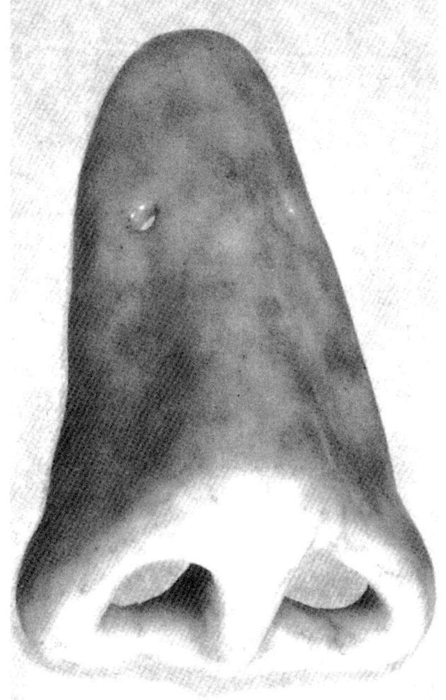

圖244　到了十九世紀，牙醫師們對於各式各樣的瓷牙製作已駕輕就熟。麻州的柯得曼醫師（Dr. Willard Codman）在一八四〇年製作了此瓷鼻。繩索可穿過鼻樑兩側的小孔，繫於頭後。
法蘭西斯・考特威（Francis A. Countway）醫學圖書館，哈佛醫學圖書館／波士頓，波士頓醫學圖書館，珍本書收藏

246

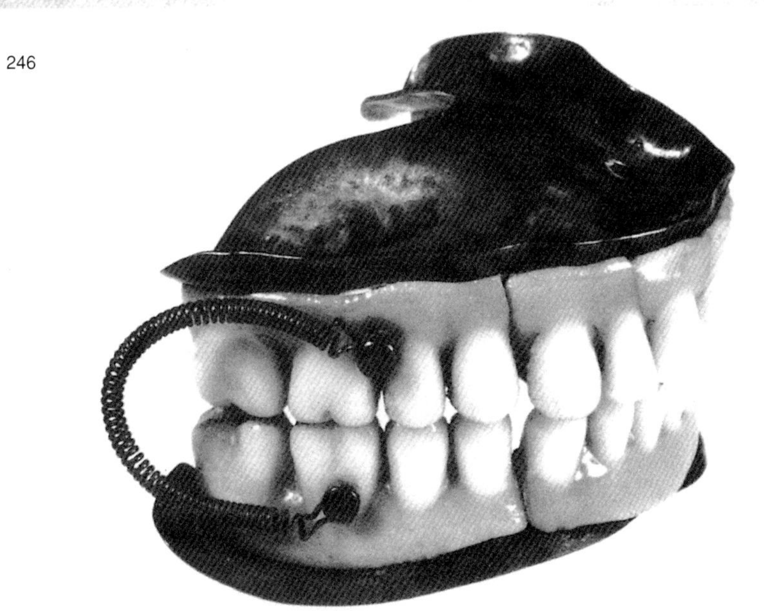

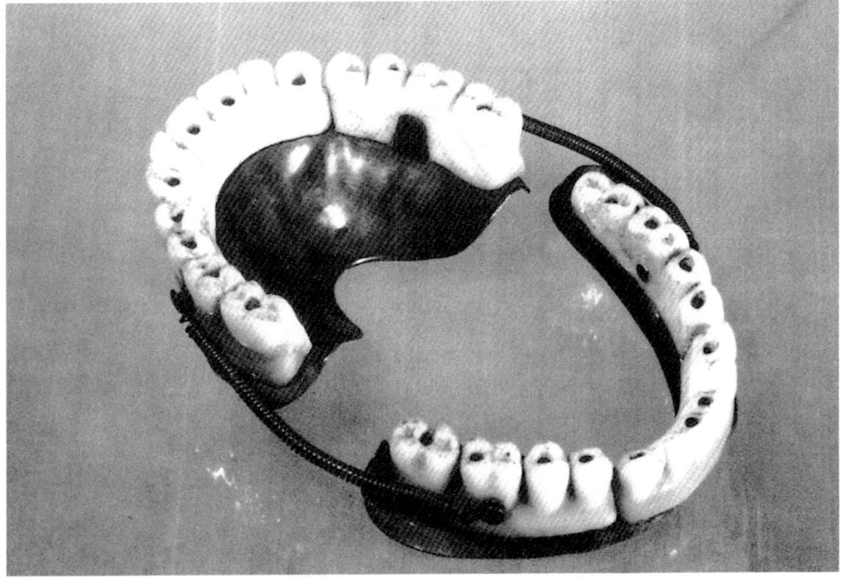

圖246　由瓷塊雕成的瓷牙，附著於由軟銀鍛造的基底，此全口假牙（閉口和開口）皆以彈簧固持定於於口中。一八五〇年作。

247

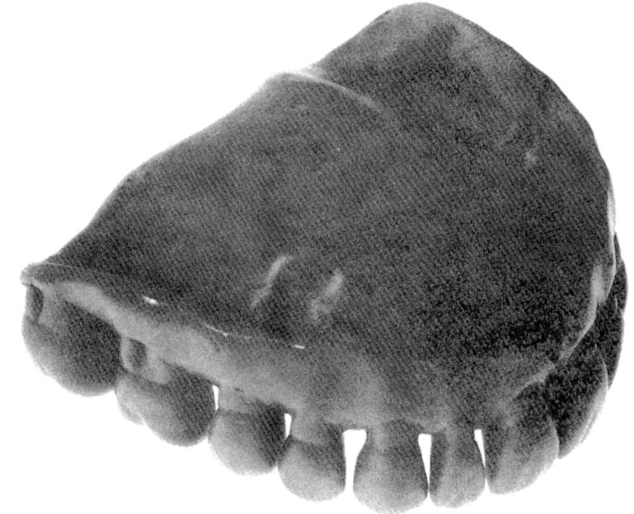

圖247　一體成形的瓷製上顎全口假牙，由紐澤西州蘭柏維爾（Lamborville）的約翰・史卡保羅（John Scarborough）醫師於一八六八年製作。

248

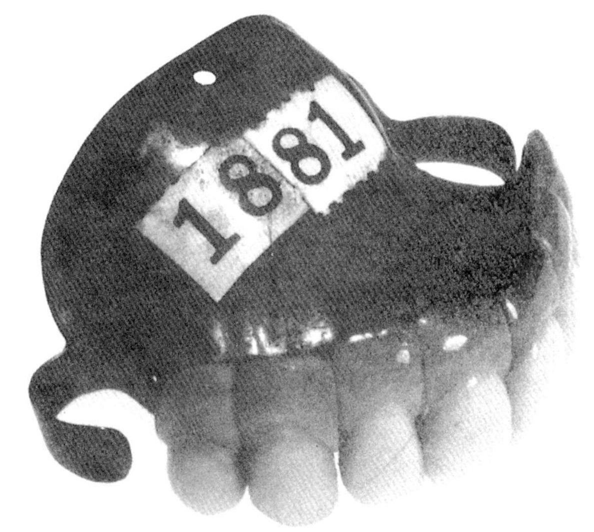

圖248　由瓷牙和銀基底製作而成的部分活動假牙，由麻州的拉斯基醫師（Dr. P. B. Lasky）於一八六九年完成。

249

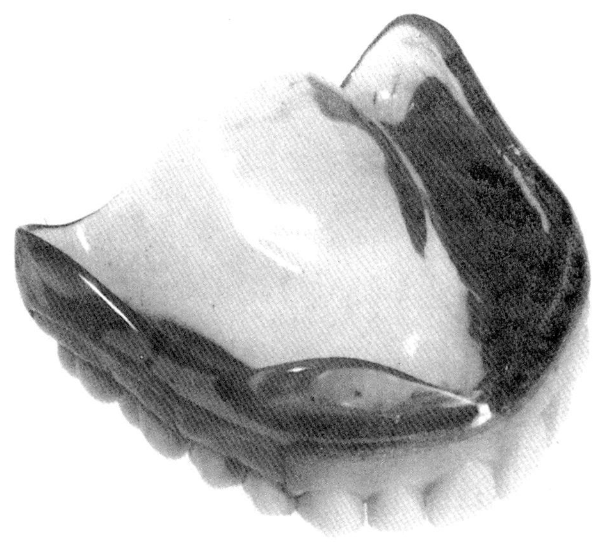

圖249　一八八〇年由賽璐珞（celluloid）製成的上顎全口假牙。賽璐珞原本要取代硬橡膠（vulcanite），但並沒有成功，因為它在口內會吸附色素和臭味，逐漸變黑且具可燃性。

250

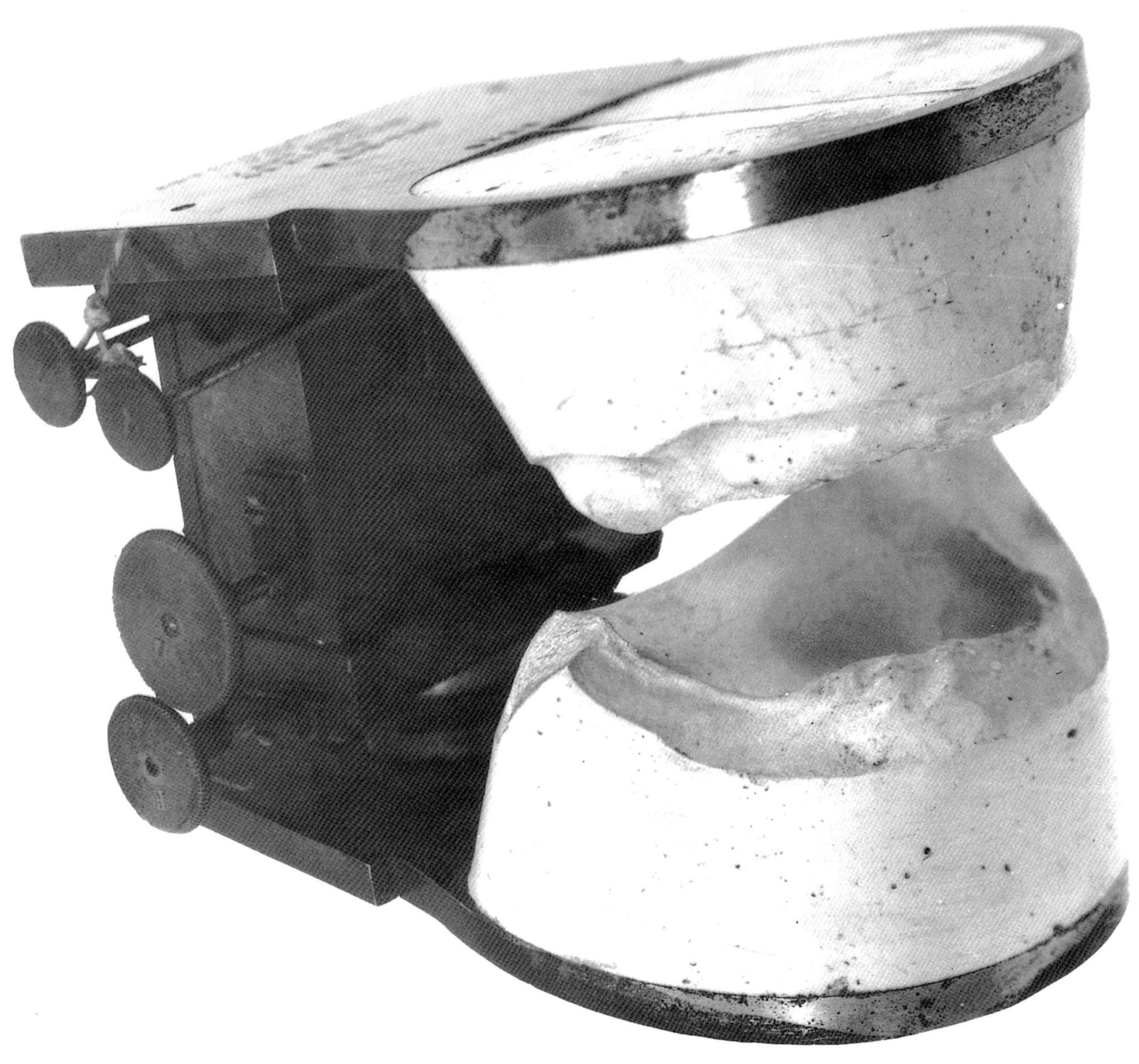

圖250　在十九世紀市場上，已有販售模仿及記錄下顎運動的儀器設備。一八七八年製造的歐雷克（Oehlecker）咬合器是一連串的咬合器中，第一架以一系列的旋轉鈕和調節控制器，可以對上下顎模型的運動，做複雜且精密的控制。
華盛頓特區，國立美國歷史博物館，史密森學會（Smithsonian Institution）

假牙製作

印模時，用來拿取印模材料的金屬製印模牙托，大約在一八二〇年由法國人德拉貝雷（Christophe François Delabarre）設計完成，並在美國境內不斷修正改良。一八五七年，倫敦牙醫師史丹特（Charles Stent）則發明了第一種印模化合物，此印模材料能在熱水中軟化，而且離口時即呈硬化狀態。一八四〇年代，也有一些美國牙醫師曾經使用石膏來印模。印模的技術則於一八五三年由查賓·哈利斯（Chapin Harris）引進牙醫專業中。

早在一七五六年，普法夫（Philip Pfaff）就已強調在製作上下顎假牙時確定相對正確關係的重要性。十九世紀，法國牙醫師蓋利奧特（J. B. Gariot）以發明一種簡單的「穀倉門樞紐」咬合器而聞名於世。一八四〇年，美國牙醫師伊凡斯（Dr. Daniel Evans）設計出世界上第一架能以三度空間模擬運動的咬合器，進而催生了日後能精確模擬下顎運動的現代咬合器。至於第一架真正精密優越的咬合器，則是一八六四年由一位也是機械天才的牙醫師費城的波恩維爾（Dr. William A. G. Bonwill）所發明設計。這種咬合器當樞紐閉合（hinge closure）時，可以使髁狀突起（condyle）自其佔處位置移開，因此馬上就被先進的牙醫師所接受，且在往後的半世紀中更為許多咬合器的設計立下標準。此外，波恩維爾還創造出一個嶄新名詞「咬合」（articulation），用以描述在下顎運動時的上下顎的關係，取代了古老的「囓合」（occlusion）用語，並發展出一套假牙排牙的基本準則。可惜的是，關於咬合的新資訊以及新儀器設備的消息都未能充分傳達給多數牙醫師，而且大多數的假牙仍在不斷嘗試錯誤過程中循環，許多病例都是在長時間的調整與病人的堅持之下，才能得到一副令人滿意的假牙。

波恩維爾在牙科上的貢獻不止一端，還有專為擠壓金箔設計的先進創新電磁槌；一種性能卓越的鑽孔裝置（牙科引擎）；拋光用的橡皮－金剛砂圓盤（rubber-corundum disc），至於金剛砂製的分離用圓盤，則由亞瑟（Robert Arthur）於1872年發明；用以將填補物固定在齒頸部位的隔片板（matrix forms）、根管治療用且尖端附著鑽石的銼針（reamer）以及特殊設計的牙冠等。

牙科文獻

當《美國牙科外科醫師期刊》（*American Jounal of Dental Science*）於一八六〇年隨著哈利斯（Chapin Harris）的逝世而停刊時，牙醫界就喪失了一個真正的偉大資源。一九二〇年代的著名牙醫史學家褚曼（Dr. William H. Trueman）客觀評論道：「《美國牙科外科醫師期刊》有無法被超越的威嚴、尊嚴、專業的格調及學術成就。除了因控管不良，未獲商業界垂青之外，這二十期由牙醫師為同業所出版的期刊，在牙醫雜誌中佔有光榮的一席之地。但是自始至終，財力卻隨著每期的出版而逐漸耗盡，後繼無力，實非牙醫界之榮。」

自十九世紀中葉到二十世紀初期，牙科期刊的出版都是在牙材商或牙科儀器製造商的贊助下繼續發行，其中有些的確十分出色，且由負責任及有倫理道德的牙醫師所編輯。然而，不可諱言的，確實有不少雜誌淪為廣告工具。第一份由牙材商贊助發行的期刊是《史達克頓牙科情報員》（*Stockton's Dental Intelligencer*），一八四三年由史達克頓（Samuel W. Stockton）成立，史達克頓就是我們前面曾經提過的牙科用品供應商。一八四七年，費城的瓊斯、懷特及卡本尼，一起創辦了《牙科會訊》（*Dental News Letter*）。麥科迪（John R. McCurdy）是這家雜誌社的業務經理，雖然他不是牙醫師，卻被指定擔任這份定期刊物的首任編輯，幸運的是，他的觀察敏銳，經常可以一針見血指出牙醫師所面臨的問題。《牙科會訊》訂閱一年收費五十美分，發行不久就在牙醫界站穩腳跟。當該雜誌發行第七期時添了一位編輯新生力軍，那就是名聲顯赫的牙醫師懷特（Dr. James D. White）。一八六〇年隨著麥科迪的退休，該期刊也隨之告終。不久後，懷特宣布要創辦另一本稱為《牙科天地》（*Dental Cosmos*）的月刊，並聯合另外兩名出色的牙醫師一起分工合作：懷特負責初步的溝通，麥克奎倫（Dr. John H. McQuillen）負責報導與牙科文獻，傑格勒（Dr. G. J. Zeigler）則負責有關醫學和一般科學與牙科相關部分。在他們卓越的領導之下，《牙科天地》一直都是最具影響力的牙科期刊，由報導內容就可得知十九世紀後半期全世界上牙科界所發生的的每一項重大進步。

一八七一年由懷特（Dr. James W. White）出任編輯，並堅守崗位至一八九一年辭世為止。接棒的是位出色的牙醫師克爾克（Dr. Edward Cameron Kirk），此時的發行人是懷特牙科製造公司（S. S. White Dental Manufacturing Company）。直至一九二〇年併入《美國牙科協會期刊》（*Journal of the American Dental Association*）之前，《牙科天地》始終都是牙醫界的中堅力量。

十九世紀末期，也出現了許多專屬期刊，包括費城的《牙科季刊》（*Dental Quarterly*）、《紐約牙科期刊》（*New York Dental Journal*）、喬治亞州馬利塔（Marietta）的《南方牙科醫者》（*Southern Dental* Examiner）、水牛城的《牙科廣告人》（*Dental Advertiser*）以及一八四七年創辦且深受歡迎的《強斯頓牙科文集》（*Johnston's Dental Miscellany*），一八八一年當強斯頓兄弟併入懷特公司之後停刊。

雖然由商業機構資助的期刊為數不少，但也有一些是由牙科團體組織所出資發行，其中以「密西西比流域牙科外科醫師協會」的《西方牙科名錄》（*Dental Register of the West*），以及由費城賓西法尼亞牙科外科學院在一八六三年到一八七三年間發行的《牙科時報》（*The Dental Times*）最為出色。此外，有些牙醫師私人發行的期刊成績也相當不錯。著名的《紐約牙科紀錄人》（*New York Dental Recorder*）在一八四六年創刊，後因財務困難，勉強撐了十年後將所有權及出版權全都轉賣給一位牙科儀器商。

到了一九〇〇年，牙科期刊也不在少數，但卻常常因為財務問題而有如曇花一現，其中包括康乃狄克州橋港（Bridgeport）的《馬利特牙科訊息》（*Merit's Dental Messenger*）、新罕布夏州朴次茅斯（Portsmouth）的《家庭牙醫師》（*The Family Dentist*）、紐約名人布朗（Solyman Brown）所創辦的《拔牙鉗》（*The Forceps*）、紐約州的《牙科監測》（*The Dental Monitor*）、巴爾的摩的《牙科企業》（*Dental Enterprise*）以及《辛辛那提牙科之燈》（*Cincinnati Dental Lamp*）

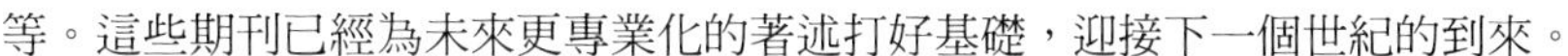

等。這些期刊已經為未來更專業化的著述打好基礎，迎接下一個世紀的到來。

女性進入牙醫界

十八世紀到十九世紀初期，雖然新式的專科牙醫學院紛紛成立，卻無意招收女性學生，即使有心想學習牙科的女性，通常在入學條件上就因為預備教育不足而被擋在學校門外。因為不論是美國或歐洲，可供女性繼續深造的學府可說少之又少。到了一八七三年，《美國牙科科學期刊》（*American Journal of Dental Science*），刊登了一篇由普魯士丹吉格（Danzig）的佛金醫生（Dr. Emilie Foeking）執筆的〈女性適合從事牙科專業嗎？〉的文章，她指出在歐洲，只有兩所大學可讓女學生接受大學教育，即日內瓦及蘇黎世兩所大學。她也提到，德國女性若想追求較高教育，必須面對更嚴苛的考驗。在德國有四〇七所男子高中，而女子高中則一所都沒有。因此想要踏入牙醫這一行的女性，必須克服重重挑戰才能如願。

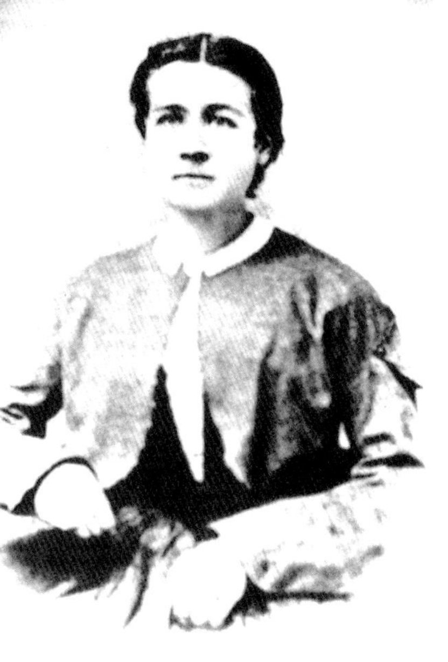

251　哈伯斯（Lucy Beaman Hobbs），一八六六年畢業於俄亥俄牙科外科學院，成為世界上第一位獲得牙醫學位的女性。此為其三十五歲時的肖像。

美國第一位女牙醫師是愛梅林．羅伯特（Emeline Robert），一八五四年當時十七歲的她嫁給了康乃狄克州的瓊斯醫師（Dr. Daniel Albion Jones）。婚後她不僅襄助夫婿從事牙科醫療，晚間還自修研讀基礎科學。一八五九年，她就升格成為先生的最佳工作拍檔。一八六四年瓊斯辭世，年輕的遺孀為了撫養幼子，獨力撐起診所的醫療重任，堅守崗位長達六十年之久。在她執業三十四年後的一八九三年，才成為「康乃狄克州牙科協會」（Connecticut State Dental Society）的會員。

在瓊斯夫人成為先生的最佳拍檔之際，紐約州的露西．比曼．哈伯斯（Lucy Beaman Hobbs，見圖251）也決定當個牙醫師。她十六歲自師範學校畢業後，就在密西根的一個小鎮找到工作。她一心想進甫成立不久的俄亥俄牙科外科學院（Ohio College of Dental Surgery）就讀，雖然校長塔夫特（Jonathan Taft）同情她，但仍遺憾地對她說：「女性不准入學。」年輕的哈伯斯小姐不想就此放棄，於是開始遊說辛辛那提的所有牙醫師，最後終於找到了剛畢業的瓦德爾醫師（Dr. Samuel Wardle）願意收她為徒。一八六一年她在辛辛那提開業，不久就搬到愛荷華，並在此成功地開創了她的事業。哈伯斯堅持她的初衷，她先尋求愛荷華州的美國牙科協會代表的支持，並要脅說如果該協會不認為她具有成為俄亥俄牙科外科學院申請入學資格的話，就要退出該協會。一八六五年，塔夫特終於同意她註冊，一八六六年二月廿一日她取得大學學位，成為世界上首位畢業自牙醫學院的女性。

一八六五年，愛荷華州牙科協會重新修訂內部章程，史無前例的允許女性牙醫師成為會員，並一致推舉哈伯斯擔任稍後在芝加哥舉行的美國牙科協會大會的代表。然而，此時也傳來反對意見。在一八六六年四月份的《牙科時報》上，喬貝克醫師（Dr. George T. Baker）就措辭強烈地反對女性進入牙科專業領域，並打算在下次波士頓舉行的美國牙科協會的會議中提出修改組織章程的建議，嚴格規定只有男性才有資格成為地區性協會的代表。

其他的女醫師先驅人物，還包括德國籍的赫希斐（Henriette Hirschfeld），她為了要進入賓夕法尼亞州牙科外科學院就讀也奮戰了許久，當時甚至還有教授堅稱他絕對不會教女人解剖學。赫希斐後來取得該校第一個牙醫學位，並於畢業後返回德國，成為柏林第一位女性牙醫師。依照她嫂嫂的說法，柏林人一開始對她的醫術也是半信半疑，因為「她不著男

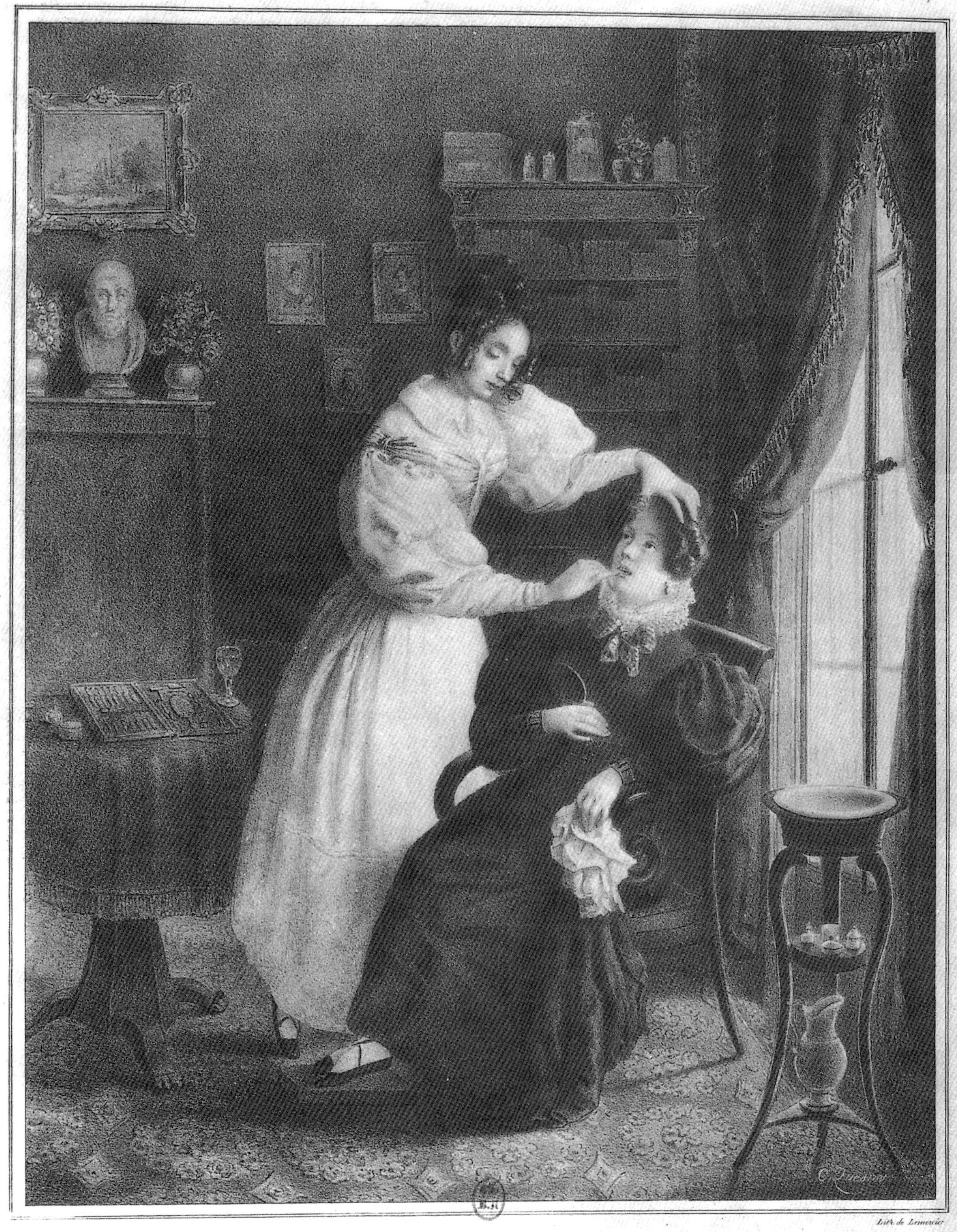

Melle HÉLÈNE-PURKIS. M.[NE] DENTISTE POUR DAMES.

Elève de son Oncle, B.[té] du Roi. *Place du Palais Royal, N.º 225 au 1.er*

Cette Artiste, mentionnée honorablement prévient les personnes qui ont eu le malheur de perdre leurs dents en partie ou en totalité, qu'elle les remplace sans douleur, à peu de frais, avec l'imitation parfaite de la nature.

Elle soigne les dents, les nettoie, les cautérise, les aurifie et cherche toujours à conserver celles qui restent : ses conseils sont gratuits. On trouve chez elle tout ce qui est relatif aux soins, à la propreté et à l'ornement de la bouche.

Son Elixir *Odiaphénix*, qui guérit incontestablement les maux de dents, se distingue de tout ce qui se débite abusivement par la seule raison qu'il est d'une efficacité reconnue et qu'il n'est livré qu'à l'essai et sous condition.

子衣服，不抽煙，也不像世人所謂的『被解放』的女人」。但對德國女性來說，她的確是個開天闢地的典範。隨後赫希斐醫師開始訓練起另一名女性搭檔，在兩人合作的幾年內，歐洲開始有女性進入牙醫的專業領域中。

俄亥俄牙科外科學院的榮耀不止哈伯斯一人，早年畢業於該校的瑪莉・格魯伯特（Marie Grubert）也是風雲人物。格魯伯特是獲得該校牙醫學位的第二個女性，一八七二年獲選為密西西比流域牙科外科醫師協會的副主席，成為牙醫界中第一位自己開設診所的女醫師。

教育、規章及供應的進步

美國南北戰爭結束之際，僅存三所牙科學院，即巴爾的摩牙科外科學院、俄亥俄州牙科外科學院——由哈利斯的摯友泰勒（Dr. James Taylor）於一八四五建立，以及賓夕法尼亞牙科外科學院。有些學院則如曇花一現來去匆匆，包括特蘭西瓦尼亞大學（Transylvania University）、萊辛頓大學（Lexington University）、肯塔基大學（Kentucky University，一八五〇～一八五二年）等的牙科系及由維斯寇特（一八五二～一八五五年）於雪城（Syracuse）創建的紐約牙科外科學院。

在美東成立新的牙科學院成為當務之急，由著名的牙醫師赫斯（George E. Hawes）、金世利（Norman Kingsley）、德溫內爾（William Dwinelle）等人所籌建的紐約牙科學院，於一八六五年在紐約市創立（今天的紐約大學牙醫學院是世界三大牙醫學院之一。自十九世紀創立迄今從未中斷過）。翌年，密蘇里牙醫學院，即後來的華盛頓大學牙科學院也在聖路易設立。

一八六七年發生了一件意義重大的牙醫界大事，那就是哈佛大學開設了牙醫學院，這是有史以來第一所附屬在大學編制內的牙醫學院。繼哈佛大學之後，密西根大學及賓州大學也分別在一八七五年及一八七八年設立牙醫學院。不過，在大學附設牙醫學院的風氣卻進展緩慢，到了一八八四年總共才有廿八所牙科學院，而且多數是私立的。

申請入學的要求維持在最低標準。起初，甚至沒有開列任何條件及限制，不過甫成立的「全國牙科教師協會」在一八六五年的首次會議中決議，要將「良好的英語教育背景」設為入學條件之一，但程度則不予設限。直到下一個世紀才規定，至少必須有一年的高中學歷才能申請進入牙醫學院就讀。

在十九世紀期間，牙醫學院的授業年限因校而異，例如一八四〇年巴爾的摩牙科外科學院正常修業週數是十六週（不包括在診所的實習時間），至於其他學校則為二十二及二十八週不等。哈佛大學的牙醫學校比照其他學科的嚴格要求，包括三年的學徒資格、兩年的學術課程、論文辯護、學科考試及技能示範等。一八七〇年代末期，美國的牙醫學院要求上課兩年，每年至少二十週（奇怪的是，第二年簡直只是第一年的翻版而已）。

隨著牙科教育的進步，以及想利用核發執照來管理牙科專業，紐約州率先在一八六八年授權該州的牙科協會，成立「審查委員會」負責把關；此審查委

圖252　普爾吉斯（Mlle Hélène- Purkis），一位治療女性病患的女牙醫師，一八八〇年代在巴黎的大都會區首先開設診所。她的廣告告訴我們，她從事牙科的所有治療，並免費提供諮詢。一個裝有她獨特的長生不老之藥（Elixir Diaphénix）的玻璃杯，置於其背後的桌面上。
巴黎國家圖書館

員會後來就慢慢演變成現在的「州立牙科考試委員會」。其他州也如法炮製，管制執照核發的法律，則於十九世紀末在各州紛紛通過。

雖然在十九世紀中葉，同一種類的商業性牙科實驗室已經開始運作，但僅是提供非常特殊或是有限的服務（例如橡膠硫化），或僅是牙科材料的製造廠商而已。至於那些少數提供多元服務的實驗室，因為種種因素未能成功而迅速破產。第一家創業成功的商業性牙科實驗室是由兩名富有進取心的人合夥在波士頓成立，即執業牙醫師史鐸（Dr. William H. Stowe）及工具匠兼機械師艾迪（Frank F. Eddy）。史鐸以贗復聞名於當世，同業碰上疑難雜症總會求助於他。他在住家的閣樓上設置了一間簡單的實驗室，利用傍晚及週日時分來完成同業的委託案子。後來與艾迪商討後，艾迪提議合夥並提供資金，目的在於建立一所設備完善的實驗室，專門為牙醫師提供服務。一八八七年，「史鐸及卡本尼牙科實驗室」（W.H. Stowe and Company Dental Laboratory）開始商業營運。以下引述自當時所發表的「創辦計畫書」之部分內容：

> 牙醫師為數眾多且不斷增加，他們渴望技工的幫助，特別是金屬板最好能委外製作。對此我們能夠勝任且保證品質一流。無疑的，此乃牙醫界的創舉，因為之前沒有人會以此為業。我們保證有完善的設備及最優秀的工作人員，在具有多年經驗的機械師及牙醫師的親自監督下，我們自信必定比那些時間為其他分科所佔據的人更能勝任，尤其是在機械部分。我們可以保證，你們將診所的所有工作（技工）交付給我們，會比你們自己在閒暇時間搞得筋疲力盡來得好。因為那將會剝奪你們的休閒和娛樂，你們需要好好休息，如此才能為你們的病人提供最好的診療服務。

他們的聲明充滿了企圖心，但至少要先能克服眼前的困難，即他們在創辦計畫書中所許下的承諾。首先面對的就是專業工作人員的不足（史鐸後來不再執業，將其往後的二十年歲月都投注在技工的培訓上，而且相當成功），因為在十五年當中，史鐸需要建立一座新穎且規模較大的實驗室，而且必須是全世界最好的，然後還要在紐約成立分公司。廿世紀初，類似的企業如雨後春筍般紛紛設立，其中比較著名的有紐約市的薩普利（Samuel Supplee）及亞特蘭大的艾柏哈特（A. O. Eberhart）等牙科實驗室。商業性的牙科實驗室儼然已成為了牙醫師堅實的夥伴，分擔了牙醫師單調苦悶的大部分工作。

兩項革命性的發展

在十九世紀的後二十年中，兩項主要的發現革命了牙醫的專業引導了新的方針，其影響所及涵蓋了研究、教學與牙醫執業。

預防牙醫學：米勒的貢獻

幾世紀以來，牙醫師始終面臨著一個被認為是不可能改變的環境。牙齒蛀

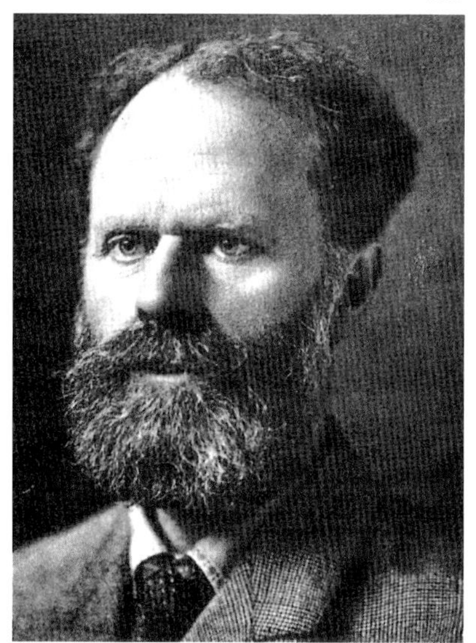

圖253　米勒（Willoughby D. Miller），美國牙醫師兼細菌學家，首先於一八九〇年提出齲齒的酸解理論。

了，牙醫師負責修復。直到蛀牙本質的一些基本知識被了解之後，預防牙科醫學方成為可能。美國科學家維洛比・米勒（Willoughby D. Miller，見圖253），以其對口腔（細菌）微生物的卓越研究，為預防牙醫學開啟了解決的大門。

已經擁有了化學與物理學士學位後，米勒更於一八七五年獲得密西根大學數學學士學位，隨後他前往歐洲，繼續深造化學和物理學。在柏林，他遇到了一位在那裡開業的美國牙醫師法蘭克・亞伯特（Dr. Frank T. Abbott）。亞伯特建議他選擇牙科，因為牙醫界需要像他一樣擁有科學訓練背景的人。米勒進入了亞伯特的診所當學徒，但不久之後即返回美國。一八七九年他取得了賓大牙科學D.D.S.的學位後，隨即重返柏林，與亞伯特共同執業，並與其女兒結婚。一八八四年他成為柏林大學牙體復形學的教授，為在德國的大學中第一位取得教授聘請資格的外國人。執業期間，他持續研究，並獲得醫學博士（MD）學位。在一八八〇年代，由於受到發現結核病病原體的著名細菌學家羅伯特・科霍（Robert Koch）的指導影響下，受到細菌學研究的刺激，他對牙醫各領域有大量的獨創性研究。一八九〇年米勒出版了其研究結果《人類口腔之微生物》（*Microorganisms of the Human Mouth*），成為其主要著作。

書中革命性的論點是殘留於牙齒表面的碳水化合物能被口腔內之正常細菌群發酵產生酸，導致琺瑯質脫鈣。其他的細菌接著入侵起初受損處底下的牙本質。牙醫師們熱切地接受了米勒的理論，並致力於對抗齲齒的戰爭，堅持自己提出的路線，並提出了一個極為簡單的口號：「一顆清潔乾淨的牙齒從不蛀牙。」他們開始從事於教育社會大眾口腔衛生的運動，但由於米勒缺乏臨床經驗，無法完全了解牙菌斑在齲齒和牙周病中所扮演的角色。最終證明單靠刷牙是無法阻止蛀牙的蹂躪。其他的研究人員依循著米勒的足跡，發展出了可抗酸的牙膏及藥水。事實上，爾後預防蛀牙的研究仍是以米勒早期的研究為基礎。

米勒的發現為牙科的一般開業醫師帶來了許多的改善。牙醫師與病人對於口腔疾病的預防，更加的努力重視。對於無菌消毒更加關心，及最後由布雷克（G. V. Black）發展出來的現代化窩洞製備技術。此一發現也無可限量地促進了牙髓疾病（根管治療管）及口腔病理學的研究，同時也刺激了牙醫科學其他方面的研究。

身為當代最卓越的牙醫學科學家，米勒獲得了許多專業的殊榮。一八八五年其母校授予他榮譽博士學位。由於他對牙科組織團體的極為熱愛，而被許多此類的團體推為領導人，努力奉獻，功不可沒。他曾任「德國牙醫師中央協會」（Central Association of German Dentists）主席達六年之久，一九〇四年於聖路易舉行重要的「第四屆國際牙科會議」被選為「國際牙科聯盟」（Federation Dentaire Internationale）的主席。在此會議中，他獲聘為密西根大學牙醫學院院長。並在一九〇七年七月偕同家人返回美國。但在他尚未履任新職前，因盲腸破裂引發腹膜炎，以五十四歲之年逝世。

他的死震驚了整個科學界。他留給後世的寶貴遺產，歷久彌新。因為他已將牙科研究紮實地建立在堅實的生物學基礎之上。

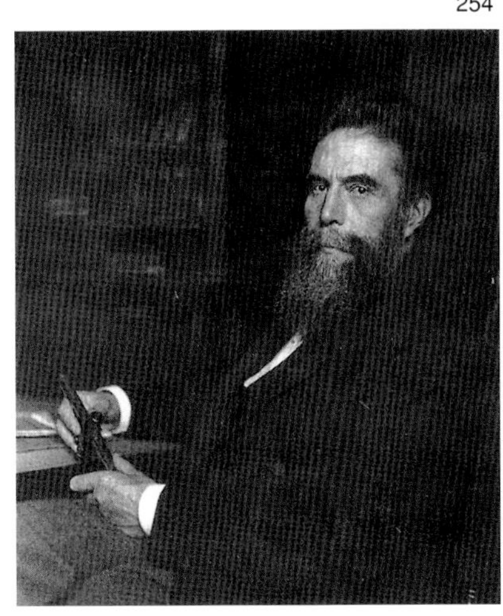

圖 254　此為 X 光發現者倫琴（Wilhelm Röentgen）的最後之照，攝於一九二三年逝世之前。
斯德哥爾摩，醫學歷史博物館

放射線學：倫琴與凱爾斯的貢獻

在醫療藝術的過程中，X 光照相術或放射線學發展的重要性並不亞於麻醉學的發現。一八八〇年代在德國，人們對於電流流經真空管時所產生的效應進行了一連串的實驗。漢利奇・倫柯夫（Heinrich Ruhmkorff）發明了感應線圈，漢利奇・蓋斯勒（Heinrich Geissler）成功地完成了將玻璃內的空氣抽成真空。約翰・希特夫（Johann Hittorf）發現由倫柯夫線圈（Ruhmkorff's coil）產生的電流經蓋斯勒真空管（Geissler's tube）時，會產生陰極射線。

陰極射線的觀察研究是倫琴（Wilhelm Conrag Röentgen）的最大興趣。一八九五年的某一天，當他在維爾茨堡（Wurzburg）物理研究所做實驗時，他發現一張塗有氰鉑酸鋇（barium platinocyanide）的紙條，在電流突然遽增流經管中時，每次皆被點燃。更不可思議的是當管子（tube）置於黑色盒內時依然如此。倫琴推論說這不單純是陰極射線的使用而已，而是源於一種更具穿透力，迄今依然不明的射線所造成的。

倫琴以精確科學的方式，繼續研究他的觀察。將手掌置於紙張與管子（tube）之間，間歇性開關管子。他發現他可隨心所欲地使紙張發熱。然而他感到迷惑地發現當手伸向紙張，實有一條特殊的黑線隨手同樣地移動。他請求了一位在隔壁實驗室工作的生理學家前來查看，隨後發現其中之影像與倫琴手掌之骨骼吻合。

獨自研究數週，倫琴將許多感光底片暴露於此射線，首先獲益。其底片以不同的一物體覆蓋，如白金片、圓規、有砝碼的盒子，甚至有雙槍身的獵槍。在每一個研究中，底片出現了物件的影像。於是他便將其發現的結果，以十頁的壓軸，發表於一八九五年十二月份維爾茨堡的《物理醫學協會會議論文集》（*Proceedings of the Physical-Medical Society*）的報刊上，並分送其分印本給世界上近百位的同僚，獲得了空前的回應。科學界想要對倫琴所命名的 X 射線之神秘發射物有更進一步的了解，不久，該受歡迎的報刊載滿了有關倫琴所拍攝的照片以及那具有穿透固體物能力的射線的事蹟。在倫琴的文獻剛剛發表的十天後，即一八九六年一月七日，《法蘭克福時報》（*Frankfurter Zeitung*）發表了一項預言：「生物學家和內科醫生，特別是外科醫生，將醉心於這些射線的實際應用。因為此射線勾勒出對診斷構成了一種嶄新且極富價值之助益的前景。」

倫琴名利雙收，並於一九〇一年獲得諾貝爾物理獎。他慷慨解囊，為了科學，他捐贈所得予維爾茨堡大學（University of Wurzburg）。隨著德國於第一次世界大戰戰敗的結果，倫琴的財富隨之衰弱。在那貧瘠的歲月中，由於營養不良，使得小腸疾病更加惡化，毀壞了他的健康。終以七十八歲之齡於一九二三年二月十日逝世。

首度將 X 光應用在牙科診斷的人是凱爾斯（C. Edmund Kells，見圖 255），他是新奧爾良的牙醫師，也是牙醫專業中最具創新精神的天才之一。凱爾斯生於一八五六年，是著名的牙醫師之子，在父親的診所工作數年後，申請就讀紐約牙醫學院。一八七八年畢業後返回新奧爾良，與父親共同執業，很快就聲名

255

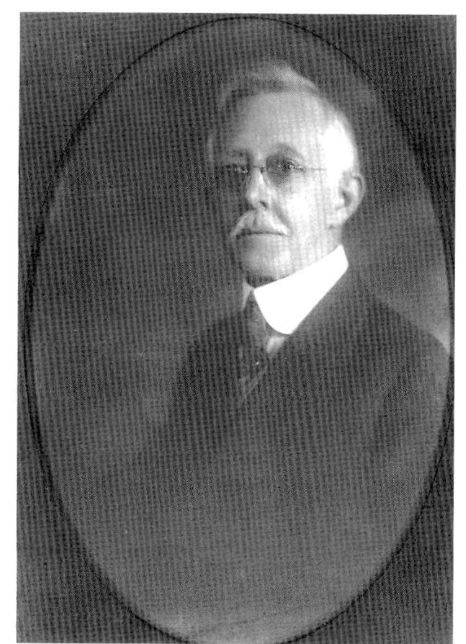

圖255　一八九〇年代，凱爾斯醫師（Dr. C. Edmund Kells）在牙科放射線學的初始園地，獨領風騷。在許多領域中不斷創新。他是第一位將電力由中央電力系統連接於牙科診所，並僱用了女性助手的牙醫師。
華盛頓特區，國立美國歷史博物館，史密森學會

256

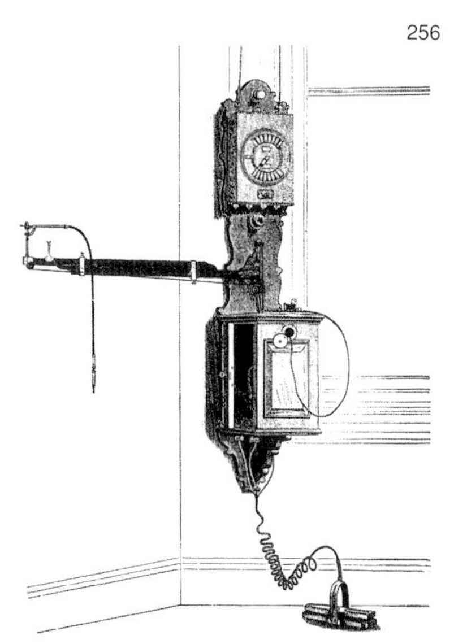

圖256　此為一八八七年凱爾斯醫師獲得專利的電力控制設計圖。圖中顯示馬達動手機和能嵌入金箔填充物使其附著的木槌。

註：在美國，對於X光應用在牙科分析的潛能，由內科醫生莫頓（Dr. William J. Morton）於一九八六年四月廿四日在「紐約牙科協會」（New York Odontological Society）的會議中公開展示。當時莫頓用來試驗放射線的是帶著骨骼的牙齒而非活人的牙齒。他之所以會選擇牙齒作為實驗對象，是因為牙齒容易取得和拍照，而不是出於專業性的考量。

大噪，成為技術卓越的臨床牙醫師。

凱爾斯天生就充滿了好奇心，也擁有設計與發明的天才點子，他申請專利的發明與設計多達三十種以上，包括滅火器、汽車千斤頂以及當今仍在使用的電梯啟動器與煞車裝置等。他在牙科方面的創意也表現不俗，因為對供應部分設備的蓄電池不甚滿意，他成為全美第一個將中央電力系統連接在牙科診所的醫生；他也發明了第一個以電力驅動的牙科用馬達（見圖256）。此外，他也將壓縮空氣用於牙科診療上，並發現了多種用途。他最有名的發明之一就是抽吸唧筒（suction pump），不僅應用在牙科方面，在外科上也發揮了很大的功用（外科手術時，能夠快速吸乾體液十分重要）。一位充滿感激的外科醫生就表示：「此一發明足以使凱爾斯醫師永垂不朽，他讓當代每一位執業外科醫生都銘感五內。」凱爾斯的先進觀念永遠走在時代之前，他曾因為雇用了一位年輕的女性為助手，而引起了父親的不滿。然而，凱爾斯對牙科最偉大的貢獻還是放射線學。在深入了解侖琴的發現之後，他立刻購買設備建造了全美第一台的X光機。他改造了一個房間作為實驗室，並請助手當實驗對象，進行了全美第一次的X光實驗。由於對正確的曝光時間無前例可循，他讓病人「坐在椅子上，固定底片位置，牙齒咬住閉口，病人在不移動底片的情形下，可自行吞嚥口水。病人顱部靠於固定板上，避免移動；射線管則置於固定板的另一端。因此，我不知不覺用了濾光板，在長時間曝光的情形下，或可避免病人灼傷。」凱爾斯將大張底片分切成數小張，以黑紙包裹後置於橡皮布內，以便放到病人口中時能夠保持乾燥。他也用了塑形合成物（modeling compound），設計出一種簡單的底片固持器。

在倫琴將發現公諸於世的八個月後，即一八九六年六月，凱爾斯就在北卡羅來納州阿士維（Asheville）的「南方牙科協會」的會議中，說明如何將X光應用到牙科上，他還將親手設計的笨重設備，從新奧爾良搬到了阿士維的會場。

不幸的是，凱爾斯太慢了解放射線與生俱來的危險性，由於他的手指經常拿著底片，結果右手罹患了癌症。在往後二十年的痛苦歲月中，他一共進行了四十二次手術，最後失去了整個右手與肩膀。但他仍持續為熱愛的牙科奉獻心力，還特別設計了可以單手操作的儀器設備，並到處演講預防牙醫學及牙齒保健之道。他也積極論述，在權威性的牙科出版刊物上發表過一百五十多篇的文章，也出版了幾本著作。劇烈的痛楚考驗著凱爾斯的決心，最後為了解除家人的壓力，他於一九二八年五月七日結束了自己的生命，享年七十二歲。

雖然凱爾斯為牙科放射線學的發展奠定了穩固基礎，但牙醫師們對此新設備的接受度卻不高。一般認為，最大的原因在於X光機實在難以操作，而且在牙科的應用上也極為有限，只有少數病例才會用到。一直要到一九〇九年，才由另一位牙科放射線學家雷柏醫師（Dr. Howard W. Raper）接續凱爾斯的研究。在美國僅有極少數的牙醫師會遵循凱爾斯的指導，使用X光機，此情況與歐洲無異。甚至在數年之後，市場上依然不見X光機的蹤影。

一位家喻戶曉的牙醫師：格林・布雷克

環繞著春田市伊利諾州州立大廈的頂端是刻有六十一位「伊州之子」姓名的環狀雕刻，緊鄰亞伯拉罕・林肯、道格拉斯（Stephen Douglas）、葛蘭特（Ulysses S. Grant）之名的是布雷克（Greene Vardiman Black，見圖257）。真正將牙科帶進現代世界，並將之建立在如今堅實的科學基礎之上的就是人稱「現代牙科之父」的布雷克。布雷克的研究與教學集中於十九世紀末期，因此在本文最後為讀者引介這位偉大牙醫師的一生與成就，誠屬貼切。

布雷克於一八三六年出生在伊利諾州的史考特（Scott）郡，他的父親是農民及裝修木匠，膝下育有八名子女。少年時期的布雷克非常討厭上學，經常逃學不上課。十七歲那年，他被送到伊利諾州的克雷頓（Clayton），在哥哥湯瑪斯開設的內科診所中見習。

二十一歲時，他搬到伊利諾州的史德林山（Mt. Sterling），因為發現牙科比醫學更能發揮他在機械方面的能力，於是他與牙醫師史比爾（J. C. Speer）一起合作。四個月後，他又搬到了伊利諾州的溫徹斯特（Winchester），掛起了招牌當起了牙醫師。他結交當地的製槍工人及錶匠，也因此從中獲得了許多相關技術，對於他日後在牙科應用上的的設計與儀器製造大有幫助。

一八六二年，布雷克加入美國陸軍，擔任陸軍的偵查兵，後因膝蓋受傷於一八六四年解除兵職。在陸軍服役期間，他的幼子不幸夭折，妻子也死於可怕的肺病。在沒有家累的情況下，他搬到伊利諾州的傑克遜維爾（Jacksonville）定居至一八九七年。

有「西方雅典」之稱的傑克遜維爾，是伊利諾州第一所學院的所在地，歷來都是該州的文化知識中心，地方不大卻擁有三名牙醫師及十二位內科醫師。布雷克在此有如重獲新生，他再婚後育有三名子女。長相酷似父親的兒子亞瑟・布雷克（Arthur D. Black），後來也成為遠近聞名的教師。

在傑克遜維爾，布雷克結識了一位作風及觀念先進的內科醫生普林斯（David Prince），他向布雷克推介了達爾文、菲爾紹（Virchow）以及當代先進思想家的作品。布雷克則成為普林斯的得力助手，幫忙消滅斑疹傷寒等傳染病。當摩根（Morgan）郡創辦醫學協會時，布雷克也參與了該會的活動。一八七八年通過了「伊利諾州醫療執業法案」（Illinois Medical Practice Act），該法案要求每位內科醫生都要登記註冊，布雷克原本可以憑著早年在兄長處所學得的訓練取得執照，但是他卻選擇了考試，結果以優異成績過關，而於一八七八年一月十五日成為有執照的內科醫生。（順便一提的是，布雷克曾協助州議會議員湯瑪斯草擬最初的「伊利諾州牙科執業法案」，且於一八八一年通過成為正式法案。自一八八一年至一八八七年，布雷克擔任了伊利諾州牙科考試委員會主席）。布雷克在傑克遜維爾的手術室，目前展示在華府的美國國家歷史博物館（見圖231）。

布雷克曾經前往遠在一七五英哩外的聖路易，去參加密蘇里牙科協會（Missouri Dental Society）的會議。會議期間，他結識了各地牙醫界的佼佼者，並大量閱讀借自私人圖書館的書籍。他自一八六八年開始參與春田市伊利諾牙

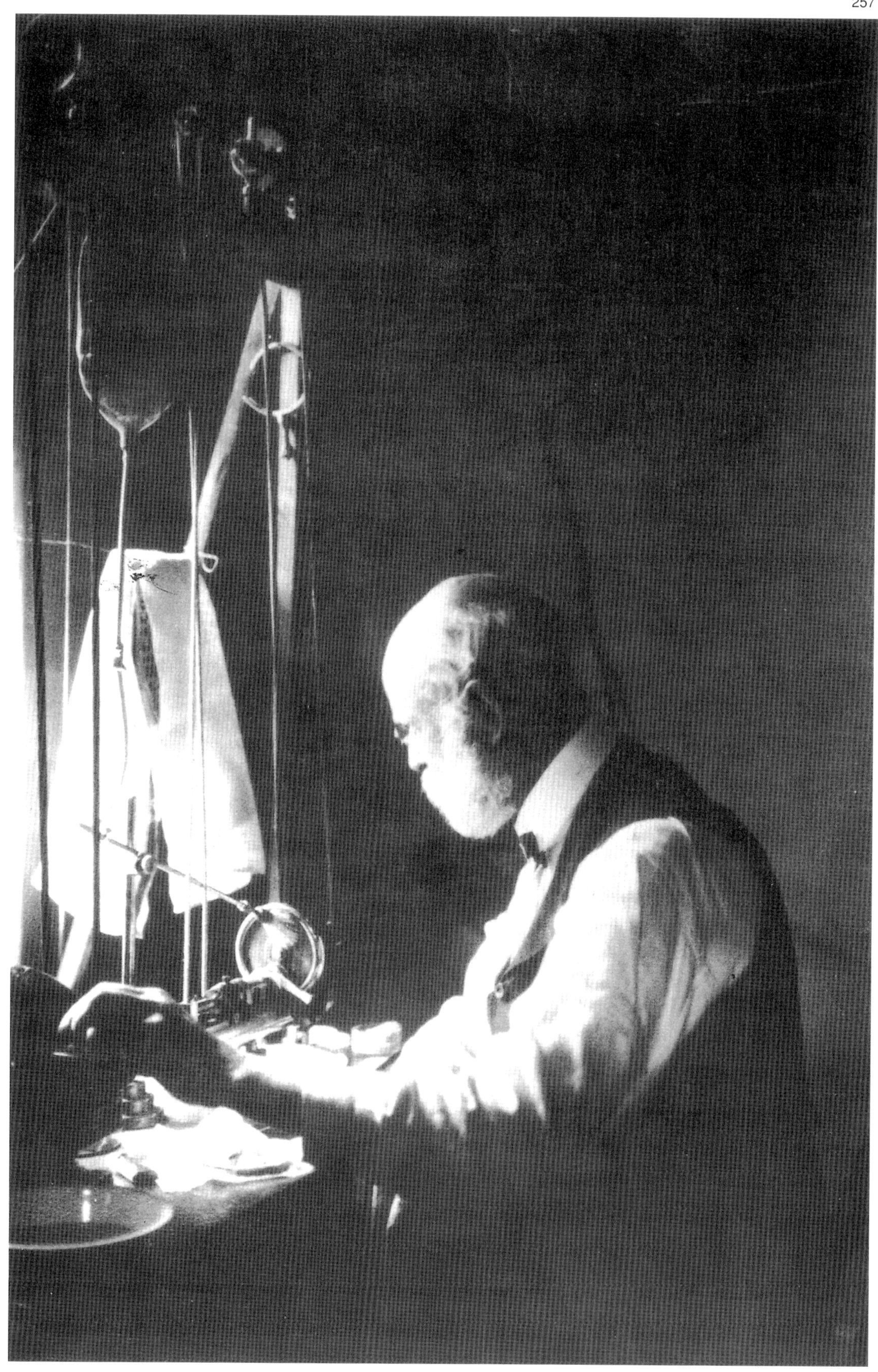

圖257　布雷克醫師（Dr. G. V. Black）在其實驗室中，研磨牙齒切片。

科協會（Illinois Dental Society）的會議，三十年期間不斷提出研究論文。一八六九年，他提出的第一篇論文報告的題目是〈金箔〉(Gold Foil)，內容生動有趣。當布雷克了解到當時使用的黃金填充物缺乏結合性後，決心要深入了解箇中原因。為此，他自修化學，並親手設置實驗室。也正因為他精通化學，後來應聘至傑克遜維爾的一所高中教授化學。

在十九世紀的最後二十五年中，德國的科學十分昌盛。由於布雷克不認識半個德國人，所以他就跟著當地的猶太裔商人學習德語。在研讀了菲爾紹的著作後，布雷克對細胞病理學產生了濃厚的興趣。他獲得了一架顯微鏡，旋即成為美國唯一一個全心投入醫學界的病理學家。他的仰慕者流傳著這麼一則故事：「眼科醫生拿給布雷克一樣取自病人眼睛的神秘異物，他一眼就瞧出那是番茄蟲第三隻腳上的第一節關節。」

一八七〇年布雷克應聘任教於聖路易密蘇里牙科學院，他生平聽過的第一場正式演講就是他自己的（而他也不過只接受過二十一個月的小學教育而已）。在密蘇里牙科學院的第一年，他教授組織學與顯微鏡學，接著教授病理學與牙體復形學。任教八年之後，學院贈予他榮譽博士學位，布雷克一直認為牙科應該獨立出來，而且地位應該等同於醫學的其他科別。不過因為密蘇里牙科學院一向由醫界人士所把持，因此布雷克隨即就與密蘇里牙科學院斷絕往來。

一八八三年，布雷克重拾教職，這回在芝加哥。他首先在芝加哥牙科醫院任教，從一八八五年起才開始在芝加哥牙科外科學院教書。他每天通勤，往返於傑克遜維爾。此外，他也在愛荷華大學的牙醫學系任教一年。一八九一年，他接掌了甫成立的西北大學院長一職，在他的領導下，該校的牙醫學院成為當時最出色的牙科教育機構，圖書館藏書之豐富也令人刮目相看。

布雷克著作等身，發表過許多專業論述，所撰寫的五百多篇文章及有名著作，都成為後來牙科領域的經典之作。一八九〇年，《牙科解剖學》(*Dental Anatomy*)問世，接著又於一九〇八年出版了兩冊偉大的著述《牙體復形學》(*Operative Dentistry*)。

布雷克是一位努力不懈的研究家，他發明了許多測試合金的機器。他為手術步驟的標準化竭智奉獻，無人能出其右。他的兩個主要貢獻如下：其一，他的「延展是為了預防」(extension for prevention)的信條，將填補物的邊緣延伸至能以牙刷刷到之處；其二，他發表了窩洞製備（cavity preparation）的標準化準則。當時因為沒有照片及幻燈片，布雷克特別設計了一套超大型的牙齒模型和巨大的手動（工具）器械，正確教導學生如何為填充物製備牙齒的窩洞（見圖260）。

布雷克一生獲得了無數殊榮，伊利諾學院和西北大學分別頒給他榮譽學位；一九一五年，賓州大學更授贈「榮譽科學醫學博士」。當高齡七十九歲的布雷克還在為氟中毒而導致牙齒斑點進行研究之際，卻於一九一五年八月三十一日病逝。他一生為牙科奉獻無數，早在一八九六年他就對學生做了一項影響深遠且具啟發性的預言：「那天即將來臨，或許就在你們的有生之年，我們所努力的目標應該是預防牙醫學而非修復牙醫學，當我們能完全了解齲齒的病因與病理時，就可藉著系統性的藥物治療來對抗齲齒的破壞作用。」

258

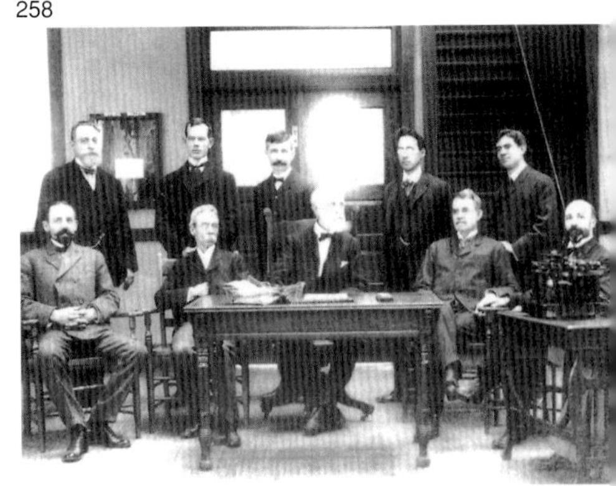

圖258　此照片是二十世紀初，芝加哥西北大學牙科學院的全體教職員，後來成為院長的布雷克（G. V. Black）醫師就坐在門前書桌的中央。
國立美國歷史博物館，史密森學會，華盛頓特區

259

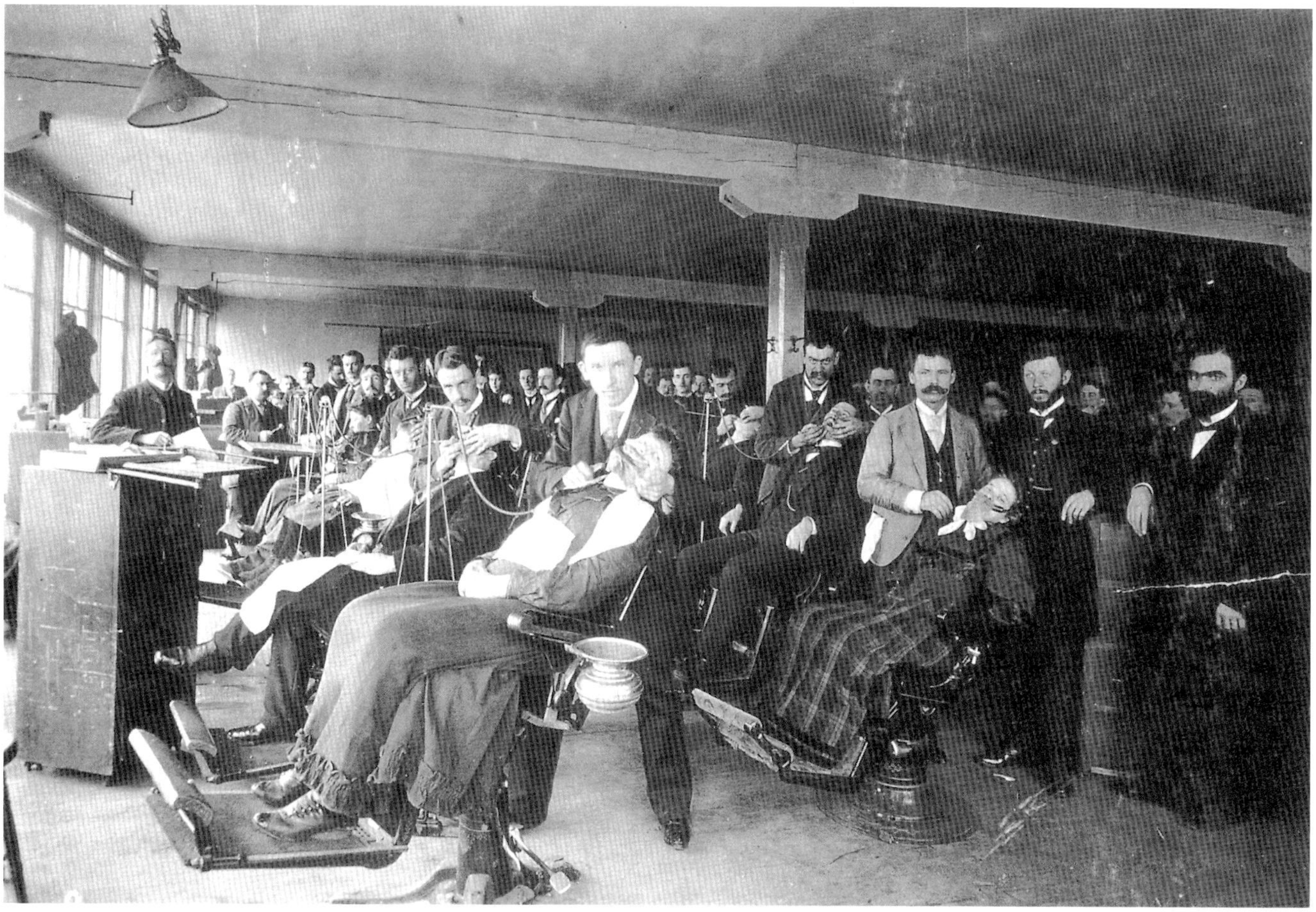

260

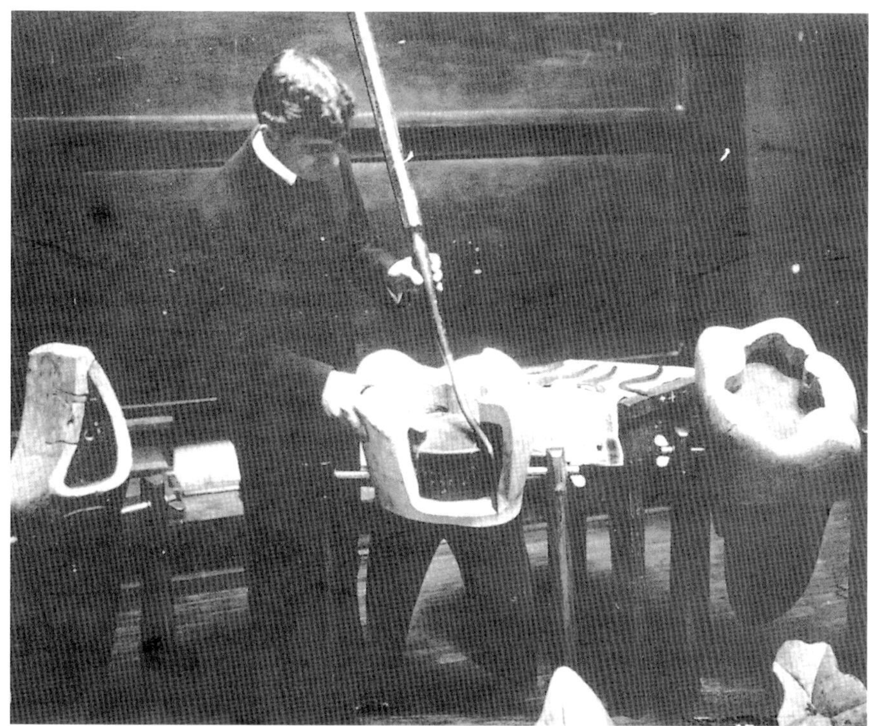

圖259　此為一九〇〇年，芝加哥伊利諾大學牙科門診部客滿之景。最靠近鏡頭的病人，嘴巴蒙著橡皮布（rubber dam）。此由巴爾倫醫師（Dr. Samford C. Barnum）所發明的橡皮布，在牙科治療中，用以隔離牙齒保持乾燥。

圖260　此張照片可能攝於一八九〇年代。西北大學牙科學院的一名學生正利用布雷克醫師設計的超大型牙齒模型和器械，示範為填補物製備牙齒窩洞的正確方法。

261

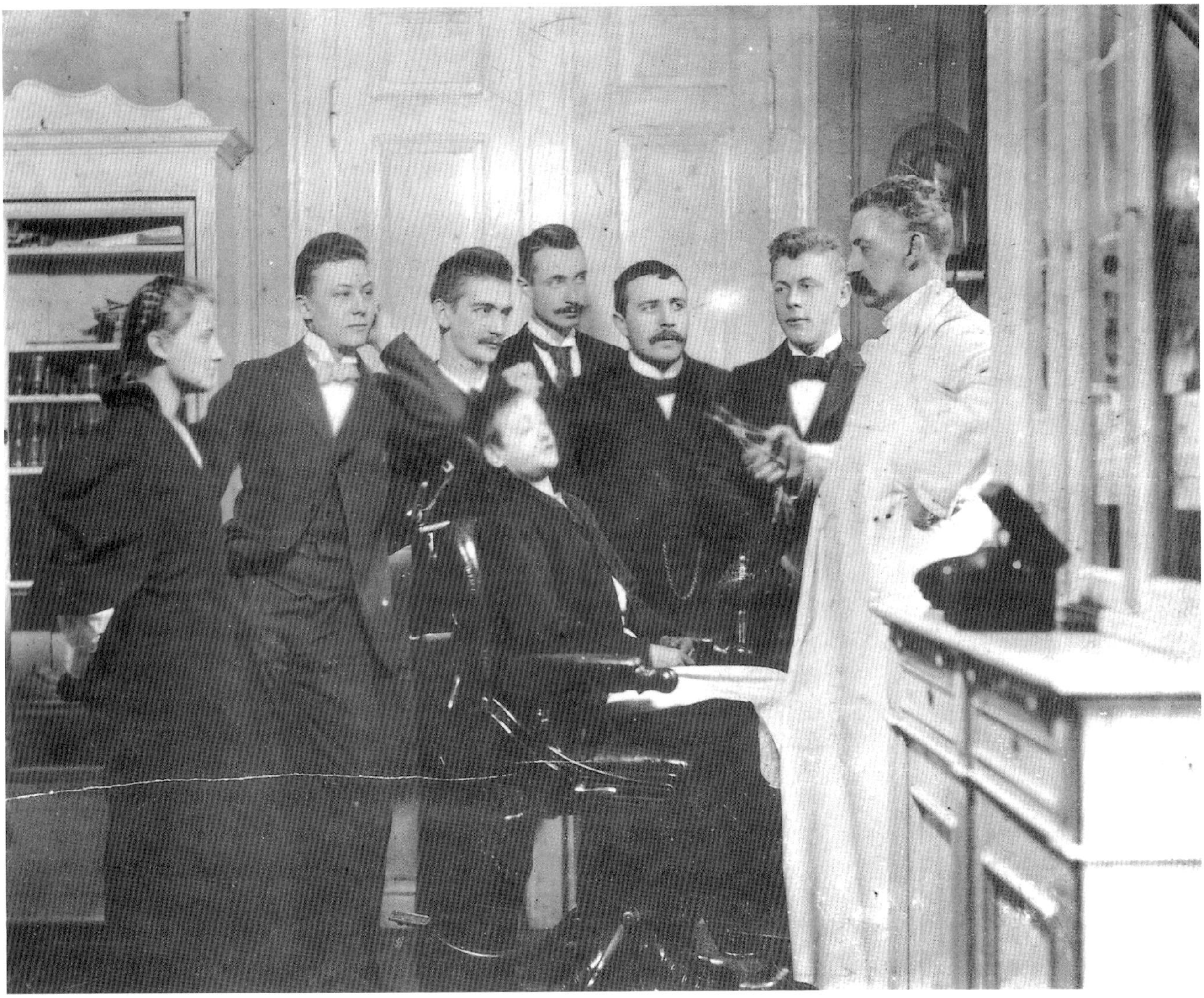

262

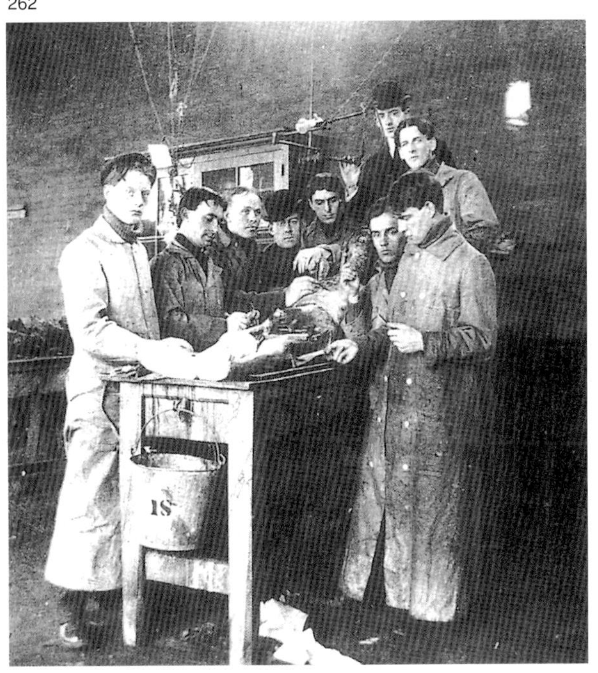

圖261　一九〇四年左右，一位丹麥的牙科教授為一群學生講解示範。在此照片拍後不久，學生即成功地抗議反對規定的制服，而被允許穿著如同教授般的服裝。

圖262　紐約州立大學水牛城分校牙科學院的學生於一九〇四年左右攝於大體解剖實驗室。

第十三章 二十世紀

時至一九○○年，在歐美各國，牙科已成為一個組織完備且受到尊重的行業。不論是教育系統或是在實務方面都能運作平順，而牙科的相關團體組織也正方興未艾。在二十世紀期間，牙科的各個領域都發生了劇烈的變化，牙科的設備也歷經大幅轉型，在預防牙醫學、牙科公共衛生學及贋復牙醫學等方面都掀起了革命性的重大變革。

圖263　空間寬敞有如大禮堂的牙科診療室，下圖所示是一九○四年賓州大學牙科學院的診療室。自從二次世界大戰以後，時代潮流的趨勢刺激了私人診所的快速興起。
華盛頓特區，國立美國歷史博物館，史密森學會

263

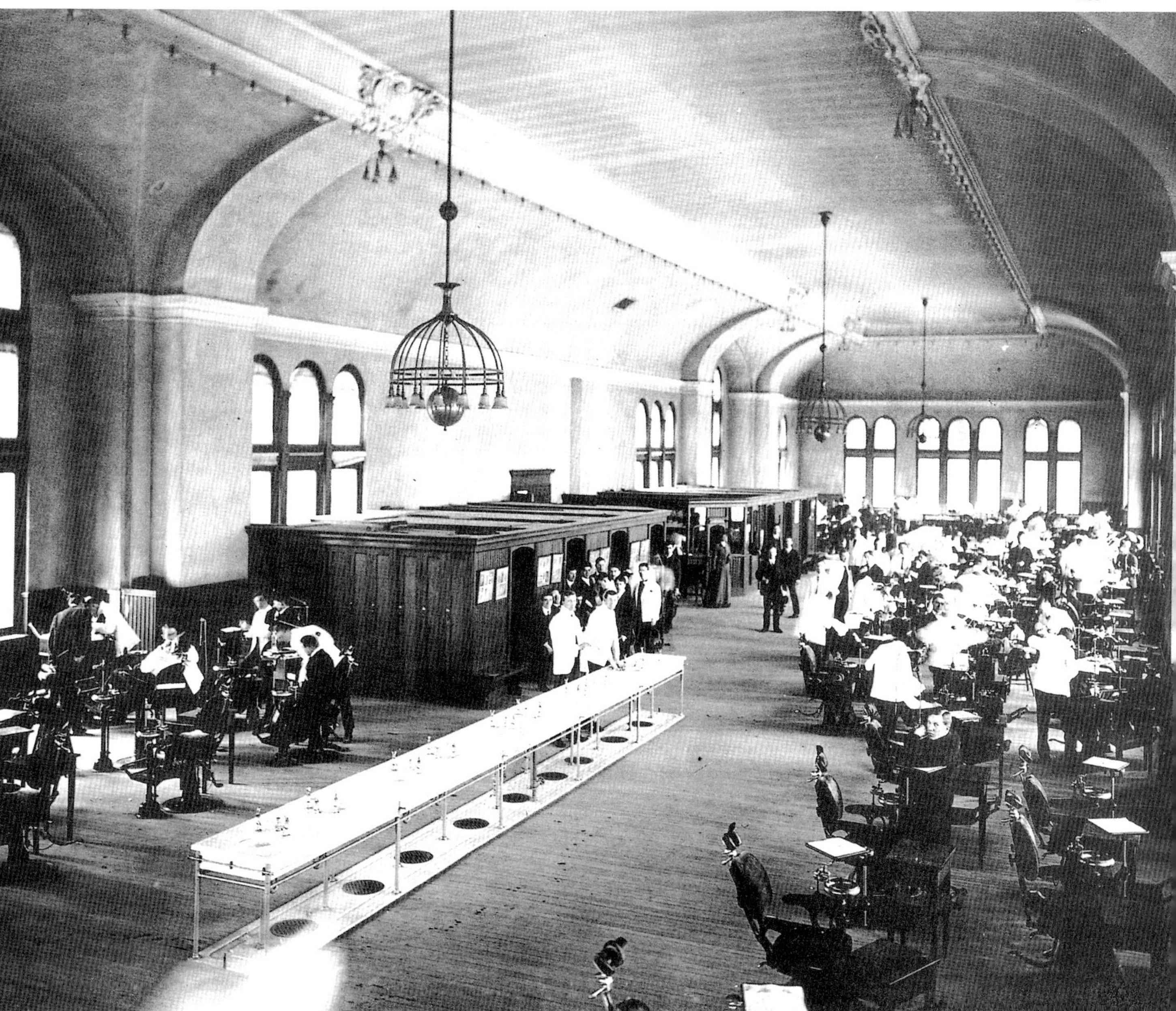

264

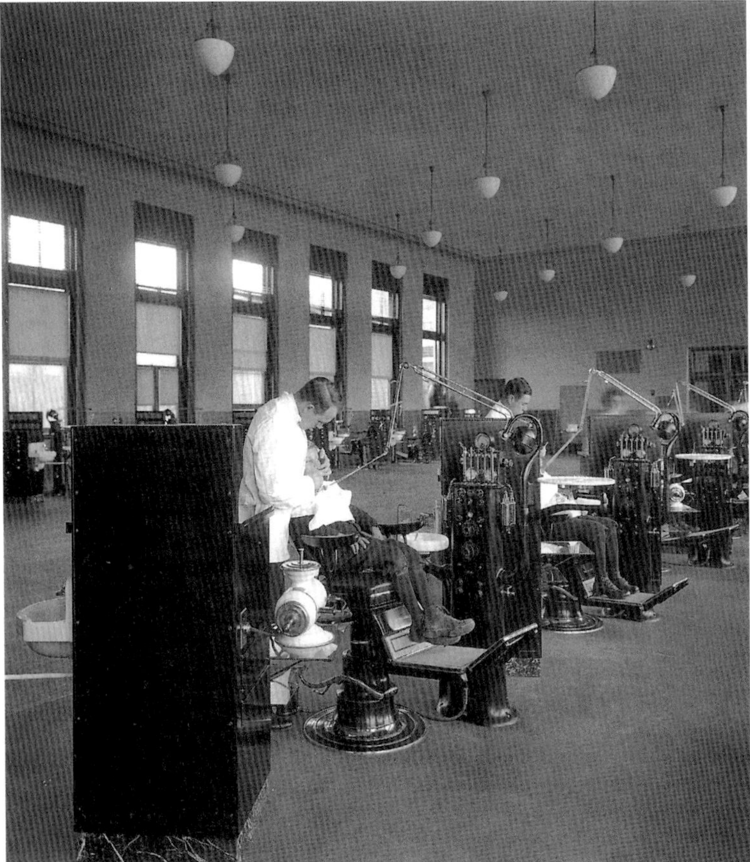

265

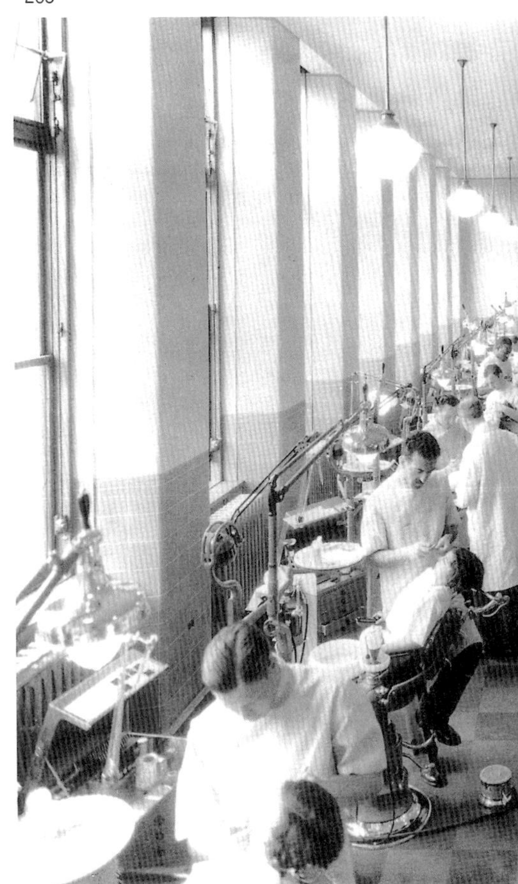

266

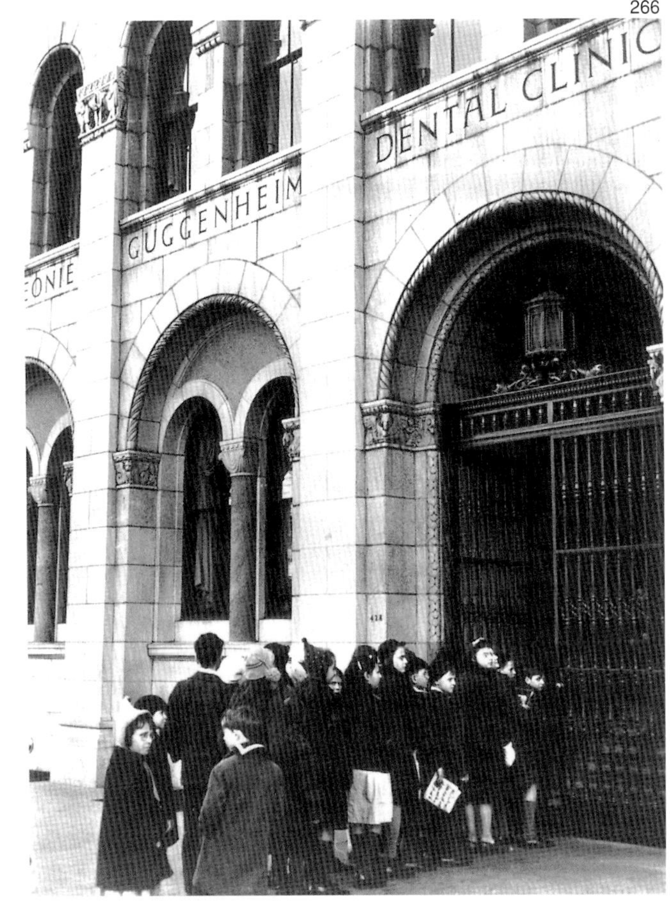

圖264　紐約羅徹斯特（Rochester）伊士特曼牙科診療所（Eastman Dental Dispensary）主要門診部開幕當天的場景。所有剛自牙科學院畢業的牙醫師，對於畢業後的見習訓練都興趣勃勃。

圖265及266　紐約市古根漢診所（Guggenheim Clinic）是美國主要的牙科診所之一，除了治療兒童牙疾之外，也負責訓練牙科實習醫師。攝於一九四〇年代。圖265：華府國會圖書館；圖266：紐約市立博物館

圖267　伊士特曼牙科診療所的實習牙科保健護理人員正在為紐約羅徹斯特工廠的伊士特曼柯達公司員工檢查牙齒，攝於一九二六年。

圖268　攝於一九〇五年左右，照片顯示巴爾的摩牙科外科學院（Baltimore College of Dental Surgery）的主要門診部已有電力供應。然而，學生依然使用腳踏板鑽孔機。位於右前方的教授，正在檢視一位學生咬合器上的假牙排列是否正確。
馬里蘭大學，巴爾的摩牙科外科學院

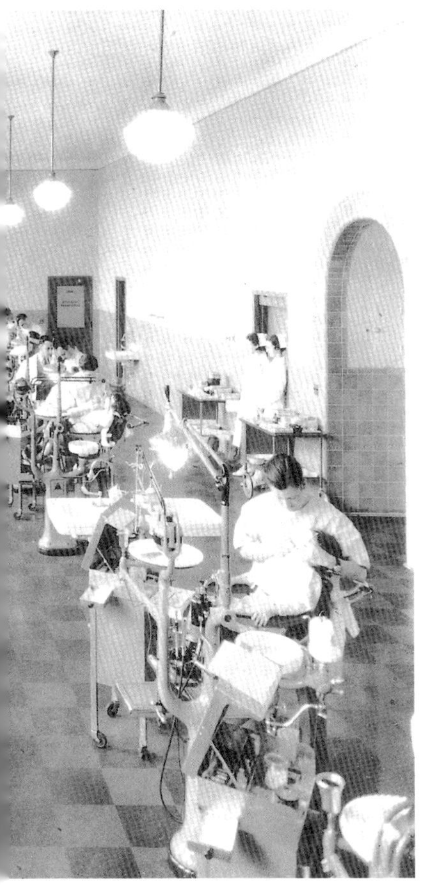

267

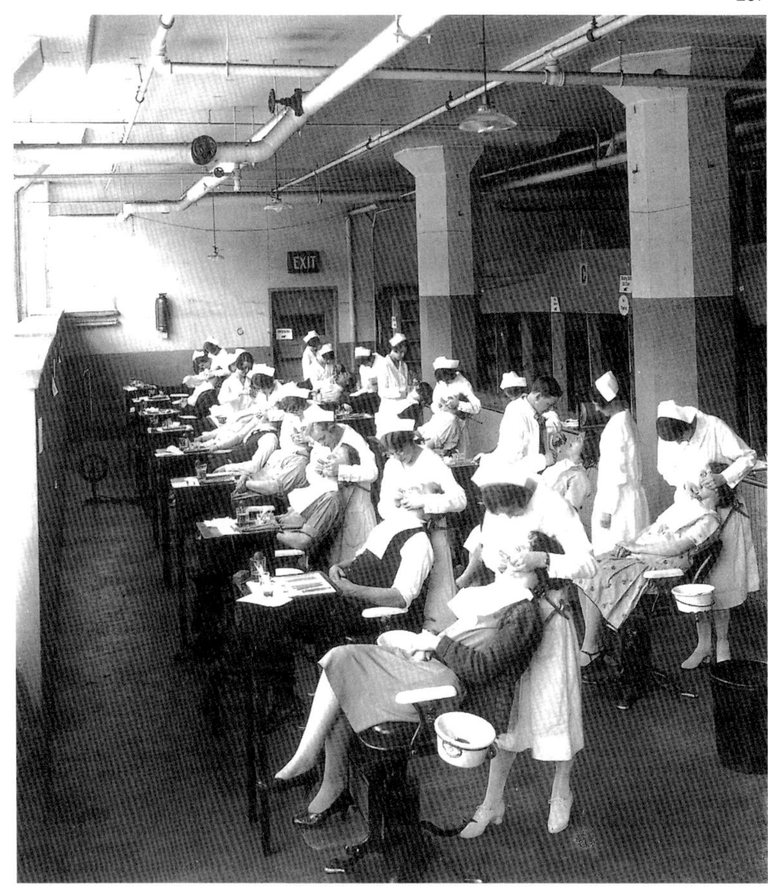

268

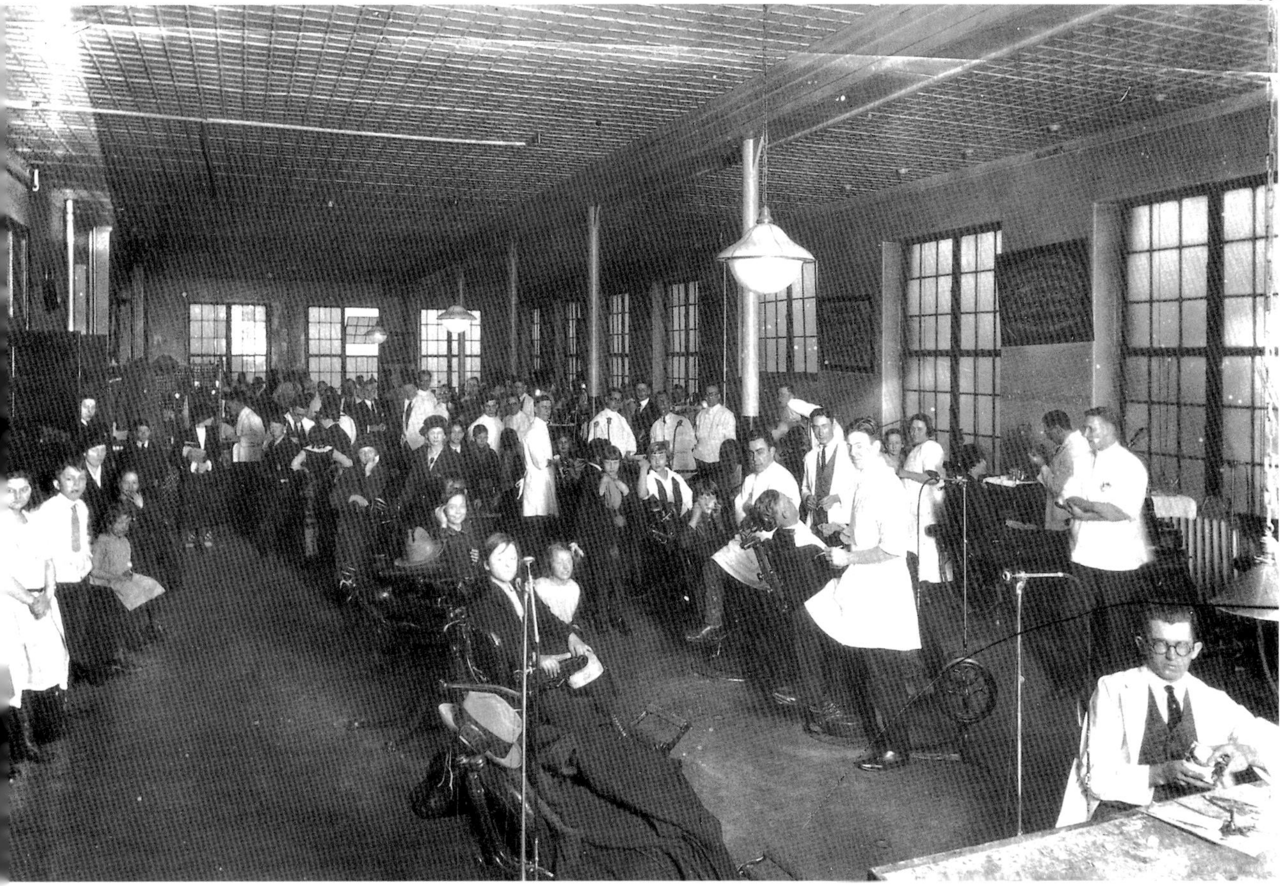

269

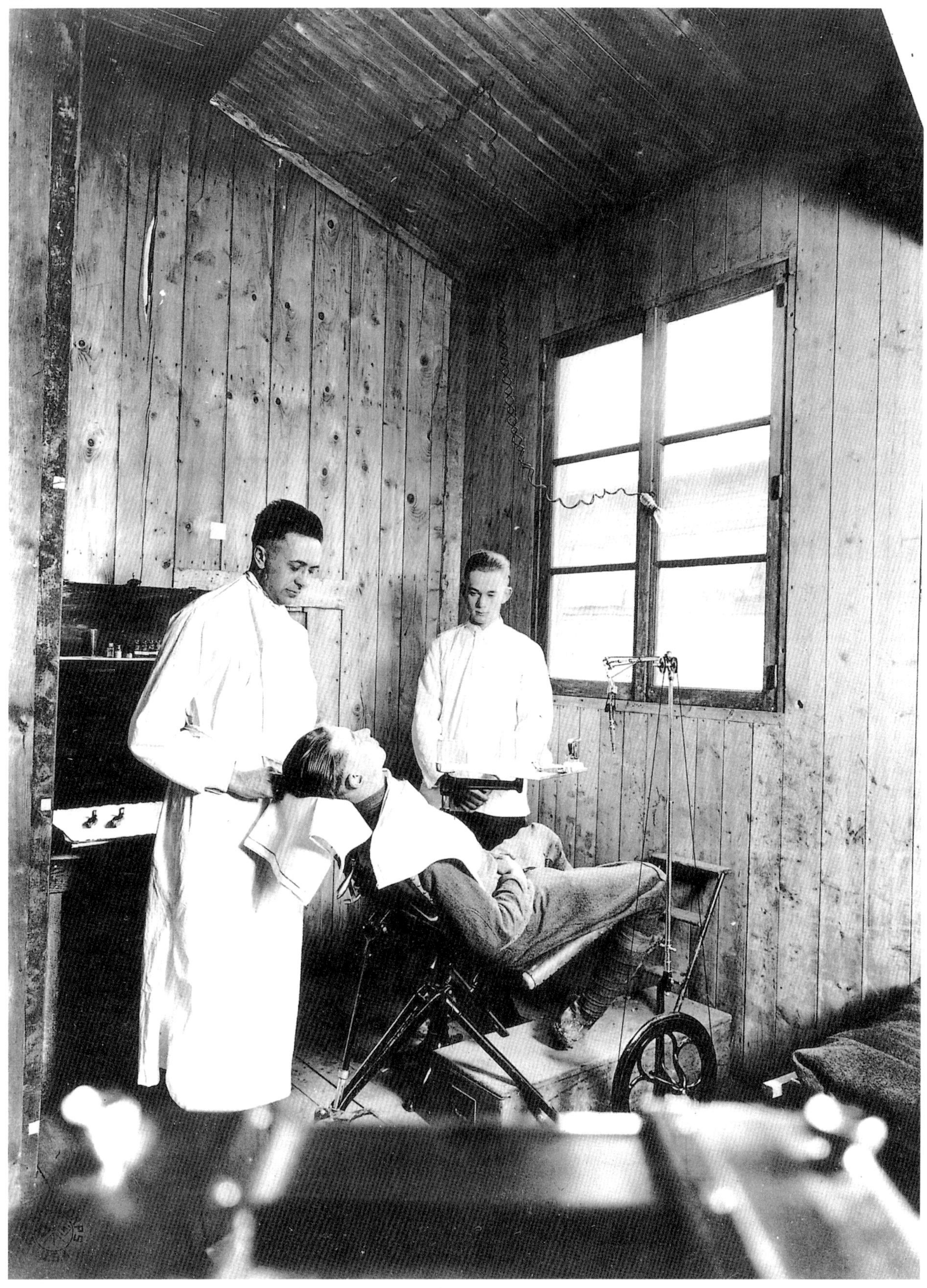

圖269　早在一九一八年，美國國會就委託成立「牙科儲備兵團」(Dental Reserve Corps)，成員包括「已被承認的牙科學院」畢業生。上圖攝於一九一八年，美國牙科兵團的軍官正在法國第九野戰醫院治療一位士兵。
貝什斯達（Bethesda)，國家醫學圖書館

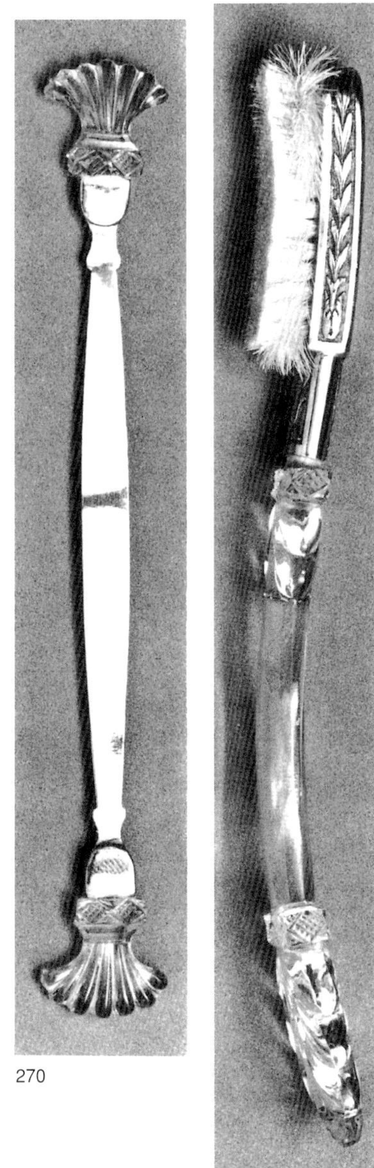
270

圖270　這些漂亮的青銅及水晶牙刷和舌刮，是一九〇〇年左右瑞典皇家的一位成員所有。
斯德哥爾摩，哈肯．林德（Hakam Lindo）皇家藏品

教育的進步

在一九二五年以前，美國牙醫學院的教學品質良莠不齊，除了那些附屬於哈佛、密西根、水牛城等各知名大學的牙科學院外，還有許多獨立創辦的學院。在這些學院中，有些成績相當出色，為牙科的專業生涯提供了完善的職前準備；至於那些純粹為利益考量的學院，下場可謂十分悲慘（有一所學院招生，有六百五十人登記入學，但卻只聘請到一位教師）；而且這些學院的入學申請標準非常低。一九〇五年時，曾經試著要將學生的入學最低標準定在至少必須具備兩年的高中學歷，但是在決議案中加入了一項例外條款，即允許學生具有十年學校教育之同等學歷就有資格申請入學，讓前項的入學申請標準彷如虛設。雖然大學的牙醫學院還是居於少數，但無論如何，他們有足夠的威望去領導並提升牙科教育的水準。一九〇八年，這些教育機構聯合組成了「美國大學牙科教師協會」（Dental Faculties Association of American Universities），決定排除萬難，建立「以三年高中學歷及四年牙科學院教育」作為合格證書認定的資格，不理會「專屬學院」的強烈反對。

由於英國倫敦的名醫亨特爵士（Sir William Hunter），對美國牙醫學的大肆抨擊，也因此反而激勵了那些想要改善美國牙科教育的有識之士。一九一〇年，亨特在蒙特婁（Montreal）邁克吉爾大學（McGill University）醫學院做了一場演講，主題是「敗血病與抗敗血病在醫學中之角色」。在這一場聽眾多數為醫生的醫學演講中，亨特卻令人錯愕的嚴詞批評美國的牙醫教育，他說他曾經診療過許多難纏的病例，只要他取下病人口中由美國牙醫師所製作的假牙後，病人不適的症狀就可立即獲得緩解；他也說他見到在化膿的口腔中，裝置牙橋和覆蓋於殘根上的全口假牙。他批評所有的根管治療，認為不管是好牙醫或是壞牙醫，歐洲人及美國人都有同樣的缺點。其中還有一段令人訝異的是，他怒斥美國牙醫師所做的假牙簡直就像是「在膿腫團上所堆建的壯麗黃金之墓」。這個隱喻馬上就成為媒體報紙渲染的標題。誠然，許多美國人都為頑疾所苦，吵嚷著要拔除牙齒，拆掉假牙。因此，到處都在拔牙，而許多拔牙是不必要的。美國的牙醫師對亨特的挑戰反應激烈。《牙科天地》（*Dental Cosmos*）雜誌受人尊敬的編輯克爾克（Edward Cameron Kirk）隨即聲明說在歷經布雷克（G. V. Black）的努力後，美國的牙科已成為楷模。他更進一步指出，那些不講道德、無恥的歐洲牙醫師，在他們的名字之後，附加了不屬於他們的「D.D.S.」。他又說或許亨特已經見識過了這些非美國合格牙醫師的所作所為。然而，亨特的抨擊雖然令人痛心難平，但也帶來轉機，促使美國牙醫師開始檢視自己，並放棄一些不合宜的技術，例如根管治療中的不完全充填等。一場為了追求精益求精的聖戰因而展開，領導者是在明尼蘇達州羅徹斯特梅諾診所（Mayo Clinic）完成研究的羅士諾（Charles Rosenow）以及任職於費城拉許醫學院（Rush Medical College）暨芝加哥長老會醫院（Presbyterian Hospital）的比林格斯（Frank Billings）。他們指出了什麼才是亨特事件所帶來的正面意義：「著眼於降低系統疾病的發生率，在今後的牙科診療中，未來口腔敗血症的預防將優於純粹是為機械性或美觀目的的牙齒保存，就如同過去大部分的病例一般。」（見附註）

註：疾病預防與牙齒保存的兩難問題，終於在放射線學的廣泛應用之後，取得了平衡。放射線學使得牙醫師得以判斷出非活性牙齒的根尖是否有感染情形。由於精確鑄造技術的引進，在復健工作完成之前，牙齒去活性的策略已是過時療法。

隨著第一次世界大戰的爆發，也大幅動了牙科教育的變革。早在一九一八年的戰爭評估中，美國國會就委託成立「牙科儲備兵團」(Dental Reserve Corps)，成員包括「已被承認之牙醫學院」畢業生。牙科教育審議會(Dental Educational Council)也相繼成立，負責訂定入學申請標準。同年八月，牙科教育審議會宣布牙科學院的經營倘圖利於個人或企業，將不符合公平教育理念之標準，勢必會被剔除於A分級中。私立學校反彈激烈，但是短時間內卻無計可施。一九二三年，牙科教育審議會宣布在三年的寬限期後，除非私立學校設置一年大學及四年高中學歷的入學要求，否則難獲A級。到了一九三七年，成績標準已提升到包含化學、物理及生物學的兩年大學教育程度。今天大多數的美國學校都會要求兩年或更多的大學預備課程，即一年半的化學、一年的生物學或其他科學及兩年的現代外國語課程。在歐洲，其訓練狀況迥異，例如在葡萄牙、義大利、西班牙及奧地利，在開始牙科訓練之前，要求學生必須先接受五至七年的醫學院教育。

自從一八○○年代開始，牙科即為本身的歸屬問題深感困擾。有些專科執業人員認為牙科是醫學的一個分支，但有些人則認為牙科是分離且獨立的領域。在歐洲，學生必須先取得M.D的學位之後，才能在醫學院中繼續學習口腔病學(stomatology)，即我們所知的牙醫學(dentistry)。不過在美國，牙醫學則在完全獨立的學院中教授。因此，在歐洲，牙科的實質操作技藝經常被漠視；而在大多數的美國學院中，卻過度強調牙科的機械觀點而忽視了生物科學。

卡內基教學改進基金會(Carnegie Foundation for the Advancement of Teaching)在一九一○年提出了〈弗列森報告〉(Flexner Report)，評估美國的醫學教育。十二年後，該基金會又挑選了吉斯(William J. Gies)領頭成立了一個類似的委員會，目的是探討牙醫教育。吉斯本身並非牙醫師，他是哥倫比亞大學的生化學教授，但他對牙科非常熱衷，自一九○九年起，就已開始深入研究牙科問題。一九一九年，他創辦了頗具權威性的《牙科研究期刊》(*Journal of Dental Research*)，身兼無給職編輯長達十七年之久。一九二○年，他的一些同僚成立了「全國牙科研究協會」(International Association for Dental Research)，致力將美國牙科研究提升至國際水準。深知牙科教育對牙醫師的重要性，吉斯於一九二三年推動成立了「美國牙科學院協會」(American Association of Dental Schools)。

吉斯是卡內基基金會成立牙科研究會的不二人選。他發表於一九二六年，標題為〈美國與加拿大牙科教育〉的研究報告，導致了這兩個國家在牙科教育上的完全改造。他花了四年的時間進行觀察、撰寫研究報告，最後他總結說：「一個體制健康專業的牙科，應該獨立於傳統醫學之外。」他正確預測牙科必須也應該會發展成為等同醫學的保健服務(health service)。

> 我衷心期盼且堅信那一天將為期不遠，當牙科遠離了使道德淪喪、阻礙牙科臻於最高專業成就的商業掛帥目的時，將會到處受到推崇，並被視為醫學中的藝術與科學。

271

DOCTOR WILSONS
PAINLESS DENTISTRY
FOR THE TIRED
BUSINESS MAN.
TEETH EXTRACTED
WHILE YOU WAIT.
Painless!

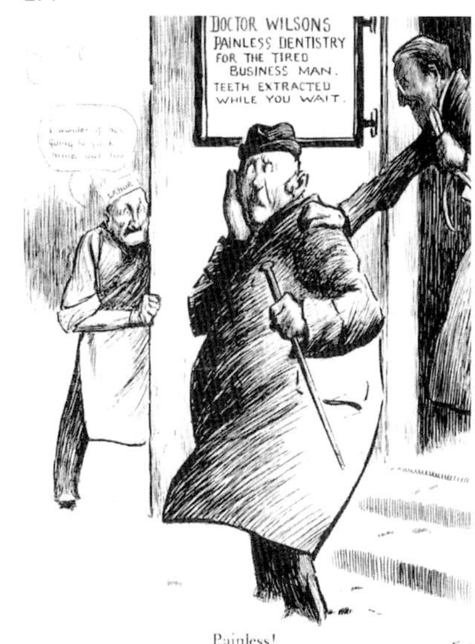

圖271　美國總統威爾遜(Woodrow Wilson)在一九一三年及一九一四年簽署〈聯邦儲備及克雷頓反托拉斯法案〉(Federal Reserve and Clayton Antitrust Acts)，被認為是嫌惡及抵制華爾街的表現。上圖漫畫繪於一九一五年，意味著威爾遜總統已經拔掉了美國商業的牙齒，同時對於美國勞工也有所規畫。

組織的進展

一九○○年，巴黎的牙醫學院 （L'Ecole Dentaire）院長高登醫師（Dr. Charles Godon, 一八五四～一九一三年）出席在法國首都舉行的「第三屆國際牙科大會」。由於他一直都希望能建立一個牙醫師專屬國際組織，他將此一構想與同僚們討論，並成功的讓來自不同國家的八名牙醫師燃起興趣。他們在八月十五日的聚會中隨即組成了「國際牙科聯盟」（Fédération Dentaire Internationale）的第一個執行審議會，會中推舉高登為主席。

在第三屆國際牙科會議中，提出了這個甫成立的新組織所應該探索的方針。會議中決定全球每一個國家的兒童都應該定期接受口腔檢查，必要時可以給予免費治療：倘若任何國家對其公民提供醫療服務，亦應包括牙科服務在內；所有國家的軍隊編制中都應該包括牙醫師；在牙科學院入學許可的預備教育量應該增加為期至少四年。這些都是崇高且不容易推動的目標，但「國際牙科聯盟」的成員都勇於任事，也樂於接受挑戰。執行委員會同意「國際牙科聯盟」應該將心力放在公共衛生及教育上，例如視每一個人都是完整的個體，並以積極及創造力來改善牙科專業。

「國際牙科聯盟」第一次的正式會議於一九○一年八月七日在英國劍橋召開。雖然一開始，很多牙醫師都沒有聽過這個新組織，但到了一九○二年的斯德哥爾摩會議時，出席情況卻十分踴躍。一九○四年的第四屆國際牙醫會議，為了配合「聖路易安納貿易商品展」（Louisiana Purchase Exposition），特別選在聖路易召開，此次會議被認為是有史以來最重要的國際牙科會議。會議主席是在紐約巴塔維亞（Batavia）執業的哈維．布克哈特醫師（Dr. Harvey J. Burkhart ），他是個聞名國際的資深牙醫師，也是全球所有「伊士特曼牙科中心」（Eastman Dental Centers）的指導者。此次會議，將「國際牙科聯盟」的組織架構修改成今日所見，以便能使各個國家協會會員及個人都可成為該組織的成員，會中並推選當時最偉大的牙科科學家米勒（Willoughby Dr. Miller）出任重新改組的聯盟主席一職。

「國際牙科聯盟」的會議持續召開多年，其中曾因為兩次的世界大戰而中斷。當一九四五年敵意終結之際，牙醫師們如同許多其他組織一樣，都認為應該將國家的仇恨擱置一旁，共同為牙醫師的團結而努力。僅存的「國際牙科聯盟」創建元老伯克哈特，擔負起讓該聯盟重生的重責大任，雖然他的健康日漸惡化，但因為他的努力與付出，讓該聯盟重新恢復了往日的活力與功能。今天「國際牙科聯盟」的主要功能是在國際的水準上，建立了世界性的標準及鼓勵研究風氣。

二十世紀出現了許多國家級的組織團體，反映了專業分科的趨勢，其中之一就是牙科的分科。一九一八年，成立了「國家假牙專科醫師協會」（National Society of Denture Prosthetists）及「美國口腔外科醫生與拔牙醫生協會」（American Society of Oral Surgeons and Exodontists）。兩年之後，「國際牙科研究協會」（International Association for Dental Research）也告成立。從那時起，專業分科的團體至少就有兩百個，其中包括「美國贗復協會」（American Prosthodontic Society）、「女牙醫師協會」（Association of Women Dentists）、

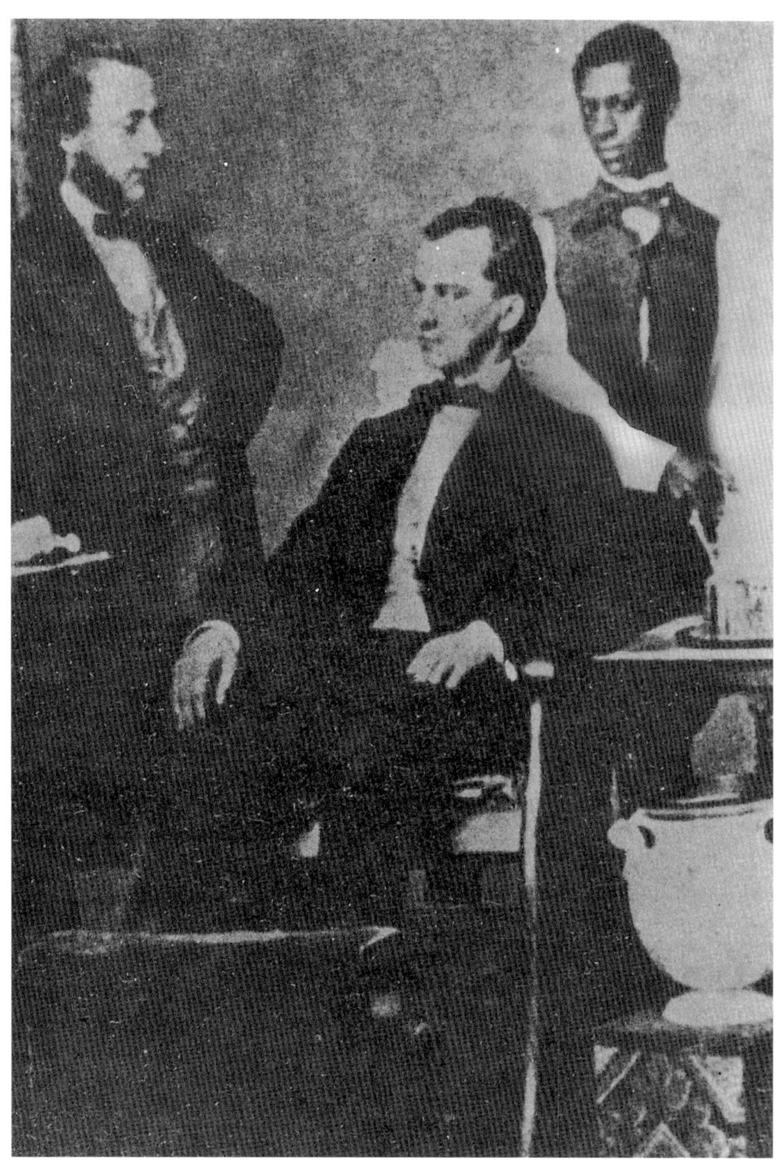

圖272 攝於一八六〇年代中期華府諾貝爾醫師（Dr. Noble，左立者）診所，右立者是學徒身分的佛利曼（Robert Tanner Freeman）。一八六〇年代末，佛利曼是第一位畢業自美國牙醫學院的黑人。

「臨床牙科催眠協會」（Society for Clinical Dental Hypnosis）及「法醫牙科學協會」（Society of Forensic Odontology）等，不勝枚舉。

1920年，康札特（John V. Conzett）、艾孟德（Friesell H. Edmund）、鄂圖金（Otto U. King）及布雷克（Arthur D. Black）四人共同創辦「美國牙醫師學院」（American College of Dentists）。同年八月二十二日，二十五位牙科領袖聚會，承認「美國牙醫師學院」組織，並制定內部規則，對外發布了「美國牙醫師學院」要努力的目標：提升牙科標準；鼓勵研究所研究，並頒給優秀的研究者獎學金。多年以來，該組織在牙醫界中成功的扮演著催化劑的角色，並成為牙科與社會大眾之間溝通的橋樑。不久之後（一九二八年），又與「國際牙醫師學院」（International College of Dentists, ICD）亦被併入。

美國黑人進入牙醫界

令人遺憾的是，即使到了一九五〇年代，美國的牙醫學院及牙科組織團體都將美國的黑人牙醫師排斥在外。在二次大戰以後，隨著民權運動的蓬勃展開，牙科界歧視黑人醫生的情形終於獲得改善。一九六二年，美國牙醫學會做出決議，凡是有違清除種族歧視之法令的州代表，該協會的代表大會有權拒絕他入會，此舉為更多的黑人參與主流的牙科活動打開方便之門。

美國黑人投身於牙醫界已有很長一段歷史。當世界第一所牙醫專科學院「巴爾的摩牙科外科學院」創辦之際，在學徒式教學系統修習牙科醫術的一百二十名黑人牙醫師早就在全國各地執業，其中有個叫佛利曼（Robert Tanner Freeman，見圖272）的黑人學徒在辭去華盛頓特區一位白人牙醫診所的學徒之後，申請成為哈佛大學牙科醫學學院的第一班學生，並於一八六九年成為該學院第一批取得牙醫學位的六個人之一。

一八六七年，美國政府在「佛利德曼辦公室」（Freedman's Bureau）的贊助下，在華府創辦霍華大學（Howard University），旋於一八八一年成立牙醫學系。一八八六年，田納西州納什維爾（Nashville）的梅哈利醫學院（Meharry Medical College）成立，這是一所主要培訓黑人內科醫生的私立醫學院，這兩大機構始終肩負著教育所有美國黑人牙醫師的重責大任。直到一九五四年美國最高法院廢除了種族隔離政策後，才使得情況大為改觀。

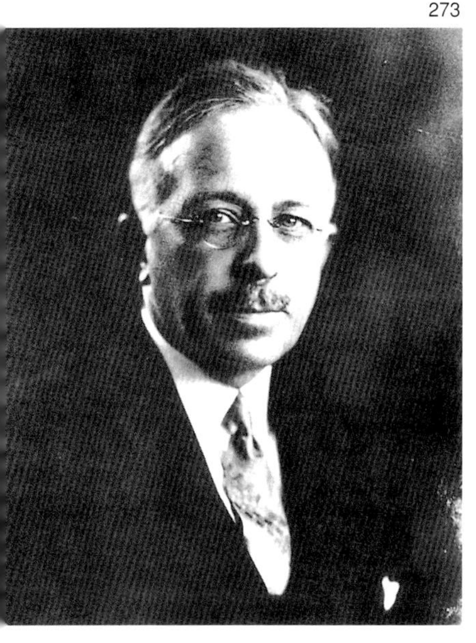

圖273　亞瑟．布雷克（Arthur D. Black）是英文牙科期刊文獻索引（*Index to the Dental Periodical Literature in the English Language*）的催生者，索引第一冊於一九二一年出版。此照片約攝於一九三〇年，布雷克時任芝加哥西北大學牙科學院院長。

黑人逐漸在牙醫界嶄露頭角。一九一〇年，全美只有四百七十八名黑人牙醫師，到了一九三〇年則已竄升至一千七百七十三人。從一九四〇年開始，少數受過高等教育的核心黑人牙醫師開始扮演起領導者的角色，鼓舞後輩同胞。其中最有名的是一八八七年畢業於芝加哥牙科外科學院的班特利醫師（Dr. Charles Edwin Bentley），他是個出色的臨床醫師、研究家和行政管理高手，同時也是芝加哥哈維醫學院（Harvey Medical College）的口腔外科學教授，他的專業著作為我們提供了相當珍貴的牙醫學資料。由於他堅持採用牙科衛生措施，這種先驅作為讓他贏得「預防牙醫學之父」的美稱。

佛谷森醫師（Dr. David A. Ferguson）一九九〇年畢業於華府霍華大學牙醫學院，是有史以來第一位以牙醫師身分出任主要以黑人內科醫生、藥劑師及牙醫師為主的「國家醫學協會」（National Medical Association）的主席。佛谷森協助成立了一個黑人牙醫師的獨立組織，此組織最後成為「國家牙科協會」（National Dental Association）。路易士醫師（Dr. Stephen J. Lewis ）一九〇九年畢業於霍華大學，他是「賓州牙科協會」的活躍份子，這是個以白人為主的牙醫協會。一九二四年路易士醫師出版了「國家牙科協會」的第一份刊物，也是該協會的第一位編輯。

美國人以消除牙醫界的差別待遇為榮，並積極吸引更多的黑人年輕男女投入牙醫界。今日，黑人牙醫師在教育、研究及醫療實務上都有不錯的表現，對牙醫界也貢獻良多，深獲世人的肯定與喝采。

牙科文獻之索引

二十世紀是一個資訊充斥的世紀，牙科這個領域自然也不例外，教科書、參考文獻、論文、期刊、專論都為牙科提供更豐富更便利的知識及醫療訊息的交流管道。亞瑟．布雷克（見圖273）追隨他傑出的父親格林．布雷克（G. V.

Black）的腳步，成為西北大學牙醫學院院長。他深知牙科文獻不僅對研究人員重要，對眾多精益求精的執業牙醫師也相當具有影響力；他也了解為每年出版的數千份期刊編製索引目錄的必要性，基於上述這兩個原因，布雷克決定親自來推動這件事，但首先面臨的難題就是分類。一八九八年，他與諾伊斯（Frederick B. Noyes）聯手，設計出一套以「杜威十進位分類法」（Melvil Dewey's decimal classification）為基礎的可行方法，並以五年為一期來檢測此系統。布雷克和諾伊斯選定一八九八年到一九〇三年所發行的兩種期刊的文章編寫索引卡片，並以作者及標題來分類，後來發現總共累積了二萬五千多筆條目。

這個工作成果終於慢慢引起牙醫界的重視，一九〇八年一群牙科教師組織了「牙科索引社」（Dental Index Bureau），但卻沒有設立任何基金。有個委員向牙醫師們請求捐款，到了一九一〇年始募得一千美元，隨即用於編列索引的工作上。布雷克及其委員會仍以不屈不撓的精神大力為索引募款，在二十三年後才募得足夠的金錢出版編輯物。一九二一年，第一冊索引《英文牙科期刊文獻索引》（*Index to the Dental Periodical Literature in the English Language*）正式出版，起迄年代是自一九一一年到一九一五年。布雷克原本只要為十種期刊編輯索引，但因為工作進展神速，後來增至六十五種（今天已編入索引的期刊已超過二千五百種）。

總部設於水牛城的「牙科索引社」，沒有停止編寫索引，終於將發行過的所有牙科期刊都整理完畢，甚至上溯至一八三九年發行的《美國牙科科學期刊》的創刊號。世界二次大戰前夕，對「牙科索引社」而言，工作變得更加艱難，結果由「美國牙醫協會圖書館與索引服務局」（ADA's Bureau of Library and Indexing Services）承擔費用。一九六五年，編製索引的任務由國家醫學圖書館（National Library of Medicine）接手（該圖書館同時也發行《醫學索引》），但美國牙醫協會的圖書館館長依然是《牙科文獻索引》的編輯。

牙科衛生運動：豐尼斯的貢獻

輔助性的專業人員加入牙科醫療行列，讓對抗牙科疾病的努力加入了新力量，也往前邁出了一大步。牙科衛生可以提升到今天的重要地位，康乃狄克州橋港的豐尼斯醫師（Dr. Alfred Civilion Fones，一八六八～一九三八年）功不可沒。

一八九九年，豐尼斯醫生出席東北牙科協會（Northeastern Dental Society）的會議時，聽過費城史密斯醫師（Dr. D. D. Smith）的演講，主題是「定期口腔預防」，讓他印象深刻。豐尼斯醫生返家後，採用了史密斯演講時提到的技術長達五年之久。一九〇五年，他開始訓練助手，在門診時指導孩童做些蛀牙預防工作，他的助手旋即成為世界上第一位牙科保健護理員。

豐尼斯醫師的創新之舉，還包括他在橋港針對所有市內學童所進行的口腔預防性治療活動，而且也為牙科保健護理員（他自創的名詞）的訓練學校提出他的初步構想。雖然牙醫師群起反對，他仍於一九一三年十一月在自家的車庫中創辦了「豐尼斯牙科保健護理員診所」。他以整個計畫方案的價值說服了一群資深人士義務參與教學，他的師資陣容龐大，包括賓州及哈佛牙醫學院院長、

274

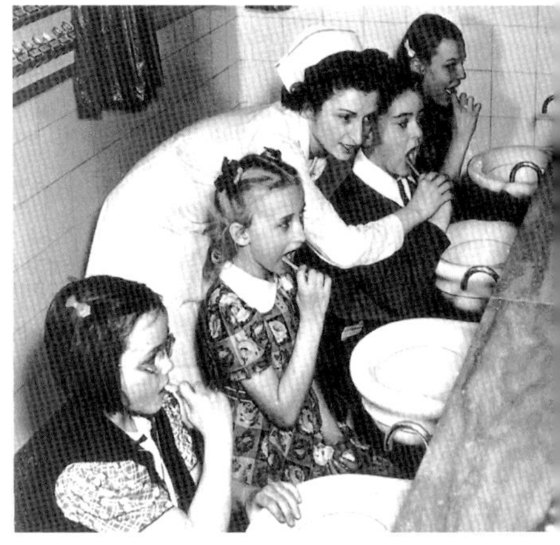

圖274　約攝於一九四〇年代，紐約古根漢診所（Guggenheim Clinic）的護士正在教導小朋友正確的刷牙技巧。
華府國會圖書館

275

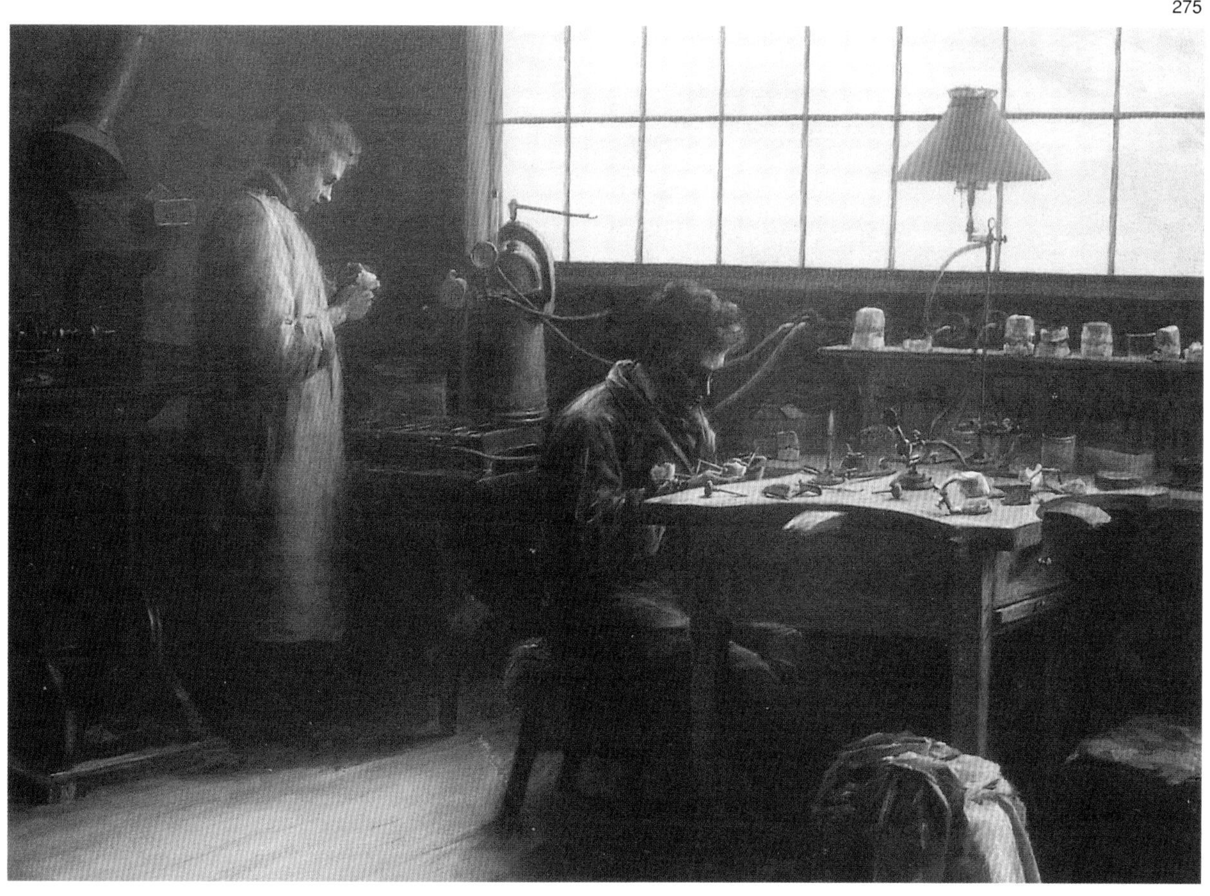

圖275　藝術家杜莉芙一貝德（C. Durif-Bedel）繪於一九一〇年左右，圖中所示是其夫位於里昂的牙科實驗室，柔和的燈光照耀著陳列整齊的器械和容器。此場景意味著未來的牙醫學會走向科學化，與上一世紀富於創造性的技工牙醫學不同。
里昂，牙科外科博物館（Musdee de la Chiruigie Dentaire）

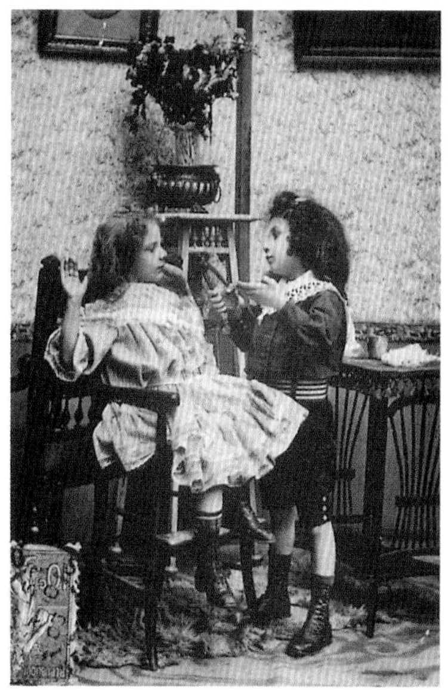

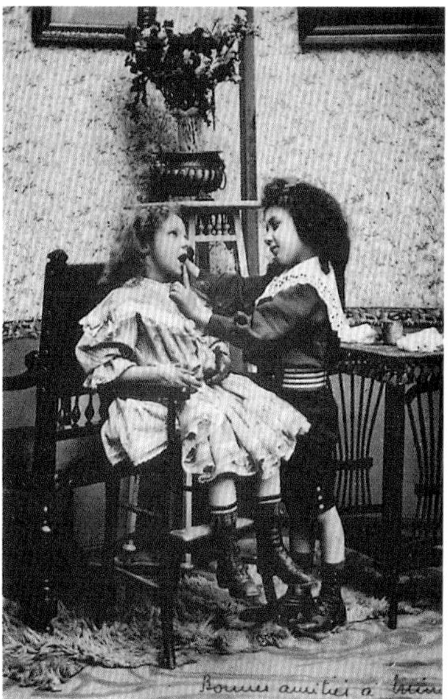

276

圖276　一九〇〇年左右的法國明信片。兩個小孩子分別扮演著牙醫師和病人。
拉德比爾（Samdul X. Radbill M. D.）收藏

277

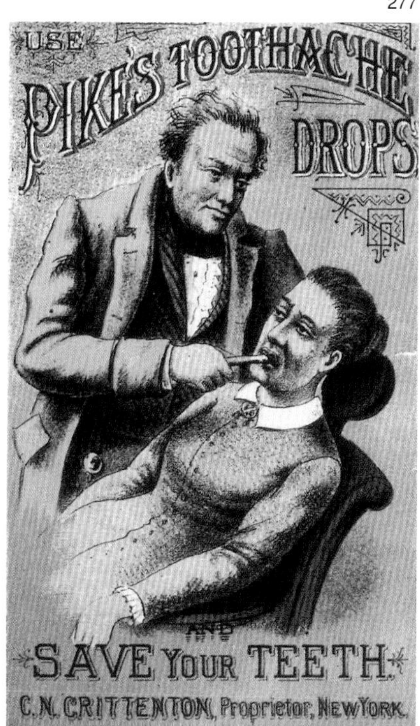

277

圖277　從這張十九世紀末、二十世紀初的海報上可以看到坐在牙科椅上的病人臉色蒼白，表示她為了得到「派克牌牙痛水」（Pike's Toothache Drops）已經等得太久了。
紐約歷史協會

七位來自耶魯大學的教授、兩位來自哥倫比亞以及三位來自紐約的專科牙醫師。第一期共有二十七名女性學員畢業，在豐尼斯說服了教育局提供財務資源後，多數都進入了橋港的學校系統服務。他們的努力成果超出意料的好，橋港學童的齲齒發生率大幅降低了75%。

由於實驗非常成功，來自美國各地的詢問不斷，類似的方案在許多地方相繼展開。後來還草擬並通過了保健護理員的核發執照條文（康乃狄克州率先於一九一七年通過），學校也開始訓練起保健護理員。一九七二年時，全美國有三萬名的在職保健護理員，今天則已經成立了有一百二十多所牙科保健護理員的專科學校，每年約可培養出兩千五百名左右的專業保健人員。

氟

早在一八七四年時，牙醫師就已經了解到氟可以有效預防齲齒。同年，德國醫生艾哈德特（Erhardt）發現，當他以氟餵食小狗時，觀察到小狗牙齒的琺瑯質會產生變化。一九〇二年，丹麥某家製藥公司推出一種宣稱可以強化牙齒的氟化物，但是由於氟的效用未經科學研究證實，而遭到丹麥牙醫師的駁斥。

大約同一時間，即一九〇八年五月，在科羅拉多州斯普陵市（Springs）執業的馬偕醫生（Dr. Fredrick Mckay），在「帕索郡牙科協會」（El Paso County Odontological Society）中讀到了一篇報導，內容提到在斯普陵市的孩童牙齒上發現到了棕色斑點或稱之為「科羅拉多色斑」（Colorado stain），我們現在已明白這是因為攝取過多的氟所造成。當時馬偕立即聯想到原因可能與飲水有關，但卻欠缺精密的儀器設備可加以證實，因此他轉而求助於偉大的布雷克（G. V. Black）。一九一八年，他們共同發表了一篇經典報告，題目是〈斑點牙齒，局部性之發育不全，牙科文獻迄今未明〉（Mottled Teeth, an Endemic Developmental Imperfection of the Teeth, Heretofore Unknown in the Literature of Dentistry）。他們在報告中提出，氟可能就是元凶，不過當時他們卻沒有將蛀牙之低發生率歸因於氟。

一九一七年馬偕搬到紐約市居住，並專攻牙周病，對於氟與牙齒的相關研究仍在持續進行。一九二五年，愛達華州奧克利郡（Oakley）當局，詢問他關於飲用深井水的所有孩童牙齒長出斑點的問題，馬偕的建議是要他們選定一處新的淺表水源。數年之後，馬偕重返奧克利郡，並檢查孩童牙齒，沒有再發現琺瑯質有斑點的新病例。他隨後也指出，孩童的齲齒發生率似乎也因為相同水源而下降，他的宣布為後來調查該現象的小組鋪了路。

這個公共衛生服務小組由迪恩醫師（Dr. H. Trendley Dean）所領導，為了要測定齲齒與氟之間的關聯，必須要實地進行測量。依據測量的結果，迪恩設計了一套包括蛀牙、缺牙及已填補牙齒三者的指標系統。迪恩的最主要貢獻在於開拓牙科流行病學的新領域，他花了三十二年的時間，研究飲水中不同的氟含量與齲齒感受性（susceptibility）的關係，而他的研究也為含氟與缺氟飲水的大規模控制性研究開啟了康莊大道。此研究在一九四〇年代期間展開，研究範圍設定在密西根州的大湍城（Grand Rapids）、穆斯基岡（Muskegon）以及紐約的

278

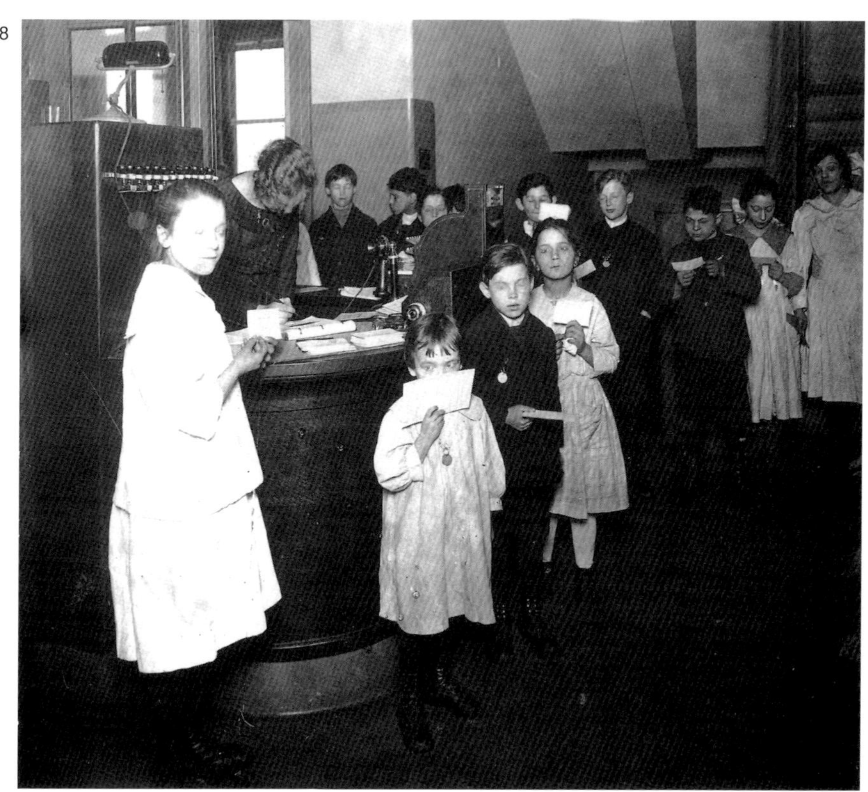

圖278　伊士特曼牙科診療中心（Eastman Dental Dispensary）於一九一七年在羅徹斯特開幕，此為在該中心接待室的孩童。

新堡（Newburgh）和金斯頓（Kingston）等城市。

自那時起，公共飲水加氟就成為美國及海外許多城市的政策。早在一九六二年，美國就有二千三百零二個社區在飲水中加氟。到了一九八〇年代，約有一億人口飲用加氟水。可惜的是，在飲用水中加氟雖然安全有效（齲齒率降低了65%），但是推廣過程並不順利，不少地方仍有一些團體強烈反對。一九五三年，伯恩斯醫師（Dr. J. M. Burns）提出第一份飲水加氟引爆衝突的說明書，地點就在麻薩諸塞州的威廉斯頓（Williamstown），隨即進行了系統性的研究。他們指出反氟人士的基本立場非常簡單，而他們所持的論點一般人很難抓入他們的弱點。他們也訴諸於一般美國人所堅持的政治信條，例如個人人權，以及對不知名東西會不會對身體有害的恐懼感等。這些研究也顯示當選民的社會經濟及教育水準較高時，對於飲水加氟的支持度也就越高。衝突的結果，讓加氟以促進牙齒健康的推廣作業，因此延宕了多年。

民眾的牙齒保健

全世界第一所兒童免費牙科診所，大約在一九〇二年創建於德國的史特拉斯堡（Strassburg），創辦人是傑森醫師（Dr. Ernst Jessen），後來由市政府出面接手。至於美國第一所免費牙科診所到底是哪間則仍有爭議。證據顯示，第一所兒童牙科門診創立於一八九九年，地點就在紐澤西州的康登（Camden）。但一般人都認為一九〇一年由牙科協會會員在紐約羅徹斯特建立的診所才是第一個兒童牙科診所。因為人道主義者的努力，打動了當時權利在握的伊士特曼（George Eastman），羅徹斯特的兒童牙科診所得以及時成立。

羅徹斯特牙科協會（Rochester Dental Society）竭盡全力應付門診需求，服務

279

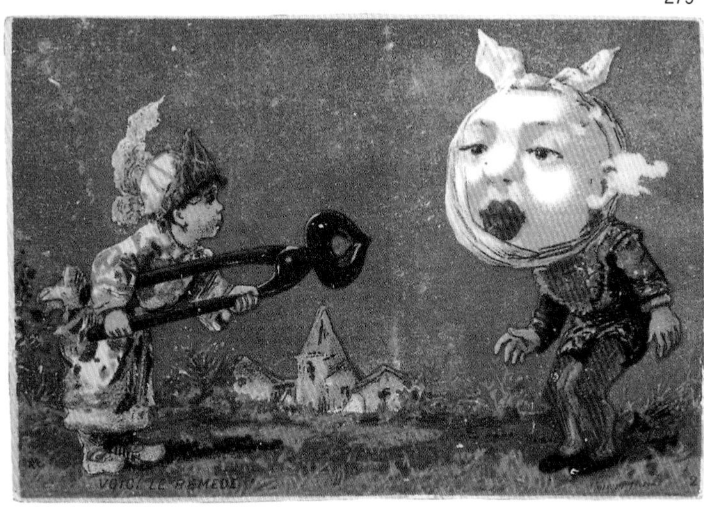

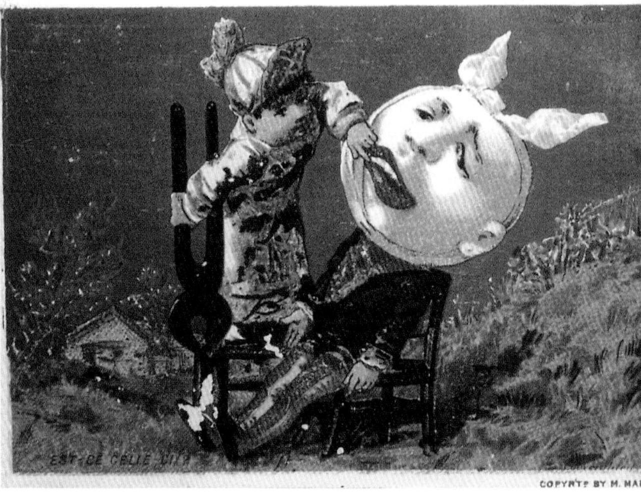

圖279　馬克斯（M. Marques）於二十世紀初為Great A&P Tea Company這家公司所特別設計的兩款卡片。
紐約，威廉・赫爾方德藏品

280

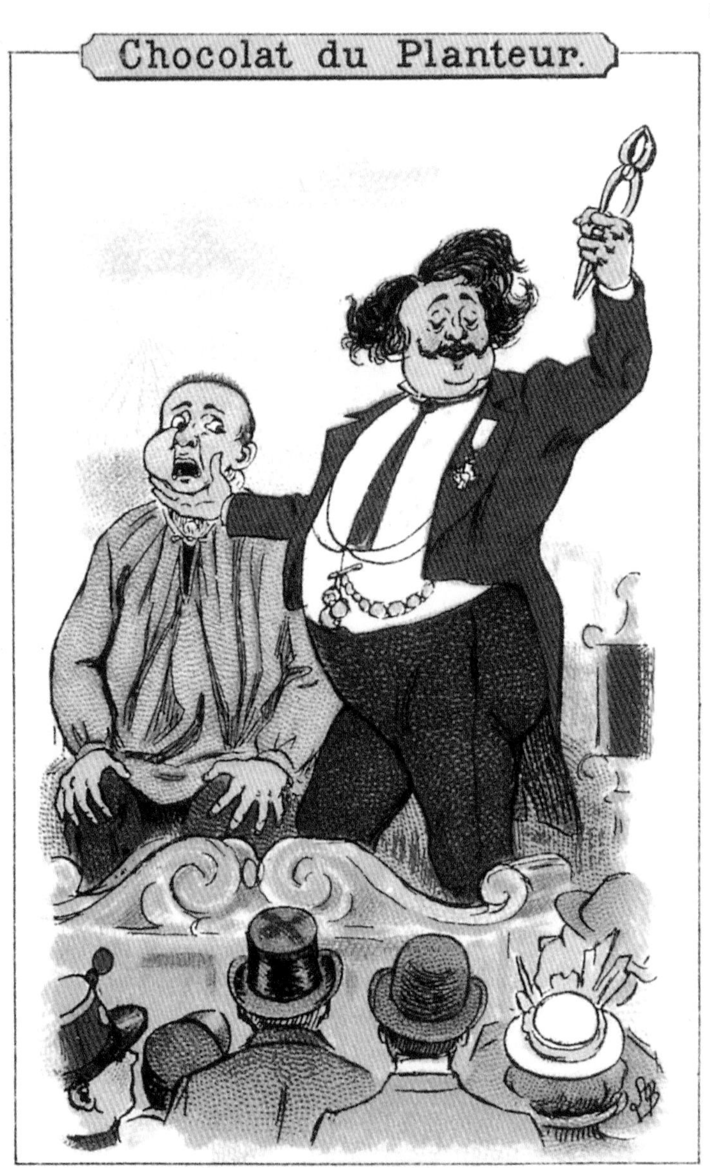

圖280　二十世紀初的茶葉和巧克力進口商為何會選擇路邊看診的牙醫師和病人圖像來作廣告，令人百思不解。
紐約，威廉・赫爾方德藏品

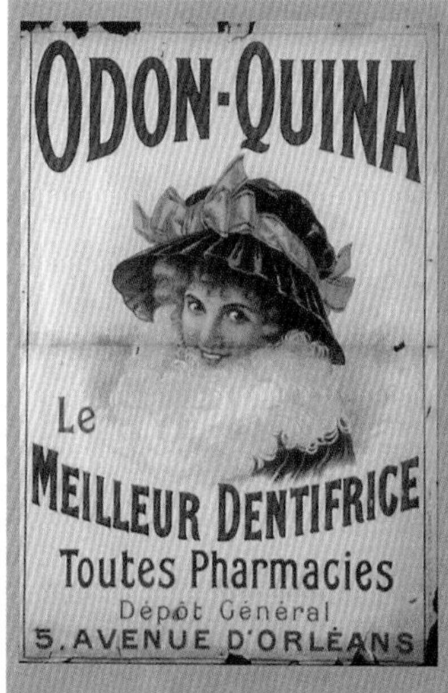

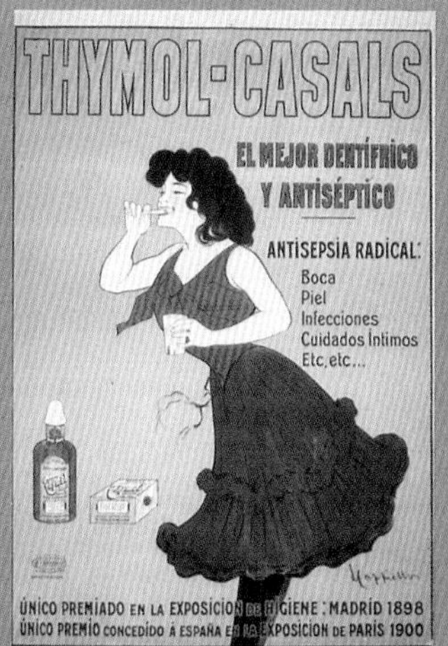

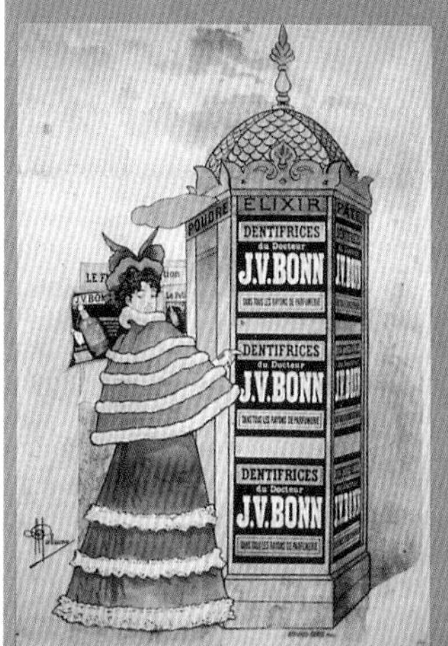

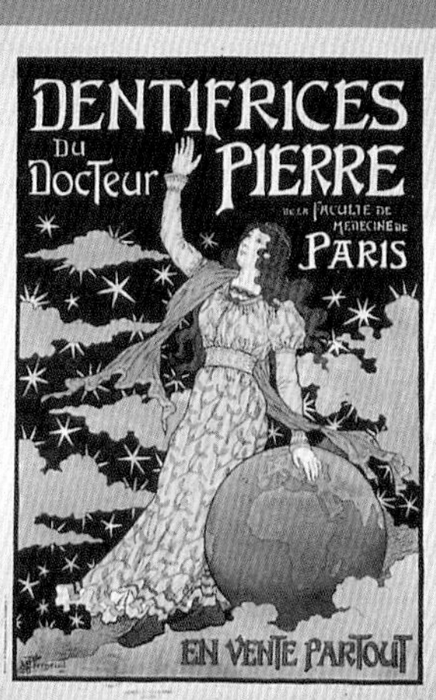

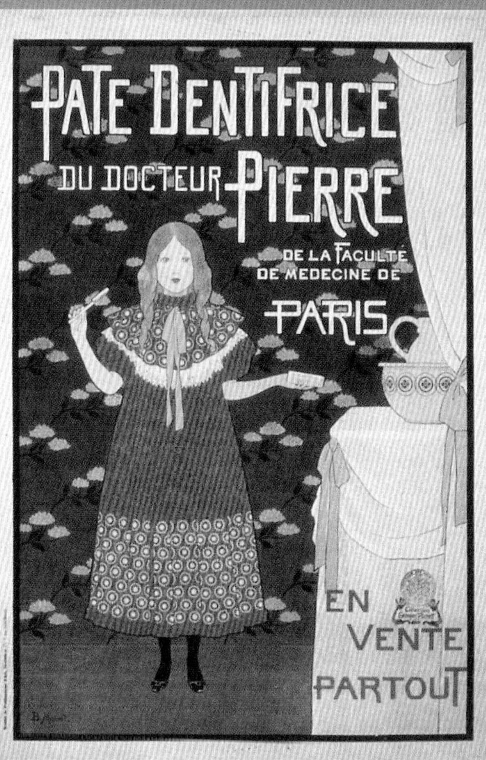

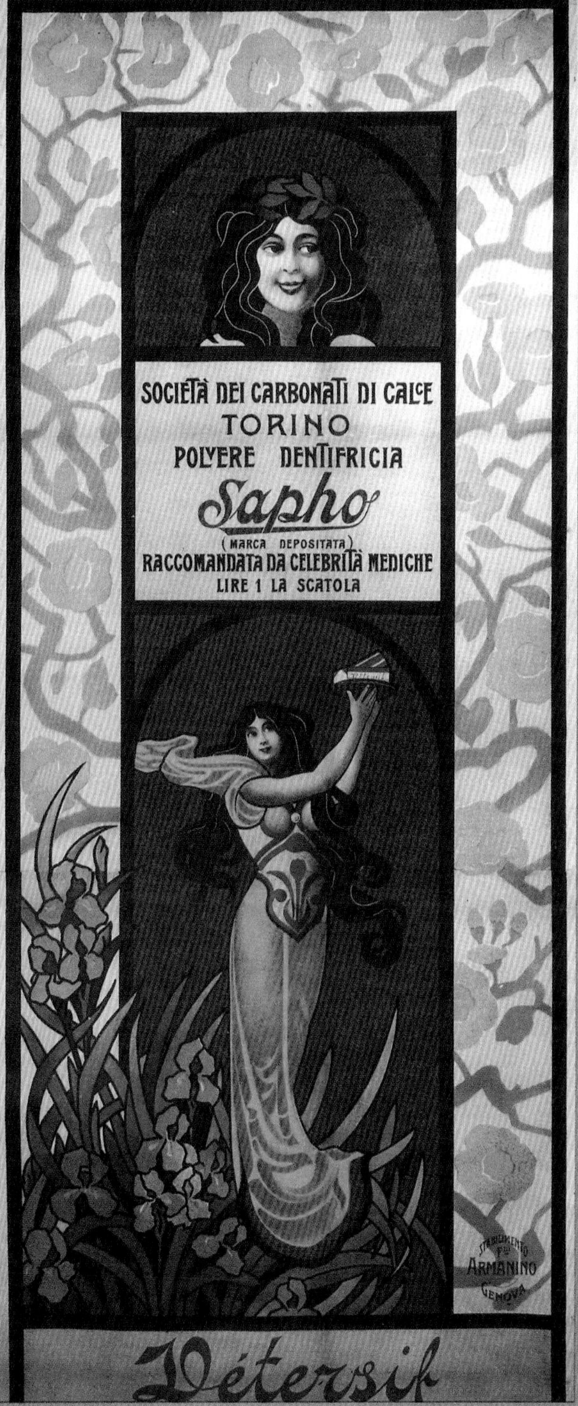

圖281　第一張石版印刷廣告海報在一八六七年左右在法國設計完成，法國的廣告藝術水準隨即攀上顛峰。這些一九〇〇年左右的法國、義大利和西班牙的牙膏廣告，都受到當時海報風格的影響。
牙科外科博物館（右圖）；威廉·赫爾方德藏品

成員則是由該地區的牙醫師組成，每人每月空出半天來進行免費醫療，但這樣的安排還是令人不甚滿意，因為醫師的看診時間不固定。一九〇九年，伊士特曼提供資金，期望能將免費門診帶入公立學校，但是顯然仍不敷所需。不過伊士特曼也承諾說，如果該計畫能夠完成，且符合下列三個條件，那他就會出面承擔一切：一是治療必須在門診中心完成，二是市政府必須為學校的牙科預防計畫提供基金，三是必須至少有十個市民願意每年樂捐一千美元，而且持續五年。

最後的結果是一九一五年十月，一個以「伊士特曼牙科門診」（Eastman Dental Dispensary）為名，由博克哈特（Harvey J. Burkhart）主持的新機構誕生了。伊士特曼出資四十萬美元（這在當時是一筆大數目）興建醫院。一九一七年，在響亮的喇叭聲中，順利舉行了落成典禮。參與的貴賓涵蓋了牙醫界的各個響噹噹的人物，例如「國際牙科聯盟」主席布羅非（Truman W. Brophy）、「國家牙科協會」主席巴伯（Lafayette Barber）等。

原先希望能夠為孩童提供牙醫治療的伊士特曼牙科門診，很快就成為年輕牙科畢業生的高階訓練中心，提供實習醫師輪流見習的課程。一九一六年十月，伊士特曼牙科門診的課程已經擴大到包括一所專門訓練牙科保健護理員的學校，第一期的三十六名牙科保健護理員畢業於一九一七年六月。

其他城市的慈善家也紛紛響應，開始推動類似的善舉，出錢出力幫助牙科門診醫療。其中最有名的是一九二九年啟用的紐約市「古根漢診所」（Guggenheim Clinic），另一所知名的福爾希斯診所（Forsythe Clinic），則在一九一四年於波士頓建立。由於羅徹斯特診所的成功，伊士特曼決定在歐洲開設分院，到了一九三〇年代末，倫敦、羅馬、布魯塞爾、巴黎及斯德哥爾摩的「伊士特曼診所」都已正式運作，並由博克哈特出任國際指導人。

第二次世界大戰讓美國人對於牙科的態度產生了重大變化。一般外科診所為新兵進行體檢的結果，著實嚇壞了一般的美國公民。在牙科方面，「徵兵體檢系統」（The Selective Service System）對於入伍新兵的最低標準是十二顆牙齒，包括三對上下門牙，以及三對咀嚼牙對。在第一批總數兩百萬人的入伍新兵中，有高達五分之一的人無法達到最低標準，使得牙齒缺損成為服役被拒的主要原因。因為情況太過嚴重，最後取消了所有牙科限制標準，以免招收不到新兵。經此教訓，在大戰結束之後，美國和歐洲的國家開始為了改善全世界人口的牙齒健康而努力。

一九五〇年代，牙科公共衛生的新領域首度出現在美國。二次大戰之前，美國牙醫師在公共衛生方面的建樹可說有如一張白紙，也沒有任何一間牙科學院傳授這方面的課程。一九五四年，奧勒岡大學（University of Oregon）做了一項全國性的調查發現：雖然全國有三十所學校開設有公共衛生課程，但事實上，花費在相關方面的時間卻很少，其中只有五所學校分配給公共衛生課程的上課時數達到十六個小時。

第一所公共衛生研究所在一九四〇年代創立於密西根大學，同樣由公共衛生學院教員之一的伊士利克醫生（Dr. Kenneth A. Easlick）負責。伊士利克歷年來已經培訓過不少牙科公共衛生專家。現今許多學院中也效法密西根大學的做

282

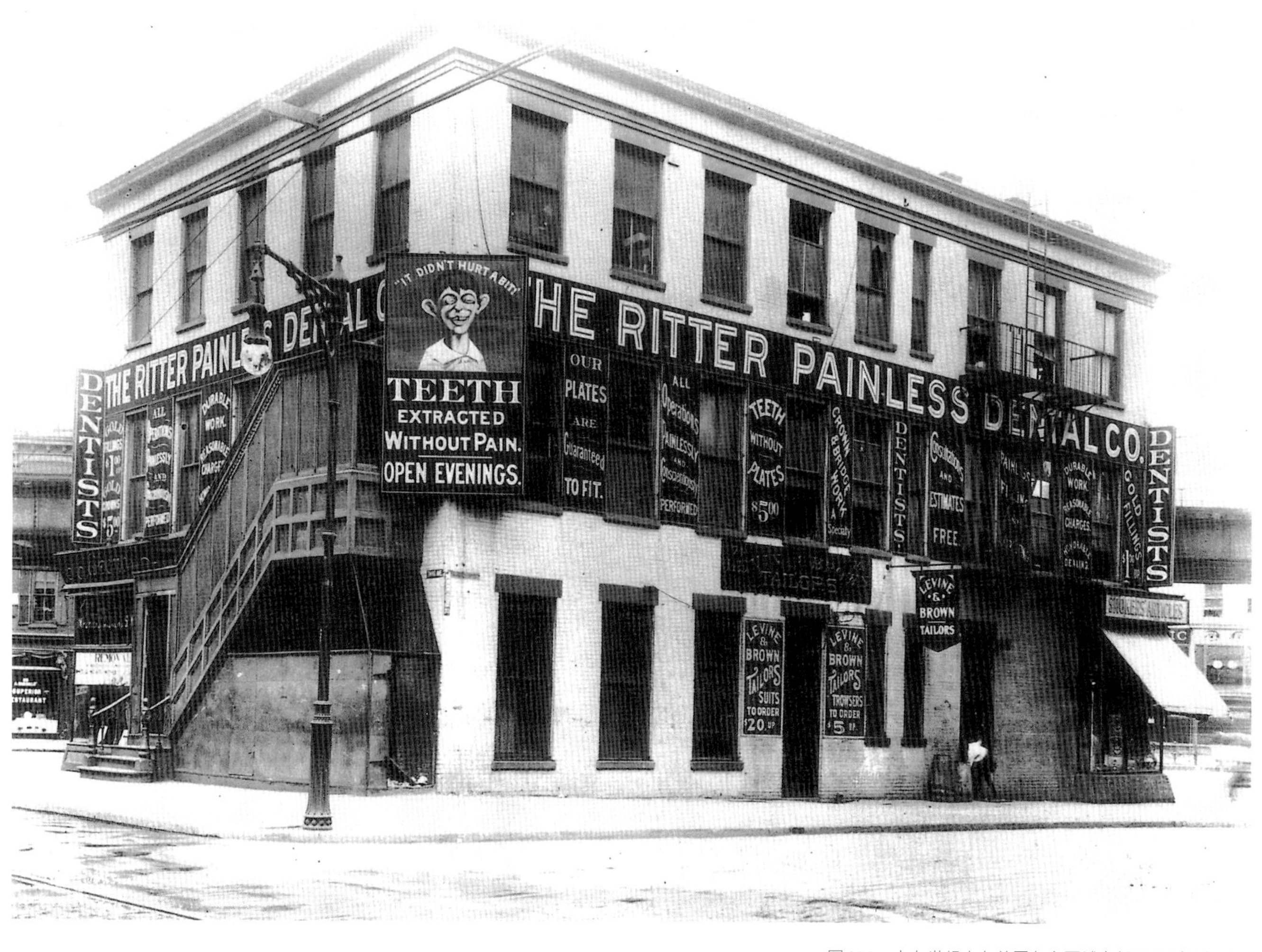

283

圖282　十九世紀末在美國各主要城市都可見到此類的私人牙科診所。圖中所示是位於布魯克林第三大道及史契邁宏街（Schermerhorn Street）街的利特診所，標榜無痛治療。
紐約歷史協會

圖283　即使是經濟大蕭條時期，從喬治亞州的這家鄉間牙科診所門上所掛著的招牌顯示，牙醫師不怕沒有飯吃。
華府國會圖書館

UN HOMME SUR LES DENTS, par Tybalt.

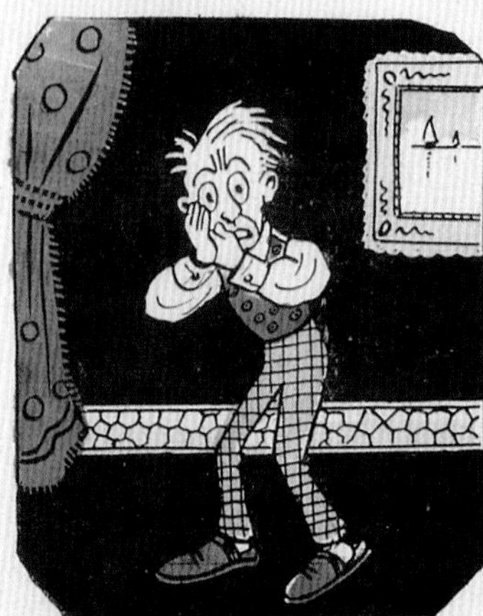

1. — Un jour, souffrant d'une épouvantable rage de dents — Dante a oublié ce supplice dans son Enfer — ...

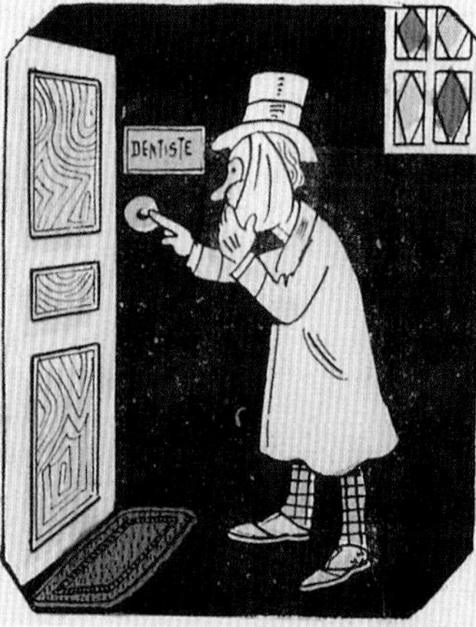

2. — Je me rendis chez un dentiste pour me faire extirper la dent malade. *Sublata causa tollitur effectus* disaient les anciens.

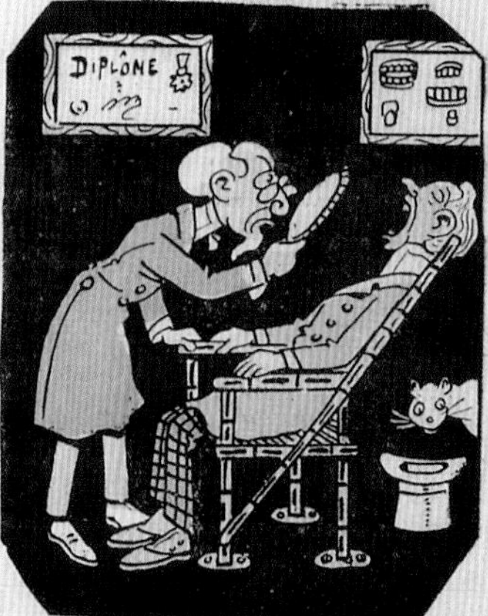

3. — Excusez-moi, je suis un peu myope, me déclare l'éminent chirurgien... je ne vois pas très bien la dent qui vous gêne ; mais cela ne fait rien. Pour plus de sûreté ..

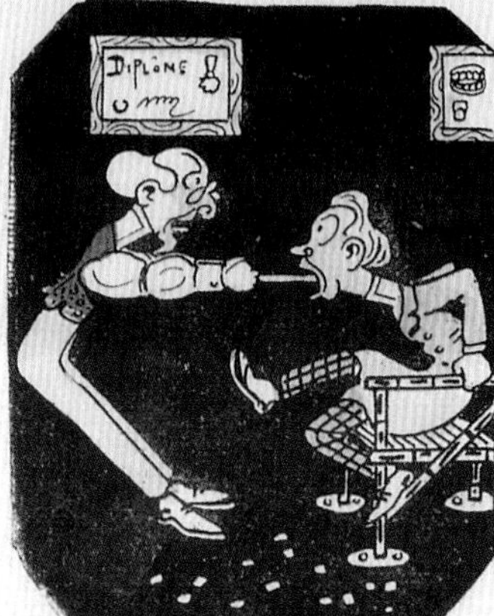

4. — ... je vais vous les arracher toutes... et je vous confectionnerai ensuite un joli petit ratelier, discret, parfumé, dont vous serez satisfait.

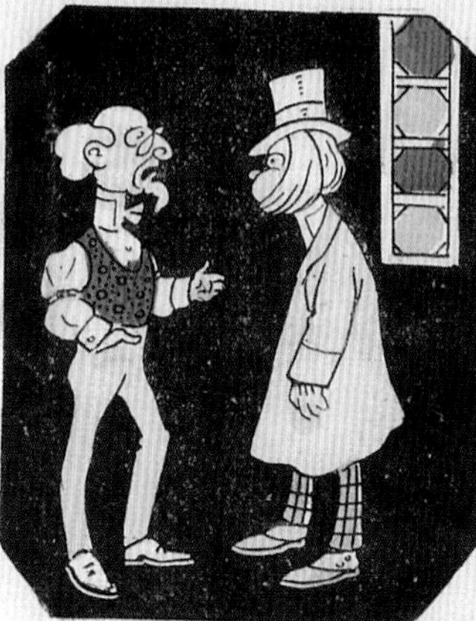

5. — M'ayant arraché incisives, canines et molaires sauf deux, il me fit verser la forte somme et m'engagea à revenir dans quinze jours : tout serait prêt.

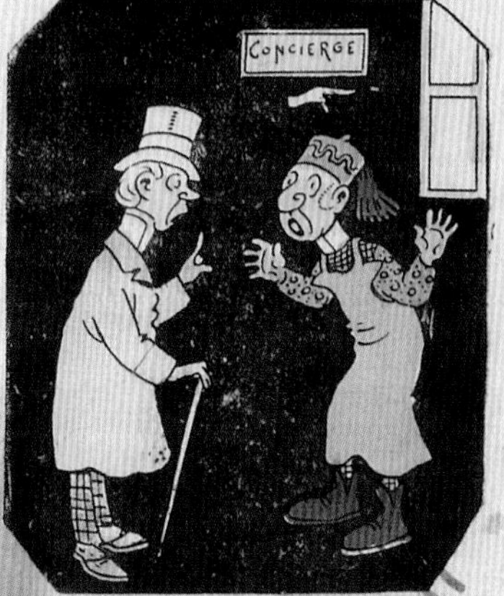

6. — Quinze jours plus tard, j'appris par son portier que le dentiste ayant mis la clef sous la porte, mobilier, outils et accessoires, avaient été vendus aux enchères.

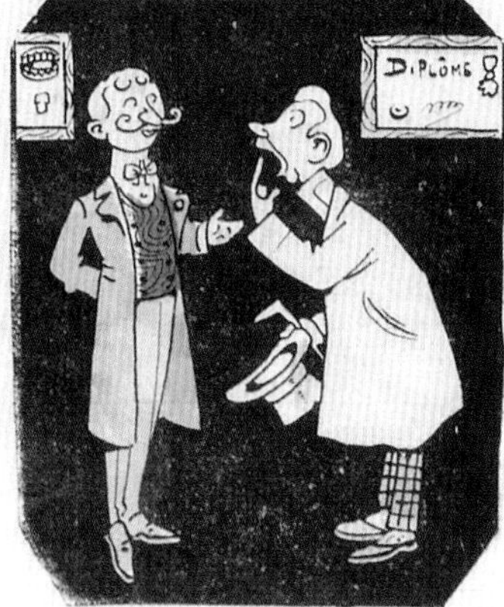

7. — Désolé, j'allai chez un autre dentiste à qui j'exposai mon cas.
— J'ai justement ce qu'il vous faut, me dit-il ; d'ailleurs vous allez en juger.

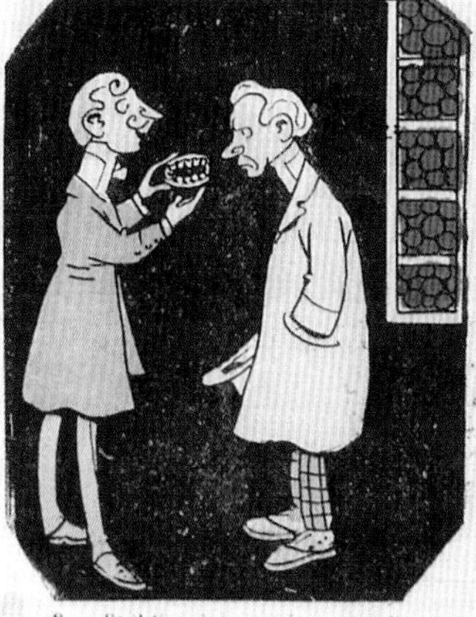

8. — Et il tira d'une armoire un ratelier superbement monté.

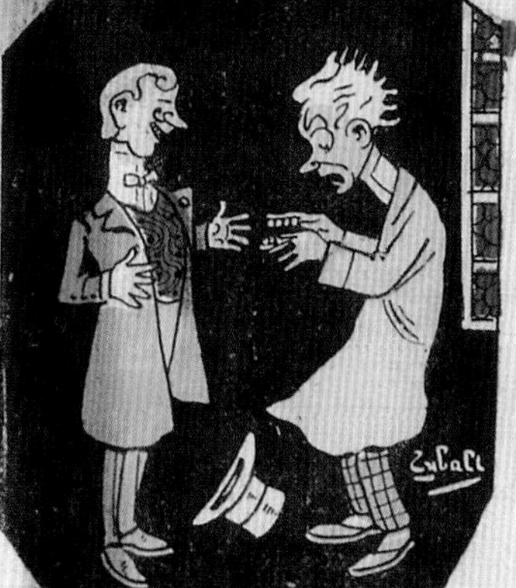

9. — Soudain mes cheveux se dressèrent sur ma tête : je venais de reconnaître dans l'or mes pauvres dents que cette vieille fripouille de premier dentiste m'avait arrachées le mois précédent.

Die wunderbare Zahnkur. — 1. Da ich eines Tages an heftigen Zahnschmerzen litt Dante hat diese Qualen in seiner « Hölle » vergessen. — 2. So begab ich mich zu einem Zahnarzt, um den kranken Zahn ausziehen zu lassen. Sublata causa tollitur effectus sagten die Alten. — 3. Entschuldigen Sie mich, bitte, ich bin ein bischen kurzsichtig sagte mir der berühmte Chirurg. — Ich kann den Zahn, der Ihnen Schmerzen bereitet zwar nicht gut sehen, aber das tut nichts zur Sache. Um ganz sicher zu sein. — 4. Werde ich Ihnen sämtliche Zähne ausziehen und Ihnen sodann ein hübsches, nettes Gebisschen herstellen, das sehr diskret und parfümiert sein wird. Sie werden damit zufrieden sein. — 5. Nachdem er mir sämtliche Schneidezähne, Reisszähne und Backenzähne bis auf 2 ausgezogen hatte, liess er mich eine bedeutende Anzahlung machen und hat mich, in 14 Tagen wieder vorzusprechen. Bis dahin sollte alles bereit sein. — 6. 14 Tage später vernahm ich durch seinem Portier, dass der Zahnarzt davongegangen sei und sein Mobiliar, seine Werkzeuge usw. versteigert worden seien. — 7. In meiner Verzweiflung besuchte ich einen andern Arzt, dem ich meinen Fall erzählte. — Ich kann Ihnen just dienen, sagte er, Sie sollen übrigens selbst urteilen. — 8. Und er zog ein superbes Gebiss aus einem Schrank hervor. — 9. Plötzlich sträubten sich meine Haare vor Entsetzen : Ich erkannte in der Goldfassung meine armen Zähne, die der obengenannte Hallunke von einem Zahnarzt mir im vorigen Monat ausgezogen hatte,

Le Gérant: L. Tauziac.

Paris. — Typ. A. Davy, 52, rue Madame. — *Téléphone.*

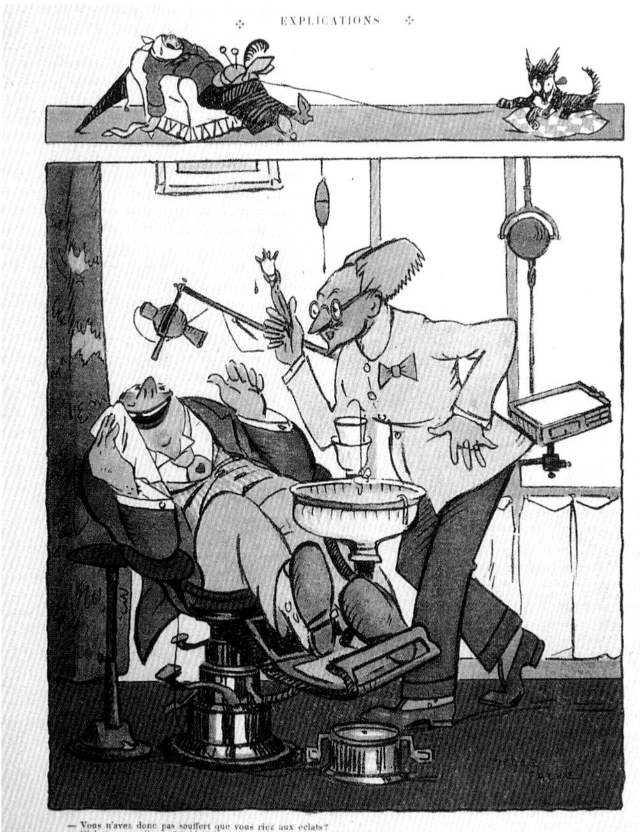

285

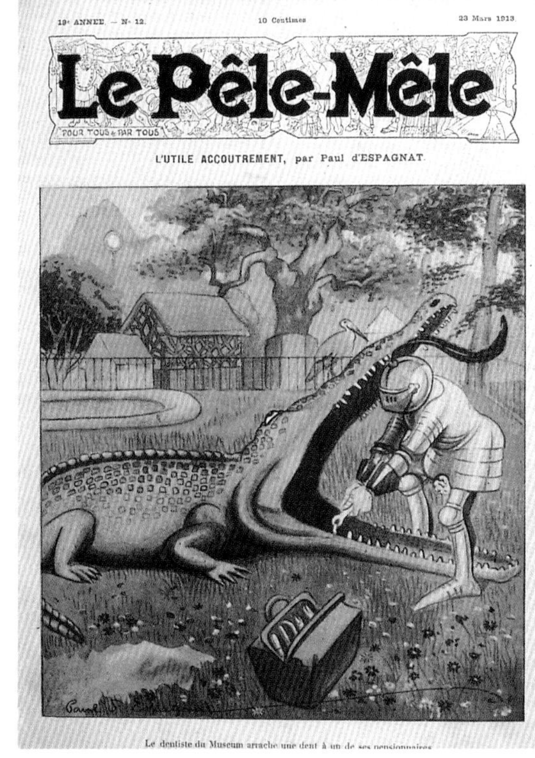

286

PUCK.

TOOTHACHE AND TERROR;
THE ADVENTURES OF A MAN WITH BOTH.

287

圖284　泰伯特（Tybalt）繪於一九〇五年三月的漫畫，描述一個牙齒治療不當的故事。
紐約，威廉．赫爾方德藏品（Collection William）

圖285　一九一三年十一月二十二日刊出的漫畫，為法爾克（P. Falké）在*Le Rire*上發表的作品，描寫手術後的牙科病人笑得很開心，因為他的老婆正在外面等著要拔三顆牙齒。
紐約，威廉．赫爾方德藏品

圖286　一九一三年三月二十三日的*Le Pêle-Mêle*雜誌封面，描寫動物園的職員正要拔除一顆令他吃不消的牙齒。
紐約，威廉．赫爾方德藏品

圖287　霍華斯（F. M. Howowth）一八九二年發表在*Puck*上的作品，顯然治療牙痛仍然是恐怖的事，雖然麻醉可以無痛拔牙，但是牙齒的復健仍然採用著撕碎神經的低速鑽孔機。
紐約，威廉．赫爾方德藏品

法，在此一領域內增設了高階課程內容。

一九六〇年，凱洛格基金會（W. K. Kellogg Foundation）牙科部主任布雷克比（Philip E. Blackerby）向美國牙科學院協會 (American Association of Dental Schools）提出一篇題為〈為何不能有社會牙科這個部門呢？〉的報告書。他的想法是另行開設一個將牙科與環境產生關聯的新學科。從那時起，幾乎所有的學院都接受了這樣的觀念，所用名稱則不一而足，例如環境牙科學、社區牙科學、預防及公共衛生牙科學、生態牙科學等等。他們藉著不同的方法，包括門診、學童檢查及公共衛生教育，朝著既定的目標，改善大眾的牙齒健康。

創立於一九五〇年的美國牙科公共衛生委員會，對於促進全世界的牙齒健康不遺餘力。在牙科公共衛生的領域中，美國無疑是世界的龍頭。來自世界各國的牙醫師齊聚在美國，獲取知識與經驗，然後回國嘉惠鄉里。

二次大戰後的二十年，歐美各國在牙科保健的方式上起了重大變化。在美國，集體開業與門診的數量大增，只由一人執業的診所不復再現。在許多地區也興起了牙科集體醫療的風氣，集眾人的技藝以嘉惠病人。

一九七〇年代，最高法院允許牙醫師可委由律師刊登廣告，這使得牙醫師更致力在宣傳廣告上，因此也改變人們對於牙醫師的觀感及形象，所採用的醫療技術及品質也發生了變化。研究顯示：「對牙醫師的廣告有反應的人，不是不需牙科照顧的一群人，就是只需要最低需求的緊急治療。」刊登廣告的牙醫師都將診所設在靠近上班族的商業區及購物中心，方便病人在傍晚、週末及假日的時段前去就診。雖然廣告的效果鼓舞了病人可以挑選最便宜、工作時間最長的牙醫師，但卻忽略了哪位牙醫師才是最具資格的，同時也使得更多人比以往接受更多的牙科治療。

另一受益的是戰後「第三付費者」(third-party payers）的增加，這些基本上是保險業者的計畫，他們為例行性的牙科醫療提供給付。有些案例中，在額外附加的保險費中，則增加了更多項的牙科保險給付。在一九六〇及一九七〇年代，許多工會在勞資協議中，也獲得了諸如此類的牙科保健方案。到了一九八〇年美國約有一億人口，在某種程度上都有牙科保險（計畫）。

在牙科預付計畫方面，美國的經驗不同於歐洲。因為歐洲許多國家，仍存在著某些形式的政府資助之牙科保險。英國在二次大戰之後，率先成立包含牙科保健在內的社會醫療計畫。其他國家，如挪威及丹麥，則只對學童提供免費牙科醫

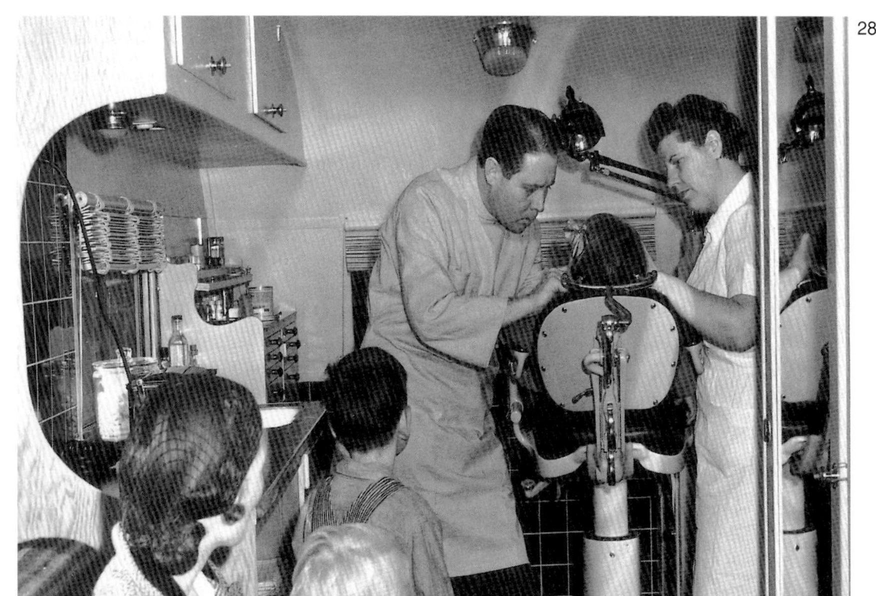

288

圖 288　農業安全行政部門（Farm Security Administration）的機動牙科醫療小組，一九四一年在愛德華州的科德韋爾（Caldwell）營地為農場工人提供醫療服務。
華府國會圖書館

療，對成人則提供政府保險。在法國，牙科醫療則併入社會安全系統中，政府補助75%的費用。在西德，也施行由政府經營的類似保險計畫（約有97%的人口加入保險）。在丹麥、盧森堡，政府則補助80%的費用。盧森堡甚至在近年來，更採取一種新穎的做法，鼓勵預防性的牙科保健，倘若病人能夠每年定期看牙，則保險公司將會支付全部費用。瑞典也積極推動牙科預防保健工作，並在一九七三年的「一般牙科健康保險法」（Law of General Dental Health Insurance）中確保對預防牙科醫療的提高給付。

289

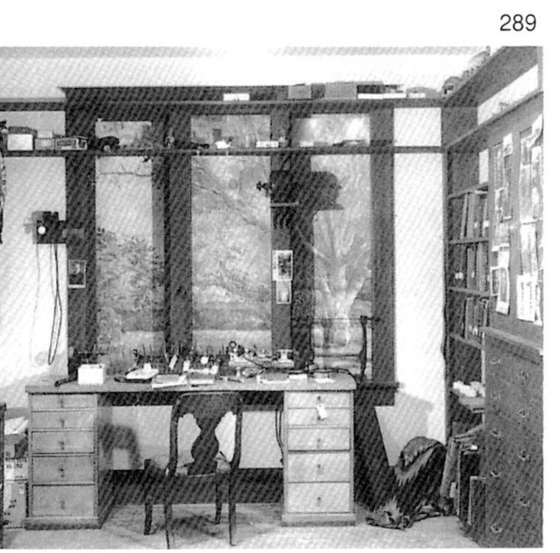

圖289　現代矯正學之父安格（Edward Hartley Angle）直到一九三〇年逝世為止一直都在加州研究室努力工作著。此研究室現陳列於華府國立美國歷史博物館，史密森學會。

牙科專業的發展

二十世紀期間，牙科界已經成立了八個專科醫師團體。今天在美國，每一專科都有正式的期刊發行，第一份正式期刊是一九三〇年發行的《牙周病學期刊》（*Journal of Periodontology*），這些專科領域各有專屬的委員會負責監控，其成立順序如下：牙科矯正學（一九三〇年）、口腔外科學（一九四六年）、口腔病理學（一九四八年）、贗復學（一九四八年）、兒童牙科學（一九四九年）、牙科公共衛生學（一九五一年）以及根管治療學（一九六四年）。

牙科矯正學

在十九世紀後半葉，讓牙醫師傾盡心力的是矯正不規則的牙齒。文獻中也出現許多相關文章，早期此種治療都被視為贗復牙科學的一部分，通常會以機械步驟處置。一八八〇年被尊稱為「矯正學之父」的金世利（Dr. Norman W. Kingsley，一八二九～一九一三年）出版了《關於口腔畸形做為機械外科分支之論述》（*Treatise on Oral Deformities as a Branch of Mechanical Surgery*），除了提出自己設計的許多可行步驟，例如枕錨（occipital anchorage）外，還率先嘗試將咬合異常的治療系統化。八年後，法拉爾（John. N. Farrar）發表了第一冊《關於牙齒不規則與矯正之論述》（*Treatise on the Irregulations of the Teeth and Their Correction*），但其研究翌年就被吉爾福德（Simeon Guilford）的《矯正學》（*Orthodontia*）所取代，此書後來還成為牙科學院的標準教科書。

牙科矯正學成為真正的專業則要歸功於安格（Edward Hartley Angle，一八五五～一九三〇年）的努力。他於一八七八年畢業於賓州牙科外科學院，後來移居明尼蘇達州。由於對顎部異常治療的興趣與熱情，安格在一八八六年展開了他在明尼蘇達大學牙科部的矯正治療生涯。翌年的第九屆國際醫學會議上，他發表了第一篇論文報告〈以調整與固持新系統矯正要點〉（Notes on Orthodontia with a New System of Regulation and Retention），當時的鼻科醫生認為口腔異常的矯治是他們醫療專業的一部分。安格的論文成為他一八八七年第一本著作《牙齒之咬合不正》（*Malocclusion of the Teeth*）的立論基礎。一八九五年，安格遷至聖路易，當他在聖路易大學牙醫學院教授矯正學時，深深體會到以基本的科學基礎做為支持教學的必要性，他根據了第一大臼齒的關係而發展出了一套迄今依然適用的「咬合不正的分類」（classification of malocclusion）。

290

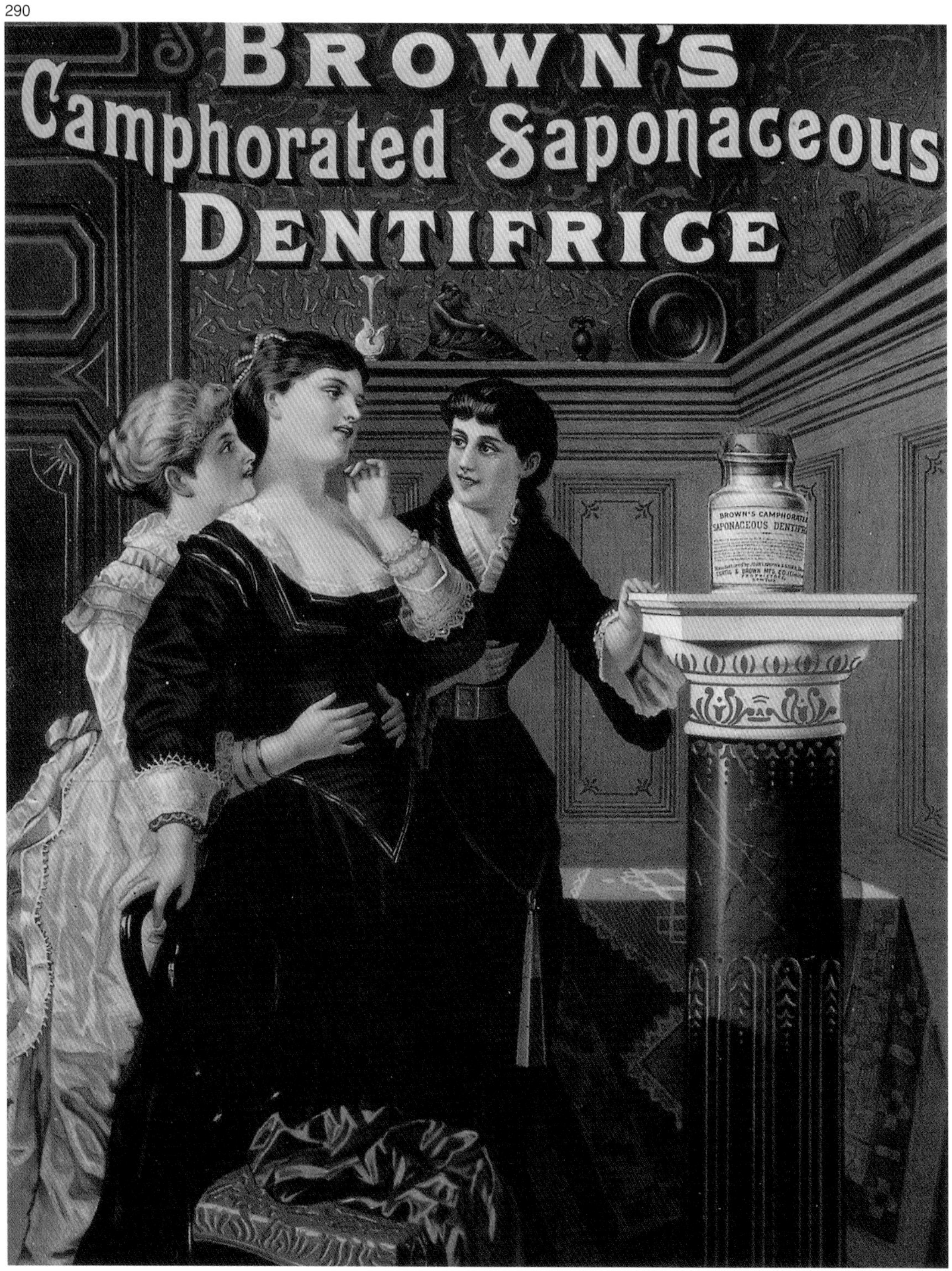

圖290　現代牙膏廣告的宣傳重點是衛生保健，但是早期的牙膏強調的是美容與保健功效。這張二十世紀的海報中，一罐牙膏高置在希臘式的圓柱上，穿著早晚禮服的三位女士凝視著（意味著她們早晚都會使用）。
紐約歷史協會

圖291　與倫茲醫師（Dr. Lentz）雜亂的診療室（見圖301）相較，這間一九〇〇年左右的丹麥診療室就顯得非常現代化，但是兩者的基本配備都相同：鑽孔機、可後仰的診療椅、器械櫃以及作為光源的窗戶。
哥本哈根大學醫學歷史博物館

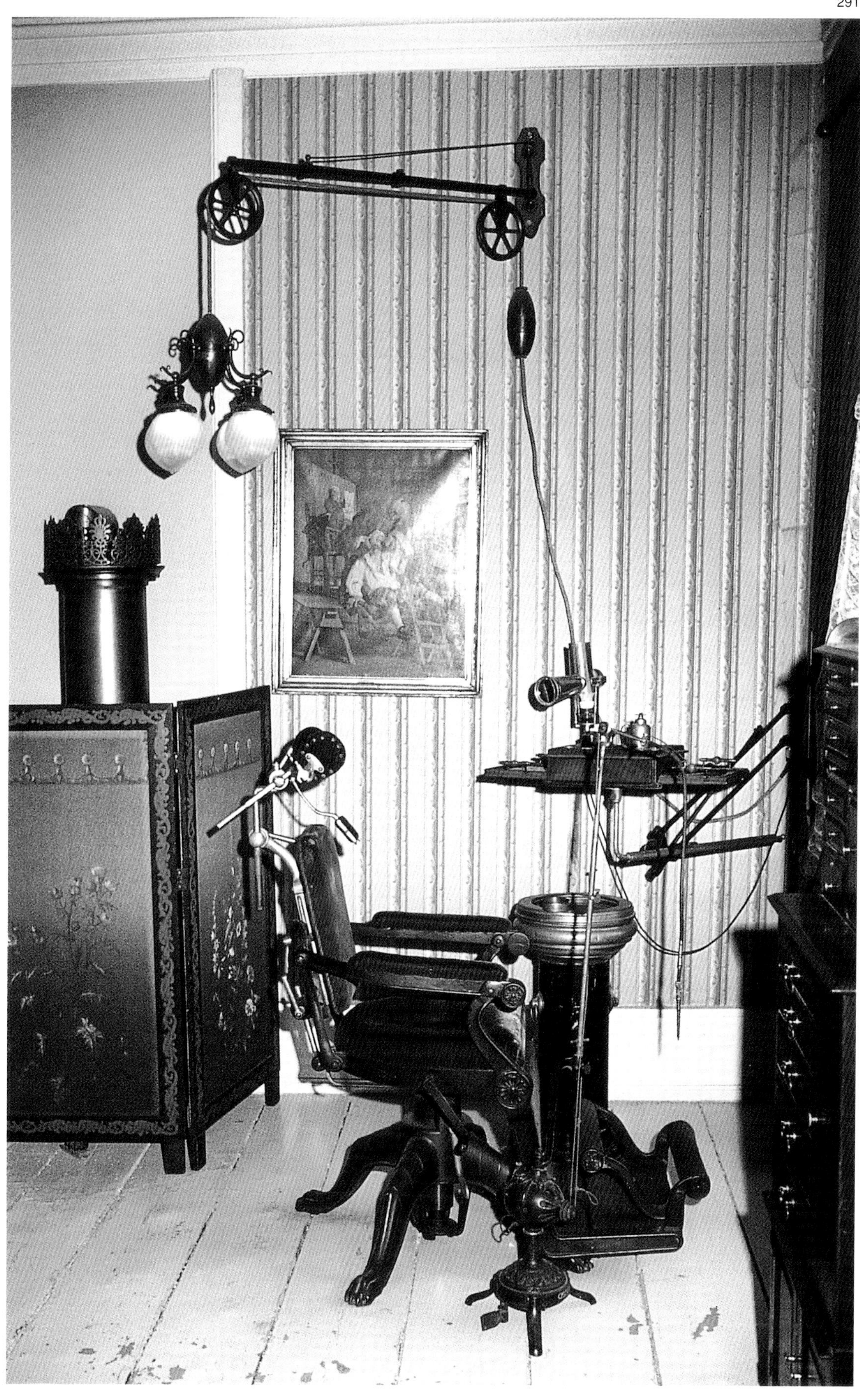

安格相信正因為矯正學特殊的專業性，所以必須在學院中做系統性的教授。一九〇〇年開設的「安格矯正學院」（Angle's School of Orthodontia）吸引了來自全國各地的學生。

一九〇一年，安格與矯正學界的許多名醫及他的一些學生磋商後，一起成立了「美國矯正專科醫師協會」（American Society of Orthodontists），安格獲選為第一任會長。該協會的第一篇論文即大膽宣示，要讓牙科矯正科學成為繼眼科之後的第二個治療藝術的專業。

口腔外科學

口腔外科學成為牙科專科，要從在西維吉尼亞州惠陵（Wheeling）的胡利漢（Simon P. Hullihen，一八一〇～一八五七年）說起，他在一八四〇年代及一八五〇年代建立了大規模的口腔外科醫療。胡利漢原是內科醫生，他自學牙科有成，在一八四三年榮獲巴爾的摩牙科外科學院所授予的榮譽D.D.S.學位，他四處演講以宣傳他的醫療方法，並在惠陵建立一所小醫院，專門治療口腔外科的病人。

被公認是口腔外科專科創始者的人是蓋利森（James E. Garretson，一八二八～一八九五年），他在胡利漢醫師逝世前一年的一八五六年，獲得了牙醫學位，又於1859年獲得M.D.學位。他在費城解剖學院（Philadelphia School of Anatomy）任教，一八六九年以口腔外科醫生的身分擔任賓大醫院（Hospital of the University of Pennsylvania）口腔外科學教授。一八六九年，蓋利森出版了第一本口腔外科學教科書《有關口腔、顎部及相關部分之疾病與外科之論述》（*A Treatise on the Diseases and Surgery of the Mouth, Jaws and Associated Parts*）。

其他的牙醫師開始將醫療範圍鎖定於口腔部位的外科，許多人也做出了實質的貢獻。其中有曾為顎裂與唇裂進行特殊手術而蜚聲國際的布羅非（Truman W. Brophy），以及蓋利森的學生，爾後成為賓大牙醫學院口腔外科教授的克萊爾（Matthew W. Cryer），他矯正下顎突出（prognathism）時，率先採用移去一部分下顎骨的技術；此外，還有西北大學牙科學院教授的吉爾摩（Thomas L. Gilmer），他對上顎及下顎骨折的創新療法，馳名遠近。

二十世紀最出色的口腔外科醫師是卡贊尼恩（Varaztad H. Kazanjian）。一九一五年他自願與哈佛大學同僚前往歐洲戰區服務，當他們完成任務即將返家之際，受到英國陸軍之邀，以榮譽少校的頭銜領導特別任務。他特別專擅的技術是為臉傷製作夾板，以及整形外科的高度特殊療法，再配合計畫周詳的假牙復健，所獲得的卓越成果讓他名聲迅速傳遍全法國，而非凡的成就也讓他贏得了「西方戰線偉人」（Miracle Man of the Western Front）的稚號。返回美國之後，卡贊尼恩進入醫學院深造，在拿到學位之後，一生就為臉部缺損的修復醫療而奉獻心力。雖然他被尊為「現代整形外科學之父」，但卻從來不忘記一個事實，那就是他的整型生涯啟始於牙醫。

在美國，口腔外科普遍被認為是牙科專科之一。但遲至一九一八年，口腔外科醫生才成立正式組織，他們的正式刊物是《口腔外科期刊》（*Journal of Oral Surgery*），但也到了一九四二年才發行。其考試委員會也在一九七八年由「美國口腔外科委員會」(American Board of Oral Surgery)更名為「美國口腔顎面外科醫師委員會」(American Board of Oral and Maxillofacial Surgeons)。

兒童牙科學

一九二三年來自底特律的十四名牙醫師，由馬克布萊德(Walter McBride)領銜成立「兒童牙科研究會」(Pedodontic Study Club)，藉以改進兒童牙科方面的技術及知識。一九二五年加入的哈利斯醫師(Dr. Samuel Harris)敦促研究會必須成立一個全國性的組織。兩年之後，成立了「美國兒童牙科促進協會」(American Society for the Promotion of Children's Dentistry)，由馬克布萊德擔任會長，哈利斯為秘書。該協會的主要目標有二個：一是促進對兒童牙科有興趣的人士之間的資訊交流，二是喚醒一般大眾及牙醫師對兒童提供更多更好的牙科服務。

研究會於一九二八年在明尼亞波利(Minneapolis)舉行了第一次年會，會中提出發行正式刊物的建議，結果就催生了今日的《兒童牙科期刊》(*Journal of Dentistry for Children*)。

一九四〇年該組織更名為「美國兒童牙科協會」(American Society of Dentistry for Children)，第一次兒童牙科考試委員會則於一九四九年二月在西北大學舉行。

牙周病學

牙周病學的起源要從里格斯(John M. Riggs)的研究談起。前面提過，他曾為用笑氣麻醉的威爾斯拔除一顆牙齒。一八八一年，里格斯在倫敦的國際醫學會議上介紹了牙周病治療的技術，此病爾後就被稱為里格斯氏病(Riggs' Disease)。

二十世紀初期，許多牙醫師以外科手術來治療牙周炎症，不施以外科手術時就改以投藥嘗試，特別是在貝斯錯將「頰腫」(*endameba buccalis*)說成是

292

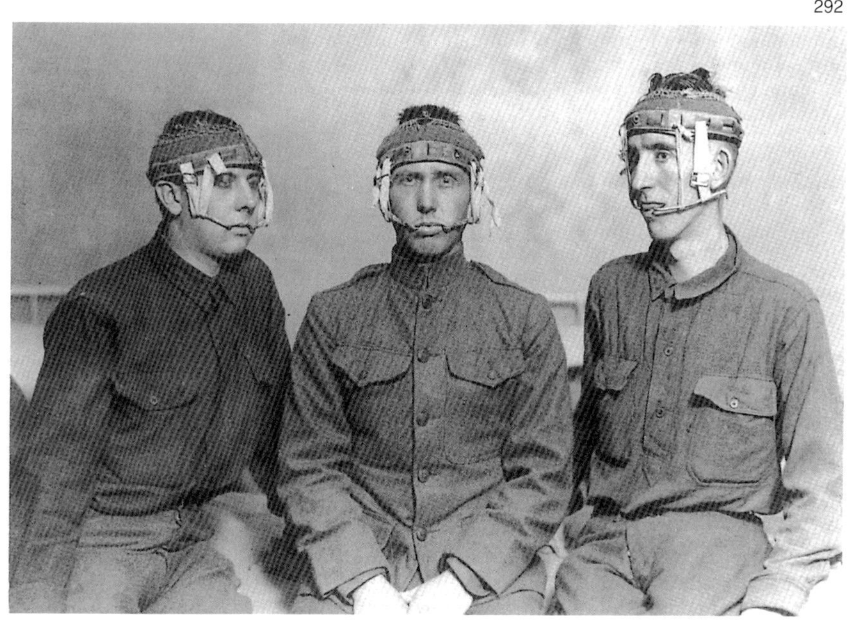

圖292　這些一次大戰在法國的現役美國士兵以牙科夾板(dental splint)固定顎部的骨折。
國家醫學圖書館，貝什斯達(Bcthesda)

293

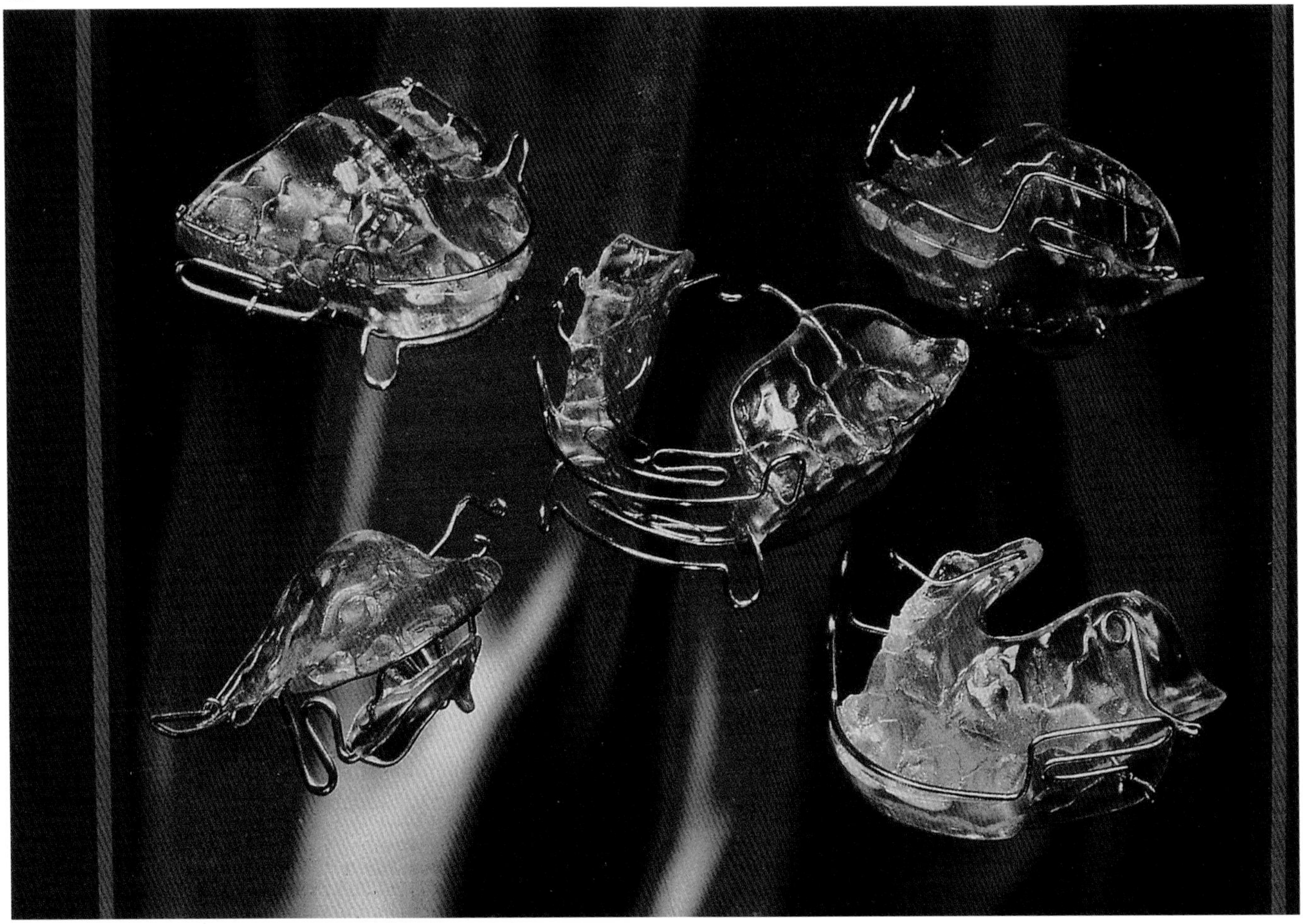

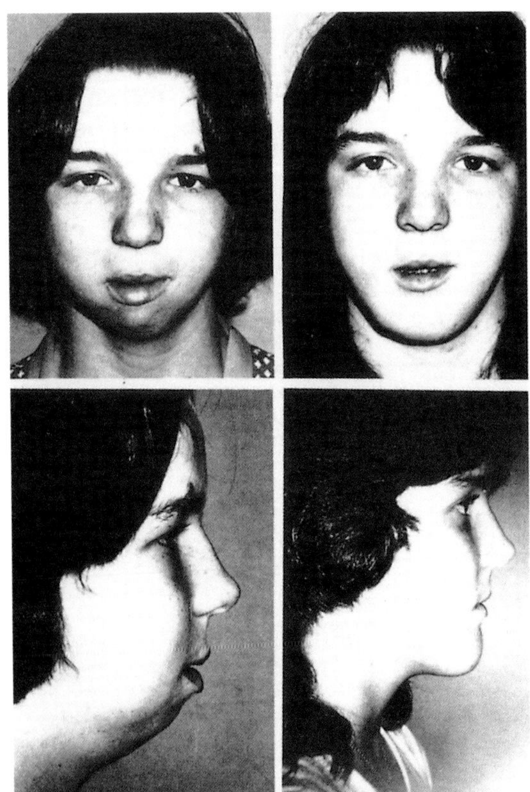

294

圖293, 圖294
十八和十九世紀牙醫師們藉著夾板（splint）和結紮線（Ligature）進行簡略的齒列矯正（見圖149）。今天，精細的置牙（positioning of tooth）由平常的黏著（banding）和綁線（wiring）以及複雜的裝置來完成。如圖293所示，藉著對特定的牙齒施力，改正齒列不正，而不使用黏著（banding）。此外，正顎（orthognathic）外科手術代表著現代牙醫學一項偉大的成就，如圖294的治療前後的照片所呈現的。口腔外科醫師切開了病人的下顎，將顎部的前端往前移，矯正醫師再重新對準牙齒。

「齒槽膿腫」(pyorrhea)時，還說要發展適當的疫苗來加以控制。這個錯誤的看法馬上就遭到哈茲贊耳(Dr. Thomas B. Hartzell)的強烈駁斥。一九一五年，他在紐約第一區牙科協會(the First District of New York)發表了一篇論文，敦促以深部潔牙(deep scaling)和外科手術等綜合療法來防治牙周病。

在牙周病學方面，第一本權威性著作是《臨床牙周病教科書》(A Textbook of Clinical Periodontia)，一九二二年由紐約市的斯蒂爾曼(Dr. Paul Stillman)和麥克卡爾(Dr. John Oppie McCall)共同出版。一九一四年，斯蒂爾曼、麥克卡爾與底特律的斯保爾汀(Dr. Grace Rogers Spaulding)及俄亥俄州哥倫布的海頓(Dr. Gillette Hayden)共同成立了「美國牙周病學會」(American Academy of Periodontology)。

295

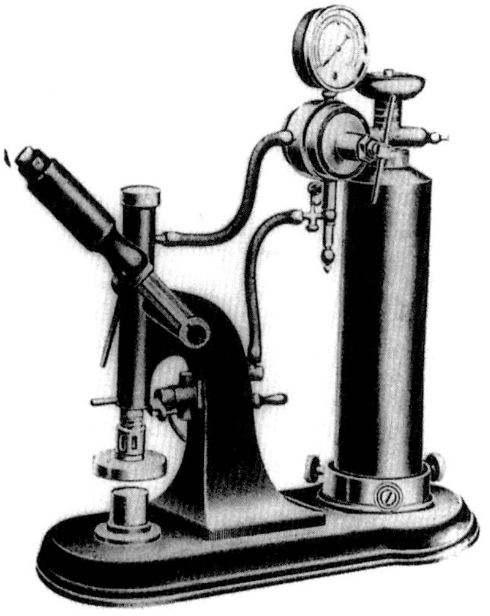

圖295　自1907年威廉．塔加特(William H. Taggart)改良了鑄造黃金嵌體(inlay)的方法和機器。其方法至今仍在使用，但在一九〇八年所廣告的這部機器非常昂貴，銷售並未如塔加特所預期的好。

技術、設備與醫療的進步

復形

二十世紀之初，在廣泛進行的牙齒復形中所使用的許多牙冠大都是三十年前的舊形式，將這些牙冠裝入口中之前，必須先將受損的牙齒去活化。此外，這些牙冠通常會有密合不良的情形，檢查時經常也疏忽了這一點。較小的復形，則是以銀汞臍或製作費時的金箔來修復。就像前文各章中不只一次提過的，牙醫師長期以來一再嚐試使用黏著性充填物來鑲嵌牙齒。一八九〇年代曾發明過一種利用和嵌體直徑相同大小的柱形鑽孔機，在牙齒上製備小孔，再以工廠做好的小柱形玻璃塞入其中填補的復形技術。但此技術始終不成熟，而且必須使用更多的黏著物來固持嵌體。其他方法，還有以黃金焊接劑導流入於金屬製Matrix內，但結果因為黃金的冷卻收縮而無法緊密窩洞，導致封閉不良。

一八八〇年代，伊利諾州自由港(Freeport)的牙醫師塔加特(William H. Taggart)開始用起另一種填補方式，這是一種以古老去蠟程序所精密鑄造的焊接嵌體。他先後進行過多次實驗，直到一九〇七年才鑽研出精密黃金嵌體的鑄造方法。一九〇七年一月十五日的傍晚，他以取得專利權的鑄造機向紐約牙科協會示範了整個過程，讓與會人士聽得津津有味。新技術包括直接在口內欲填補的牙齒窩洞雕蠟，蠟模型上有一個小小的倒注口附著物，並用特殊的石膏包埋。加熱去蠟後，以吹火竹筒熔化黃金，並藉著經由擠壓空氣的塔加特鑄造機灌入石膏鑄模內。結果嵌體與窩洞緊密嵌合，最後只需加上薄薄一層封閉劑就可，不用使用黏著劑來固持。

塔加特投資了許多金錢和近二十年的工作時間才發展出他的構想和鑄造機，因此他勢必得為他的方法和機器申請專利才能補償多年來的花費，然而他卻忽略了即時取得法律保障的程序。因此雖然牙醫界立刻採用了塔加特的技術，但他卻無法獲得應有的回饋。他試著向牙醫師推銷他的昂貴機器，但數年之後，許多執業牙醫師也同樣製造出適用的機器了。塔加特為專利的合法性纏訟多年，最後當他發現有位愛荷華牙醫師在一八九六年的地區性牙科協會上，示範了一項與他類似但較為粗糙的治療程序時，痛苦、心碎及憤怒，讓他灰心喪志，後半輩子一直陷於退休狀態。然而牙醫界並沒有忘記他，而且直至今天一直深受其惠。由於他聰明的構想、精湛的技藝以及多年來的堅毅不拔，我們今天才能製造出許多複雜精細的鑄造機，成功的建立了現代牙醫學。

一九六〇年代問世的新型牙冠，包括了附著在金屬上的瓷牙，使得牙醫師得以製作出大量美觀的固定假牙。這些瓷牙冠取代了曾經流行一時的樹脂鑲面的黃金冠。因為當樹脂鑲面磨耗時，底下的黃金面就會外露，但個別的「全瓷冠」卻依然佔有一席之地，特別是發明了鋁化瓷牙更讓全瓷冠不容易碎裂。

二十世紀還有一項很重要的革新做法，就是採用了複合填充材料及含顆粒樹脂（filled resins）——研究的最後結果是經由封閉劑的使用，來降低兒童牙齒表面的齲齒。早在一九一〇年，就有牙醫師使用「加氧磷酸水門汀」（zinc oxyphosphate cement）封閉牙齒咬合面的溝隙，但此封閉劑需要定期更換。咬耗之後，許多研究人員紛紛以其他材料做實驗，有了實質成果的是波諾寇爾（Michael Buonocore），一九五五年他受雇於曼徹斯特伊士特曼牙科中心，他首先以弱酸來酸蝕牙齒表面，再塗上一層薄薄的自動聚合樹脂。因為樹脂質地太軟，難以對抗咬合壓力，所以波諾寇爾改以其他樹脂做實驗。一九六七年，他引進了複合或含顆粒的樹脂，強度則視混入樹脂基底內的玻璃或石英微粒而定，這種新材料讓當時認為不可能做好的黏合步驟成為可能。琺瑯質經過酸蝕製備後（液態樹脂可附著在酸蝕產生的成千上萬之不平整處），再塗上樹脂，使得牙齒能以許多方式復形重建，薄如齒形的鑲面可以黏著在牙齒上，因此免去全冠製作的需要。破裂的牙齒，也不必再用黃金鑄造復建。矯正環也可固定於牙齒表面，不必再用金屬來綑綁牙齒固定，而且金屬綑綁的步驟不僅耗時也不美觀。此外，齒間的空隙亦可以彌合，甚至於連牙齒的形狀都也可以改變。事實上，一九七〇年代末期，在複雜精細的塑膠製品和樹脂以及較有效率的光源問世之前（一旦暴露在光源下，幾乎所有黏著材料都會硬化），牙醫師對於能為病人所做的復形醫療行為，都僅能憑空想像而已！

牙科治療步驟的重大改變則發生在戰後初期，也就是在高速渦輪鑽孔機問世後開始。這種鑽孔機讓病人比較容易承受，牙醫師也比較容易操作。此外，在高速鑽孔時，更容易進行一些更精巧複雜的手續。二十世紀前半葉，細心的牙醫師也發現，如果減少震動，病人的不安會隨著鑽孔機轉速的增加而降低。早期的努力是透過複雜的滑輪組排列，用來增加鑽孔機的速度，一九五八年問世的「裴吉．查伊斯手持操作機」（Page-Chayes Handpiece）是第一支以皮帶驅動的彎角手持器械，能夠成功地以100,000rpm的速度操作運轉。在這種手持器械中，排除了手機鞘內部所有的齒輪，而改用內建式的一條小皮帶來運轉支持球體（ball-bearing）的滑輪組。第一支全渦輪無齒輪的手持器械於一九五〇年代早期問世，發明者是納爾遜醫師（Dr. Robert J. Nelsen），當時他正任職於華盛頓國家標準局牙科研究部（Dental Research Unit of Washington's National Bureau of Standards）。他的水驅動機器是利用一個每分鐘一．六加崙的水，去運轉手機頭內一個小小的渦輪幫浦。一九五四年，這種新型器械以「Turbo-Jet」（見圖299）的商品名行銷於市場，不過最高速度只有60,000rpm。

296

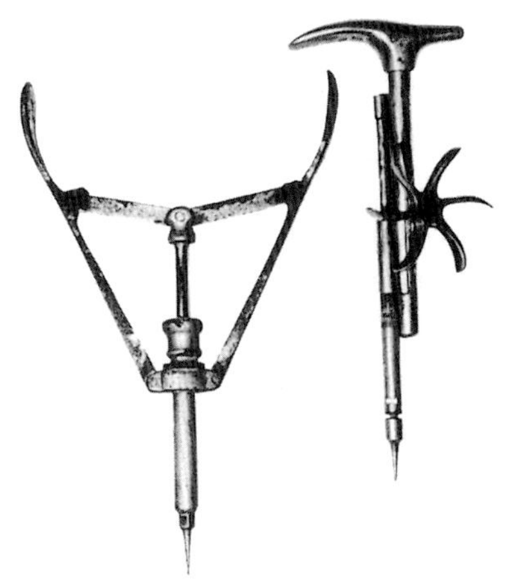

圖296　在二十世紀初期，許多創新的和有用的器械變得唾手可得。此由維克斯．潔衛特（Wilcox Jewett）公司在一九一五年左右推出的廣告，展示了二支注射麻醉劑的新壓力注射器，為一項新近再推出的發明。

297

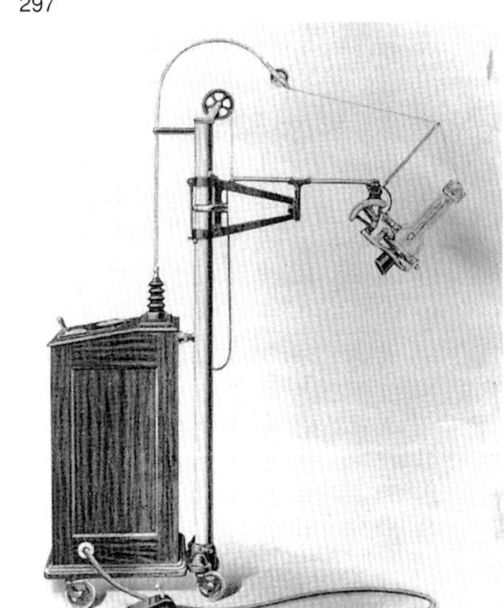

圖297　維特電力公司（Victor Electric Company）在二十世紀初創造了這部X光機，其暴露的高壓線，對使用的牙醫師會有造成嚴重休克的危險。

298

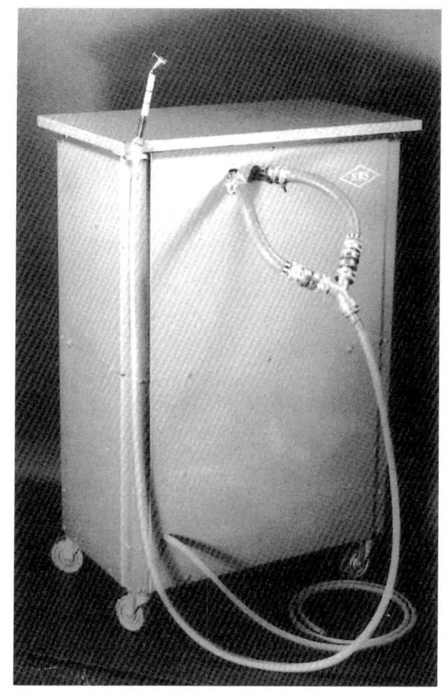

圖298　此水驅動的牙科鑽孔機，第一支全渦輪機型，在一九五〇年代開始販售，為羅伯特．納爾遜（Dr. Robert J. Nelson）醫生所發明。此渦輪噴射（Turbo-Jet）的速度可達60000rpm。華盛頓特區，國立美國歷史博物館，史密森學會（Smithsonian Institution）

兩年後，瑞典的諾南（Ivor Norlén）以空氣驅動渦輪手持機取得了美國專利權，速度可以達到70,000rpm，其推力是經由一系列的齒輪傳抵固持鑽針的手機頭。一九五七年，重大的突破是懷特公司研發了臨床上第一支成功使用的空氣驅動手持機，速度為300,000rpm，而且不使用任何齒輪。自那時起，手持機的設計只做了微幅的修改，所有新的模型機種都是使用壓縮空氣直接驅動小渦輪。一九七〇年代，做了一項小且有意義的改良，就是將光纖零件建入鑽孔手機內，如此，光線就可傳至工作區。

二十世紀的重大進展包括植體的興起，植體是用來植入上下顎骨內，以便做為固定假牙的支撐。這種技術早在一九一八年就由格林菲爾德醫師（Dr. E. J. Greenfield）率先提出，不算是新穎的技術。許多牙醫師仍認為尚在實驗階段，不過也有不少牙醫師應用於部分或全口缺牙的病人身上，而且成功率很高。使用非金屬植體的前景看好，同時也是許多機構積極研發的項目。相信最後一定可以發現一種可以讓牙齦、牙堊質纖維等生命組織附著其上的材料。

299

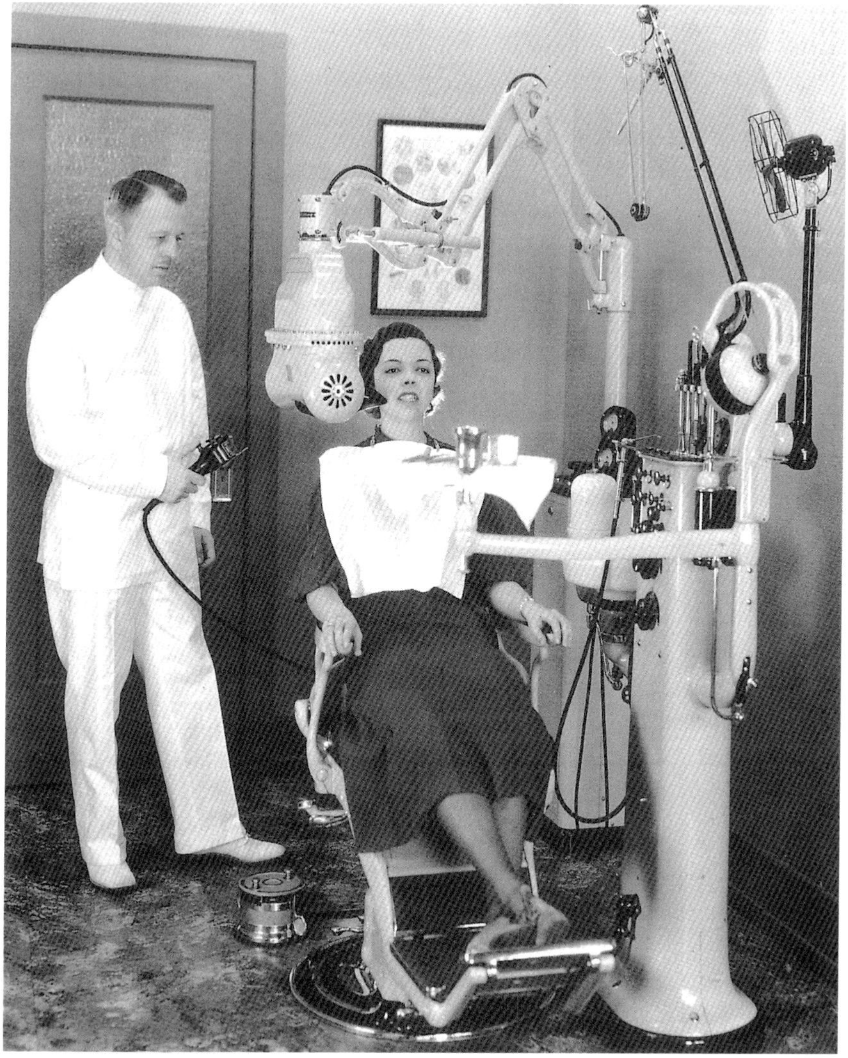

圖299　此1940年配備齊全的診療室中，牙科治療台、椅子和X光機，全由紐約羅徹斯特（Rochester）的利特公司（Ritter Company）所製造。此治療台結合了許多一體成形的配件——鑽孔機（drill）、電風扇、痰盂（cuspidor））並大大地提升效力。不幸的是，此時的牙醫師尚未完全了解放射線的危險，即牙醫師站得太靠近X光機，且病人沒有穿鉛衣保護。

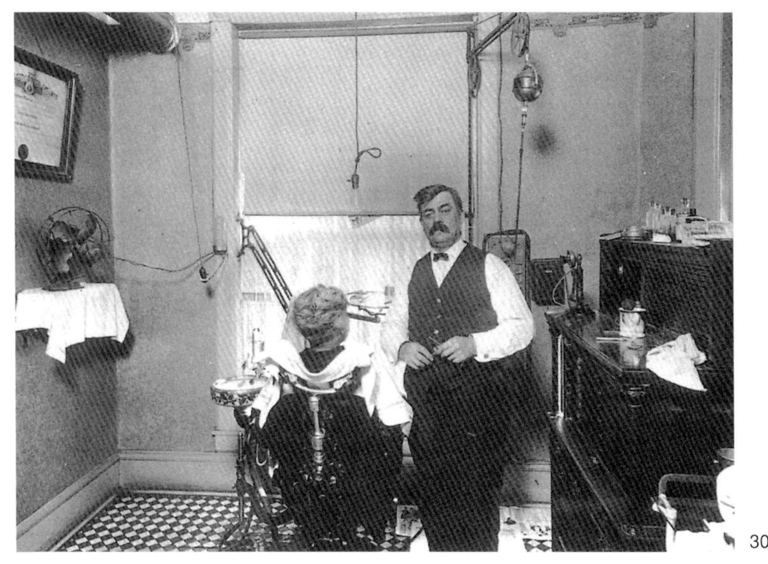

300

圖300　這是1905年左右，奧克拉荷馬州一位先進牙醫師彭德爾頓（Dr. R. H. Pendleton）醫師的診所。他誇耀著所有現代化的設備：電動鑽孔機、電風扇及電話。
諾曼(Norman) 奧克拉荷馬大學西方歷史收藏(Western History Collection)

假牙的製作

雖然美國的牙醫師始終被認為是領導流行的人，但是其他地區的牙醫師也在二十世紀做出了許多貢獻。舉例來說，瑞士人吉西（Alfred Gysi）在一九〇九年，就發明了第一部真正令人滿意的咬合器，而一起問世的面弓（face bow）——一種用於測量上下顎間包括運動與靜止之空間關係的裝置，使得製作更加合適的假牙成為可能。其實更早之前，紐約水牛城的史諾（Dr. George B. Snow）就發明了咬合器。此外，因為威廉斯（James Leon Williams）的努力，讓假牙的美觀也大大改善了。威廉斯移居國外後，在倫敦執業，並於一九一四年發表了臉型與牙齒形狀的多年研究心得，讓假牙製作得以更趨近於自然牙齒。一九一九年，當粉紅色橡膠被引進時，假牙基底更是製作得栩栩如生了。

此外，由於一九三〇年代引進了鈷鉻合金（chrome-cobalt alloy），也使得部分活動假牙的製作獲得了很大的改進。一九二三年生產了第一代的塑膠假牙基底材料，但是在一九三〇年代中期旋為methgl-methacrylate樹脂所取代。

診所的設備與療程

直到一九二〇年代末，在牙科診所中，局部麻醉已經普遍的取代了全身麻醉。雖然柯勒（Karl Koller）早在一八八四年就將古柯鹼引進醫療用途，但因為成癮性以及造成組織脫落的問題而受到質疑。一九〇四年，德國化學家艾因霍恩（Alfred Einhorn）發展出「諾弗卡因」（Novocain）止痛藥劑，有效消除了大部分來自牙科治療的疼痛感，而讓牙科醫療產生了革命性的進展。

到了一九二〇年代初期，大部分的牙科診所中都已配備了X光機及消毒鍋具。今天的牙科診所中，高溫高壓蒸氣消毒鍋幾乎已經完全取代了含有沸水的老式消毒鍋。二次大戰後問世的新型全口X光機，則可將牙科病人的整個雙顎檢測放射線圖完全在一張底片中顯露無遺，牙科診療椅也經過重新設計，讓病人可以完全後仰，減少了病人和醫生之間互動的不適感。

戰後二十年間，牙科診所療程的改善，讓日常門診更為舒適便捷，助手變得不可或缺。「美國牙科助手協會」（American Dental Assistants Association）早

301

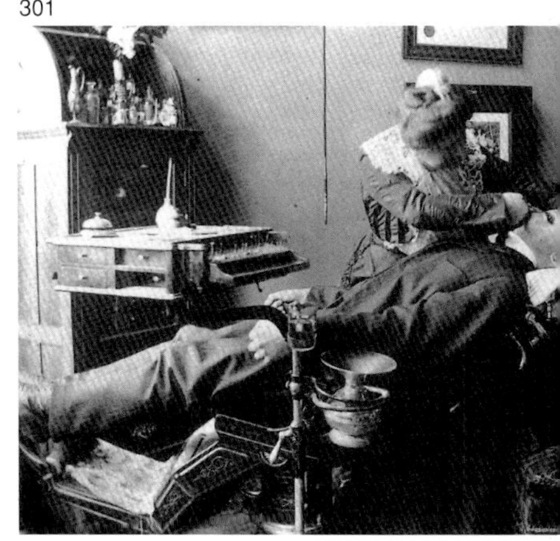

圖301　聖保羅一明尼亞波利（Minneapolis-St. Paul）的奧爾加．倫茲醫師（Dr. Olga Lentz）是那時代從事牙科醫療的少數女性之一。圖中是她在一九一〇年於診所為人拔牙的情形。
聖保羅．明尼蘇達歷史協會（Minnesota Historical Society）

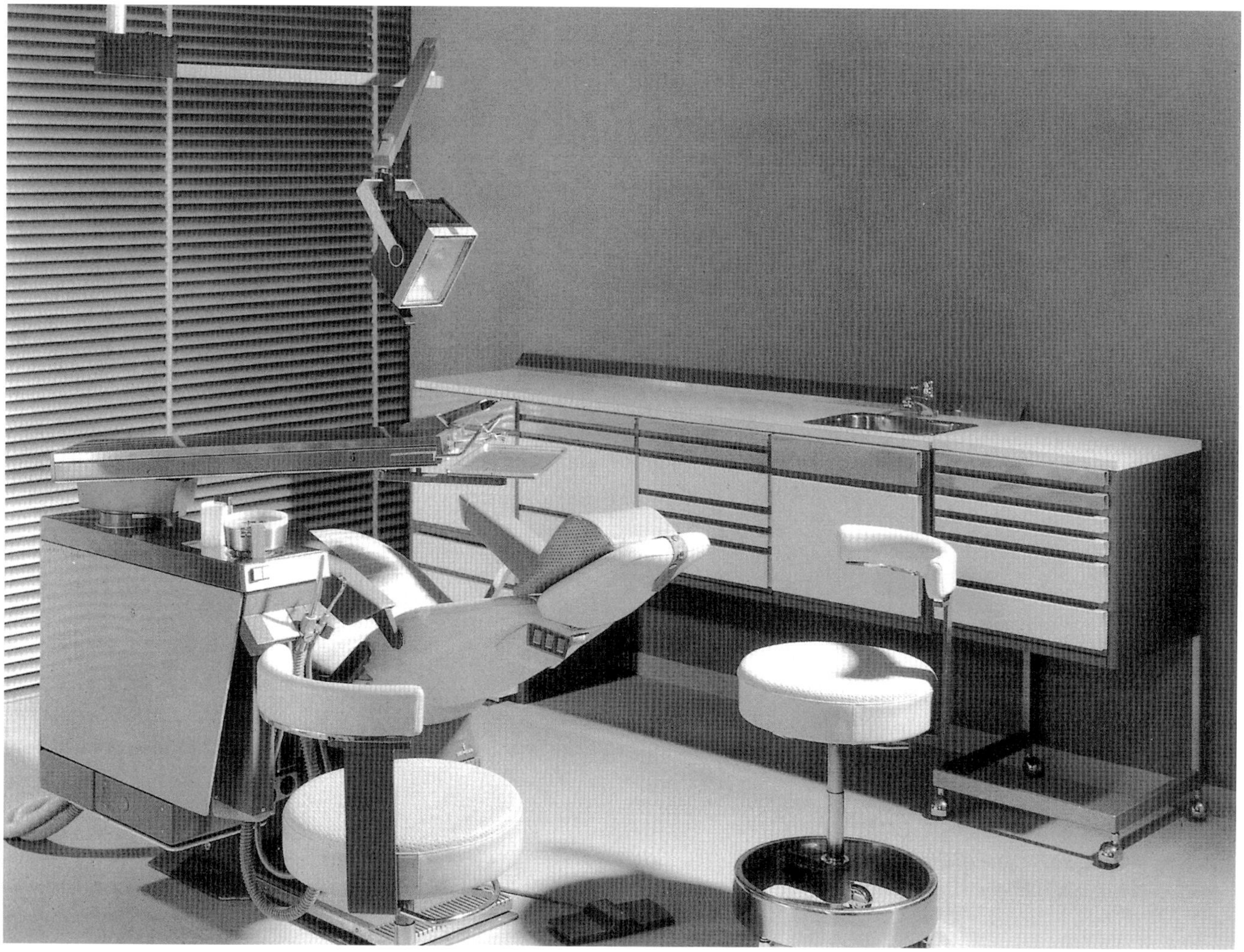

302

圖302, 圖303　此為一九七〇年代具流線型的牙科診所，其設計能讓牙醫師和其助手以最大的便捷和效力一起工作。 圖303為四手牙科的典型範例，羅伯特·比克醫師（Dr. Robert M. Pick）是芝加哥的一位牙周病專科醫師，和助手正在治療一位以笑氣－氧氣麻醉的病人。兩位手術者皆戴上橡膠手套，且比克醫生亦戴上口罩，以減少感染的機會。

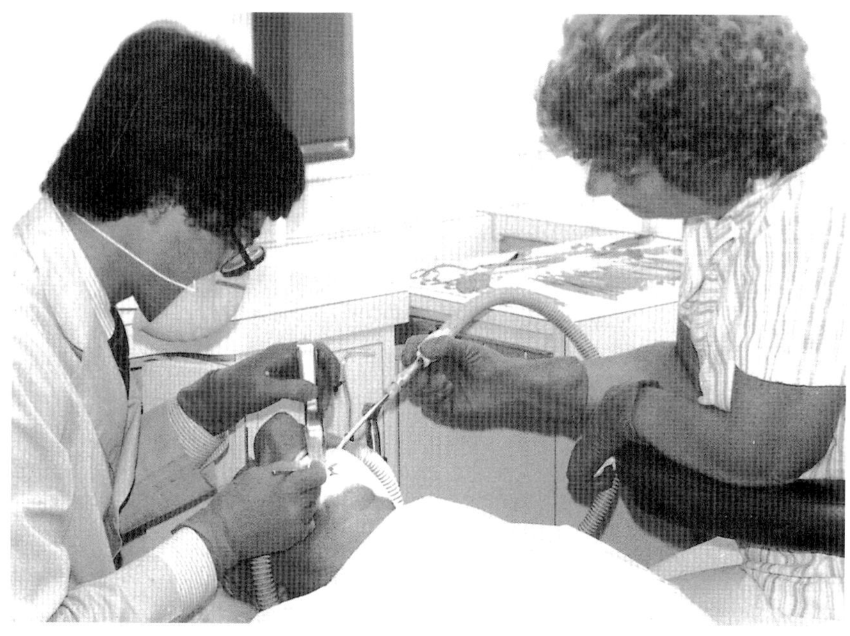

303

於一九二三年就成立所謂的「四手牙科」(four-handed olentistry)，可謂是一大進步。在此架構中，牙醫師及其助手一起坐著操作儀器、安裝假牙，運作之平順就像一組效率十足的工作小組。

研究

一九四八年「美國公共衛生處」(United States Public Health Service) 成立了「國家牙科研究所」(National Institute of Dental Research)，最後併入總部位於華府的馬里蘭州貝什斯達的「國家衛生研究所」(National Institutes of Health)。「國家牙科研究所」在促進牙科的基礎研究及應用研究上，都扮演著重要的角色。除了帶領著具有獨創性的研究之外，也負責改良來自其他研究機構和個人的研究所得。「國家牙科研究所」的建立，可謂是近年來牙科界最重要的一大發展，因為它代表著國會正式承認牙科健康的重要性。

牙科研究的主要領域之一就是齲齒。芝加哥大學的歐蘭德 (Dr. Frank J. Orland，見圖303) 已有了最重要的發現，他將老鼠保存在無菌的環境中，然後選擇性的暴露在不同形式的細菌中，他判定造成齲齒的元凶是變形性鏈球菌 (*Streptococcus mutans*)；只要能對抗這種細菌，我們防治齲齒的疫苗才有研發成功的一天。歐爾蘭德的研究顯示出齲齒是一種多重因素的疾病，容易發生在脆弱的牙齒、易形成齲齒的飲食以及會產生乳酸的致齲齒性微生物群存在之時，因乳酸會將牙齒表面去礦物化。

生物醫學工程在牙科研究方面也扮演著日益重要的角色，而且成果豐碩。我們經常會忽略了一個主要的問題，那就是定義咬合器官對於健康和疾病的關聯性，例如什麼才是正常咬合？什麼是正常的咬合路徑 (path of occlusion)？利用現代的技術，我們已經可以在牙齒表面植入測量壓力的迷你轉換器。一九七一年，當麥塞曼和吉柏斯任職於於克里夫蘭的凱斯西方儲備大學 (Case Western Reserve University in Cleveland) 時，將裝有光電電池的輕小轉化器黏著於上下顎的頰側面，以此紀錄上下顎間運動的關係，這些紀錄會儲存在電腦中。因此，顎部的力量能重返並模擬再生於病人的模型上，提供了更加透徹的研究。其他的生物醫學工程奇蹟，也使得我們能以超音波或電學，投入牙齒表面的去礦物化電學的研究，我們發現牙齒表面礦化程度越高，對微電流的阻力就越大。在牙周病學方面，改良式的蒐集方法和取樣系統使得我們可以藉著顯微方法技術，對於取自牙齦溝 (gingival crevice) 的液體進行定量與定性分析。在抗齲齒研究方面，則藉由煙霧噴灑器 (aerosol spray) 的方法，利用微囊來將防齲齒物質噴灑於牙齒表面上。在放射線學方面，電腦強化影像提高了放射線圖詮釋的品質，使得診斷更加精確。

總之，生物醫學工程的發展幾乎改變了牙科醫療的面貌，未來的前景必不可限量。

304

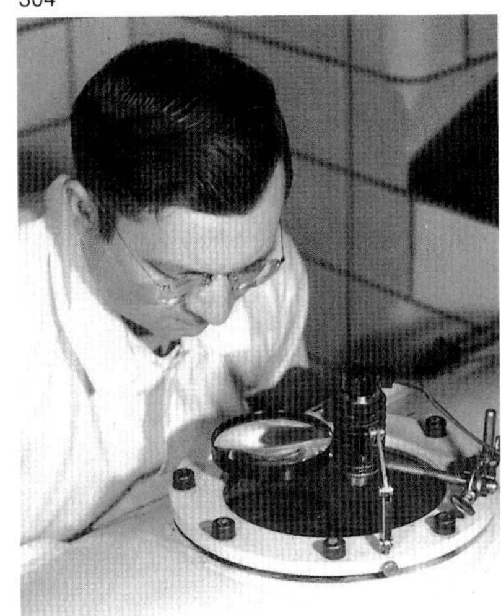

圖304　芝加哥大學的歐蘭德醫師 (Dr. Frank J. Orland)，在實驗內凝視著於無菌容器內的大白鼠，歐爾蘭德的研究證實：齲齒形成的促成因子是口中存在的變形性鏈球菌 (*Streptococcus mutans*)。

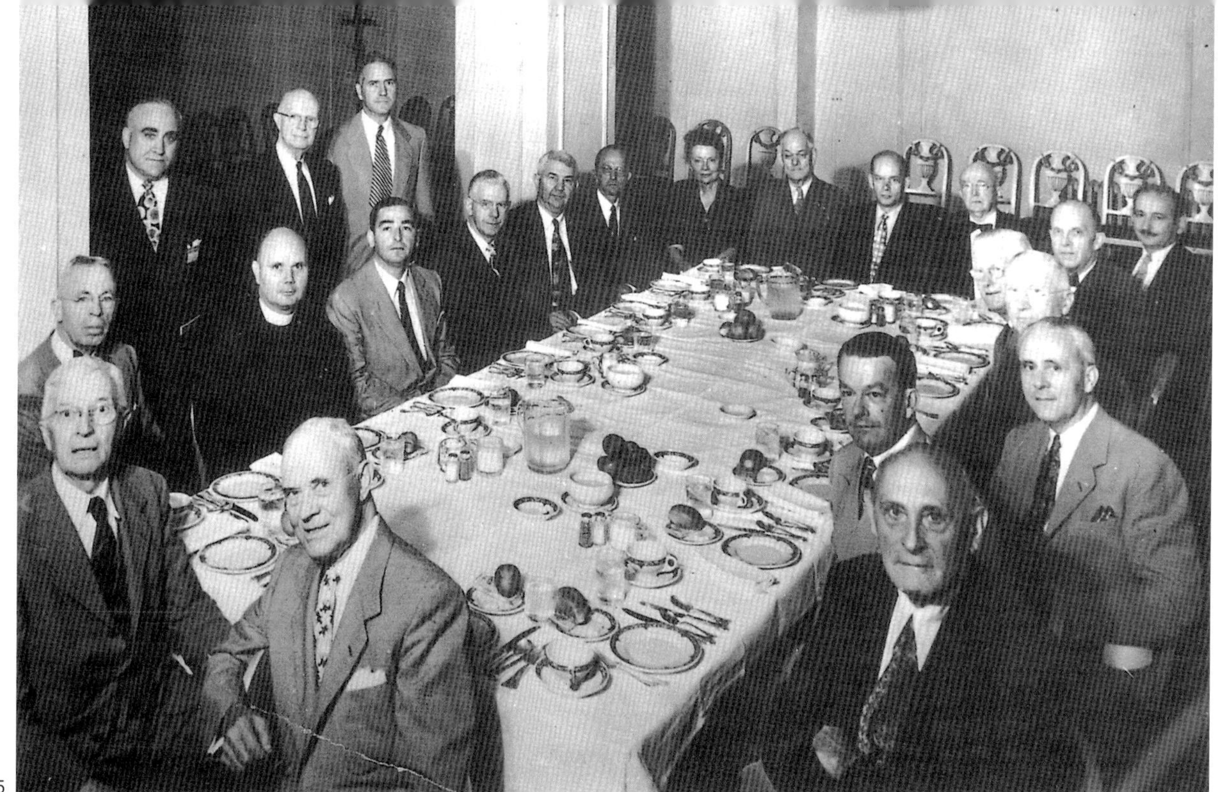

305

圖305　第一屆美國牙科歷史學會年度大會於一九五二年九月六日在聖路易（St. Louis）舉行。 坐於第二排左邊數來第三和第八分別是：米爾頓・阿斯貝爾（Dr. Milton B. Asbell）和班・羅賓森 （De. J. Ben Robinson）。 站立者第三排：自左起第三位是加納・佛利（Gardner Foley）教授。

歷史

指引未來的是對過去的研究。由於受到這個觀念的激勵，曾經擔任巴爾的摩牙外科學院院長暨馬里蘭大學牙科學院院長的羅賓森醫師（Dr. J. Ben Robinson）即秉持著這樣的理念，於一九五〇年向一些有志於牙科歷史研究的同僚諮商請益。他們這四位學有所成的牙科歷史學家分別是紐澤西康達的阿斯貝爾（Dr. Milton B. Asbell）、費城的法加特（Dr. Harold L. Faggart）、巴爾的摩的佛利教授（Gardner Foley）以及維吉尼亞瓦蓮頓（Warrenton）的霍奇金醫師（Dr. William N. Hodgkin）。經過慎重的商議研究後，他們於一九五一年十月十六日結合了二十一位熱心者於華府五月花旅館召開「美國牙科歷史學會」，由羅賓森主持，並提出該組織的目標：提升牙醫師對牙科歷史的興趣、鼓勵牙科學院發展歷史收藏和對牙科歷史提供適切的指導、提高牙科領導者對牙科歷史的興趣，使他們得以利用後見之明，著手處理在教育上與醫療執業上的問題；並建立一個對相關於牙科歷史的重要問題，能夠獲得真實確認之權威性的組織。

美國牙科歷史學會在一九五二年聖路易的第一次年會中，根據永久準則成立（見圖305）。正式出版刊物是《牙科歷史公報》（*The Bulletin of the History of Dentistry*），於一九五三年三月出版。丹頓（Dr. George B. Denton）時任編輯，一九六三年丹頓逝世後，由沃什布姆（Dr. Donald Washburn）接替，一九六八年後由本書作者接續至今。《牙科歷史公報》是英語世界中唯一專門研究牙科歷史和目錄學的期刊，也是世界公認的權威期刊，吸引著來自全球的訂閱者。

自一九五二年成立以來，美國牙科歷史學會的會員已成長至六百人左右，每年協助美國和加拿大學生參加論文寫作比賽，並對牙科歷史有傑出貢獻者授予「海頓—哈里斯獎」（Hayden-Harris），首位獲獎者是一九六七年的羅賓森醫師（Dr. J. Den Robinson）。此外，美國牙科歷史學會對於其他國家優秀的牙科歷史學家，只要能在極重要的學校教育領域的卓越貢獻被承認時，也授予榮譽會員。

參考書目

ADAMS. F.R. *The Genuine Works of Hippocrates*. New York: William Wood, 1891

ADAMSON, JOY. *The Peoples of Kenya*. New York: Harcourt Brace & World, 1965

ALBUCASIS(ABU-AL-QASIM). *La Chirurgie d'Albucasis*. Trans. Lucien Le-clerc. Paris: Baillière, 1861

ALLBUTT, T. CLIFFORD. *Greek Medicine in Rome*. New York: Benjamin Blom, 1970

AMERICAN ACADEMY OF DENTAL SCIENCE. *A History of Dental and Oral Science in America*. Philadelphia: S. S. White, 1876

ANDRÉ-BONNET, J.L. *Histoire générale de la chirurgie dentaire*. Paris: Société Auteurs Moderne, 1910

ARISTOTLE. *Works*. Trans. D. W. Thompson. Oxtord:Clarendon, 1910

ASBELL, MILTON B. *A Bibliography of Dentistry in America:1790-1840*. Cherry Hill, N.J. : Sussex House, 1973

——. *A Century of Dentistry: A History of the University of Pennsylvania School of Dental Medicine*. Philadelphia: University of Pennsylvania, 1977

BAKAY, LOUIS. *The Treatment of Head Injuries in the Thirty Years' War (1618 -1648): Joannis Scultetus and His Age*. Springfield, III: Charles C. Thomas, 1971

BALTIMORE COLLEGE OF DENTAL SURGERY. *Proceedings of the One Hundred Twenty-Fifth Anniversary Celebration of the Baltimore College of Dental Surgery*. Edited by Gardener P.H. Foley. Baltimore: Baltimore College of Dental Surgery, 1965

BANDINELLI, RANUCCIO B. *Rome: The Center of Power*. New York: Braziller, 1970

BEALL, OTHO T., and SHRYOCK, RICHARD H. *Cotton Mather: First Significant Figure in American Medicine*. Baltimore: Johns Hopkins Press, 1954.

BECK, R. THEODORE. *The Cutting Edge: Early History of the Surgeons of London*. London: Lund Humphries, 1974

BENION, ELISABETH. *Antique Medical Instruments*. Berkeley: University of Calitorrua Press, 1979

BENTLEY, NICHOLAS. *The Victorian Scene: A Picture Book of the Period*. London: Weidenfeld & Nicolson, 1968

BETTMANN, OTTO L. *A Pictorial History of Medicine*. Springfield, III. : Charles C. Thomas, 1 956

BIDLOO, GOVARD. *Anatomia humani corporis*. Amsterdam: Joannis & Someren, 1685

BLOCK,WERNER. *Der Arzt und der Tod in Bildern aus sechs Jahrhunderten*. Stuttgart: Ferdinand Enke,1966

BOWERS, J.Z. *When the Twain Meet: The Rise of Western Medicine in Japan*. Baltimore: Johns Hopkins Press, 1980

BRATTON, FRED G. *Maimonides, Medieval Modernist*. Boston: Beacon,1967

BREASTED, JAMES H. *The Edwin Smith Surgical Papyrus*. Chicago: University of Chicago Press, 1930

BREMNER, M. D. K. *The Story of Dentistry*. Brooklyn, N.Y. : Dental Items of Interest, 1954

BRENDLE, THOMAS R., and UNGER, CLAUDE W. *Folk Medicine of the Pennsylvania Germans*. New York: Augustus M. Kelly, 1970

BRIEGER, GERT H., ed. *Medical America in the Nineteenth Century*. Baltimore: Johns Hopkins Press, 1972

BROWNE, EDWARD G. *Arabian Medicine*. Cambridge: Cambridge University Press, 1921

BRUCK, WALTHER. *Das Martyrium der heiligen Apollonia und seine Darstellung in der bildenden Kunst*. Berlin: Hermann Meusser, 1915

BRUNSCHWIG, HIERONYMUS. *The Book of Cirurgia*. Milan: Lier, 1923

BULLOUGH, VERN L. *The Development of Medicine as a Profession*. Basel: S. Karger, 1966

BURFORD, ALISON. *The Greek Temple Builders at Epidauros*. Toronto, University of Toronto Press, 1969

CAMERON, J.M., and SIMS, B. G. *Forensic Dentistry*. Edinburgh: Churchill Livingstone, 1974

CAMPBELL, J. MENZIES. *Dentistry Then and Now*. Glasgow: privately printed, 1981

CASTIGLIONI, ARTURO. *A History of Medicine*. 2d ed. Trans. E. B. Krumbhaar. New York: Knopt, 1947

CELSUS. *De medicina*. Trans. W.G. Spencer, Cambridge: Mass.: Harvard University Press, 1938

CHARLES, ALLAN D. *History of Dentistry in South Carolina*. Greenville: A Press, Inc., 1982

CIGRAND, B. J. *The Rise, Fall and Revival of Dental Prosthesis*. Chicago: Periodical Pub. Co., 1892

CLENDENING, LOGAN. *A Source Book of Medical History*. New York: Paul. B. Hoeber, 1942

COLYER, FRANK. *Old lnstruments Used for Extracting Teeth*. London: Staples, 1952

DALE, PHILIP M. *Medical Biographies: The Ailments of Thirty-Three Famous Persons*. Norman: University of Oklahoma Press, 1952

DAMMANN, GORDON. *A Pictorial Encyclopedia of Civil War Medical lnstruments and Equipment*. Missoula, Mont.: Pictorial Histories, 1983

DAVY, HUMPHRY. *Researches, Chemical and Philosophical, Chiefly Concerning Nitrous Oxide*. London: J. Johnson, 1800

DAWSON, WARREN R. *The Beginnings: Egypt and Assyria*. New York: Paul B. Hoeber, 1930

DEMAAR, F. E. R., ed. *Van tandmeesters en tandartsen: 100 jaar tandheelkundig onderwits in Nederland*. Amsterdam: 't Koggeschip, 1978

DOBELL, C. *Anthony van Leeuwen Hoek and His "Little Animals."* New York: Harcourt, Brace, 1932

DOBSON, JESSIE. *John Hunter*. Edinburgh. E &S Livingstone, 1969

DOBSON, J., and MILNE, R. *Barbers and Barber-Surgeons of London*. Oxford: Blackwell Scientific Publications, 1979

DUKE, MARC. *Acupuncture*. New York: Pyramid House,1972

DUMESNIL, RENÉ. *Histoire illustrée de la médecine*. Paris: Librairie Plon, 1935

DUMMETT, CLIFTON O., and DUMMETT, LOIS D. *Afro-Americans in Dentistry: Sequence and Consequence of Events*. Los Angeles: privately printed, 1977

EDWARDS, CHILPERIC. *The Hammurabi Code*. London: Watts, 1921

ELLIOTT, JAMES S. *Outlines of Greek and Roman Medicine*. Boston: Milford House, 1971

ENNIS, JOHN. *The Story of the Fédération Dentaire Internationale*,

1900-1962. London: Fédération Dentaire Internationale, 1967

ENTRALGO, PEDRO L., et al. *Historia universal de la medicina*. 7 vols. Barcelona: Salvat Editores, 1974

FARRAR, JOHN N. *A Treatise on the Irregularity of the Teeth and Their Correction*. New York: privately printed, 1888

FASTLICHT, SAMUEL. *Tooth Mutilations and Dentistry in Pre-Columbian Mexico*. Chicago: Quintessence, 1976

FAUCHARD, PIERRE. *Le chirurgien dentiste, ou traité des dents*, Paris: Jean Mariette, 1728

FEBRES-CORDERO, FOCION. *Origenes de la odontologia*. Caracas: Soc. Venez. Hist. Med., 1 966

FITCH, SAMUEL S. *A System of Dental Surgery*. New York: G., C., and H. Carvil, 1829

FOLEY, GARDNER P. H. *Foley' s Footnotes: A Treasury of Dentistry*. Wallingford, Pa. : Washington Square East,1972

FOX, JOSEPH. *The Histology and Treatment of the Diseases of the Teeth*. London: Thomas Cox, 1806

——.*The Natural History of the Human Teeth*. London: Thomas Cox, 1803

GABKA, JOACHIM. *Die erste Zahnung in der Geschichte des Aberglaubens der Volksmedizin und Medizin*. Berlin: Quintessenz, 1970

GALEN. *Hygiene*. Trans. R. M. Green. Springfield, Ill., Charles C. Thomas, 1951

GARIOT, J.B. *Treatise on the Diseases of the Mouth*. Trans J. B. Savier Baltimore: American Society of Dental Surgeons, 1843

GAROSI, ALCIDE. *Inter artium et medicinae doctores*. Florence: Leo S. Olschki, 1958

GARRETSON, JAMES E. *A System of Oral Surgery*. Philadelphia: J. B. Lippincott, 1873

GARRISON, FIELDING H. *An Introduction to the History of Medicine*. 4th ed. Philadelphia: W. B. Saunders, 1929

GEORGE, M. DOROTHY. *Hogarth to Cruikshank: Social Change in Graphic Satire*. New York: Walker, 1967

GHALIOUNGUI, PAUL. *The House of Life: magic and Medical Science in Ancient Egypt*. Amsterdam: B. M. Israel, 1973

——.*The Physicians of Pharaonic Egypt*. Cairo: Al-Ahram Center for Scientific Translations, 1983

GIES, WILLIAM J. *Dental Education in the United States and Canada: A Report to the Carnegie Foundation for the Advancement of Teaching*. New York: Carnegie Foundation, 1926

GLENNER, RICHARD A. *The Dental Office: A Pictorial History*. Missoula, Mont.: Pictorial Histories, 1984

GORDON, BENJAMIN L. *Medicine throughout Antiquity*. Philadelphia: F. A. Davis, 1949.

——.*Medieval and Renaissance Medicine*. New York: Philosophical Library, 1959.

GORDON, MAURICE B. *Naval and Maritime Medicine during the American Revolution*. Ventnor, N.J. : Ventnor, 1978.

GORDON, RICHARD. *The Sleep of Life*. New York: Dial, 1975

GRANT, MICHAEL, ed. *The Birth of Western Civilization*. New York: McCraw-Hill,1964

GRAPE-ALBERS, HEIDE. *Spätantike Bilder aus der Welt des Arztes*. Wiesbaden: Guido Pressler, 1977

GUERINI VINCENZO. A *History of Dentistry from the Most Ancient Times until the End of the Eighteenth Century*. Philadelphia and New York: Lea and Febiger, 1909. (Reprinted Pound Ridge, N. Y. : Milford House, 1969)

GULLETT, D.W. *A History of Dentistry in Canada*. Toronto: University of Toronto Press, 1971

GUTHRIE, DOUGLAS. *A History of Medicine*. Philadelphia: J.B. Lippincott, 1946

HAMARNEH, SAMI K. *The Genius of Arab Civilization, Source of Renaissance*. New York: New York University Press, 1975

HAMBY, WALLACE B. *Ambroise Paré, Surgeon of the Renaissance*. St Louis: Warren H. Green, 1967

HAND, WAYLAND D., ed. *American Folk Medicine: A Symposium*. Berkeley: University of California Press, 1976

HARGRAVE, JOHN. *The Life and Soul of Paracelsus*. London: Victor Gollancz, 1951

HARRIS, CHAPIN A. *A Dictionary of Medical Terminology, Dental Surgery and the Collateral Sciences*. Philadelphia. Lindsay and Blakiston, 1867

——.*The Principles and Practice of Dental Surgery*. Philadelphia: Lindsay and Blakiston, 1845

HARRIS, JAMES E., and WEEKS, KENT R. *X-Raying the Pharaohs*. New York: Charles Scribner's Sons, 1973

HAY, DENYS, ed. *The Age of the Renaissance*. New York: McGraw-Hill, 1967.

HECHTLINGER, ADELAIDE. *The Great Patent Medicine Era; or, without Benefit of Doctor*. New York: Madison Square, 1 970.

HECKSCHER, WILLIAM S. *Rembrandt's Anatomy of Dr. Nicolas Tulp: An Iconological Study*. New York: New York University Press, 1958

HELFAND, WILLIAM H. *Medicine and Pharmacy in American Political Prints*. Madison, Wis.: American Institue of the History of Pharmacy, 1978

——, and ROCCHIETTA, SERGIO. *Medicina e farmacia nelle caricature politiche Italiane: 1848-1914*. Milan: Edizioni Scientifiche Internazionali, 1982

HENSCHEN, FOLKE. *The History of Diseases*. Trans. John Tate. London: Longmans, 1966

HERRLINGER, ROBERT. *History of Medical Illustration from Antiquity to 1600*. Trans Graham Fulton-Smith Munich: Heinz Moos, 1967

HOFFMANN-AXTHELM, WALTER. *History of Dentistry*. Trans. H. M. Koehler. Chicago: Quintessence, 1981

HOLLÄNDER, EUGEN. *Die Karikatur und Satire in der Medizin*. Stuttgart: Ferdinand Enke, 1921

——.*Die Medizin in der klassichen Malerei*. Stuttgart: Ferdinand Enke, 1923

——.*Plastik und Medizin*. Stuttgart: Ferdinand Enke, 1912

HUNTER, JOHN. *The Natural History of the Human Teeth*. 2d ed. London: J. Johnson, 1778.

INGLIS, BRIAN. *A History of Medicine*. Cleveland and New York: World, 1975

JAGGI, O. P. *The Indian System of Medicine*. New Delhi. Atma Ram and Sons, 1973

JONES, RUSSELL M., ed. *The Parisian Education of an American Surgeon: Letters of Jonathan Mason Warren(1832-1835)*. Philadelphia: American Philosophical Society, 1978

KANNER, LEO. *Folklore of the Teeth*. New York: Macmillan, 1934

KEEN, HARRY; JARRETT, JOHN; and LEVY, ARTHUR. *Triumphs of Medicine*. London: Paul Elek, 1976

KEYS, THOMAS. E. *The History of Surgical Anesthesia*, Rev. and enl. ed. New York: Dover, 1963.

KIDD, FOSTER. *Profile of the Negro in American Dentistry*. Washington, D.C.: Howard University Press, 1979

KIRKPATRICK, T. P. *A Note on the Early History of Dentistry*. Dublin: Gaelic, 1925

KNIPPING, HUGO W., and KENTER, H. *Heilkunst und Kunstwerk: Probleme zwischen Kunst und Medizin aus ärztlicher Sicht*. Stuttgart: F. K. Schattauer, 1966

KOCH, CHARLES R. E. *History of Dental Surgery*. 3 vols. Fort Wayne, Ind.: National Art, 1910.

KOMROFF, MANUEL. *The History of Herodotus*. New York: Tudor, 1928

KREMERS, E., and URDANG, G. *A History of Pharmacy*. Philadelphia: J.B. Lippincott, 1976

KUTUMBIAH, P. *Ancient Indian Medicine*. Bombay: Orient Longmans, 1962

LECA, ANGE-PIERRE. *La médecine egyptienne au temps des pharaohs*, Paris: Editions Robert Dacosta, 1971

LEEUWENHOEK, ANTONI VAN. *Collected Letters in Eight Volumes*. Amsterdam: Swets & Zeitlinger, 1941

LEFANU, WILLIAM R. *Notable Medical Books from the Lily Library, Indiana University*. Indianapolis: Lilly Research Laboratories, 1976

LEGRAND, NOÉ. *Les collections artistiques de la Faculté de Médecine de Paris*. Paris: Masson, 1911

LENNMALM, HERMAN. *World's History and Review of Dentistry*. Chicago: W.B. Conkey, 1894

LINDSAY, LILIAN. *A Short History of Dentistry*. London: Bale and Danielsson, 1933

LUFKIN, ARTHUR W. *A History of Dentistry*. 2d ed. Philadelphia: Lea and Febiger, 1948

MCCLUGGAGE, ROBERT W. *A History of the American Dental Association*. Chicago: American Dental Association, 1959

MACLEAN, UNA. *Magical Medicine: A Nigerian Case-Study*. London: Penguin, 1971

MACQUITTY, BETTY. The Battle for Oblivion: The Discovery of Anesthesia. London: Geo. Harrap, 1969

MAJNO, GUIDO. *The Healing Hand: Man and Wound in the Ancient World*. Cambridge, Mass. : Harvard University Press, 1975

MAPLE, ERICH. Magic, Medicine and Quackery. London: Robert Hale, 1968

MARGOTTA, R. *An Illustrated history of Medicine*. Geltham, Eng.: Paul Hamblyn, 1967.

MARRY, LOUIS B. "Pratique odontologique ancienne en Provence." Ph. D. diss., Faculté de Chirurgie Dentaire de Marseilles, 1974

MARTÍ-IBÁÑEZ, FELIX. *The Epic of Medicine*. New York: Bramhall House, 1962

MATHER, COTTON. *The Angel of Bethesda*. Edited by G. W. Jones. Worcester, Mass. : American Antiquarian Society, 1972

MEYER, CLARENCE. *Americcn Folk Medicine*. New York: Thomas Y. Crowell Co., 1973

MEZ-MANGOLD, LYDIA. *A History of Drugs*. Basel: Hoffmann-LaRoche, 1971

MONDOR, HENRI. *Doctors and Medicine in the Work of Daumier*. Boston: Boston Book and Art Shop, 1960

MOSKOW, BERNARD S. *Art and the Dentist*. Tokyo: Shorin, 1982

MUKHOPADHYAYA, GIRINDRANATH. *The Surgical Instruments of the Hindus*. Calcutta: Calcutta University Press, 1914

NABAVI, MIR-HOSSEIN. *Hygiene und Mdizin im Koran*. Stuttgart: Ferdinand Enke, 1967

NAKAHARA, KEN; SHINDO, YOSHIHISA; and HOMMA, KUNINORI. *Manners and Customes of Dentistry in Ukiyoe*. Tokyo: Ishiyaku, 198O

NIMS, CHARLES F. *Thebes of the Pharaohs*. New York: Stein and Day, 1965

NITSKE, W. ROBERT. *The Life of Wilhelm Conrad Roentgen, Discoverer of the X-Ray*. Tucson: University of Arizona Press, 1971

NOBLE, IRIS. Master Surgeon, *John Hunter*. New York : Julian Messner, 1971

NOVOTNY, ANN, and SMITH, CARTER, eds. *Images of Healing: A Portfolio of American Medical and Pharmaceutical Practice in the Eighteenth, Nineteenth and Early Twentieth Centuries*. New York: Macmillan, 1980

ORLAND, FRANK J., ed. *The First Fifty-Year History of the International Association for Dental Research*. Chicago: University of Chicago Press, 1973

PAOLI, UGO E. *Rome: Its People, Life and Customs*.New York: David McKay, 1963

PARÉ, AMBROISE. *The Collected Works of Ambroise Paré*. Trans. T. Johnson. Pound Ridge, N.Y. : Milford House, 1948

——.*Ten Books of Surgery with the Magazine of the Instruments Necessary for it*. Athens: University of Georgia Press, 1969

PARROT, ANDRÉ. *Nineveh and Babylon*. London: Thames and Hudson, 1961

PEACHY, GEORGE C. *A Memoir of Willlam and John Hunter*. Plymouth: Willam Brendon & Son, 1924

PINDBORG, JENS J., and MARVITZ, LEIF. *The Dentist in Art*. London: George Proffer, 1961

PITRE, GIUSEPPE. *Sicilian Folk Medicine*. Lawrence, Kan.: Coronado, 1971

POLO, MARCO. *Travels*. New York: Orion, 1958

PRINZ, HERMANN. *Dental Chronology: A Record of the More Important Historic Events in the Evolution of Dentistry*. Philadelphia: Lea and Febiger, 1945

PROSKAUER, CURT. *Iconographia odontologica*. Berlin: Hermann Meusser, 1915

——.*Kulturgeschichte der Zahnheilkunde*, 4 vols. Berlin: Hermann Meusser, 1913-26.

——; and WITT, FRITZ H. *Pictorial History of Dentistry*. Cologne: DuMont Schauberg, 1962

PUTSCHER, MARIELENE. *Geschichte der medizinischen Abbildung*. Munich: Heinz Moos, 1972

QVIST, GEORGE. *John Hunter*. London: William Heinemann Medical Books, 1981

RANKE, HERMANN. *Medicine and Surgery in Ancient Egypt*. Philadelphia: University of Pennsylvania Press, 1941

RAPER, HOWARD. R. *Man against Pain: The Epic of Anesthesia*. New York: Prentice-Hall, 1945.

RICHARDS, N. DAVID. "The Dental Profession in the 1860's', in *Medicine and Science in the 1860's*. Edited by F. N. L. Poynter. London: Wellcome Institute of the History of Medicine, 1968

RICHER, PAUL. *L'art et la médecine*. Paris: Gaultier, Magnier, 1902

ROBINSON, J. BEN. *The Foundations of Professional Dentistry*. Baltimore: Waverly, 1940

ROGERS, FRED B., and SAYRE, A. REASONER. *The Healing Art: A History of the Medical Society of New Jersy*. Trenton: Medical Society of New Jersy, 1966.

ROSNER, FRED. *Julius Preuss' Biblical and Talmudic Medicine*. New York: Sanhedrin, 1978

ROTH, CECIL. *The Jews in the Renaissance*. New York: Harper and Row, 1965

ROTHSTEIN, ROBERT J. *History of Dental Laboratories and Their Contributions to Dentistry*. Philadelphia: J. B. Lippincott, 1958

ROUSSELOT, JEAN, ed. *Medicine in Art: A Cultural History*. New York: McGraw-Hill, 1967

RUBIN, STANLEY. *Medieval English Medicine*. London and Vancouver: David & Charles, 1974

SACHS, HANS. *Der Zahnstocher und seine Geschichte*. Berlin: Hermann Meusser, 1913

SAID, HAKIM M. *Medicine in China*. Karachi: Hamdard Academy, 1965.

SCARBOROUGH, JOHN. *Roman Medicine*. Ithaca, N.Y.: Cornell University Press, 1969.

SIEGEL, RUDOLF E. *Galen's System of Physiology and Medicine*. Basel and New York: S Karger, 1968

SINGER, CHARLES, and UNDERWOOD, E. ASHWORTH. *A Short History of Medicine*. Oxford: Oxford University Press, 1962

SISSMAN, ISAAC. *Seventy-Five Years of Dentistry, University of Pittsburgh*. Pittsburgh: University of Pittsburgh, 1970.

SKINNER, R. C. A *Under the Influence : A History of Nitrous Oxide and Oxygen Anesthesia*. Park Ridge, Ill: Wood Library-Museum of Anesthesiology, 1982

SKINNER, R. C. *A Treatise on the Human Teeth*. New York: Johnson and Sryker, 1801.

SOULE, ALPHONSE. *Histoire de l'art dentaire dans l'antiquité*. Paris: Jouve, 1913

SPOONER, SHEARJASHUB. *Guide to Sound Teeth*. New York: Wiley & Long, 1836

STODDART, ANNA M. *The Life of Paracelsus, Theophrasturs von Hohenheim, 1493-1541*. London: John Murray, 1911

STRÖMGREN, HEDVIG. *Tandläkekonsten hos Romarna*. Copenhagen: H. Koeppel, 1919

——.*Die Zahnheilkunde im achtzehnten Jahrhundert*. Copenhagen: Levin & Munksgaard, 1935

——.*Die Zahnheilkunde im neunzehnten Jahrhundert*. Copenhagen: Levin & Munksgaard, 1945

SUDHOFF, KARL. *Geschichte der Zahnheilkunde*. Leipzig: A.Barth, 1921

TAFT, JONATHAN. *A Practical Treatise on Operative Dentistry*. Philadelphia: Lindsay & Blakiston, 1859

TALBOT, C. H., and HAMMOND, E. A. *The Medical Practitioners in Medieval England*. London: Wellcome Historical Medical Library,1965

TANTAQUIDGEON, GLADYS. *Folk Medicine of the Delaware and Related Algonkian Indians*. Harrisburg, Pa.: Pennsylvania Historical and Museum Commission, 1972

TAYLOR, JAMES. *History of Dentistry: A Practical Treatise*. London: H. Kimpton, 1922

TERZIOGLU, ARSLAN, and KNEBS, LINDA M. *The History of Old Turkish Dentistry*. Munich: Demeter, 1980

THORNTON, JOHN, and REEVES, CAROL. *Medical Book Illustration*. New York: Oleander, 1983

THORWALD, JURGEN. *Histoire de la médecine dans l'antiquité*. Trans.Henri Daussy. Munich: Droemersche Verlageranstalt, 1962

TOMES, JOHN. *A Course of Lecture on Dental Physiology and Surgery*. London: John W. Parker, 1848.

USSERY, HULING E. *Chaucer's Physician: Medicine and Literature in Fourteenth Century England*. New Orleans: Tulane University Press, 1971

VAKIL, R. J. *Our Glorious Heritage*. Bombay: Times of India, 1966

VENZMER, GERHARD. *Five Thousand Years of Medicine*. New York: Taplinger, 1968

VOGEL, VIRGIL J. *American Indian Medicine*. Norman: University of Oklahoma Press, 1970.

VOGT, HELMUT. *Das Bild des Kranken*. Munich: J. F. Lehmann's, 1969

WAIN, HARRY. *A History of Preventive Medicine*. Springfield, Ill.: Charles C. Thomas, 1970

WALLNOFER, HEINRICH, and ROTTAUSCHER, ANNA VON. *Chinese Folk Medicine*. New York: Crown, 1965

WANGENSTEEN, OWEN, H., and WANGENSTEEN, SARAH D. *The Rise of Surgery from Empiric Craft to Scientific Discipline*. Minneapolis: University of Minnesota Press, 1978.

WATSON, B. *New York—Then and Now*. New York: Dover, 1976.

WEBSTER, C. *Health, Medicine and Mortality in the Sixteenth Century, Cambridge, England*. Cambridge: Cambridge University Press, 1979

WEINBERGER, BERNHARD W. *An Introduction to the History of Dentistry*. 2 vols. St. Louis: C. V. Mosby, 1948

——.*Orthodontics: A Historical Review of Its Origins and Evolution*. St. Louis: C. V. Mosby, 1926

WELKER, LOIS E. "A History of Medicine in the Middle Ages." Master' s thesis, University of Rochester, 1938.

WESLAGER, CLINTON A. *Magic Medicines of the Indians*. Somerset, N.J.: Middle Atlantic, 1973

WILLIAMS, FLOYD E. *A History of Dentistry in New Hampshire*. Milford, N. H.: Cabinet, 1971

WOLF-HEIDEGGER, G., and CETTO, A. M. *Die anatomische Sektion in bildlicher Darstellung*. Basel: S. Karger, 1967

WONG, K. C. and WU, L. T. *History of Chinese Medicine*, 2 vols. New York: Gordon, 1976

WOODFORDE, JOHN. *The Strange Story of False Teeth*. London: Routledge & Kegan Paul, 1983

YOUNG, SIDNEY. *The Annals of the Barber-Surgeons of London*. Blades, East & Blades, 1890

ZIGROSSER, CARL. *Medicine and the Artist*. New York: Dover, 1955

索　引

斜體頁碼表當頁有圖可參照

N

O

P

Q, R